一病多方快速诊疗法

赵理明　赵培栋　赵小宁　主编

辽宁科学技术出版社
·沈阳·

图书在版编目（CIP）数据

一病多方快速诊疗法 / 赵理明，赵培栋，赵小宁主编. — 沈阳：辽宁科学技术出版社，2022.5（2022.9重印）
ISBN 978-7-5591-2436-4

Ⅰ. ①一… Ⅱ. ①赵… ②赵… ③赵… Ⅲ. ①验方—汇编 Ⅳ. ①R289.5

中国版本图书馆CIP数据核字（2022）第029697号

出版发行：辽宁科学技术出版社
（地址：沈阳市和平区十一纬路25号 邮编：110003）
印 刷 者：辽宁新华印务有限公司
经 销 者：各地新华书店
幅面尺寸：185mm×260mm
印　　张：25.5
字　　数：600千字
出版时间：2022年5月第1版
印刷时间：2022年9月第2次印刷
责任编辑：丁　一
封面设计：刘冰宇
版式设计：袁　舒
责任校对：栗　勇

书　　号：ISBN 978-7-5591-2436-4
定　　价：128.00元

联系电话：024-23284363　15998252182
邮购热线：024-23284502
E-mail：http://www.lnkj.com.cn

编 委 会

前言

《中国中医药报》记者胡京京曾有一篇题为《名医，中医人才队伍的旗帜》的报道。笔者对其中的一句话印象深刻："临床疗效是中医药赖以生存和发展的根本。名医不是培养出来的，而是在奋斗和竞争中成长起来的。"

用心10年能读出个博士，但临床30年也不一定就会成为一位名医。

西安交通大学李恩昌教授说："阴阳五行，五运六气，就是中医的理论核心支柱，就是中医治疗疾病的灵魂所在。"认真研读阴阳五行、五运六气、藏象经络、病因病机、中药方剂配方的君臣佐使等中医核心概念的系统知识，勤于临床实践，善于思考总结，就能成为实实在在的基层好中医。基层好中医不是靠领导举荐封的，而是认认真真、安安静静地给患者用心看病，靠患者口碑相传慢慢拓展的。只要有缘看到这本按病种汇集、多为小处方的书，就会有新的收获、新的发现、新的绝活。为了拓宽思路，书中对同一病症归纳有多条治方，都是前贤或今人的临床经验，以及笔者学习多次临床实践过的，不是随意查阅资料拼凑不敢束手妄试之方，是为了医者努力达到尽妥为善，尽量把复杂的疾病选择惠民简方来医治，为患者减少费用。

28年前，北京中医药大学王琦教授（现国医大师，中国工程院院士）指导笔者学习中医时说："如果医者脑子里没有融入《黄帝内经》《难经》《神农本草经》《伤寒杂病论》《温热论》《温病条辨》《温热经纬》这类经典的全部内容和对它们的理解，就会在临床上无法灵活应用，无法快捷切中病机，无法解决在临床上遇到的疑难问题。熟读经典，就会在临证时运用经典中的简短格言指导临床，在临床时自会左右逢源信手拈来处方用药。这也是历代中医临床大家的经验之谈。"2000年1月5日中午，笔者在北京听几位中医界老师在一起交流中医如何继承发展时，想起了《中国中医药报》胡京京主任记者在一篇名家学术专访报道中的一段话："经典的东西是不朽的，没有派别的，中医不统一在《黄帝内经》《伤寒杂病论》的旗帜下，就很难根深叶茂地发展。经方并不是为一个病而设方，而是在任何病的发展或者是在疾病恢复的过程中出现共同的症状，能使用同一个方法。不但急性病能用，慢性病也能应用，最主要的是看医者辨证是否精确，运用方剂是否准确，这才是衡量经方疗效的关键……制而行之谓之法，作为中医，不读五运六气，只会背汤头对号治病，也难成为真医。”

清代医学家陈修园说：“伤寒愈读愈有味，经方愈用愈神奇。”清代名医赵濂说：“医贵精，学贵博，识贵卓，心贵虚，业贵专，言贵显，法贵活，方贵纯，治贵巧，效贵捷。”应再加上“德贵仁，字贵识，药贵优”。

另外，特别说明的是，本书在编写过程中，听取众多学员的意见，为了通俗直白实用，方便读者对证（症）查阅学习应用，书中病名分类没有像专业书那样冠名，而是对一些病采用临床表现症状列出病名，如：急发瘫痪、半夜易醒、鼻涕多、口水过多、咽喉异物感、打鼾、体内灼热感、感冒发热后突然昏迷、腹股沟淋巴结肿大、脚踩地如绵状、心悸而胸中发空、女性乳头流水、自觉腹部狭窄、脐下跳动、排气多而臭、书写困难、老年人头左右摇动晃摆、皮肤干涩等。书中经方、时方治疗思路可供临床工作者参考，经验方单方及非药物疗法供追求健康的广大读者参考应用。笔者不善于文笔，何况医学不是文学作品，而是笔者多年基层临床工作中的读书探索和用心记录的写照，将其利用业余时间汇集成册，此书哪怕能有部分内容为人类健康事业有益，能有流传几十年的生命力，或对爱好中医者有点滴帮助启发，也就不枉笔者多年的努力。

本书在编写过程中，得到了辽宁科学技术出版社寿亚荷编审、陕西省健康管理行业促进会杨彦玉会长、山西名医卫朝丰老师以及西安雁塔益群国医堂付君等领导以及为封面题字的周君儒书法家的鼓励和支持，在此一一表示感谢！由于作者仍在不断学习之中，书中有误之处在所难免。欢迎朋友和明贤提出宝贵意见。

赵理明

微信：zlm19611126

2021 年 12 月于西安雁塔益群国医堂

目录

第一章　头部疾病

头痛　三叉神经痛　偏头痛

一、头痛治疗要点

1. 李东垣论治头痛：外感头痛，常痛不止；内伤头痛，时痛时止。

2. 实证头痛：六淫，以及瘀血、郁火、痰浊等阻滞或上扰脑窍所致者。

3. 虚证头痛：气血阴精亏损，不能上荣于头，脑窍空虚所致。

4. 头痛部位辨何经引起：

（1）头顶痛，或痛时伴有口吐涎沫，为厥阴经头痛。

（2）全头痛。为太阴经头痛。

（3）脑后连颈项痛，为太阳经头痛。

（4）太阳穴附近的两侧头痛，为少阳经头痛。

（5）前额连眉骨头痛，为阳明经头痛。

（6）脑中痛牵牙齿痛，多为少阴经头痛。

5. 头痛脉浮滑者易治，短涩者难治。

6. 虚证头痛、头晕患者：清晨、上午头痛病重的，多为气虚。下午、晚上症状重的，多为血虚。治疗时便有所侧重。

7. 头痛部位小议：

（1）瘀血头痛：头痛固定不变，固定某一处，发作时如针刺样。

（2）眼、鼻、耳、齿的疾病也可引起头痛。

（3）川芎善治少阳、厥阴经头痛（头顶或两侧痛）。

（4）羌活善治太阳经头痛——连颈而痛（后脑、前额痛）。

（5）白芷善治阳明经头痛（眉棱、额骨痛）。

（6）凡偏左头痛属肝，属血，属火。偏右头痛属脾，属痰，属风。头额痛属血虚。头双侧太阳穴处痛属胆火。脑后痛耳鸣者属肾虚。头痛牵扯后项者属阳亢。全头痛者属风属火，也有颈椎增生者。头痛遇劳则发，精神疲倦，瞌睡又多，为气虚引起。头痛时就出现呕吐，舌苔水滑，多为痰饮。头痛发作一侧，为偏头痛。

（7）临床见到难治头痛，要祛风、熄内风、化瘀滞三管齐下（魏龙骧）。

（8）蔓荆子善治太阳穴处疼痛。笔者常治疗眩晕伴头痛，实证虚证均用40克以上蔓荆。《本草新编》曰："蔓荆子佐补中药治头痛最效。"

8. 伤寒头疼又身热，便是阳证，不可服热药（《类证活人书》）。

9. 风寒头痛、温病头痛区别：风寒头痛，表现为头痛剧烈。温病头痛是火热内郁之热上蒸，上攻，致头胀、头痛。不能误认为着凉受风了，决不能用解表发汗之法。温病脉重，沉软，头如裹，头沉重，身上疲乏无力，说明以湿为主。

10. 头痛引经药：古法治风寒头痛，川芎为君，太阳羌活，阳明白芷，少阳柴胡，太阴苍术，少阴细辛，厥阴吴茱萸，巅顶藁本为引经药。若杂症头痛，可用血虚**四物汤**、气血**四君子**

汤、湿痰**二陈汤**、宿食**平胃散**。

二、经方治疗思路选择

• 颈椎病引起的头痛不愈，用**葛根汤**缓解后，仍不能治愈或控制时，再加大量吴茱萸即可。

• 阳明经行绕于面，出现额头痛、鼻干、眼痛、面赤者，可用**葛根汤**发汗治之则愈。

• 内有积食，寒热往来时出现偏头痛、三叉神经痛者，**大柴胡汤**加延胡索治疗。

• 《伤寒论》378 条曰："干呕吐涎沫，头痛者，**吴茱萸汤**主之。" 头乃诸阳之会，上焦有寒，阴寒之邪上逆而痛，故**吴茱萸汤**能散阴气而益阳气，头痛愈之。

• 剧烈性头痛、偏头痛，尤以左侧偏头痛者，**吴茱萸汤**治之。

• 高血压头痛，用**吴茱萸汤**加重量吴茱萸治疗，此温降治法经验是万友生经验，被选入大学教材《伤寒论 · 厥阴篇》。

• 治疗夏季还戴棉帽头痛冷者，大多发病多年。此为血虚寒凝、气血失运、经脉失温所致。配合复方治疗时，可同**吴茱萸汤**合方。再把生附子研成粗粉 60~70 克，用 100 克食盐炒烫，拌匀置入布袋内，裹在头上，用毛巾缠住。一次即可治愈。

• **当归四逆吴茱萸汤**加川芎，治疗偏头痛、丛集性头痛、虚寒性头痛、颅内外血管舒缩障碍引起的周期性发作性偏头痛等。

• 头痛头晕，胃部胀满，有振水声，**吴茱萸汤**合**苓桂术甘汤**治疗。

• 左侧偏头痛，自汗恶风口苦，属邪蔽清阳，营卫失和，治法应和解少阳，调和营卫，用**柴胡桂枝各半汤**治之。此类临床表现为少阳头痛，耳前后及太阳穴处也痛。

• 三叉神经痛，大量**芍药甘草汤**频服即效。

• **麻黄汤**加白芷，治外感风寒表实证，头痛，鼻塞，无汗，微恶寒风，效捷立愈。

• 大寒侵犯使人头痛及牙痛者，**麻黄附子细辛汤**合**补中益气汤**治疗。《素问 · 奇病论》帝曰："有人病头痛以数岁不已，此安得之？名为何病？" 岐伯曰："当犯大寒，内至骨髓，髓者以脑为主，脑逆故令头痛，齿亦痛，病名曰厥逆。"

• 头痛畏寒者，**麻黄附子细辛汤**加防风、川芎治疗。

• **麻黄附子细辛汤**加龙胆草、川芎、僵蚕治疗三叉神经痛效果理想。

• **栀子豆豉汤**加减治面神经痛（三叉神经痛）。2021 年 3 月 23 日上午门诊，患者女，49 岁。含泪主诉：三叉神经痛时疼痛难忍，疼痛半年多，去几家医院多次治疗，用西药奥卡西平止痛有耐药性了，医院建议手术切割神经，并告知术后面部会有肌肉萎缩风险。观患者并用手点压右侧面部疼痛处，导致鼻子都变成红色。当问患者疼痛发作时有无心悸心慌出现？患者双手在胸前上下频摆回答：疼痛发作时心慌慌的烦得要死，都有不想活的感觉了，晚上无法正常睡眠，也吃过不少中药，没有效果啊。这不正是**栀子豆豉汤**的方证吗？使用**栀子豆豉汤**加面神经痛的引药白芷，止痛的延胡索、川芎、乳香、没药，7 剂，水煎服。3 月 30 日上午门诊二诊，患者鼻子红色消失了，说疼痛一下子减轻很多。效不更方，守原方加木香、蔓荆子，7 剂，水煎服。5 月 12 日，患者见面说，只要不劳累心烦就不发病。再也没有痛过一次。建议勿劳累动怒刺激诱发。

• 面痛，主要在鼻梁上到额下，或发际，或一侧脸疼痛，发病疼痛难忍，连日不愈到数月，疼痛时手不能碰，或用手来压按缓解，为足阳明经络受风毒，或胃受纳水谷之毒，以《普济本事方》**犀角升麻汤**治之。坚持治愈。组方：犀角、升麻各 30 克，防风、羌活各 22 克，川芎、白附子、白芷、黄芩各 15 克，炙甘草 8 克。

● **五苓散**治疗青年女性行经前头痛，再加凉血化瘀法，泄其血分瘀热，效果尤好。另外，女性月经期头痛、两胁部位疼痛，为血虚所致，用王孟英的**玉灵膏**治疗。**玉灵膏**（龙眼肉 250 克，西洋参 15 克）打粉拌匀。放入瓷碗加碟子盖住，蒸 120 分钟。趁热拌白糖备用。每次内服 1 勺。1 日 2 次。身体强壮者忌食用。

● 感冒引起发热头痛，**小柴胡汤**合**银翘散**，2~3 剂即愈。

● 头痛，**四逆散**加川芎治疗效果理想。

● 头痛出现发热蒸蒸或潮热，小便必黄赤，说明有热薰于阳明里，应泻下，方用**承气汤**治之。

● 凡治头重，发蒙头脑不清的风热头痛，首选**桑菊饮**治疗。

三、时方治疗思路选择

● 体虚兼脑痛者，**四君子汤**加藁本、细辛治疗。

● 体虚额部痛者，**四君子汤**加升麻、白芷、甘草、葛根治疗。

● 头痛吐水者，**六君子**加当归、黄芪、木香、炮姜治疗。

● 霍乱后头痛及全身疼痛，口干，发热，四肢无力者，四君子汤加五味子、当归、柴胡、白芍、乌梅、栀子、麦门冬、陈皮治疗。

● 气虚头痛者，**四君子汤**加川芎、蔓荆子治疗。辨为脾气虚证头痛，用**四君子汤**无效时，东垣说是清阳不升，加一味升麻就好了。用**四君子汤**后就牙痛，东垣说是阴火上升，加一味黄柏泻阴火就好了。

● 脑后痛用药几日不效，诊脉为“尺浮”。为相火旺，淫于膀胱，沿经上行而后头痛，用**知柏地黄丸**可愈之。

● 脾胃虚弱的头痛耳鸣，九窍不利，为肠胃之所生。用《脾胃论》**调中益气汤**（黄芪、人参、苍术、柴胡、陈皮、甘草）治疗。

● 血虚头痛头晕者，**四物汤**加白芷、藁本、钩藤以祛风止痛。

● 血虚头痛，**当归补血汤**。或当归 60 克，酒 4 杯，煎一杯半，分两次服特效（《医学从众录》）。

● 下午头痛如裂，舌质红，便秘，舌苔黄厚而腻者，为肝火肝阳头痛，用**龙胆泻肝汤**治之。或加苦寒清热的苦丁茶，加搜血络之虫类药，僵蚕、全蝎之类治之。

● 偏右头痛者，用**半夏白术天麻汤**加羌活、全蝎、僵蚕、川芎、防风、炒竹茹。治疗效佳。

● **血府逐瘀汤**加减治疗血瘀性头痛：

（1）头痛游走不定，**血府逐瘀汤**加全蝎、蜈蚣治之。

（2）**血府逐瘀汤**加石楠叶、露蜂房，加倍川芎祛风通阳，治疗顽固性血管性神经性头痛。

（3）瘀血头痛，**血府逐瘀汤**加独活 10 克，藁本 10 克。

无论什么方剂治疗头痛，方中有川芎的，一般川芎用量为 6~15 克。若血瘀致头痛、全身关节疼痛，量一定要大，可以增加到 20~40 克。

但是，当代名医陈景河在《当代名医临证精华・头痛眩晕专辑》中说：“余治疗头痛而方中皆用川芎，因川芎有行气开郁、理血止痛作用，其用量必用 30~80 克，能收奇效。但对血虚发热或火壅于上者宜慎用。”

头乃清阳之所会，清阳升不上来，浊阴降不下去就会头痛。故，升清降浊是治疗头痛之大法。川芎既能升又能降，但以升为主。古人曰：川芎上行于头目，下行血海至睾丸。

另外，日本研究者说，川芎大量服用有麻醉大脑的作用。沈括《梦溪笔谈》第 18 卷曾载有久服川芎暴亡一事，暴亡之因为麻醉过甚。治病要遵孙思邈“胆欲大而心欲细，智欲圆而行欲方”。

2012 年 11 月 20 日，笔者治疗陕西渭南一位 54 岁妇女，诉说她偏头痛 30 多年了，每次头痛发作时有速求死之想法，跑遍西安几大医院，均不能根本解决。笔者用**血府逐瘀汤**，水煎服，加全蝎研末，每次 3~5 克冲服。再让患者回去自我点刮按压头部双侧率谷穴，双手背中渚穴位。5 天后，头痛消失，3 个月后，患者之女来门诊看皮肤病时，告诉其母亲头痛病愈。2015 年 6 月 15 日，患者带自己熟人来门诊看病，说自己头痛未再犯过一次。

● 出现瘀血性头痛，鼻子又不通，耳鸣又耳聋。用**通窍活血汤**加老葱 3 根切段，加黄酒入煎内服，一般 1 剂见效，为治疗瘀血头痛之首选方。

● 头痛，**补中益气汤**加蔓荆子。头痛有痰沉重，为太阴痰厥头痛，加半夏、天麻（赵献可）。

● **补中益气汤**加减治疗血虚头痛经验（吉林名老中医刘裕）：

肾虚脑后头痛，**补中益气汤**加枸杞子、菟丝子、蔓荆子、决明子治之。

伤风气虚头痛时，**补中益气汤**加蔓荆子，以散风止痛。

头痛无休止所苦，**补中益气汤**加细辛，以祛风寒止痉痛。

顽固性头痛，**补中益气汤**加川芎以辛温祛风止痛。

头顶痛，或感觉脑内痉痛，风邪侵袭太阳经，**补中益气汤**加藁本，入太阳经祛风，解痉而止痛。

观李东垣诸方：补而不壅，皆在于补中有行。观刘元素诸方：寒不伤正，皆在于寒而不滞。

● **川芎茶调散**。该方症见偏正头痛、恶寒发热、目眩鼻塞、舌苔薄白、脉浮者，是治疗外风头痛（偏头痛）的主要方剂，方中用量最重的药物是薄荷。

临床治疗加减应用：

1. 头顶痛者，**川芎茶调散**加藁本。

2. 左边痛者，血虚而风邪乘之，**川芎茶调散**加熟地、当归。

3. 右边痛者，气虚而风邪乘之，**川芎茶调散**加党参、黄芪。

4. 两侧头痛者，挟热又烦躁不安，用**川芎茶调散**加川芎，用量必在 30~80 克能收奇效。因川芎有行气开郁、理气行血止痛作用。但血虚发热或火壅于上者慎用。

5. 眉棱额骨头痛者，**川芎茶调散**加大量白芷、羌活。

6. 突发性头痛耳鸣，**川芎茶调散**加龙胆草，或**川芎茶调散**合**龙胆泻肝丸**。

7. 后脑疼痛者，**川芎茶调散**加倍量枸杞子、羌活。

8. 头痛痰多欲吐眩晕者，**川芎茶调散**加半夏，或**川芎茶调散**合**半夏白术天麻汤**。

9. 头胀痛，遇热加重如裂，**川芎茶调散**加黄芩、石膏。

10. 头胀痛剧烈，口鼻生疮，属内热已积，**川芎茶调散**合**黄连上清丸**治之。

11. 形寒身冷，头部紧束作痛，得暖则缓，遇风寒加重，**川芎茶调散**加天麻、蔓荆子。

12. 鼻炎引起头痛，**川芎茶调散**加苍耳子、辛夷花。

13. 头痛，**川芎茶调散**佐蜈蚣搜逐瘀寒，及搜剔经络深层的邪气，如此辨治用之，屡效。

14. 颈椎病引起头痛者，**川芎茶调散**加葛根。葛根既入太阳经，又入阳明经，所以身体前后的疾病都可以治，如治头痛，既可以治前脑门痛，也可以治后脑勺痛。

15. 头痛如锥刺的瘀血性头痛，**川芎茶调散**加活血化瘀药治疗。《论衡·别通》曰："血脉不通，人以甚病。"

16. 三叉神经痛（偏头痛）：临床表现为头部、面颊、上颌处有烧灼感，针刺样疼痛。用**川芎茶调散**后痛得更加严重。用维生素 B_1、维生素 B_{12} 和磁疗、针刺、拔火罐均无效。因为病位恰恰在手足阳明经脉循行区域，是经络病变。用以上方法治疗如同拿着火炬去灭火。望诊：口干，舌燥，舌苔黑无津，大便秘结。《伤寒论》云："胃中干燥，因转属阳明，不更衣，内实，大便难者，此名阳明也。"此病为患者喜吃辛辣，胃肠可有积热形成，火攻伤津，口干便燥，苔黑无津，又加年龄大，血枯津亏所致，应先泻火。

四、经验方治疗思路选择

● **止园偏头痛方**：菊花 9 克，白茅根 12 克，夏枯草 12 克，藁本 6 克，白芷 6 克，连翘 12 克，黄芩 6 克，薄荷 6 克，荷叶（半边），桑叶 9 克，苦丁茶 8 克。

罗止园曰：治偏头痛极灵，屡试屡验。此方岳美中教授临床广为传播。治疗头痛严重者，**偏头痛方**加防风 6 克， 金银花 15 克。寒厥、痰厥之头痛不宜使用本方。用方治时药房无苦丁茶可用侧柏叶或桑叶代替，但没有苦丁茶理想。

● 气郁头痛，炒香附四两（120 克），川芎二两（60 克），共研末，每服二钱（6 克），腊茶（春茶）水送服（《澹寮集验方》）。

● 《串雅内编》治头痛方，川芎、沙参各一两（32 克），蔓荆子二钱（7 克），细辛五分（6 克），水煎后，加黄酒半碗，调匀，早晨服之，1 剂之后，永不再发。

头痛、头晕、高血压患者，用赤芍、白芍各 30 克，水煎常服 90 天，效果佳。另外，长期神经性头痛，用川芎、茺蔚子各 30 克，水煎常服，为头痛妙方，屡屡效验（赵绍琴）。

五、单方治疗思路选择

1. 头痛用土茯苓 120 克，水煎内服，代茶饮之，均 1 剂头痛止。另外，《临床心得选集》云："土茯苓治脑毒瘤有奇效。"

2. 如果头痛在面部，用白芷 30~50 克，水煎当茶饮用，1 日 1 剂即止，或白芷粉，每日 2 次冲服，病愈。

3. 独活、细辛同用，治疗少阴头痛目眩（张元素经验）（头痛牵牙痛者，多为少阴经头痛）。

4. 真头痛，可以针刺关元穴有效。

5. 虚火上炎的头痛，针刺委中穴效佳。古曰："太阳一降则诸阳皆降。"

6. 各种头痛，常常点刮头部双耳上方率谷穴、双手背中渚穴位。临床实践均有理想疗效。

7. 已故针灸学家彭静山《名中医治病绝招》神效方：玄参 50 克，煎水 500 毫升，一次内服完，对风热头痛屡用皆效。风热头痛，就是头胀，严重者头痛似裂，并伴发热，怕风而面红赤，口渴喜饮，大便干燥，小便黄赤。《医林绳墨·头痛》曰："上攻头痛或连齿鼻不定而作痛者，此为风热之头痛也。"古代《药性论》《药性本草》有云："玄参能治热风头痛，伤寒劳复，治热暴热结，散瘰疬。"

8. 远志用于祛痰利窍，精神迷乱，故，《宣明论方》云："脑风头痛不可忍，远志末嗅鼻。"

9. 目赤肿痛，或头风热痛，取炒决明子研末，茶水调敷双太阳穴处，干则易之，反复几次，一夜即愈（《医方摘玄》）。

10. 治百会穴处头痛时，多方投之乏效，需另寻思路，用搜剔之全蝎、蜈蚣、僵蚕等虫类药，可收到意想不到之疗效。

11. 鼻炎引起鼻塞及头痛，可用干燥玉米须揉杂碎，卷成烟样，点燃吸治疗效果理想。每日 1~2 支。

12. 单方：石楠叶 10 克，水煎服，有效，坚持。

六、中成药治疗思路选择

镇脑宁胶囊、正天丸、血府逐瘀口服液、头痛宁胶囊、天麻头痛宁、养血清脑颗粒、牛黄清脑片、六经头痛片、都梁丸。

眩晕

一、眩晕治疗要点

《素问》曰："诸风掉眩，皆属于肝。"

《灵枢》曰："上虚则眩。""上气不足，脑为之不满，耳为之苦鸣，头为之苦倾，目为之眩。""髓海不足，则脑转耳鸣，胫酸眩冒，目无所视。"

《金匮要略》曰："心下有痰饮，胸胁支满，目眩。""呕涎沫而颠眩，此水也。"

《丹溪心法》曰："无痰不作眩。""眩晕乃中风之渐，中年之后，大病之余，必加补养，断酒色，方保无虞。"

《普济方》曰："头眩欲吐，心中温温，胸中不利，但觉旋转，由此痰饮。"

《济生方》曰："所谓眩晕者，眼花屋转，起则眩倒是也，由此观之，六淫外感，七情内伤，皆能导致。"

《景岳全书》曰："头眩虽属上虚，然不能无涉于下，盖上虚者，阳中之阳虚也；下虚者，阴中之阳虚也。阳中之阳虚者，治其气，如**四君子汤**、**归脾汤**、**补中益气汤**。"

《古今医统》曰："肥人眩晕，气虚有痰；瘦人眩晕，气虚有火，伤寒吐下，必是阳虚。"

《医学正传》曰："气虚肥白之人，湿痰滞于上，故忽然眼黑生花，若坐舟车而旋转也。"

《医宗正传》曰："大抵人肥白而作眩者，治宜清痰降火为先，而兼补气之药；人黑瘦而作眩者，治宜滋阴降火为要，而带抑肝之剂。"

《温病条辨》曰："胸中如伤油腻状，饮水多则胃不快。"为临床佐证经验之谈。

《脾胃论》曰："足太阴痰厥头痛，非半夏不能疗，眼黑头眩，虚风内作，非天麻不能除。"

《医学心悟》曰："有湿痰壅塞者，书云：头旋眼花，非天麻、半夏不能除是也。"后世医家有："无虚不作眩，无风不作眩，无痰不作眩。"而动则眩晕加剧为气血亏虚型。对服药后出现瞑眩，应加以区别。《尚书》曰："若药不瞑眩，厥疾弗瘳，可知仲景之术，三代遗法……然而世人畏瞑眩，如斧钺，保疾病如子孙，其何疾之除哉？"孟子也曰："若药瞑眩，厥疾不瘳，药之为毒，此古之言也。"《医学琐言》曰："药之逐病也，无不瞑眩，此其所以为药也，今人惧瞑眩甚于疾病，至笃癃大患，尚且欲以平淡，泛杂之剂治疗之。终使可生者毙，殊可慨矣。"

眩晕分五型：肝阳上亢型，治则：滋阴潜阳。气血双亏型，治则：补脾健胃，益养气血。肾精不足型，治则：填精生髓，滋补肾阴。痰湿中阻型，治则：燥湿化痰。颈椎压迫型，治则：活血化瘀。

二、经方治疗思路选择

● 站立眩晕身摇，伴有恶心呕吐，为中焦水饮上泛于清窍所致。**苓桂术甘汤**治疗。如果头眩较重者，**苓桂术甘汤**加泽泻治之。

凡方中有茯苓，如果舌苔厚腻，茯苓至少用30~60克。如果舌苔稍薄，减茯苓为20克即可。

2014年8月2日下午，西安南郊一位62岁男性，自觉天旋地转，动则眩晕欲倒5天，去卫生间都要两个人搀扶，去医院查了仪器排除了脑血管病，急诊输液几天，眩晕仍然不减。患者家属问中医有没有办法？笔者观其舌头如同水中捞出来一样水淋淋的，给开了**苓桂术甘汤**加泽泻30克，先服2剂看看，第二天患者女儿打来电话说，眩晕明显减轻，共连服5剂病愈。此真乃方有主治，药有主能，详情可参考《伤寒杂病论》。

刘渡舟称赞**苓桂术甘汤**具有抗心肌缺血、抗心律失常等作用。**苓桂术甘汤**为治“水心病”之王牌。治“水心病”独树一帜。药只有四味，配伍精当，大有千军万马之声势，疗效惊人。**苓桂术甘汤**是治疗水气上冲型心脏病不可多得的方剂。

张锡纯说：“**苓桂术甘汤**为治上焦停饮之神方。”

● 咳逆上气而头昏眼花者，耳源性眩晕，视物转动，如坐睡空中，痰饮上泛，用**苓桂术甘汤**加五味子治之。

● 《金匮要略》曰：“心下有支饮，其人苦冒眩，**泽泻汤**主之。”原方量：泽泻五两，白术二两，为5:2。临床泽泻可以用到60克。**泽泻汤**从古到今医家认为重量才能收到好疗效。李时珍说：“泽泻气平，味甘而淡，淡而渗湿，气味俱药，所以利水而泄下，脾胃有湿热，则头重而目昏耳鸣，泽泻渗去其湿，则热也随去，而土气得全，清气上行，天气明爽，故，泽泻……有治头旋聪耳明目之功。”

治疗耳源性眩晕，症见头重如裹，视物晃动，胸闷欲吐，耳如蝉鸣，动则眩晕欲倒口苦。用**泽泻汤**（泽泻100克，白术60克）加钩藤60克，黄芩30克，治疗效佳。

刘渡舟说：“**泽泻汤**证舌体胖大，舌边有齿痕为客观指征。”“其人苦冒眩”是指不一般的眩，病者不甚其苦，来势急病且重，必大剂量用。临床应用时同虚眩区别。因为元阳和精髓虚损贫血也可晕厥。

眩晕一症，有无虚不作眩，无风不作眩，无痰不作眩。后世医家常以**半夏白术天麻汤**、**二陈汤**加减治之，而不知**泽泻汤**实痰之祖方。眩晕头重如蒙为痰浊中阻型。

2020年9月2日，上午门诊，某女，70岁。主诉眩晕2个多月，不敢随便摆头，影响睡眠。舌苔水滑，脉弦。手诊脑线上有大岛样眩晕符号。综合分析后用**半夏白术天麻汤**合**泽泻汤**加钩藤12克，炒酸枣仁30克。水煎服，7剂。10月16日上午来门诊反映眩晕已经消失。

● **内耳眩晕病**：“少阳火升痰饮上逆。”**小柴胡汤**、**小半夏汤**、**泽泻汤**、**茯苓汤**四方合用。能快速治疗眩晕病。若要保持远期疗效，加活血化瘀药的三七、丹皮。若病重加三七、生水蛭。须守方数日，可保持长期疗效。只要是眩晕均可用上三合方，对高血压引起眩晕，脑动脉硬化等眩晕均有佳效。

● 眩晕、小便不利或高脂血症者，**黄芪桂枝五物汤**合**泽泻汤**合**柴胡桂枝干姜汤**治之。

● 眩晕又面黄、腹疼痛者，**柴胡桂枝干姜汤**合**当归芍药散**治之。

● **柴胡加龙骨牡蛎汤**对脱发、震颤、梅尼埃病、失眠、眩晕、头痛等病也有疗效。

● 肥人多水湿，**五苓散**及利水方剂均能选用。怕光者，为古人所说的“眩”。临床发现多数眼病患者大多表现为畏光，眩晕头昏、头痛、眼花、出现幻觉、视物模糊，走路不稳，用五苓散就能治疗。

● 多梦惊悸眩晕，**酸枣仁汤**合温胆汤治疗。

三、时方治疗思路选择

● 眩晕也可用**二陈汤**加天麻 15~20 克，白术 30 克，坚持服药治愈。

● 风痰所致眩晕、头痛，兼胸膈痞闷、舌苔白腻、脉滑数者。**半夏白术天麻汤**佐虫类药，有望祛除病根。

● **半夏白术天麻汤**加泽泻、丹参各 30 克，对治疗内耳性眩晕效果好。

● **半夏白术天麻汤**加减，治疗颈源性眩晕。每日 1 剂，14 天为 1 疗程。

加减：痰浊加石菖蒲 10 克，远志 6 克。头晕目干涩加杭白菊 10 克，钩藤 10 克。项背强痛加葛根 15 克，姜黄 8 克。瘀血加丹参 15 克，郁金 10 克。舌苔厚腻加藿香 10 克，佩兰 10 克。呃逆胸满闷重加旋覆花 10 克，生牡蛎 15 克。肝阳上亢加石决明 30 克，生龙骨、生牡蛎各 30 克。耳鸣重加磁石 30 克，蝉蜕 8 克。

● **江尔逊统治眩晕方**：党参 15 克，柴胡 10 克，生姜 10 克，黄芩 5 克，清半夏 10 克，大枣 10 克，茯苓 15 克，陈皮 10 克，白术 10 克，泽泻 12 克，天麻 12 克，钩藤 12 克，菊花 10 克。

临床治疗加减应用：气血双虚加黄芪、当归。脾肾阳虚，头重眩晕重加制附子。腹痛、便溏或情绪不快者，去黄芩加白芍。高血压者加代赭石、石决明、夏枯草。颈椎病或头部受伤者加川芎、三七。呕吐严重者加姜汁两三勺兑服。链霉素中毒者加骨碎补。

此方为**小柴胡汤**、**二陈汤**、**泽泻汤**三方合用。其中，**小柴胡汤**旋转少阳枢机，透达郁火，升清降浊。**二陈汤**化痰降逆。**泽泻汤**涤饮利水。再加三味柔润以熄肝风的天麻、钩藤、菊花。一般服 5 剂中药即可。

● 头为诸阳之会，清阳升不上去，或浊阴降不下来，头就胀，就晕，心也烦，以及头脑中血脉闭阻不通也会头晕。治疗时在复方中加入丹参、葛根、川芎能提高疗效。

● 肥胖人出现眩晕，用**六君子汤**加川芎、当归、黄芪、桔梗、白芷、天麻治之。

● 陈修园说，**左归丸**加肉苁蓉、川芎、细辛治疗眩晕效果好。

● **加减抑肝散**治疗失眠、头痛、眩晕效佳。

● 颈椎增生引起脑供血不足之眩晕，用活血化瘀兼破血的**白疕三号汤**治疗效果好。此患者临床出现上肢麻木，舌面有瘀斑，转头时颈痛有固定不舒感。

四、经验方治疗思路选择

头晕高效经验方：功效：益肾平肝，健脾益气。主治：头晕、目眩经久缠绵不愈者，脉弦细，口唇无华，舌淡，神疲乏。组方：党参、茯神、川芎、甘菊花、山药各 15 克，天麻、钩藤、山茱萸各 10 克（记忆口诀：头晕天麻钩芋肉，人芎山药神菊花）。

● 虚性眩晕，寸口脉按之散者为上虚，用一味**鹿茸**，酒煎去渣，每服半两（15 克），少佐麝香可治。

● 实性眩晕，寸口脉按之滑而坚者为上实，或下实上虚，以**酒大黄**为末，服用导下治之。

● 短时间内出现头晕眩晕，目闪花，脉弦滑，水滑舌，说明痰多之饮上冲于上，致头目之顶发病。用养阴熄风之方乏效时，应改用祛痰健脾之药效佳。可以用张志远**夏苓麻腥汤**经验方治疗之（法半夏 10 克，茯苓 30 克，天麻 15 克，胆南星 10 克），坚持 10 天至 1 个月可愈。

● 生龙骨 30 克（先煎），炒酸枣仁 30 克，葛根 50 克。水煎服。每日 1 剂。要求葛根为优质品，生龙骨为优质的动物骨化石，五花龙骨为优（周宝宽）。主治各种眩晕症。对失眠、心悸、焦虑、神经衰弱、妇女更年期综合征，提高记忆尤效。

● 单方治眩晕：白芷研末，制成蜜丸，每丸 9 克，清淡茶水送服。治头风眩晕、头痛、痛经、月经不调，且头痛厉害时服用效果好。

● 眩晕，复方加天麻 15 克，钩藤 30 克以提高疗效。

生活中有吃人参不能吃萝卜之说，说会破坏人参滋补功效。其实，萝卜能帮助人参补气，萝卜所破之气，是人体中的郁滞之气机，而不会破坏降低正气。如果吃了人参出现头晕，就可以吃萝卜，能使人郁滞气机畅通而使头晕症状消失。如果吃人参引起眩晕严重，可购莱菔子 30 克，水煎服，可快速缓解。经常听说人参与萝卜同吃会相抵消作用，其实临床证明是人参补气阻滞致人眩晕，而萝卜及莱菔子会理气顺畅，眩晕即可消失。2016 年 12 月 6 日，好友李承博送我两个塑料袋封装的东北新鲜小人参，说这是人工种植的菜人参，没有多大作用。便以一个小人参煮汤分四天饮完，第四天早晨起床时出现严重眩晕，无法上班。便让小女切大半个白萝卜水煮饮汤。大约两个小时后眩晕慢慢消失了。记得医界一位知名学者论人参同莱菔子时说：中医以临床疗效为第一标准，要敢于突破前人一些不切实际之禁令。

● 眩晕针灸急救：

1. 针刺或点双下肢委中穴，立即见效。此方法临床实用，笔者临床用之效佳，值得推荐。

2. 重灸关元穴见效快。

● 无虚不作眩。可以自我刮痧、点按双下肢足阳明胃经合穴的足三里穴。此穴有补中益气，治疗五脏之气虚惫，能使精血充盛，治疗眩晕。

● 颈源性眩晕，可以自我刮痧或点按双足下，足少阴经的井穴涌泉穴，本穴有充养脑髓、开窍醒神、疏通气血的功效。

对多次用药效差的眩晕，应询问患者头部是否受过外力碰击。如 2016 年 3 月 4 日上午，一中年女患者来门诊，主诉眩晕 3 个多月治疗没有明显效果，笔者问她是否头受过什么打击后才眩晕的。她马上回忆说：是，我和儿子打排球时，排球打了头一下就开始眩晕了，我给好多人和几个医生说，他们都不相信。其实，这种良性阵发性眩晕，临床证实有 30%眩晕患者，是耳石掉进耳内的“耳半规管”引起的眩晕，一般仪器看不见微小的耳石。耳石振动后传入大脑而致人眩晕，现在医院靠仪器观测可让患者摆头治疗。

● 眩晕欲倒明显，可以点压揉按双侧委中穴几分钟，尽量揉散穴下按时疼痛的结节，见效快。

五、中成药治疗思路选择

天麻眩晕宁合剂、参芪五味子片、养血清脑颗粒、朱砂安神丸、柏子养心丸、安神补心丸、眩晕宁片。

脑萎缩

一、脑萎缩的概念

脑萎缩是由于各种原因导致的脑组织本身发生器质性病变，而产生萎缩的一类神经精神性疾病，包括小儿脑萎缩、成人脑萎缩。但脑萎缩以老年人多见。

二、经方治疗选择思路

● **柴胡龙骨牡蛎汤**合**栀子厚朴汤**（栀子、厚朴、枳实）治疗脑萎缩及大脑改变引起的痴呆、纳呆，若脸发暗合**桂枝茯苓丸**。若服后胃不舒服，加山药。一般柴胡与龙牡用量各15克即可。

三、时方治疗思路选择

● **血府逐瘀汤**加倍量黄芪，再加地龙、水蛭、桂枝，治疗脑萎缩。

另外、脑萎缩不单纯是肾精亏损，髓海不充，脑髓不足所致，而脑之清灵之府因瘀而不能与脑气相接，脑失所养也是造成脑萎缩的原因。不仅要“补肾”，而且还要“化瘀”。肾阴不足，以**六味地黄丸**加减。肾阳虚衰以**右归饮**加减。脾肾俱虚以**归脾丸**加减。肝肾阴虚以**杞菊地黄丸**加减治之。

● **温胆汤**适应治疗小脑萎缩病。

● **地黄饮子**治疗脑软化，内因还是肾虚。不用附子、肉桂时，要改用为“仙灵脾”治之。

四、经验方治疗思路选择

（1）组方：紫河车30克，阿胶15克，鹿茸12克，龟甲15克，鹿角胶15克，鸡内金10克，当归尾10克，生黄芪20克，西洋参15克。

主治：脑萎缩，也治男性肾虚。

用法：以上共研末。每日分2次，每次3克左右，温开水冲服。

（2）组方：黑木耳50克，鹿角胶50克，炙水蛭50克，三七粉20克。

主治：脑萎缩、老年痴呆症。

用法：以上共研末。每日分2次，每次3克左右，温开水冲服。

脑积水　脑震荡

一、经方治疗思路选择

● 临床重用**五苓散**，治疗脑积水症，为这一疑难病症丰富了治疗方法。

● 上海有个许士骠医生，治疗CT确诊的脑水肿引起偏瘫，用重剂量麻黄到20克，加桂枝、甘草、细辛、川芎等。1个月后，CT复查脑内水肿消失。

麻黄服用过量后，会出现一些不良反应。桂枝、甘草能够抑制和解除这些不良反应，这是古人的一大发现，提高了**麻黄汤**的安全性。故临床上用麻黄时最好配上桂枝和甘草。

理论依据：

1. 阳气不化气，寒水就内停，津液难于流通就形成积液，阳气上来，湿气就会蒸腾敷布病愈。

2. 血证论：“瘀血化水，亦发水肿，是血病而兼水也。”

3. 多为水瘀作怪，故应活血行水治之。

● 郝万山教授经验：**五苓散合桃核承气汤**治脑积水，1 个月治愈。

二、经验方治疗思路选择

● 张学文治疗脑积水重用益母草。认为病机多为水瘀互结证。益母草可活血，可利水。常与当归、赤芍、红花、川芎、葛根、丹参、白茅根、泽泻、琥珀、茯苓、车前子、山楂、麝香等同用，临床治疗效果明显。

● 治疗脑积水对药：丹参配藿香，速愈脑积水。

● 代赭石 100 克，水煎频服，约 1 小时服完。治疗脑震荡、脑挫伤之特效首选药物。

● 长期饮茶水或咖啡，可以防止脑瘤发生，特别是脑胶质瘤。

脑血栓　脑梗死　脑囊虫病

一、经方治疗思路选择

● 脑梗死、舌紫面暗红者，**柴胡龙骨牡蛎汤**合**桂枝茯苓丸**治之。

● 脑梗死、高血压、头晕头痛者，**黄芪桂枝五物汤**加葛根、川芎治之。

二、时方治疗思路选择

● 日本《中医临床》报道：用**补阳还五汤**治疗脑血栓，95% 有效。

● 治疗脑囊虫病，以**二陈汤**加白芥子 10 克，芜荑 9 克，榧子仁 9 克治疗。

半身不遂

一、经方治疗思路选择

● 对中风偏瘫患者，出现一侧无汗，一侧有汗，根据这种机制应去温阳，用**黄芪桂枝五物汤**加附子，就能达到温阳益气的效果，逐渐解决问题。或在治疗半身汗时用**黄芪桂枝五物汤**加地龙，祛风通络也可治之。临床验证，出汗的一侧易发生偏瘫。

● 王为兰治半身不遂有两种方法：一是气虚血瘀证，用补气温通经脉的**黄芪桂枝五物汤**加减。二是阴阳两虚证，用补肾开窍的**地黄饮子**加减。其认为，**黄芪桂枝五物汤**加桃仁、红花、川芎、赤芍、地龙等活血通络之品，对于患病初期者效佳。如果患病时间较长，则疗效不理想。这是瘀血程度较重所致，因而必须用攻逐瘀血力量较强的药物。王为兰经过反复比较，从水蛭、虻虫、土鳖虫、大黄等药中进行筛选，观察到水蛭攻破在经在络之瘀血最为理想。其用法先是将水蛭用量从 5 克渐加大至 10 克，水煎服，未见显效，于是改水蛭为粉，大量冲服可显奇效。

刘渡舟说，用**黄芪桂枝五物汤**，病在下时加牛膝，病在上时加重桂枝，病在筋脉时加重木瓜治疗。

二、时方治疗思路选择

● 中风后患者脸色发青，不愿与人交流，闷闷不乐，说明患者抑郁较重。《内经》曰："膻中者，臣使之官，喜乐出焉。"就是膻中气不足，人就乐不起来。首选**逍遥散**加人参为君，治疗效佳。丹溪曰："人身诸病，多生于郁。"养生谚语：水郁腐，草郁枯，花郁秽，木郁朽，人郁病。

● 正气亏损的半身不遂，用**补阳还五汤**治疗为主，故重用黄芪，而祛瘀药量轻。临床治疗时加减运用（重用黄芪，取其性走，周行全身，以助推动诸药之力，合用可使气旺血行，瘀祛络通，诸症自愈）。

补阳还五汤加减治疗（只能治疗血栓，不能治疗脑出血）：

1. 偏寒时加附子，以温阳散寒。

2. 脾胃虚弱时加党参、白术，以补气健脾。

3. 痰多者加半夏、天竺黄以化痰。

4. 语言不利者加石菖蒲、远志，以开窍化痰。

5. 患侧肢体麻木不仁而冷者加桂枝、姜黄、蜈蚣、党参。

6. 患侧肢体肿痛发热者加防己、秦艽、乳香、没药。

7. 肾虚下肢不温，二便失禁者加牛膝、桑寄生、补骨脂、肉桂。

● 脑出血致半身不遂后，有语言障碍、口角麻木、头痛、手足活动受限、高血压、便秘，连服**防风通圣散** 1 个月，可有明显理想疗效。

●《类证治裁》云：凡治偏宜从阴引阳，从阳引阴，从右引左，从左引右，使气血灌注，周流不止，不如养血温经，**补中益气汤**少加附子。附子能行参芪动，而阳和自转。

三、中成药治疗思路选择

安宫牛黄丸。

急发瘫痪

一、经方治疗思路选择

● **古今录验续命汤**（《金匮要略·中风历节病》）附方曰：“治中风痱，身体不能自收，口不能言，冒昧不知痛处，或拘急不得转侧。”

痱：指四肢不痛，废而不收，无论偏废、全废都称痱。冒昧：精神恍惚，郁冒蒙昧。

主治：风痱（本方不适应脑血管意外、关节炎导致的半身不遂，应区别开来）。

适应证：突然出现四肢麻木行走困难，迅速瘫痪，或偏瘫或全瘫，身无疼痛，口不能言，语言微弱吐字不清。无意识障碍，或仅有轻微的意识障碍。或情绪压抑生闷气后突然瘫痪浑身发软似面团。或体虚受风寒及雨淋后突然瘫痪口也不能言。或神情呆滞，步行蹒跚而抖。可见现代医学的“急性脊髓炎”“多发性神经炎”、帕金森综合征、格林 – 巴利综合征、心因性反应、“氯化钡中毒”等疾病。

如此急重的疾病，无论中医西医，治疗起来都比较棘手。但用**古今录验续命汤**，有立竿见影之效果。脊神经受损的瘫痪患者也可以用**古今录验续命汤**治疗。

临床麻黄用量，只要心律无异常，麻黄从 12 克开始，小火先煎 20 分钟，勿加盖，再根据病情加之。麻黄是最关键的主药，是兴奋剂。桂枝甘草能抑制麻黄致心悸的副作用。

古今录验续命汤用石膏使患者能耐受温热的药物而已。

● 刘方柏临床发挥：**古今录验续命汤**推广应用于多种疾病，每遇到突然四肢瘫软、无痛痒、凡行动无力、不能转身、神志清楚、语言含糊、不知所苦、视听茫然者，当属风痱，临床用之皆获得肯定疗效。

● 刘仕沛临床发挥：**古今录验续命汤**可以说乃一首“千古奇方”，用之得当，效如桴鼓。但由于历代对“中风”的认识有异，故对**续命汤**也是毁多于誉，此方也就成了“千古冤案”。又说：“此方寒温补散组合，世人多觉此方奇特难明，但临床效果又往往立竿见影。”仲景方80%以上都是寒温并用。又说：“**续命汤**作用于脊柱”。在中西医治疗不效时，大胆用**柴胡龙骨牡蛎汤**3剂，先调其情志，再用**续命汤**时，加入葛根、白芍各30克，开始以温通为主，加入养血、补气调胃之药，能取佳效。如果出现问诊不能流利回答，舌体又水津上布，用**古今录验续命汤**加胆南星10克，坚持服用至病愈。

● 笔者临床典型病例：

病例一：2012年9月，笔者用**古今录验续命汤**治疗一位70岁女性蛛网膜出血，出院时昏迷不醒，医院告知家人看半年后能否苏醒过来，生活不能自理，服**古今录验续命汤**7天后，双目能睁，大脑清楚，坚持服药2周后，生活能自理，20天后能下楼购物。2年后其女电话告知，老人身体健康。此病例疗效惊人，但医理难明，值得深思研究。

病例二：2014年4月15日下午，门诊来了一位54岁女性患者，只听讲话哇哇的，发音模糊不清，要家人解释，患者丈夫说已经看了一段时间，仍然没有效果。笔者判断为**续命汤**证，开原处方4剂药。4月21日下午，患者一个人来门诊复诊，讲话流畅恢复正常。当时，在门诊帮助抄方的青年中医师李瑞直呼**续命汤**方子太神奇了。随后用**古今录验续命汤**加黄芪50克，连服7剂病愈。

病例三：2013年2月11日晚8时许，东北一青年小伙子打来长途电话说，他昨天晚上同媳妇吵架了，媳妇生气抽搐后全身瘫软在床上不能动，不能说话了，四肢冰冷，打了120急救电话，医生也没有查出什么病来。问中医有什么好办法？笔者给开了**续命汤**（麻黄12克，桂枝10克，杏仁12克，生石膏30克，党参10克，川芎10克，当归10克，干姜10克，炙甘草10克），3剂。第2天下午3时，小伙子打长途电话说，他媳妇能说话了，就是声音小，自己能下床去卫生间了，就是没有力气，精神差。原方再加人参、黄芪各30克。水煎服。晚上，患者亲自打电话声音洪亮地说身体没有问题了，只是稍微有点疲倦。17日电话随访患者已经正常上班了（此病例原载《中国中医药报》2013年2月25日）。

病例四：2017年8月3日22时40分许，一阵急促的手机铃声把笔者从睡梦中惊醒。某县一位40岁小伙子电话急速地说，他媳妇下午坐着好好地，突然间从椅子上溜了下来就软瘫了，正在县人民医院急诊科专家会诊。电话问笔者以前见过这种病没有？应该是什么病？笔者问他，患者近几天生闷气没有？说话声音是否很弱没有力气？他回答说，就是说话声音很小没有力气。要说生气，家里这段时间发生过三起重大变故，就是生了好几天闷气，说他媳妇今年才36岁，平时就爱生气。人现在软瘫得像个面团一样，头都支撑不住，又说医院大夫让他在病危通知书上先签字，不然不给看，他都快要被吓死了。做CT检查没有什么异常。笔者电话安慰说，这是中医《金匮要略》说的风痱病。先按医生说的做检查，没有问题可以配合吃“**古今录验续命汤**”7剂，麻黄6克，桂枝10克，杏仁12克，干姜10克，生石膏30克，当归10克，川芎10克，人参10克，炙甘草12克，水煎服。

4日中午12时许，笔者出差去机场路上，他打电话说，在县医院一名护士陪同下救护车连夜转院到某市三甲部队医院。现在头部磁共振结果显示没有异常。医院下了病危通知书，说随时有生命危险，强烈让其转院。

下午5时许，患者被某医院收住入院。神经内科暂诊为“脊髓梗死”，有待仪器检查确诊。

7日下午5时30分许，我从外地出差回来，接患者家属微信要求，去医院探视同患者短暂交流。

患者家属送我走时，在走廊碰到主管医生，交流时我建议说患者发病前生过闷气可考虑一下。主管医师说，与生气没有关系，就是脊髓梗死形成的。

下楼后，患者家属问我是否有生命危险？我说。患者语言流利，眼神灵光，伸舌灵敏，脉搏也平稳正常，但舌苔黄厚，不会有生命危险。

经过几天做脊椎、头部、颈椎各种加强磁共振及抽脊髓化验检查，均无异常。

14日晚上9时许，患者家属电话说，他媳妇下午突然能下床在两个人搀扶下在走廊抖动行走十几米。

17日下午患者出院时，出院诊断证明书：①脊髓病。②低颅压综合征。③癔症？并建议患者回家疗养不要生气，要保持心情开朗。但患者仍不能单独正常行走。

18日下午，患者家属按照我电话提示要求微信发来患者舌质红，舌左侧肿胀的舌头照片，并来门诊诉说，患者行走仍然颤抖，双腿无力。要求吃中药治疗。

方用：**古今录验续命汤**加减。处方：麻黄12克，桂枝10克，杏仁15克，干姜10克，生石膏15克，当归15克，川芎10克，人参30克，生黄芪40克，柴胡15克，薄荷10克，怀牛膝12克，生龙骨30克，生牡蛎30克，炙甘草12克。7剂，水煎服。

22日下午3时25分许。患者家属电话说，服药第4天早上他媳妇突然间能大胆走路了，但走多了双腿发困。要求开中药回到老家吃药休养。

23日下午5时20分许，患者及家属来门诊主诉：乘地铁出站走到门诊，走得多了，双小腿脚踝处感觉没力，怕冷，双手指有麻木感。观舌舌中苔白厚。脉搏仍然是平稳缓和均匀。要求吃中药，次日回老家休养。予**古今录验续命汤**加减。

处方：麻黄12克，杏仁12克，生石膏20克，党参15克，桂枝15克，干姜12克，当归15克，川芎10克，生黄芪30克，川牛膝15克，丹参30克，防风12克，炙甘草15克。10剂，水煎服。

2017年9月6日下午，患者及家属来门诊诉说，在家又生了一次闷气，双小腿发软没有力量，双手腿冰冷。上门诊楼梯时要扶楼梯栏杆。手摸患者双小腿冰冷如石。再次要求中药治疗。考虑到阳气决定人的健康功能及生死。阳气盛，人体的健康功能才能正常运转；阳气竭，则人病重。方用**地黄饮子**治疗。

处方：巴戟天30克，薄荷10克，五味子10克，大枣10克，生姜10克，制附子15克，肉桂10克，肉苁蓉15克，远志10克，麦门冬15克，茯苓30克，山萸肉25克，石菖蒲30克，石斛10克，熟地15克。水煎服，7剂。

2017年9月14日下午，患者来门诊主诉，双手脚及全身没有发冷感觉了，上楼梯时也不用双手扶楼梯栏杆了，但走长路仍然是腿脚乏力没劲。观患者舌苔正常，脉搏平稳有力正常。仍然用**古今录验续命汤**加黄芪治疗。

处方：麻黄15克，杏仁15克，生石膏30克，党参15克，桂枝15克，干姜15克，当归15克，川芎10克，生黄芪50克。水煎服，7剂。

2017年9月22日下午，患者来门诊主诉，服药后现在没有以前不舒服症状了。独自可以上街购物了。要求再吃药调理，观舌苔白腻。用**古今录验续命汤**加黄芪治疗。

处方：麻黄15克，杏仁15克，生石膏15克，党参15克，桂枝20克，干姜20克，当归15克，川芎10克，焦山楂30克，巴戟天30克，生黄芪30克。水煎服，7剂。

2019年正月初四下午，2019年6月6日上午，2019年10月2日上午，笔者分别见患者同丈夫带着孩子走亲戚，交流后得知彻底恢复健康了。

按：《素问·太阴阳明论》曰："脾病而四肢不用？何也？岐伯曰：四肢皆禀气于胃，而不得至经，必困于脾，乃得养也。"脾主四肢，四肢瘫痪，病在脾胃，**续命汤**重在并用石膏和干姜寒热为调理脾胃之阴阳而设。这种一寒一热以调理脾胃阴阳之后，有"不可思议之妙"。脾胃并非久衰，却是脾胃忽然升降失调使人生病，往往被忽视不觉。脾主升，胃主降。胃为阳土，得阴自安。脾为阴土，得阳始运。总之，治风痱之大法：当顺其脾胃各自的性情，脾喜刚燥，当以阳药刚燥能守而能散之，雄烈宣通之干姜助之使升。胃喜柔润，当以阴药之石膏助之使降。这是古人透析脾之生理病理特性，以干姜石膏寒热并用之机制神妙。然方中其他药物又补气活血助阵，**麻黄汤**驱之风寒宣畅肺气，使肺朝百脉运行流畅并有助于脾胃之升降。加之《千金要方》"**还魂汤**"（麻杏草）治猝死。理解**续命汤**，若以单药诠释就难以解释通。

《黄帝内经》中就有七情致病的提法，总结出"情志过度百病生"的名言。就是说，情绪过度刺激发生变化，人就会阴阳气血失调不和，经脉阻塞，气机紊乱。"心者，五脏六腑之主也，故悲哀忧愁则心动，心动则五脏六腑皆摇。"是说人在短期内受到不良过度刺激，情绪就会强烈波动，会通过神经和分泌系统，对全身系统和脏器造成影响。

情志过极，七情所伤，肝即失条达，气机就会郁滞，血流就会不畅，自会瘀阻脑脉，大怒伤肝，肝阳暴涨，加之心火也暴盛，肝风心火相互煽动作用，血随气逆，上冲犯脑。以上都会引起气血逆乱，上扰脑窍而发为风痱病，临床以暴怒引发风痱病最多见。故民间有"某人给气得昏死过去了，某人给气得软瘫了，某人气得不能站立走路了"的言论。其实，肝主疏泄，动怒生气后肝郁化火，气结于胸又怒则上行冲扰，血行之流受阻难于下行润养，故腿脚表现疲软，如同水塔供水之阀门出现故障。临床常常用疏肝解郁的**逍遥丸**加泻火除烦的炒栀子，及引血下行的川牛膝，治疗效果甚过补钙补肾方药。

现代心理学研究表明，人的情绪刺激超过一定限度时，能引起中枢神经系统功能紊乱，会出现体内神经对所支配器官的调节出现障碍，就会出现代谢功能变化，可刺激垂体及肾上腺和皮质网络。如果压制强烈情绪，可直接影响大脑，能刺激肾上腺脊髓质体系，肾上腺脊髓质就会释放出含量升高的儿茶酚胺，能促使呼吸心率加快、血压升高、血管收缩、血液中游离脂肪酸水平升高。如果较长时间情绪刺激会出现肠胃功能紊乱、高血压、心脑血管病，以及免疫机制失常。抗御能力降低，就会出现肌无力、四肢迅速瘫痪、语言低微等自身免疫系统疾病。另外，不良激动情绪能使头部动脉血管扩张或血管壁肌肉收缩，使头部血流量减少，局部发生缺血而导致头痛、偏头痛发生。这种心理情绪致病因素，值得中西医者临床研究发挥应用。

- 徐大椿曰："虚而感风则成痱，此痱症之主方。"
- 《医宗金鉴·删补名方论》及《名医方论》曰：痱病者，营卫气血，不养于内外，故身体不用，机关不利，精神不治。然是证有虚、有实，虚者自饮食、房劳、七情感之，如《黄帝内经》所谓内夺而厥，则为喑痱之类是也；实者自风、寒、暑、湿感之。虚者不可以实治，治之则愈用其气血。今此方明言中风痱，是属营卫之实邪也，故用续命。
- **古今录验续命汤**治风痱初期，有意想不到的疗效。慢性日久，用《金匮要略》**侯氏黑散**。

原文："侯氏黑散治大风，四肢烦重，心中恶寒不足者。"（大风说卒倒之后风邪直侵脏腑。四肢烦重，说脾主四肢，邪困于脾。阳气虚则心中恶寒不足。风虽阳邪，在未化热之先，固无热象。）

二、时方治疗思路选择

● **地黄饮子**是肾虚内夺之方。

适应证：舌硬语言不利、行走不稳、易倒、斜行、行走似踩软物、手握无力丢物、肌肤闪电痛或麻木，脉沉细弱，风痱、偏枯。现用于脑动脉硬化、脑软化（内因是肾虚）、脊髓痨、脊髓炎的手足瘫软、神经性梅毒等。用此方不用附子、肉桂时，就改用淫羊藿。

● 临床发现**小续命汤**加减对中风失语具有特别好的疗效。而**大秦艽汤**、**牵正散**、**补阳还五汤**、**镇肝熄风汤**对中风后口不能言见效慢。

小续命汤适用于中风不遂、身体缓急、口眼㖞斜、舌强不能言语、神情闷乱者。

中风属于正气亏虚，风寒相乘。声之所出，关系咽喉口唇，又受经络影响。病在经络肌肤，未入脏腑，见效快。**小续命汤**药物可入多经。另外，"头为诸阳之会"。中风偏瘫后麻黄用量要大，目的不是为了发汗，而是为了宣发阳气。脑部阳气足了，脑修复自然会加快。这里的宣阳才是孙思邈制方用麻黄的真正目的。

后世人多误。脑血管破裂引起脑出血之半身不遂**小续命汤**也有很好疗效。麻黄大剂量到 30 克久煎后虽无发汗之力而宣阳不减。《外台秘要》原文："先煮麻黄三沸去沫"，这正是**小续命汤**高明之处。

● 治疗方剂区别：**大秦艽汤**——祛风清热剂。**牵正散**——祛风化痰剂。**补阳还五汤**——主治"元气归并左右，病为半身不遂。**镇肝熄风汤**——滋养阴液，柔肝熄风。

若中风不能言、半身肢体偏瘫明显者，应用**小续命汤**合**补阳还五汤**加减治疗。临床时药物选加如全蝎、蜈蚣、炙僵蚕、水蛭等。

● 南宋医学家许叔微在《全生指迷方》卷三中曰："凡人平居无疾苦，忽如死人，身不动摇，默默不识人，闭目不能开，口哑不能言，或微知人，恶闻人声，但如眩冒，移时方寤。此由身汗过多，乃至血少气屏于血，阳独而上下，气壅塞而不行，故身如死状。气过血还，阴阳复通，故移时方寤。名曰厚冒，亦名血厥，妇人多有，宜**白薇汤**[白薇、当归各一两（30 克），人参半两（15 克），炙甘草一分（3 克）。上药为散，每次五钱（15 克），水二盏（300 毫升），煎至一盏（150 毫升），温服）]。"

三、针灸治疗急发瘫痪思路选择

1. 凡遇突发惊吓性的失语、行动瘫软之人，强刺激合谷、廉泉二穴，留针 10 分钟左右，并暗示引导回答话语，一次即可愈之。

2. 突然中痱之人，药物配针灸时取风府、大椎、肺俞、内关，留针 15 分钟。

3. 针灸遵《素问》："脾病而四肢不用。"《灵枢》："脾之大络，名曰大包。"临床取大包穴病会速愈。

记忆力减退

一、经方治疗思路选择

● 麻黄有兴奋作用，能醒脑，冰毒就是从麻黄中提取的。故煤气中毒经过抢救后，出现烦躁胸闷、头痛、头晕、精神不振、健忘，可用**麻黄汤**治疗。

● 善忘。思维迟钝，语言易謇涩不流畅，为瘀血证。**桂枝茯苓丸**或**血府逐瘀汤**加减治疗。前贤有论："上焦蓄血则善忘，下焦蓄血则如狂。""善忘者必有瘀血。""血蓄于下，则心窍易塞，而智识昏，故应酬问答，必失常也。""喜忘者，有久积之瘀在里故也。""喜忘者，必有蓄血。"

● 男性健忘，症见头昏，思维飘逸注意力不集中，疑癔梦。用**杞菊地黄丸**合**桂枝加龙骨牡蛎汤**治之。肾乃脑之髓，记忆差，补肾就有效果。

二、时方治疗思路选择

● 神昏健忘者，为精气下陷后不能上达于脑，脑髓神经无所凭借，不可单从肾虚弱方面去治。应考虑用**升陷汤**治之。

● 健忘者（压力大精神萎靡）**温胆汤**加人参、酸枣仁、远志、茯苓、石菖蒲治疗效果好。

● 健忘者，**四君子汤**加黄芪、远志、木香、石菖蒲、龙眼肉、当归、酸枣仁治之。

● 《灵枢・大惑论》第 80 条曰："人之善忘者，何气使然？上气不足，下气有余，肠胃实而心肺虚，虚则营卫留于下，久之不以上时上，故善忘。"参考《张氏医通》论治健忘：按《黄帝内经》健忘者，俱责之心肾不交，心不下交于肾，浊火乱其神明，肾不上交于心，精气伏而不灵，火居上，则因而为痰，水居下，则因而生躁，躁扰不宁，是以健忘也。

治则：心气不足，妄有见闻，心悸跳动，恍惚不定，方用**千金茯神汤**。思虑过度，病在心脾，方用**归脾汤**治之。如果挟虚痰者，方加竹沥，姜汁治之。精短少，方用**人参养荣丸**合**远志丸**治疗。痰迷心窍者，**导痰汤**加木香治疗。上虚下热者，方用**天王补心丹**治疗。心火不降，肾水不升，神明不定而健忘者，**六味地黄丸**加五味子、远志治疗。心气不定，恍惚多忘，方用**四君子汤**去白术，加石菖蒲、远志、朱砂等分做丸治疗。心气不足，精神恍惚，少睡，夜多盗汗，怔忡健忘，**辰砂妙香散**治疗。瘀积于内而善忘如狂，抵当丸治疗。因病而健忘者，精少血亏少，或为痰饮瘀血所致，可用抵当丸治之。如果生来就健忘之人，为心大窍疏之故，岂药石所能疗乎？

● 青少年，以及中老年人，记忆力减退明显者，用养心脾、宁神定志的**柏子养心丸**、**天王补心丹**等类药效果差者，说明体内阳气虚，才会致精力不支易健忘，临床配伍用补阳药方坚持两个月左右，可以收到佳效，如桂枝、制附子、干姜等。实践证明：治病贵在培养元阳之气，不一定非得在求病疾上打圈圈，正所谓，真阳内守百病消。《类经》二十七卷曰："寒甚者必乘心，心藏神，神不足则善忘善悲。"

三、经验方治疗思路选择

● 人参 6 克，炙远志 10 克，合欢皮 30 克，葛根 30 克，水煎当茶样服。远志对记忆力减退、丢三落四、智商低下都是非常好的药。故治疗健忘时，复方加之效佳。《神农本草经》云："合欢皮安五脏和心志，令人欢乐忘忧。"《本草求真》云："合欢皮治气缓力微，用之……必重用久服，方有补益悦心志之效。"

● 经验方：茯苓、茯神各 15 克，炙远志 10 克，石菖蒲 12 克，党参 10 克。水煎服，或制成蜜丸水丸坚持服用。对记忆力减退，中气不足，整日闷闷不乐，效果理想。

● 生龙骨 30 克（先煎），炒酸枣仁 30 克，葛根 50 克。水煎服。每日 1 剂。提高记忆效果明显（周宝宽）。

●单方：心情不好，健忘多梦。合欢花 15 克，水煎当茶样服。

嵇康《养生论》曰："豆令人重，榆令人瞑，合欢蠲忿，萱草忘忧，遇智所共知也。"是说合欢花、合欢皮使人忘掉忧愁烦恼，对虚烦不眠抑郁不舒、健忘多梦效佳。如果一个人心情不好，用合欢花 15 克，沸水泡服。

●如果劳累过度，紧张焦虑，必然会造成头晕目眩不清楚，神经衰弱，心悸难受，而使记忆力减退。一是要保持充足睡眠；二是可以去郊游散心；三是可以常常食用补虚长智的桑葚果、龙眼肉、莲子、酸枣仁等；四是自我常按摩或梳头部。

中风预防

一、经方时方治疗思路选择

●张元素的**三化汤**（**小承气汤**加羌活），就是专门治疗中风二便不通之方。

从现代医学研究看，它不但能排出积于肠道内的代谢废物，还可以降低颅内压，对缓解病情极为重要。

●另外，有脑血管病倾向之人，有症状时，服用**知柏地黄丸**、**防风通圣丸**。有降低高血压、高血脂、高血糖之作用。

●突然中风口噤，不省人事，荆芥穗 6 克研末，酒水送服效果好（《奇效简便良方》）。

二、针灸防治思路选择

●脑出血急救法：碰到脑出血患者，在无条件急送医院的情况下，用三棱针刺委中穴、十二井穴，或十宣穴放血几滴，可起到止血作用，而且效果也好。还可以在患者双足心涌泉穴发黑色处针刺放血。

三、中成药治疗思路选择

安宫牛黄丸。

第二章　眼部疾病

失眠　多梦

一、临床失眠治疗要点提示

1.《伤寒论》曰："少阴之为病，脉微细，但欲寐也。"指想睡而不易睡着的证候，精神萎靡不振，神志恍惚而虽似睡非睡状态。为邪入少阴，心肾阳气衰竭，神失所养所致。脉微，为阳虚鼓动无力；脉细，为阳不化阴脉道不充。

2. 治疗失眠，总以补中温胆为主，补阴为辅。"胆为中正之官，清净之府，喜宁谧而恶烦扰，喜柔和，而恶壅郁"（清·罗美《古今名医方论》）。

二、经方治疗思路选择

● **小柴胡汤**合**酸枣仁汤**，用于肝气不舒、心血不足引起的失眠症。

● **桂枝加龙骨牡蛎汤**治疗神经衰弱的失眠、多梦、心悸、胸闷，加知母治失眠效佳。

● 近期压力大，引起失眠用酸枣仁、合欢花等常规药不效者，首选**柴胡加龙骨牡蛎汤**。

● 烦躁失眠、舌紫面暗红者，**柴胡加龙骨牡蛎汤**合**桂枝茯苓丸**治之。

● 失眠、头痛、恍惚、舌质淡红者，**柴胡加龙骨牡蛎汤**合**酸枣仁汤**治之。

● 顽固性失眠，**桂枝汤**合**半夏秫米汤**加龙齿，治疗效佳。

● **小柴胡汤**加生龙骨、生牡蛎各 30 克，用于肝气不舒，胸满烦惊，失眠多梦。

● 慢性胃炎伴有头痛、失眠者，**半夏泻心汤**加夏枯草，治疗效佳。

● 焦虑引起失眠，神经症，**半夏厚朴汤**合**栀子厚朴汤**（栀子、厚朴、枳实）治疗效佳。

● 怕冷失眠、想睡又睡不着之人，用**麻黄附子细辛汤**治疗效佳。有麻黄治疗失眠的方药，建议黄昏以后不要服用。因为，麻黄白天服用能让人兴奋振作，晚上服用就感觉很累，从而乏困倦怠入睡。

● **麻黄附子细辛汤**同**葛根汤**一样，兴奋提神。治失眠之人昼无精神夜不能寐，脸色发暗。合方治失眠原理：让患者充分地兴奋，才能充分地抑制。黄煌说，不要临床上遇到失眠患者，就用西医的思维，用安眠、安神之类药（酸枣仁、合欢皮、夜交藤）之类。为医者要有安贫乐道的思想，"宁可清瘦，切勿浊肥"，就是不要有乱开大处方药发家致富的浊富行为。临床只要见失眠患者脸色青暗，用之必效。脸色发暗为两方合用的特征。

● 半夏临床用量大能治疗失眠，在《吴鞠通医案》中可以看到用半夏治不寐用量 45~60 克。临床应用在：**柴胡加龙骨牡蛎汤**、**甘草泻心汤**、**温胆汤**、**半夏厚朴汤**中，均重用半夏，的确安眠效佳。

● 对彻夜难眠、神经衰弱者，甚至抑郁，烦躁难安脾气大，脸色红光，用安神之类药无效时，用**防己地黄汤**合**半夏秫米汤**，可收到理想疗效。

2015 年 2 月 13 日下午，男，65 岁，脸色红光，舌尖红色，主诉失眠，靠西药来维持夜间睡几个小时。已经半年多了，也找过名中医看过好多次疗效差。用**防己地黄汤**合**半夏秫米汤**，方中重用生地 80 克，水煎服，7 剂药后，复诊时患者高兴地说，没有想到花钱不多，治好了我都想轻生的失眠病。

● 顽固性失眠几十年用药不效者，**四逆汤**加治标的茯神、合欢花，加引火下行之川牛膝，效果理想。

● 明初名医戴元礼提出“年高人阳衰不寐”之论。故老年人顽固性失眠用药不效者，用**炙甘草汤**加制附子、合欢花、首乌藤治之效果理想。若大便溏，可去火麻仁，加酸枣仁以养心安神。

● **酸枣仁汤**合**加味逍遥散**，治疗更年期女性失眠效果好。因为前者能够使患者延长睡眠时间，后者能缩短睡眠时间。

● 夜寐差者，**酸枣仁汤**加龙齿、夜交藤、醋延胡索。醋延胡索对提高睡眠质量，减少多梦有理想疗效。

● 《金匮要略》曰：“虚劳，虚烦不得眠，**酸枣仁汤**主之。”中医认为，人卧则魂归于肝，肝虚不能藏魂。故上方加珍珠母药性入肝为第一，以君药 45 克于方中，再配加龙齿 20~30 克治疗不寐。龙齿有安魄治魂镇静飞扬的作用。酸枣仁、柏子仁，也为养肝益血之品。

● 更年期综合征的烦躁、失眠、惊悸，**酸枣仁汤**合**小柴胡汤**有良效。

● 人虚劳影响睡眠就心烦、心悸，这样的失眠、嗜睡，就用**酸枣仁汤**治之。**酸枣仁汤**应用特点：虚，即烦而心悸，夜不能眠。不符合此特点，服之乏效。

● 对老年人舌质红、烦躁、纳差、脉时有结代、下肢怕冷、彻夜难眠，用安神药效果差，或者靠西药镇静剂晚上睡几个小时者。可改用**炙甘草汤**加黄连、苦参、制附子（先煎）治疗，坚持治愈。

● **酸枣仁汤**临床治疗加减应用：

1. 多梦惊悸眩晕，**酸枣仁汤**合**温胆汤**。

2. 腹胀、咽喉异物感者，**酸枣仁汤**合**半夏厚朴汤**。

3. 胸闷、心悸、乏力者，**酸枣仁汤**合**柴胡加龙骨牡蛎汤**。

4. 烦热甚者，**酸枣仁汤**加山栀、连翘、黄芩。

5. 盗汗甚者，**酸枣仁汤**加柏子仁、浮小麦、五味子。

6. 心悸甚者，**酸枣仁汤**加龙齿。

7. 夜寐差者，**酸枣仁汤**加龙齿、夜交藤。

8. 更年期综合征的烦躁、失眠、惊悸，**酸枣仁汤**合**小柴胡汤**有良效。

9. 李时珍说，酸枣仁甘而润，熟用于胆虚不得眠，烦渴虚汗之证；生用于胆热好眠。皆足厥阴少阳药也。

● 《伤寒论》曰：“虚烦不得眠，若剧者，必反复颠倒，心中懊恼。**栀子豉汤**主之。若少气者，**栀子甘草豉汤**主之。若呕者，**栀子生姜豉汤**主之。”《温病条辨·卷二·中焦》有同样的论述。

● 《伤寒论》曰：“心中烦，不得卧，**黄连阿胶汤**主之。”吴鞠通赞方中鸡子黄有地丘之象，为血肉有情，生生不已，乃奠安中焦之圣品，有甘草之功能，而灵于甘草……其性平和，能使亢者不争，弱者得振……鸡子黄镇定中焦，通彻上下，合阿胶能预熄内风之震动也。然不知人身阴阳相抱之义，必未能识仲景用鸡子黄之妙。

● **黄连阿胶汤**重用黄连治疗“心中烦，不得卧”者；**黄连汤**将黄连肉桂等与参夏姜枣草同用，治疗“胸中有热、胃中有邪气，腹中痛，欲呕吐者”，其胸中有热，多表现为心烦不眠；**交泰丸**（黄连、肉桂）两味，方源自明代《韩氏医通》，作者韩飞霞说“煎百沸，入蜜，空心服，能使心肾交于顷刻”。

● 心烦不得卧，舌呈镜面无苔，舌尖红，就用黄连阿胶汤治之。

● 黄连苦寒，适应面红出油、烦热头痛、便秘者，用**三黄泻心汤**；如肤白唇红、舌红心烦者，用**黄连阿胶汤**；如体瘦唇暗、腹痛不眠者，用**黄连汤**；如干呕心下痞、口疮者，则用**半夏泻心汤**；如项背强痛、胸闷烦悸不眠者，用**葛根芩连汤**。

● 若临床上碰到腰痛心烦、夜难寐者，用**六味八味**之类加减无效者，因考虑“阴亏于下，阳浮于上”。故用**桂附地黄丸**加减治疗时，应该去掉附子，加几味安神药必效。当以收纳为主，阳气归于命门，是肾藏精的生理特征。为什么要去附子，因为附子有走窜不能收纳耳之故。

● 肝病所致顽固性失眠，用**半夏泻心汤**加珍珠母治疗。

● 狂躁、烦躁、失眠，用**酸枣仁汤**合**半夏秫米汤**合**甘麦大枣汤**三方同用，效果十分理想。失眠、狂躁等病，都要泻清下通六腑，如交通顺畅，热毒病菌就不会给人带来病患。

● “胃不和则卧不安”引起失眠，舌苔黄厚腻黏，脉涩不利，说明中脘有湿热，临床表现胃部闷满，中间的胃气不降而堵塞不畅，易造成上热下寒的格局，人心烦躁手足冰凉，若肠胃无阻而畅，睡眠自然会香。如果消化不良，**半夏泻心汤**加枳实、神曲、炒麦芽等消食健脾之品，治疗效果好。

● 失眠又便秘严重，症见面红目赤、舌苔厚黄，说明胃不和则卧不安，腑浊之气上攻犯心，心神不安，故而不眠，必当去实之浊，用**大承气汤**泻之，方可入睡。

三、时方治疗思路选择

● 肝胆湿热烦躁兼耳鸣失眠，用**龙胆泻肝丸**合**知柏地黄丸**同服治疗。

● 《和剂局方》**莲子清心饮**治疗五心烦热、坐卧睡眠不安、脉滑、口舌干燥、失眠症。同**四逆散**合用，治失眠效佳。

● 舌红、胃有烧灼感、失眠、烦躁不安、头昏、热象明显，**黄连解毒汤**治之见效很快。

● 夜间睡不好，心率加快，血压持续增高，**黄连解毒汤**治之。

● 脾胃气虚，兼有不寐者，**四君子汤**加酸枣仁治之。

● 凡恶心呕吐、口苦口黏、心惊胆怯、失眠多梦、苔腻滑者，**温胆汤**方可用之治疗。

● 因恐惧引起失眠，服安神、补心药无效时，用**温胆汤**倍半夏，加柴胡治愈。

● 对失眠烦躁、惊悸多痰的患者，用**温胆汤**加黄连。黄连把心火清除，枳实、竹茹把胆胃上逆之势往下导，即可病愈。

● 心烦易怒，脉弦数，舌质绛红口气重，为肝经郁热作祟，以**升降散**通调气机，加龙胆草、黄芩、柴胡，泻肝经郁热治疗效佳。

● 身体壮实男性，肤色黄暗而心烦不眠者。体寒能食，但大便不成形。为古人所说以心阴不足为主的心肾不交病，是验方**交泰丸**（黄连 5 克，肉桂 10 克）治证，用**交泰丸**合**四逆汤**治疗。**四逆汤**调其体，**交泰丸**治其病。也可以用**交泰丸**合**六味地黄丸**治疗。

● 章次公：“根据实践经验，有些失眠患者，单纯用养阴、安神、镇静药效果不佳时，辨证后适当加入桂附一类温阳兴奋药，每每奏效。”

● 对心中烦躁的杂乱梦者，说明气虚火胜内乱上逆，在补中益气方中，加入止杂乱梦的白薇 5~10 克即效，虽说白薇性寒，入阳明治狂惑邪气，但白薇量大会令人呕吐难受须慎重。对胃炎患者多梦者，用白薇更加注意，不然会出现恶心呕吐头痛症状。切记！

● 顽固性失眠者，**补阳还五汤**方中当归尾改用当归，再加合欢皮、丹皮、茯神治疗。

● 老年人失眠，左尺脉细小者，为真水枯，难治疗。服朱丹溪**健步虎潜丸**有效。

健步虎潜丸：败龟板（酥炙）120克，黄柏（盐酒炒）90克，当归（酒洗）45克，知母（盐酒炒）90克，熟地90克，牛膝（酒蒸）60克，白芍（酒炒）60克，锁阳（酒润）45克，豹骨（酥炙）30克（原为虎骨，现虎骨禁用，改为豹骨），陈皮（盐水润）60克，冬月加干姜15克，共为细末，羯羊肉1000克，酒煮烂，捣为丸，酒煮米糊为丸亦可，如梧桐子大，每服9克，空腹时，淡盐汤送下。现多改为炼蜜为丸，每丸9克，每服1丸，每日2次。

虎能专静，故魄止而有守，为方用虎骨之理。这就是中医治病取象的道理。

● 对顽固性失眠兼乏力者，辨证复方中加入淫羊藿30克，疗效好，淫羊藿有安神作用。

● 对痰引起失眠，**服归脾丸**、**二陈汤**加枳实、苏子无功时，用**人参汤**送服中成药“**礞石滚痰丸**”去顽痰而愈。李士材曰：“脉大而滑，痰气胶固也。”

● **天王补心丹**治疗心肾不足、阴亏血少所致的心神不安、虚烦失眠效果好。本方滋腻药多，脾胃弱者不宜服用，或佐消化药同服。睡前用效佳。

● 劳累或健身后难入睡，说明病在脾家，病在太阴上，用**归脾丸**治之。

● 临床遇到学生学习压力大，或高考前失眠，或睡眠质量差者，用合欢花、酸枣仁效果不理想时，为心血亏损，读书劳苦所致，服用**人参健脾丸**、**人参养荣丸**治疗效果理想。

● 左关脉甚弦，或双关脉弦，口苦、咽干、舌质红、苔黄，为肝郁化火型实证失眠者，肝火盛则扰魂不入舍，肝火旺则上走空窍所致失眠。**龙胆泻肝汤**7剂可愈。这种越劳累越睡不着，为肝火旺盛，**龙胆泻肝汤**治疗最恰效尤。

● 门诊凡见主诉失眠患者，其人双目有神，精神又佳，又话多不停，无倦貌，脉有力而均，应断为形神俱健的实证失眠患者，切勿盲用养心安神、大补气血方药施治，如果投治，一会必罔效，二会损医誉，三会给患者增加经济负担，四会浪费药物资源。这是经验之谈。应另拓思路，若瘀血所致，用**血府逐瘀汤**加减治疗。或再查别因，如动怒、打官司、思想压力、肝胃不和等他事扰动所致。

● 因害怕恐惧引起失眠用药乏效时，用栀子10克，猪胆汁4滴（约5克），拌炒栀子后，同黄连3克，水煎熬睡觉前服，效果好。医理：受惊恐人胆汁上泛而浑，致少阳之火上升不潜，难入睡。胆汁炒药后能使药性入胆，胆热清则胆汁也清，故病愈。

《余听鸿医案》记载，浙江某县令彻夜不寐年余，服安神养血药200余剂，毫无效验。就诊孟河名医马省三前辈。以黄连八分、山栀三钱、猪胆汁一钱拌炒，煎服，当夜即寐。马省三曰：因此受惊，胆汁上泛而浑，少阳之火上升不潜，故不寐也。当用极苦之药降之，使胆汁清澄。故取黄连之极苦，降上潜之阳；取山栀清肝胆之热，以胆汁炒之者，欲使其直入胆中也。胆热清，则胆汁亦清，其理甚明，并非奇异。县令曰：病果因受惊而起，夜与友手谈，梁上鼠忽跌落在盘，子散满地，散局而卧，即不成寐，先生真神也。

2016年3月5日下午，门诊来了一位45岁的女性患者，观双眼周有明显的熊猫眼。主诉失眠半年多，服中西药效果甚微，目前主要靠西药安定片能睡几个小时。询问得知发病前因和朋友同行时，突然遭遇车祸，朋友在送往医院途中死在了自己怀中。从此就彻夜难眠。笔者借马省三经验方。黄连15克，山栀30克，共捣粗粉状，让找一枚猪苦胆，拌匀微炒后，分三等分，水煎熬，临睡觉前服用。次日下午，患者兄长打电话告知患者当夜就入睡了，并称中医花钱少能治病。2016 年 10 月 12 日下午，患者带来一个慢性荨麻疹同乡来门诊让我看，说她原来失眠病服完药好了。由此可见，此经验小方优于大学教材方。建议临床医师应利用业余时间，多阅览一些临床文献书籍，只要有效，当同仲景方同等看待采纳。

● 《朱良春精方治验实录》**甘麦芪仙磁石汤**（甘草、淮小麦、炙黄芪、淫羊藿、五味子、灵磁石、枸杞子、丹参、远志、茯苓），彻夜不眠者加蝉蜕 6 克。临床以此方治疗顽固失眠虚多实少，脾肾两虚或心脾两虚之失眠。即治现代医学所谓之神经衰弱，夜难入寐，或多梦易惊，或彻夜不眠之症。淫羊藿之用颇有巧思，尝谓其温而不燥，为燮理阴阳之妙品，盖淫羊藿配伍黄芪足以顾及温阳兴奋，调和阴阳，缓补、温补心脾，强壮肾阳，以达双向调节之目的。蝉蜕妙用，凡因风因痰而生热，因热因恐而致痉，因惊因痰而为痫、癫和不寐的证候，用蝉蜕都有效。

● **三黄安神汤**治疗顽固性失眠（刘方柏）。

功效：清化痰热，养血安神。

处方：炙僵蚕、姜黄、防己、茯神、桂枝、炙甘草各 10 克，生地黄 50 克，半夏、高粱、夜交藤各 30 克，远志、天竺黄各 12 克，炒酸枣仁 60 克。

水煎服，每日 1 剂，共 4 剂（夜交藤 50~120 克，对血虚所致失眠效果佳）。

该方由《灵枢·客邪》七十一卷之“**半夏秫米汤**”，《金匮要略》“**防己地黄汤**”，和验方“**僵蚕二黄汤**”三方组成。

半夏秫米汤——半夏 30 克，秫米（高粱米）30 克。

防己地黄汤——防己 15 克，桂枝 9 克，防风 9 克，甘草 9 克，生地 60 克。

僵蚕二黄汤——炙僵蚕 10 克，天竺黄 12 克，姜黄 10 克。

临床加减：白术 40 克，黄连 10 克，共 4 剂。以巩固疗效。

凡治失眠时，服药时间很关键。黄昏服 1 次，临睡时 1 次。忌早上、中午服药。

● **夏枯草治失眠**

处方：半夏 30 克，夏枯草 15 克。水煎服。

《医学秘旨》曰：“阴阳违和，二气不交，不寐，以半夏、夏枯草各三钱，水煎服之。盖半夏得阴而生，夏枯草得至阳而长，是阴阳配合之妙也。”

四、失眠验方治疗思路选择

1. 处方：生地、酸枣仁、茯神各 30 克，防己 9 克，朱砂 0.1 克冲服。用法：服药后再加 1 杯黄酒效果更好。

2. 炒酸枣仁 30 克，夜交藤 15 克，茯神 30 克，龙齿 30 克，生、焦山楂各 10 克，炙五味子 15 克，合欢花 25 克。水煎当茶饮。黄昏服 1 次，临睡时服 1 次。每日 1 剂，连服 3 剂。

3. 炙五味子 50 克，茯神 50 克，合欢花 15 克，法半夏 15 克，水煎服。治失眠健忘症疗效好（李培生）。

4. 凡夜间多思，致睡不宁者，淡竹叶、炒酸枣仁两味，煎服即安（《慎斋遗书》）。

5. 胆虚不得眠，寒也，酸枣仁炒香，竹叶汤调服（《太平圣惠方》）。

6. 虚劳不眠，干姜末，汤服 15 克，取微汗愈（《千金要方》）。

7. **鸡肝白芍方**：鸡肝1个，炒白芍30克，同煮烂晒干研末，每晚服3克胜于**小建中汤**之功。治失眠有特效（彭子益）。

8. 黄连利眠，重用黄连治疗有效，曾让人用黄连、肉桂等分，沸水泡服，睡前喝几口，确实能助眠。

9. 处方：陈小麦100克，水煎熬当茶样饮用。坚持20天左右。适应精神抑郁、情绪不稳的顽固性失眠。

10. 茯苓能宁心安神，可以用30~100克，对顽固性失眠有效。用利水渗湿时，用15~30克。用健脾补中时，用6~12克。

11. 单方：因害怕引起失眠，用**温胆汤**效差时，可同时配合用《宋史·钱乙传》中"郁李仁"15克。水煎煮熟，用酒送食服完，使人醉即愈。目系内连肝胆，怒则气结，胆横不下，郁李仁能去结，随酒入胆，结去胆下，则目瞑。

12. 凡治失眠，复方加入黄精30~40克，效佳。如果单纯失眠可用黄精配炒酸枣仁效佳。黄精滋阴润燥尤胜山药，是健脾之猛将，又有降低胆固醇的作用。

13. 失眠，复方加莲子15克，炒酸枣仁30克能提高疗效。

14. 失眠验方：清半夏15克，夏枯草15克，百合15克，生薏苡仁30克，水煎服。

15. 善学医者，应善体物性，是说为医者应体万物感受天地之灵性。前贤有"百合朝开暮时合，紫苏朝仰黄昏垂"。故临床治疗失眠时，复方中加二药可以提高疗效。或者用百合30克，紫苏叶10克，水煎，黄昏及临睡前各服1次，1日1剂，3~5天可愈。此乃引阳归阴之采阴法，看似简单无科学实证依据，但临床疗效好。这就是中医之妙处。

五、临床半夏治疗失眠杂谈

用药传奇：堪当重任之半夏。半夏分类：

清半夏：半夏、白矾比例1∶0.2泡制。功效：燥湿化痰，消痞和胃。

姜半夏：半夏、白矾、生姜比例1∶1.02∶0.25泡制。功效：降逆止呕，呕吐反胃。

法半夏：半夏、甘草、石灰水比例1∶0.12∶0.1泡制。功效：燥湿化痰，咳嗽痰多。

半夏曲：由生半夏浸泡晒干研末，姜汁、面粉调匀，发酵制成，化湿健脾，消食止泻，有化痰消食之功。

张景岳曰："半夏治久病不寐者神效。"

药理研究：半夏有镇静神经中枢的作用，半夏体质有睡眠多梦、多疑多虑难缠之特点。

《本草纲目》曰："半夏能除目不得瞑。"

《灵枢·客邪》第37条曰："昼日行于阳，夜行于阴……阴虚，故目不瞑……补其不足，泻其有余，调其虚实，以通其道，而去其邪，饮以半夏汤一剂，阴阳已通，其卧立至。"又曰："沸置秫米一升，治半夏五合……覆杯则卧。"故，临床治疗失眠时，症见心慌心悸，重者难宁时，有欲狂表现时。可用半夏、秫米（高粱米，无高粱米时薏苡仁可代替），合入方内，能提高治疗失眠疗效。同时，要加入生地量大到50克以上才能收到预期疗效。再佐：夜交藤、炒酸枣仁、远志、炙僵蚕之类以提高治愈率。

《医学秘旨》曰："半夏三钱，夏枯草三钱，水煎服，治失眠。"释：半夏得阴而生，夏枯草得至阳而长，是阴阳配合之妙也。夏枯草辛寒散肝火之结，佐以半夏，走气化液，使结散之气行，阴阳气和，人得安睡。

半夏治失眠胜酸枣仁、夜交藤、合欢花之类。用**半夏秫米汤**。诀窍：1剂少则90克，多则 120 克，量少效差；黄昏时吃 1 次，临睡前 1 小时吃 1 次。记住！**半夏秫米汤**合**黄连温胆汤**，清、法半夏各 60 克，薏苡仁 30 克，天竺黄 30 克，枳实 15 克，陈皮 15 克，茯神 30 克，黄连 10 克，桂枝 10 克，甘草 10 克（考虑心动过缓）3 剂，交替服法：白天不吃，晚饭时吃 1 次少量（1 剂药的 1/3），临睡前 1 小时将余药饮下，排空小便。

关于半夏有毒之说：半夏和山药、芋头是一类的，皮下都有一层黏液之类的东西，大家都知道在刮山药、芋头之皮后，手都会发痒刺激（伸出双手到火上一烤就好了），二物煮熟都不辣口而且很面甜。《伤寒论》用半夏条文下都注一“洗”字，洗去黏液就是为了不刺激皮肤黏膜。因该黏液物质能刺激喉头水肿，引起人窒息死亡，这就是半夏有毒之说的缘由。但是该黏液物质一经高温就不存在刺激性了，懂得这个道理就可以放心大胆地去用。记住！一定要高温先煮。半夏量大效果好，但教材及《药典》用量小。临床应由小到大渐渐增加而用。

六、中医辨证分类治疗失眠

1. 郁热失眠：

治则：清心泻火，健脾化浊。

方用：**牛黄清心丸**。

临床表现：口苦口干，眼目红赤，恶心呕吐，嗳气，吐痰色黄，心情烦躁。多由于饮食不节损伤脾胃，使脾的运化功能减弱，酿成痰浊，蕴久化火，痰火互结，内扰心神。

2. 阴虚失眠：

治则：滋补肝肾，养血安神。

方用：**六味地黄丸**、**柏子养心丸**。

临床表现：心肾不交，不能入睡，睡后多梦，易醒，腰膝酸软，五心烦热，盗汗，口咽干燥。多由于素体阴虚，使肾阴亏耗，不能上奉于心，水不济火，因而神志不宁而致失眠。

3. 瘀血失眠：

治则：活血化瘀，养血安神。

方用：**血府逐瘀汤**加炒酸枣仁，力助群药效更捷。或中成药**血府逐瘀口服液**。

临床表现：入睡困难，易惊醒，常做噩梦，肌肤甲错，舌质紫暗。多由于头部外伤，或失眠日久，反复发作，久病入络入血，气机阻滞而致血瘀。

4. 气滞失眠：

治则：疏肝理气，解郁安神。

方用：**舒肝丸**。

临床表现：多梦，胸胁胀痛且走窜不定，胸闷，善叹息，口苦口干，食欲不振。多是由于肝气不舒、抑郁、思虑使得情志不得疏泄，肝失条达，气机不畅，以致肝气郁结。

七、非药物方法治疗失眠思路选择

1. 双手四指向上自然抱于耳前，拇指腹自然放于双耳后发际处为失眠穴，用大拇指腹分别向上侧按压失眠穴，如果有疼痛感，说明失眠较重，常常自己揉搓按摩，对加速治疗失眠非常理想。

2. 运动健身治疗失眠：2013 年 6 月 16 日傍晚，我在西安含光路南段一广场练太极拳，一位健身朋友得知我是中医大夫后，便说他父亲 68 岁，失眠很严重大半年了，中西医都看了多次，目前每天晚上靠吃安眠药才能睡两三个小时，问我有什么快点的方法。我回答他说可以练练太极拳试试啊！他说老人性子急不喜欢。便建议星期天开车带老人爬山试试。两天后他打电话说老人爬山回来当晚没有吃药就睡觉到大天亮。7月5日他电话约我说老人又开始失眠了，说晚上带老人在广场健身时同我见面。同老人交流后，建议老人用结实一点两个布袋子，每个袋子装有3千克左右沙子黄土或其他，备好，出现失眠后，黄昏时，双手各提一个袋子绕广场走十圈健身，取其下沉之意就能治疗失眠。2016年5月1日下午，老人在吉祥村见到我说，赵大夫，你的办法真灵，还不用花钱，说他给几个失眠病友介绍提袋法，都治好了病。患者问，是否让人受累困乏了才能入睡？又说，那为什么干其他活受累照样失眠？回答：受累只是其一，主要取提袋法有下沉安静镇烦躁之意，才发挥催眠入睡作用。

3.2019年6月18日上午，一位57岁的徐女士来西安含光路南段益群中医门诊，咨询自己失眠多次吃药效果不理想，问我有没有非药物疗法，因为实在不想吃药了。观她面色灰暗，按压右耳后失眠穴喊痛。回答说：你生活太安逸了，没事可以抡手踢脚练习半小时左右试试！又问是什么道理？回答：动了，气血通了，也累了，自然就睡着了。再问就这么简单吗？回答说，彭祖说越是高功越简捷。7月18日早上7：50时，她发来微信：大夫好！非常非常感谢您的一句提醒，前段时间老失眠，您说我太安逸了，对我是个醍醐灌顶。我现在每天坚持踢腿甩手，再不失眠了，非常感谢您的点拨，早安，并发来运动甩手踢腿照片。

噩梦

一、经方治疗思路选择

• 夜里多梦，**桂枝汤**加能清肝热的白薇6克治之极验。可见方有合群之妙用，药有个性之特长。

• **柴胡加龙骨牡蛎汤**是治疗神经系统疾病之重要方剂，有明显的镇静作用。做噩梦，也属为惊恐的范围，故此方治疗有效。

• 头痛头晕，失眠多梦，尤以夜间做噩梦多者，**半夏厚朴汤**加减治疗有效。

• 反复做噩梦，梦见死人，恐吓梦及奇怪梦，为心阳虚衰，下焦寒水就向上跑，**温胆汤**加龙骨牡蛎，把邪沉收下去就有效果。**温胆汤**有宁心壮胆气之作用，故称“**壮胆汤**”。

2017年6月6日下午门诊，刘某，女，44岁。主诉：近3个多月来，几乎夜夜做噩梦，自己都不好意思说出来，就是老梦见陌生男人，或者死去的男性，要强迫同她发生性关系，她不同意，都抓破了对方的脸，咬伤了对方的手，吓得夜夜惊醒，现在全身特别爱出虚汗。又说，去医院看过好几次，吃过不少安定药，中医安神药之类，也看过心理咨询科，几乎没有多大效果。观舌红，苔淡，脉沉细数，左寸脉数动明显。综合诊断后，便采用三管齐下，把和解少阳、安神镇定的**柴胡龙骨牡蛎汤**，和能治多梦易惊、精神不安定，而能壮胆的**温胆汤**，以及对治脏躁证、能养心安神的**甘麦大枣汤**，三方合用7剂，水煎服。并叮咛患者每天黄昏时服1次，临睡前服1次。

2017年6月17日下午，患者来门诊复诊时，高兴地说，服完第4剂药后，就没有做噩梦了，现在晚上走路也没有以前疑神疑鬼似的老感觉身后有人跟随了。

二、经验方治疗思路选择

1. 夜间做噩梦者，鹿角胶研末，饭前黄酒送服即可。傅青主云：鹿角胶大补精血，血旺则神自安矣。

2. 夜间做梦又惊又恐怖，为肝伤失血，不能养魂魄，以鹿角胶研末，酒加热化开，饭前送服，每次9克，每日3次，5日自安（《罗氏会约医镜》）。

3. 心过劳累，思虑伤魂者，羸瘦善恐，梦寐不宁，鹿角胶研末，坚持酒送服（《张氏医通》）。

4. 梦中同鬼交，巴戟天重用，清心宁神，佳效（《罗氏会约医镜》）。

5. 如果夜间梦见白色物杀人者，为肺虚。《素问·卷二十四·方盛衰论》曰："肺气虚则使人梦见白物，见人斩血籍籍，得其时则梦见兵战。"方用独参30克，水煎服可愈之(《奇症汇》卷一）。

《素问·卷二十四·方盛衰论》曰："肾气虚则使人梦见舟船溺人，得其时则梦伏水中，若有畏恐。肝气虚则梦见菌香生草，得其时则梦伏树下不敢起。心气虚则梦救火阳物，得其时则梦燔灼。脾气虚则梦饮食不足，得其时则梦筑垣盖屋。此皆五脏气虚，阳气有余，阴气不足，合之五诊，调之阴阳。"以上论述，给临床提供了治疗做噩梦的思路方向。

6.《论衡》曰："涛之起也，随月盛衰，大小满损不齐同，人与天地相参，与日月相应。"所以，建议长期熬夜者，为了心身健康，尽快改变自己熬夜的不良习惯。尊重天人合一说。

7. 劳心思虑，伤魂者，羸瘦善怒，梦寐不宁，一味鹿角胶，酒溶多服效（《张氏医通》）。

半夜易醒　神经衰弱

一、经方治疗选择思路

● 凌晨四五点钟出汗而醒，影响睡眠，周身乏力凉而不适，**麻黄附子细辛汤**加葛根、甘草治愈。四五点钟乃阳气开始发时，阳不胜阴而致虚阳外越，发热汗出。**麻黄附子细辛汤**能使邪得散，少阴真阳不外出，加葛根、甘草升津液，以防汗出亡阴，故，治病愈。

● **黄连阿胶鸡子黄汤**，治疗半夜易醒有效。

● 半夜醒来再难入睡时，**小建中汤**加重饴糖、大枣。可以很快入睡。或半夜失眠者，半夜起来躺在床上口嚼少许艾叶，即刻可入睡。

● 临床老年人，易早醒，睡眠差，寒热错杂难分，说明到了厥阴经的阴不恋阳。用温脏的**乌梅丸**治疗有效。

二、经验方治疗选择思路

● 脾虚失眠，不易入睡，多梦，睡中易醒，醒后再难入睡，可见心悸健忘，肢体倦怠，食欲不振，面色无华等。多由于劳累过度，耗心伤脾，或气血衰少，导致气血不足，无以濡养心神而致失眠。治宜：补益气血，养血安神。中成药：**参松丸养心胶囊**。

● **神经衰弱方**：山萸肉15克，山药15克，党参10克，五味子15克，川芎10克，菊花10克，补骨脂30克，茯神30克，大枣10克，益智仁15克。水煎服（记忆口诀：二山神人芎菊味枣破智仁）。

● 夜里一觉睡醒，再难入睡：①方用黄精、玉竹各30克，决明子10克，川芎3克。水煎服。②炒酸枣仁、丹参各30克，水煎服。③桑葚果30克，水煎服。

● 夜间易醒多次者，复方加黄连、阿胶、桂枝以提高疗效。

夜游症

一、经方治疗思路选择

● **酸枣仁汤**加减，治疗夜游症有效果。

二、时方治疗思路选择

● 晚上睡后突惊醒，跑到外面游走，跌倒睡在外面而自己不知。

《素问·痹论》曰：“肝痹者，夜卧则惊。”就是病在肝，肝痹就是痹邪伤肝，夜间睡觉就发惊。《素问·五藏生成》曰：“人卧，血归于肝。”《灵枢·本神》曰：“肝藏血，血舍魂。”中医有“心藏神，肝藏魂，肺藏魄，脾藏意，肾藏志”。五脏都主神志活动。肺藏血就能守魂，肝不藏血就神魂失守。痹邪伤肝，以致肝不能藏血，于是就夜卧肝血失守。肝所主之神魂就不能守舍，神魂失守，轻则发惊，重则可以导致夜游症。

治疗：**朱砂安神丸**合**磁朱丸**同时服用1个月。病情稳定后，再服**补肝汤**（**四物汤**加木瓜、酸枣仁、甘草），坚持1个月，即可治愈。**磁朱丸**（磁石60克，朱砂30克，神曲120克）。

嗜睡　醒酒

一、临床治疗要点提示

《内经·大惑论·第八十》曰：“卫气留久于阴而不行，故卒然多卧焉。”

《伤寒论》第281条曰：“少阴之为病，脉微细，但欲寐也。”为心肾阳虚，神失所养所致。

但欲寐：就是精神萎靡，体力疲惫，重病体征。

《千金要方》曰：“一日之忌者，暮无饱食，夜饱损一日之寿，夜醉损一月之寿。”

二、经方治疗思路选择

● 精神萎靡，嗜卧欲寐。**四逆汤**治疗。阳气不振，往往会嗜睡多卧。患者怕冷者，再加桂枝。气虚者，再加黄芪、人参。血虚者，再加当归、丹参、川芎。有痰湿者，舌苔又腻，再加远志、石菖蒲。

● 嗜睡、脉缓、乏力者，**温胆汤**加麻黄、酸枣仁。酸枣仁甘而润，熟用于胆虚不得眠，烦渴虚汗之证。生用于胆热好眠。

● 嗜酒后，头痛、颈项、肩背不适，或血压高，**五苓散**加葛根治疗。

● **干姜附子汤**（干姜60克，附子10克）。

《伤寒论》第61条曰：昼日烦躁不得眠，夜而安静，**干姜附子汤**主之。《黄帝内经》曰：“其气不清，则欲瞑，故多卧矣。”译：如果阳气不能正常地归藏于阴，就会影响到睡眠的质量。

昼躁夜安静，说明阳受损了，很多抑郁患者，晚上睡觉好，白天烦躁，说明还未伤及阴分。上方治疗后，阳一旦回复，阴阳自然就会相和谐，烦躁马上就会消失而去。

● 嗜睡症：**麻黄附子细辛汤**加生蕤仁、仙茅、淫羊藿、仙鹤草、甘草、大枣可治之（生蕤仁10克，主治嗜睡。熟蕤仁，主治失眠）。

● **麻黄附子甘草汤**治嗜睡：强行呼叫醒饮食后，又呼呼睡去，如此嗜睡，为邪入少阴多为心肾虚衰、气血不足的病变，心肾虚衰，阴寒内盛，正不胜邪，反被邪困而见但嗜睡；阳气衰微，鼓动无力，故脉微；阴血不足，脉道不充，则脉细。予**麻黄附子甘草汤**轻剂，缓温少阴阳气则愈。阴盛阳虚，脉微嗜睡，为少阴病。喜睡为胃上有寒。

• 喝酒就拉肚子，用**葛根芩连汤**（葛根 15 克，黄芩 10 克，黄连 10 克，炙甘草 6 克）加马齿苋 30 克治疗。

三、时方治疗思路选择

• **清醒酒汤**（**二陈汤**加郁金、石菖蒲）。水煎服。每日 1 剂。适宜酒后头闷难受。

• 嗜睡，**补中益气汤**加兴奋大脑的麻黄、葛根治疗效果好。

• 瘥后终日昏睡不醒，或错语呻吟，此因邪热未净，伏于心包络所致。用**牛黄清心丸**治疗另外，瘥后喜睡，胃虚而有余热也，乌梅 10 枚，北枣 5 枚，俱去核，共杵如泥，加蜜为丸，每日含化（《温热经纬》）。

四、醒酒方选择

1. 葛花 30 克，巴戟天 20 克。水煎频饮。解酒效果理想。

2. 葛花 30 克，枳椇子 15 克，山楂 15 克，陈皮 10 克。水煎频饮，解酒效果好。

3. 葛花可解酒，对不胜酒力，或酒后头痛、头重不爽，用葛花 10 克，没有葛花可以用葛根（15 克）煮水饮用。

眼病

一、临床眼病治疗要点提示

1. “目得血而明。”（《黄帝内经》）。

2. “夫目之有血，为养目之源，充和则有发生长养之功而目不病；少有亏滞，目病生矣。”（《审视瑶函》）。

3. “目得血而能视，故血为目之主，血病则目病，血凝则目胀，血少则目涩，血热则目肿。”（《古今医统·眼科》）。

4. “目昧不明，目赤肿痛，翳膜眦疡皆为热。”（《素问玄机原病式》）。

5. 意大利科学家研究发现，老年人过多地饮用牛奶补钙会事与愿违，因为牛奶能促使老年性白内障的发生，其原因是牛奶含有 5% 的乳糖，通过乳糖酶的作用，分解成半乳糖，易沉积在老年人眼睛的晶体并影响其正常代谢，而且蛋白质易发生变性，导致晶体透明度降低，而诱发老年性白内障的发生，或者加剧其病情。故建议患有白内障的老年人，应尽量少喝牛奶，可以选用红枣、豆类制品来补钙。

二、经方治疗思路选择

• **桂枝汤**加红参 30 克，治疗老人眼花，易忘，心气不展。

• 中医眼科世家姚芳蔚教授说，**炙甘草汤**在临床上治疗眼科病收益佳，认为炙甘草汤善治虚劳不足，故凡因虚引起的各种眼病，如青光眼、白内障、视惑、翳障都可以选用，又说，心气不足，阴血亏损，气血流不通畅，不能上营于目，可引起各种眼病，导致失明，**炙甘草汤**作用在于养血益气。

• 若目赤痛而眼屎多泪多，用**苓桂术甘汤**加车前子，奇效（陆渊雷经验）。病因是胃内有水，才常发目疾。也适应角膜炎、慢性轴性视神经炎。

- **苓桂术甘汤**加薏苡仁。治疗雀盲症奇效。也适应眼屎多泪多，昏暗疼痛，眼睑肿，对痰饮眼睛长云翳均有效果。
- 双目流泪难忍，见风流泪时，可用平肝利大小便，以培土制水，用**苓桂术甘汤**加炒决明子 10 克，车前子 15 克，炙甘草 30 克。或用牡蛎 30 克，泽泻 30 克，两药一收一利就止住了。
- 外感发热引起上眼睑下垂明显者，多为风邪伤于太阳之脉，经络受阻，眼睑为足太阳膀胱经脉所起之处，**葛根汤**加防风、枳壳，7 剂，即可治愈。
- 眼之视神经乳头水肿，用**苓桂术甘汤**加人参、菊花、车前子、枸杞子，3 个月病愈。
- 面黧黑色，一目或双目视物有黑色雾遮盖不散，观舌头水淋湿样，脉弦又心悸头晕，辨为水气上冲、蒙蔽清阳之证。为**苓桂术甘汤**加泽泻治愈为止（刘渡舟经验）。
- 结膜炎。眼睛发痒，布满红血丝。多与过敏有关，过敏者风也。风邪上受，首先犯肺，肺主皮毛，郁热在肺，故用**麻杏石甘汤**来泄肺热，再用清肝明目之**丹栀逍遥丸**治之。
- 眼睛发痒，皮肤也痒，用**小柴胡汤**加防风、荆芥治疗。
- 干眼症（双目干涩），用**当归芍药散**合**小柴胡汤**治之。所谓干眼症，就是角结膜干燥症，多是泪囊分泌减少所引起的。临床表现双目干涩，有异物不适感，怕光、怕风，视力模糊又疲劳，加重者不愿意睁开眼睛。2019 年 5 月 30 日上午，门诊来了位 54 岁李姓女患者，双目闭着主诉：某部队医院诊断为干眼症。我诊断后回答，是长期看电脑、手机，熬夜形成的。她说没有办法呀，工作就是天天看电脑做图制表，晚上回家还要加班微信回大家问题。便给处方，**当归芍药散**合**小柴胡汤**加枸杞子，7 剂。并告诉她这是慢性调理病，尽量少看电脑手机。
- 干眼症，用**五苓散**合**桂枝茯苓丸**有理想疗效。
- 眼底出血病，**桂枝茯苓丸**加泽泻 30 克，可治之。
- 角膜炎、角膜溃疡、泪囊炎，用**麻杏石甘汤**也可治之。另外，如果肺火上炎引起双目肿痛，可用**麻杏石甘汤**治之。如果虚火上越引起的目赤肿痛，可用**炙甘草汤**治疗。
- 眼病，小便不利，**五苓散**加车前子治疗。
- **五苓散**加车前子、怀牛膝，对治疗青光眼有效果。
- 老年人玻璃体混浊，**五苓散**治之效果好。
- **半夏厚朴汤**，治疗眼角奇痒无比（女性常见，左眼角多见）。
- 临床怕光者，为古人所曰之“眩”。临床发现多数眼病患者大多表现为畏光、眩晕、头昏、头痛、眼花、幻觉、视物模糊、走路不稳，用利水湿的**五苓散**就能治疗。肥人多水湿。
- 眼皮跳动，说明皮里面有水，用**五苓散**治之。茯苓最擅长治疗这种肌肉跳动。
- **桑菊饮**加决明子、夏枯草、白蒺藜治流行性结膜炎。
- 临床经验，白内障患者，长期服用**桂附地黄丸**有效果。

三、时方治疗思路选择

- 双目干涩，**补中益气汤**加枸杞子 20 克，水煎服。适应于劳累过度乏力、消瘦气血差者。
- 凡中气不足，清阳不升，风热上扰，阴火上行，致视物不清，用他方不效者，用《东垣试效方》卷五。功效益气提升，聪明耳目的**益气聪明汤**（人参 9 克，黄芪 30 克，炙升麻 9 克，葛根 30 克，蔓荆子 12 克，白芍 15 克，黄柏 6 克，炙甘草 9 克）治疗效果理想。此方由**补中益气汤**加减而成。蔓荆子、黄柏是治目疾要药。

● 球后视神经炎、中心性视网膜炎、视神经萎缩，**六味地黄丸**加柴胡、当归、五味子治疗。

● 因外感引起发热重，恶寒轻，眼眶痛、目痛、头痛、鼻干、不眠，脉浮微洪，用**柴葛解肌汤**治之效果好。

● 眉棱额骨头痛者，**川芎茶调散**加大量白芷、羌活治疗。

● 眉眶疼痛。用《丹溪心法》中"**选奇汤**治眉眶痛不可忍，大有效"。组方：羌活、防风、黄芩、甘草。观**川芎茶调散**方内就有这4种药。

● 眼眉棱骨疼痛难忍，或者头目眩晕，或前额疼痛。属风热痰气上攻者，用《兰室秘藏》所载的**选奇汤**（防风、羌活各9克，酒黄芩3克，甘草9克）加白芷9克，治疗效果理想。此方功效：祛风清热止痛。

● 眼球痛方：

1. 夜间目痛更甚者，多为阴虚血热，郁于肝脏，先用**柴胡疏肝散**2~3剂，疏肝解郁，活血止痛。继用**杞菊地黄丸**滋阴补肾，养肝明目治之。

2.《本草纲目》曰："夏枯草治目珠疼至夜则甚者，神效。"

3.《黎居士简易方》云："夏枯草治目痛，用白砂糖水浸一夜，作用能解内热，缓肝火。"2020年6月29日上午，某男，50岁，电话诉说自己左眼疼痛难忍，几天后双眼疼痛，医学院及市眼专科医院均检查诊断为巩膜炎，但疼痛难忍无法缓解已经半个月了，问中医有无止痛妙方，便让用夏枯草100克，白砂糖水浸泡一夜后，水煎送服中成药**龙胆泻肝丸**。7月1日下午，他电话告知双目疼痛已经几乎没有痛感了，直呼真是单方奇似名医！

● **杞菊地黄丸**，滋阴补肾，养肝明目。主治：肝肾不足，视力减弱，或迎风流泪，畏光，目赤肿痛。并可治肝肾阴亏之头晕足软、潮热盗汗。

● **明目地黄丸**（**六味地黄丸**加枸杞子、菊花、当归、白芍、刺蒺藜、石决明）十二味组成。可治疗肝肾虚，阴血亏损，视物模糊，夜盲，目涩多泪。

● 雀盲，夜不视物，用**补中益气汤**加枸杞子、山茱萸、山药，治疗效佳。

● 进入中老年后，脾胃虚弱，眼袋就会明显增大影响美观。为脾胃功能减弱了，眼袋就形成了。眼袋部位是足阳明胃经的起始之地，与脾关系密切。用《和剂局方》健脾益气，和胃渗湿的**参苓白术散**，水煎后坚持服用，即可慢慢消退肥大眼袋。

● 痞满者，**四君子汤**加槟榔、枳实、黄连。同时出现目赤者，加龙胆草治疗。

● **龙胆泻肝丸**加玄参、羌活，治疗急性青光眼。

● **龙胆泻肝丸**加全蝎研末，3~5克冲服，治头胀痛，降眼压升高症。

● **龙胆泻肝丸**加水牛角60克，葶苈子10克，重车前子30克，茯苓30克，牛膝12克。对青光眼及眼压高有效。

● 眼睑痉挛，是指人的上下眼皮不由自主（或情绪波动时）地震颤跳动，多见单侧，属于中医"胞轮脾轮振跳"，多为脾血虚而气不和顺。用《审视瑶函》**当归活血饮**，水煎服治之。即**四物汤**加炒苍术、防风、黄芪、羌活、薄荷、甘草。

● 眼周单纯性疱疹、角膜炎，**四味大发散**（麻黄、藁本、蔓荆子各5克，生姜1片），水煎饭后服用，祛风，散寒止痛，治风寒目疾（《眼科奇书》）。

● **八味大发散**功效：明目止痛，发汗祛湿。组方：麻黄、细辛各3克，羌活、防风、川芎、藁本、蔓荆子、白芷各5克，水煎服。主治：急慢性结膜炎，泪囊炎，角膜炎，角膜溃疡，目赤肿痛，涕泪交加，及身痛头痛。中病即止，不宜久服（《眼科奇书》）。

● 红丝绕目，清其浮僭之火，而红自退。误以眼科治疗之，为害不浅。宜用**清瘟败毒散**，加菊花、红花、蝉蜕、归尾、谷精草、龙胆草治疗（《温热经纬》）。

四、验方治疗思路选择：

1. 红眼病，霜桑叶 60 克，水煎服，效果比西药快，每日 1 剂，坚持 3 天。

2. 红眼病，活地龙 1 条洗净放杯内，白砂糖撒上后等 2 小时，用化水滴眼睛即可。

3. 目衄，桑叶 30 克，竹茹 15 克，麻黄 3 克，水煎服，3 剂。桑叶凉血止血，麻黄防止桑叶凉血留瘀，竹茹引血下行。

4. 夜盲，鲜合欢皮 30 克，水煎服，治夜盲颇效（《冷庐医话》卷三）。

5. 病后青盲，淫羊藿 30 克，淡豆豉 100 粒，煎服（《罗氏会约医镜》）。

6. 到夜间眼睛花就看不见东西的夜盲症，用猪肝 1 块，蘸满百草霜（农村烧杂柴火锅底黑灰），用阔菜叶包住，用火烤熟服用，效果十分理想（《民间奇方》）。

7. 眼睛胬肉方，败酱草 30 克水煎，当饮料样饮用。

8. 验方：治疗眼睛胬肉，找较大乌梢蛇蜕 1 条洗净，加麻油焙干发黄色最佳，加绿豆炒，砂糖 1 碗，共煎七分，服之立愈。病 2~3 年者，2 剂亦愈。另外，用蚕茧治翳极效，胜用蛇蜕也。

9. 风热有痰，眉眶作痛，酒黄芩、白芷各等分研末，每次 6 克，茶水送服（《沽古家珍》）。

10. 眉骨棱痛，半夏 20 克，生姜 10 片，水煎去滓，纳沉香末少许服(《重订严氏济生方》)。

11. 张锡纯说：治眼疾肿痛，或胬肉遮睛，或赤脉络目，重用蒲公英一味，水煎服效佳。

12. 双目流冷泪，木耳 50 克，烧存性，木贼 50 克，共研末，以清米泔煎服，每服 6 克(《惠济方》）。

13. 迎风泪眼，或迎风则出现泪流满面。用谷精草为君，刺蒺藜、枸杞子为佐，羊肝为丸，不终剂愈（《先醒斋医学广笔记》）。

14. 顽固性眼皮跳动难忍，慢性泪囊炎急性发作，及麦粒肿（针眼）者。淡全蝎 150 克，研细末，温开水冲服，每次 5 克，饭后半小时服用，每日 2 次。即愈。

15. 双目干涩又痒，蒲公英 30 克，枸杞子 10 克，沙苑子 10 克，刺蒺藜 15 克，水煎服。

16. 麦粒肿，莲子心 30 克，水煎服。诸痛痒疮，皆属于心。莲子心苦寒，清心去热而愈。

目前飞蚊症

● 陶弘景说：“细辛最能除痰明目。”

● **经验方**：细辛 7 克，枸杞子、丹参、决明子、木贼、密蒙花、熟地、菟丝子各 15 克，龟板、沙苑蒺藜各 12 克，全蝎 5 克。水煎服，连服 20 剂，病愈。

● **明目散方**（《经验丹方汇编》选录《万病回春》）

诗曰：薄荷甘草共天麻，荆芥防风甘菊花，当归连翘枸杞子，川芎白芷密蒙花。

用法：各药等分，研为细末，每服 3 钱。劝君每日进一服，瞳仁咫尺见天涯。

● 眼前常常出好像有鸟类飞过视觉，说明肝经有痰，方用：酸枣仁、羌活、元明粉、青桐子花各 30 克，为末，每次 6 克，水煎服，每日 3 次即可（《经验良方》）。

面神经麻痹

一、临床治疗面神经麻痹要点提示

1. 张仲景曰："邪气反缓，正气即急，正气引邪，㖞僻不遂。"说口眼㖞斜是因为邪气所伤的一边，经络放纵无力，被无病的一边抽引而成。

2. 口眼㖞斜多由正气不足，风邪入中脉络，气血痹阻所致，不同年龄均可患病。患病治疗期间，强烈建议闭门休养 3 周时间，最忌讳多讲话聊天，更不要参加打麻将等受风活动，以防受累邪扰延长病情及留下后遗症。切记切记!

3. 急性期气虚伴血瘀，有主张不宜过早重用黄芪，以免助热生火，加重病情。

4. 中风有中经络与脏腑之分，风中经络则只见口眼㖞斜。而风中脏腑，则口眼㖞斜多伴随有突然昏倒，不省人事。

5. 中风分内风、外风。内风有肝风内动之前兆，如常有眩晕、耳鸣或肢体麻木。而外风有表证可寻。内风脉必强，外风脉多浮。内风多发于老年人，外风多以中青年人多见。治内风以"熄风"为主，治外风以"疏散"为主。若动怒，气逆，肝阳化风窜面部，损伤阳明脉络，牵动缺盆与面颊遂而出现口眼㖞斜。此证与外风侵袭所致的口眼㖞斜都是突然发作。治肝风内动宜平肝熄风法，方选**天麻钩藤饮**治疗。

6. 若病久体虚，气血不足，当以益气补血，熄风活络，补泻兼施，勿过用风药，恐其辛燥伤阴。

7. 若误治失治，则面部难以复原，或继发颜面肌肉痉挛、萎缩等症状。前人在长期临床实践中，观察到口眼㖞斜是中风先兆之一，应积极及时治疗，有着积极的预防作用。

8. 临床实践证明，凡治疗口眼㖞斜时，复方中加入麻黄一味能提高疗效。

二、经方治疗思路选择

- 面肌痉挛者，**芍药甘草汤**水煎，同全蝎研末，送服治疗。
- 面神经麻痹，**桂枝汤**加川乌或草乌治之。
- 顽固性麻木等神经性病变。**黄芪桂枝五物汤**加减，也是治疗面瘫的另一种方法。
- 受风寒所致的口眼㖞斜的初期，用**古今录验续命汤**治疗有理想疗效。

三、时方治疗思路选择

- 《审视瑶函》**正容汤**，治疗面神经麻痹，比医家通用的**牵正散**方效果更好。
- 口眼㖞斜，《杨氏家传方》**牵正散**（白附子、全蝎、僵蚕）各等分生用。酒为引子汤服。
- 治面瘫，用**牵正散**效果差者。用**葛根汤**，方中葛根，用到 20~30 克，每天 1 剂，连服 14 天，对严重病史长者，可守方坚持 50 天服用。对病情好转稳定后，怕服药者，可单服葛根守效。
- **补阳还五汤**治疗口眼㖞斜，重用黄芪，取其性走，周行全身，以助推动诸药之力，合用可使气血旺盛，瘀祛络通，病愈。体虚弱之人黄芪可以由 30 克加到 90 克或 120 克。
- 治疗口眼㖞斜。**补阳还五汤**加豨莶草 30 克，桂枝 12 克，水蛭 10 克，路路通 12 克。
- 久泻或久卧湿地，或气血差的口眼㖞斜者，**补中益气汤**合**牵正散**合**黄芪桂枝五物汤**坚持 1 个月治愈为止。尤以青年人较多见。

● 刘渡舟经验方：对中风治疗，许多医师习惯于**补阳还五汤**。而刘渡舟忌用补法。中风患者临床多表现为半身不遂。语言謇涩，痰声辘辘，大便干燥，脉大而滑的“痰火内发”之症，故当清热化痰法。治以苦寒药为主，常用**黄连解毒汤**、**指迷茯苓丸**（姜半夏 60 克，茯苓 30 克，炒枳壳 15 克，风化朴硝 8 克，共研为末，姜汁糊丸），每日 3 克，饭后姜汤服用。

● 对气血虚弱者，尤其是老年人口眼㖞斜患者，用**四物汤**合**牵正散**加减治疗效果好。临床处方：当归、五味子、川芎、乌梅各 10 克，酸枣仁、丹参、沙参、麦门冬、白芍各 15 克，蒲公英 30 克，熟地、全蝎、僵蚕、白附子各 6 克。水煎饭后内服。

● 口眼㖞斜区别：热证者，患者自我感觉耳垂后窝的翳风穴处有疼痛感，用**四物汤**加金银花、板蓝根、黄芩、秦艽治疗。寒证者，患者自我感觉耳垂后窝的翳风穴处无疼痛及不舒服感觉，用**补阳还五汤**加防风、秦艽治之（《黄河医话》）。

● 《保命集》**大秦艽汤**功效：疏风清热，养血活血。主治：风邪初中经络，口眼㖞斜，舌强不能言，手足不能运动，皮肤麻木，语言失利。处方：白芷、茯苓、白术、羌活、防风、黄芩、生地、熟地各 30 克，川芎、当归、甘草、白芍、石膏、独活各 60 克，秦艽 90 克，细辛 15 克。共为末每 30 克水煎服。记忆口诀：**八珍**去参艽二地、二活芷细石风芩。

四、经验方治疗思路选择

1. 邹学喜方：全蝎、僵蚕各 15 克，防风、天麻、法半夏各 10 克，川芎、红花各 5 克。水煎服。服时兑入 10 毫升鲜竹沥内服。病轻可 1 剂见效或可愈，病重则 3~5 剂可使病除。

2. 李仲遇方：制川乌、制附子、制南星各 10 克（先煎至口感不麻），木香 10 克，水煎服。

3. 蜈蚣 1 条焙干，甘草 30 克，共研末，每日 2 次内服有效。

4. 对经久不愈面瘫者，用白附子、白芷、干姜、肉桂各 60 克，共研细末，热熨患部，每收意想不到疗效（杨介宾经验方）。临床应用时首先给患病处皮肤垫一层布，再用药粉包敷在上面，然后用热水袋在上面给温，每次 40 分钟左右。用后药袋保存在塑料袋内，以防走散药力。一位 64 岁男性患者，面瘫针药治疗一年半后，说话漏气，饮水漏水，吃饭患侧口嚼无力。用上方法坚持 7 天讲话正常了，继续坚持 7 天以固疗效，后痊愈。

5. 治疗面神经麻痹时，复方中加淫羊藿 30 克，以及活血药，血活风自除而提高疗效。

6.《本草新编》曰：“口眼㖞斜之法，令一人抱住身子，又一人捏住不㖞斜之耳轮，又令一人摩其㖞斜之处者至数百下，面上火热而后已，少顷口眼如故矣。此皆摩法也。”此方法笔者临床常用，虽说没有陈氏说的那么神奇，但确实有明显疗效。

7. 槐树皮研末，用纸巾包成条状，塞到患者面瘫患侧鼻孔内，1 天换 1 次，一般 5 天可愈。

8. 干燥大皂荚 1~2 条，研极细末入瓶备用。发病后给患者未患病侧鼻孔用纸筒吹入少许，1 日 2 次。坚持治愈为止。大多 2 周即愈。记住不要吹入患病侧鼻孔内。

五、针灸治疗思路选择

1. 一针两穴（透穴法），地仓穴透大迎穴。

2. 风池：向鼻尖方斜刺 0.8~1.2 寸。翳风：直刺 0.8~1.2 寸。颊车：直刺 0.3~0.5 寸。平刺 0.5~1，2~3 寸。地仓：平刺 0.5~0.8，2~3 寸。合谷：直刺 0.5~1 寸。太冲：直刺 0.5~0.8 寸。颧髎：直刺 0.3~0.5 寸，斜平刺 0.5~1 寸。

3. 小孩患面神经麻痹后，对于急性期第 1 针扎翳风穴，效果快时 1 针可愈，成人效果慢。

第三章　耳部疾病

突发性耳聋　耳鸣　脑鸣

一、耳病临床治疗要点提示

1. 肾气壮则耳通，肾气虚则耳闷，肾气寒则耳枯，肾气热则耳塞。

2. 脑髓即肾精也。故治脑鸣补肾特效（彭子益）。

3. 神经性耳鸣治疗半年无效者，应以适应为度，可平时做食指塞耳孔鸣鼓法保健，不要抱着有病乱求医的心态迷信夸大疗效的广告宣传。

二、经方治疗思路选择

● 突发性耳聋，**葛根汤**葛根量要大，加川芎治疗。便秘者加大黄。

● 突然受冰水风寒损身而致突盲，暴聋。用**麻黄附子细辛汤**，煎 2 小时，频频饮之，4 剂可愈之。因细辛有利九窍之作用（细辛虽有黄樟醚，久煎后会降低它）。

● 突发性耳鸣耳聋，听力下降，有伴眩晕心烦，中西医治之无效时，耳鸣耳聋尤以夜间甚，失眠不安，用**柴胡加龙骨牡蛎汤**加泽泻 60 克，麻黄 15 克先煎半小时去沫治之捷效。泽泻量大可治冒眩，麻黄以温通经隧。《伤寒论》第 264 条曰："少阳中风，两耳无所闻，目赤，心中满而烦……"

● 中耳炎，**小柴胡汤**加龙胆草、栀子治疗。

● 若发怒引起耳聋发鸣者，属肝胆经气实，**小柴胡汤**加川芎、当归、山栀。

● 午前耳鸣甚者，阳气实热也，**小柴胡汤**加黄连、山栀治之。

● 耳鸣尤以夜间为甚，双下肢发软，有头晕欲倒感，双目眼泡水肿，为肾阳不足，水气内犯，用**真武汤**加葛根、淫羊藿、牡蛎等药治疗。

● 耳鸣兼有积食苔厚腻者，用**耳聋左慈丸**之六味加减效差者，可更换思路，用**达原饮**加磁石、石菖蒲、焦三仙之类治之效果理想。

三、时方治疗思路选择

●《和剂局方》**三拗汤**（麻黄、杏仁、甘草）加生姜 5 片。水煎服。记忆口诀：麻杏甘姜。适用于外感风寒、身痛鼻塞、喘咳痰多者。干祖望教授用**三拗汤**加味治疗耳咽管阻塞性中耳炎之耳聋，收效敏速。

● 耳聋耳鸣中成药用**龙胆泻肝丸**治之。用**龙胆泻肝汤**治疗肝阳上亢耳鸣时，应减去火上泼油升发之柴胡，不减升举阳气之柴胡，会导致用方无效，或耳鸣加重。加重黄芩 15 克，石决明 30 克，疗效佳。这是一锤定音之临床经验之谈。切记切记!

● **逍遥散**加蔓荆子、石菖蒲、香附治疗气火上冲引起的暴发性耳聋（《医学心悟》）。

● 风热相搏、津液凝聚引起的耳内脓水流出者，为肝经风热所致。**逍遥散**去白术，加荷叶、木耳、贝母、香附、石菖蒲治疗（《医学心悟》）。

● 耳鸣，音量大，音调高，拒绝外来噪音，心烦，舌质红，或有朱点，脉数者，多从清泻心火入手。心寄于耳，故心火平耳鸣息。用**导赤散**加白茅根、芦根、连翘、灯芯草。严重者加黄连。

● 干祖望教授治耳聋耳鸣，无论虚实，**左磁丸**（**六味地黄丸**加柴胡、磁石）加石菖蒲，屡收奇效。另外，石菖蒲为耳开窍之圣药，辨证精准使用，能收理想之效。对神经性耳鸣，服各种药不效者，用灵磁石 60 克，石菖蒲 20 克，蝉蜕 10 克，水煎服，并同时服**六味地黄丸** 10 天，守方症状消失，再服**六味地黄丸** 1 个月以固疗效。

● 干祖望经验：耳病之带状疱疹，急性突发高亢之耳鸣。前者以肝胆湿热为据，后者突发高亢为肝火之证。干祖望治耳鸣耳聋无论虚实，**龙胆泻肝汤**均加石菖蒲奇效。

● **耳聋左慈丸**（**六味地黄丸**加磁石、肉桂）。主治肾虚耳聋奇效。《神农本草经》云：磁石除大热烦满耳聋。

● 治疗突发性耳聋,因肝肾不足,血行不畅,用他方效差者,用**知柏地黄丸**加丹参、磁石、蝉蜕、牛膝，效果理想。

● 突发性头痛耳鸣，**川芎茶调散**加龙胆草治之。

● 青年人患中耳炎，多方治疗无效，脉迟舌淡，耳道渗出不浓不臭清水，临床排除一切治中耳炎方，用**四君子汤**加炮姜、白芷，1 剂效，3 剂愈（李克绍）。

● **耳鸣论治**：

世医多以肾虚治耳鸣，治之不效时，不知痰火上升，郁于耳中也致耳鸣，郁甚则壅闭矣。若平时饮酒厚味，上焦素有痰火，只作清痰降火治之。若肾虚耳鸣者，其鸣不甚，其人多欲，当见有劳怯等症。临床见虚实夹杂的耳鸣十有八九或以上。

临床治疗加减应用：

血虚有火，用**四物汤**加山栀、柴胡治之。中气虚弱，用**补中益气汤**治之。

血气俱虚，用**八珍汤**加柴胡治之。虚用**八珍汤**加山栀。午后甚者，阴血虚也，**四物汤**加白术、茯苓治之。若阳气虚用，**补中益气汤**加柴胡、山栀。若肾虚火动，或痰盛作喝者，必用**六味地黄汤**。若虚实相兼，实者在心火，虚者在肾水，**导赤散合知柏地黄汤**加减治之。

《内经》曰："头痛耳鸣，九窍不利，肠胃之所生也。脾胃一虚，耳目九窍皆为之病。"叶天士曰："上下交损，当治其中。"说明中医有九窍不利建中气之说。再加各自利窍药，如，鼻病就加辛夷、苍耳子、通草、大葱。脑鸣耳鸣严重时加全蝎 10 克，蜈蚣 2 条。

《古今医统大全》曰"脾胃虚则九窍不通""先调其气，再疗诸疾"。胃肠堵了，经脉之河流就不通，五官怎会清爽，故，通浊阴为首要。

《明医杂著》曰："痰火上升，郁于耳中而为鸣，郁甚则塞闭矣。"临床见：心烦为火，火旺则鸣高亢，属实证，脉滑则为痰，脉症相参，乃痰火上蒙清窍，听宫不宁。方以清痰开窍，行气开郁之法，用**导痰汤**（**二陈汤**加胆南星、枳实）加通窍之品治愈。

另外，心烦压力大，也可复方内加龙骨、牡蛎、磁石治之。《内经·六微旨大论·第六十八》曰"升降废，则神机化灭。"龙牡看似收涩药，其实是降气、调升降的药。升降正常，疾病就很快愈之。

耳为肾窍，为胆经所过。故耳聋之疾，暴聋属实，实则肝胆。渐聋久聋多虚，虚则脾肾。防风味甘，入足厥阴肝经，燥乙土而泄湿，达乙木而熄风。故防风实为治疗浊阴上逆、蒙蔽耳窍所致耳病之妙药。临床重用防风 30~40 克，治疗耳鸣效佳。

凡临床遇到耳鸣声音又哑，选加通九窍之石菖蒲、蝉蜕治疗声音嘶哑。

● **通气散**（柴胡 15 克，香附 15 克，川芎 6 克），治疗耳聋不闻雷声。

加减治疗耳鸣：**通气散**加通草、石菖蒲、远志、木贼、芦根。

若患者心理压力大，心烦，**通气散**加龙骨、牡蛎、磁石治之。

耳鸣重听的气闭耳鸣耳聋，**通气散**加通草、石菖蒲最有效。**通气散**是开耳窍之圣药。远志也为利窍药，若治疗耳鸣耳聋时，远志、石菖蒲同用，增强效力。

● 清代名医钱峻论治耳聋病曰："耳聋男右因色欲，女人左聋缘忿怒。左右俱聋厚味伤，补虚顺气病除去。"（《经验丹方汇编》）。

● 吴鞠通曰："汗之不出则神昏耳聋，下之则洞泄。"就是说，湿无下法，无论什么时候，也不许泄呀，用泄就横住了，这是湿病的一个特点（《赵绍琴温病讲座》）。

● 耳中作痒，肾风也，用《奇效良方》**四生散**（黄芪、羌活、沙苑子、白附子）各等分研末，用薄荷酒调下，2~3 剂即愈。

四、经验方治疗选择

● 中耳炎外用方，《中医验方汇选 · 外科》第一辑云：耳内流脓流水疼痛，蛇蜕 1 条，瓦上焙干焦加少许冰片研末，每日 1 次吹入耳内，数次后痛止，脓水全无。

● 《罗氏会约医镜》云：耳内大痛，如虫在内走，或流血水，或干痛。蛇蜕烧灰吹之，立止。

● 耳聋耳鸣用他方不效者，出现胸部时有痛感，头痛头晕现象，耳垂皮肤有明显褶皱，应考虑血管壁斑块阻碍内耳血液流量营养供应，因为，人的内耳感受器官对缺氧不耐受，可从活血化瘀思路用药，往往能收到理想之效。复方加丹参、生山楂、三七粉、红花、全瓜蒌等。

● 青少年出现耳聋，木耳适量，醋炒后拌白糖，常常食用即可治愈。

● 骨碎补 50 克，王不留行 10 克，水煎服。治疗耳鸣效果理想。

● 单方治疗耳鸣，桑葚果 50 克，每天泡水饮用，鲜品加倍量。或泡酒长期饮用。另外，也可用何首乌研末，每次 3 克，常常冲服。两药是治疗肾虚耳鸣的对药。

● 饮酒人耳鸣者，用川芎、木贼、通草各 10 克，大葱白 2~3 根，白酒大约 300 毫升浸泡 5 天后，每日饭后饮用，坚持症状消失。

第四章　鼻部疾病

过敏性鼻炎　慢性鼻炎

一、经方治疗思路选择

● **麻黄汤**加白芷、苍耳子，治疗急性鼻炎。

● 感冒、流行性感冒、支气管炎、咽炎、鼻出清涕多者，均用**麻黄附子细辛汤**治疗。

● **麻黄附子细辛汤**加辛夷、苍耳子、白芷、荆芥穗以疏通窍，对慢性鼻炎、过敏性鼻炎有效。需要坚持服药2周。

过敏性鼻炎、鼻塞、鼻窦炎，用**麻黄附子细辛汤**治疗后，大多15分钟后症状可消失4小时左右。这是因为温热药能祛除肺肾两脏的寒气之效，而不是用通窍的苍耳子能力所为（凡临床用**麻黄附子细辛汤**，细辛和麻黄量一定要相等，或同5克，或同9克。这样效果才会好。此方在临床上有振奋全身组织器官功能之作用）。

过敏性鼻炎，即稍受风寒就鼻塞、头晕。头部阳气缺乏，就易受风寒。若气血充盈头面就不怕冷，治疗过敏性鼻炎，**麻黄附子细辛汤**加辛夷花、葛根、苍耳子，续加解表的白芷。若夜间影响睡眠，可以加夜交藤之类。凡口鼻流清涕水，小便清长，或妇女白带多而清色白，皆为体内阳气不振不能气化形成。

● 明代医学家周之干在《慎斋遗书》阴阳脏腑文中说："凡人生病处，皆为阴为火，总因阳气不到，阳气所到之处，断无生病之理。"就是说，过敏性鼻炎病因为先天之真阳之气不足于上，不能统摄在上之津液，故应宣肺温肾补肾。**麻黄附子细辛汤**加补肾之**肾四味**（淫羊藿、炒菟丝子、枸杞子、补骨脂各30克）治之。

● 中医治病，不是靠化验中药成分来治病，也不是直接针对什么病毒细菌，主要是靠中药的四气五味、升降沉浮纠正人体内的偏差，来提升人体的自我调节平衡机能，使体内环境稳定而协调以达到适应内外环境，即可愈病，如果人体出现偏差就会导致气机不畅，就会出现痰饮水湿内生之类。如果用和解、活血、行水、化痰、补阳等方法，就会促进代谢而病愈。如同房间内有一块木板发霉生绿苔，西医检查化验后说明是这个菌那个菌什么的，便喷抗生素消炎杀菌之类药物来治疗，而中医辨证后就会采取吊个大灯泡、推开窗户打开门的方法，让其通风，光线射进来以改变房间内环境来阻止发霉。用现代医学来解释就是彻底改变了人体内及房间内的生物学环境。所以说，中医治病不是治那个病，是解决一个人的整体，这就是中医治病的根本思维方式。

● **葛根汤**合**麻黄附子细辛汤**加石菖蒲、辛夷、苍耳子、白芷对慢性鼻炎急性发作效果好。

● 慢性鼻炎、过敏性鼻炎、鼻窦炎，**葛根汤**加川芎、辛夷、苍耳子，重败酱草60克效佳。

● 过敏性鼻炎，**葛根汤**加茜草、徐长卿各15克，治疗效果理想。

● 对消化不良、体质差的过敏性鼻炎，用**黄芪建中汤**加减治疗好。

● 对体质很壮的男性来说，感冒后鼻子不舒服，或喷嚏连连，**葛根汤**服1剂就见效。

● 鼻窦炎，**麻杏石甘汤**清肺热治本，配辛温发散之苍耳子、白芷、防风、辛夷等药治之。

● 鼻窦炎。用**白通汤**（制附子15克，干姜6克，葱白4根）、**四逆汤**治疗效果好，葱白有通上焦的作用。黄元御认为鼻病之本是肺胃不降。

● **竹叶石膏汤**加金银花、辛夷花治疗慢性鼻窦炎效果好。

● 过敏性鼻炎、哮喘，及皮肤过敏，**桂枝汤**加葶苈子 5 克，蝉蜕 6 克，研末，同汤药冲服。

● 手阳明大肠经（上挟鼻孔）有热可引起鼻炎、鼻窦炎等鼻病。凡大肠热，都可用**葛根芩连汤**治疗。一些鼻窦炎常常流鼻涕，因热而发的，用**葛根芩连汤**非常好。

● 过敏性鼻炎，**小柴胡汤**加五味子、辛夷、生石膏治之效果好。

● 久坐、长期便秘之人，易患鼻炎。**小柴胡汤**加通便降浊升阳之类药：火麻仁、猪甲、生龙骨、生牡蛎、葛根、生白术等。佐辛夷花、通草、苍耳子、白芷之类药，对过敏性鼻炎、慢性鼻炎病效果理想。

● 鼻涕多似清凉水样的过敏性鼻炎，打喷嚏鼻刺痒等。《素问》曰："诸病水液，澄澈清冷，皆属于寒。"用**甘草干姜汤**治疗。临床患者多惧干姜辛辣，可以用量大炮姜代替。对复发频者，可加温肺化饮、宣通鼻窍的细辛，少佐辛夷、苍耳子、白芷治疗。

二、时方治疗思路选择

● **玉屏风散**加辛夷、苍耳子、白芷、荆芥穗以疏通窍，对慢性鼻炎、过敏性鼻炎有效。

● 《黄帝内经》曰："胆移热于脑，则辛頞鼻渊者，浊涕而下不止也。"纠正了以往治鼻渊惯用宣肺通窍法，创立了清胆醒脑论治，疗效好。故治疗鼻窦炎时，**龙胆泻肝汤**加桑叶、石菖蒲，服 6 剂而愈。

● 鼻窦炎难受不通气鼻塞，用手电筒观鼻孔内红肿堵塞孔道，用**五味消毒饮**加减治疗效果好。

● 过敏性鼻炎，用**过敏煎**加辛夷、黄芪、苍耳子治疗效果理想。

2016 年 10 月 2 日下午，门诊来了一位 32 岁快递员，鼻塞流清涕影响正常上班，小伙子诉说每年 10 月初左右，患过敏性鼻炎就发作难受。诊断后考虑快递员工作长期开三轮车，与吸灰尘冷空气过敏因素有关，用**过敏煎**（银柴胡 15 克，炙五味子 15 克，乌梅 15 克，防风 15 克，炙甘草 9 克）加黄芪 30 克，黄精 30 克，荆芥 15 克，地骨皮 15 克，辛夷 12 克包煎，苍耳子 6 克），5 剂，水煎服。5 日下午正巧在门诊楼下碰到送快递，说鼻已通，几乎没有什么感觉了。

● **过敏煎**与**麻桂各半汤**合用加减，治疗各种过敏性疾病、变态性疾病、过敏性鼻炎。

三、经验方治疗思路选择

● 萎缩性鼻炎，清洗鼻腔分泌臭物，用棉棒给鼻膜损伤处涂生蜂蜜。1 日 2 次，至无分泌物为止。坚持治愈或改善能闻气味。

● 对前额痛，鼻不能闻香臭，易打呃易感冒，副鼻窦炎或过敏性鼻炎，复方加通窍的石菖蒲最良。

● 治疗鼻渊，头痛，鼻流血水腥臭。用丝瓜藤连根处，烧灰存性研末，黄酒冲服。

● 鼻窦炎，山栀烧炭研末，吹鼻治疗也效果好。也可苍耳子 10 克，香油适量炸枯，放凉每晚睡前给鼻孔内点几滴效佳。沈明宗曰："鼻为肺窍，肺气受湿则鼻塞，故当纳药鼻中，搐去黄水，俾肺气通调，大气一转，肌腠开而湿痹解矣。"

● 外用：冰片 6 克，马来酸氯苯那敏 9 片，白芷、苍耳子各 3 克，以上共研细末，装瓶密封备用。用法：用棉签蘸适量塞鼻吸入。适应各种鼻炎引起不通及不舒。

鼻塞　流涕多

一、经方治疗思路选择

● 凡阳明证，鼻塞不通，而流清涕，为寒在阳明。单纯用**葛根汤**治疗效果差，而方中加附子，佐干姜，水煎服，效果佳。

● 鼻炎清涕不止，肢冷汗多，平时体虚易汗。**桂枝加附子汤**治之。

● 清涕不止，**桂枝加桂汤**治疗效佳。

● **小柴胡汤**加荆芥、防风各 10 克，用于外感半表半里证而怕风、鼻塞、清涕等表寒症状较为明显者。

● 鼻塞流涕或鼻涕倒流入口腔咽内，**苓桂术甘汤**治之。或者口干而鼻塞难受，尤以夜间加重，靠张口呼吸，用方乏效时，用**苓桂术甘汤**治疗效果理想。为水气凌心症。

● 凡鼻塞、耳鸣、眩晕，观舌体胖大，舌苔水滑腻白，脉弦，为辨心下有支饮诊断的铁证。用**泽泻汤**加天麻、钩藤类治疗。

● 咳喘、痰液呈水样或黏液性，量较多，或鼻塞，打喷嚏，流水样鼻涕。**小青龙汤**治疗。

清稀白痰是**小青龙汤**主要区别之特征。恶寒，特别是背部有明显的冷感，发热或不发热，平时无汗，咳喘时可有汗出。

小青龙汤治寒咳。**大青龙汤**治热咳。

● 无论老人儿童，受风受凉后流鼻涕，腐蚀影响鼻孔发红，**桑菊饮**加荆芥，2 剂药水煎服，清涕大减，再 2 剂涕止。此经验来自《南方医话》。

二、时方治疗思路选择

●《三因方》**苍耳子散**：组方：薄荷、辛夷、白芷、炒苍耳子。治疗鼻塞流涕，遇冷则甚，口不渴，舌苔薄白。属风寒鼻炎。若患者兼气虚，**苍耳子散**合**玉屏风散**效果理想。

● **桔梗元参汤**专治鼻塞、涕多的鼻炎。组方：桔梗、元参、杏仁、橘皮、法半夏、茯苓、生姜各 9 克，甘草 6 克。水煎服（趣味记忆：姜桔夏苓草元杏皮）（《四圣心源》）。

● “七窍以脾为本。”**缩泉丸**加健脾补肾药，治疗多涕、清涕效佳。

● 老人受凉感冒即清涕长流。少儿自幼流涕致使双鼻孔皮肤浸蚀发红。**桑菊饮**加荆芥 2 剂清涕大减，再服 2 剂，清涕止。

乌鼻症

● **当归四逆吴茱汤**治疗乌鼻症。乌鼻尖与乌嘴的患者常见，病因为血虚经寒，此方治疗温经散寒有效。

鼻出血　咯血　吐血

一、经方时方治疗思路选择

● 临床见咳血热多寒少，但患者形肢怕冷，胸闷气短，面色黯，脉迟，舌晦色，必是肺脾无力统摄，用**甘草干姜汤**加人参治疗。切勿见血就盲投寒凉药。

● 凡咳血者，**芍药甘草汤**（芍药、甘草各30克）加炙百部、白前治疗效佳，或合方治疗。**芍药甘草汤**解痉，炙百部、白前祛痰，降气止血，正如《名医别录》云：“白芍主脏伤咳嗽。”炙百部、白前同**芍药甘草汤**合用酸甘合化为阴，安脏止咳。

● 饮酒后出现吐血、衄血量大者，为血行加快，心气有热感，热感就伤阳络，迫血妄行而吐衄。临床表现口干渴，胸心痞烦而满，脉洪数，心跳。遵《黄帝内经》“热者寒之”之法。用《金匮要略》“心气不足，吐血衄血，**泻心汤**主之”（大黄10克，黄连、黄芩各6克）。按《伤寒论》“**麻沸汤**二升渍之，须臾，去滓，分温再服。即用沸水浸渍泡10分钟左右，频频当茶水样饮之”。徐灵胎赞此方不必水煎，为最奇之处，沸水泡片刻能取其涤上焦之邪。此方虽不用止血药，但血随气行，三药清热降火，出血自然宁静渐止而愈。

泻心汤是经典的止血方，但患者多表现烦躁脉紧。陈修园说：“余治吐血，用他方不效，**泻心汤**屡用屡效。”

● 各种出血病及血小板减少症，用**三黄泻心汤**合**黄连阿胶汤**治疗。

● **十灰散**《十药神书》书中唐容川云：其方妙在大黄降气即以降血。若用止血凉血治疗鼻衄时，效果不理想时，加桑白皮15克，以清肺火而止血。

● **犀角地黄汤**功效：清热解毒，凉血散瘀，治疗各种血证。鼻出血加竹茹、枇杷叶治之见效快。《伤寒活人书》论此方应用时无犀角，以升麻代之效佳。现用生地配连翘代替之。

另外，凡见太阳病，出现鼻衄血，说明邪气不能外解，阳郁太甚，以致内逼营分，迫血妄行，从鼻窍而出，称为红汗。衄血后痛快，使营分之寒邪可随之而去，诸证随之而愈，此乃以衄代汗。不要见鼻衄血就用凉血止血的**犀角地黄汤**，以防冰伏邪气对外感高热外出扰之。也可用针在曲池、少商、太阳穴处放血，以取效。

● **四生丸**（生荷叶、生艾叶、生侧柏叶、生地黄）。《妇人良方》治各种咯、吐、衄等血证。

● 凡劳累过度，乏力倦怠，脉虚大无力，懒言、畏寒、纳差，而患者鼻衄者，多为中伤不能摄血。纳差是胃脉络走鼻处。用**归脾丸**，或**补中益气汤**加止血炮姜，少佐地榆炭治之。

● 丹溪曰：“血随火降，凡治血证，治火为先。”实火治宜用苦寒；虚火要辨阳虚阴虚，再以温散，或以滋补。虽说血证实热者多，属火，但不可一概用寒凉止血法套用之。**甘草干姜汤**可用于吐血、衄血、漏血之虚寒证者。

● **顽固性鼻衄妙方**（《医学集成》清·刘仕廉），此方为赵守真临床推荐。

医理及治则：血热妄行，络伤清道，经血走而不守，随气而行，火性急速，故循经而直犯上窍，血出于鼻。治则：补阴抑阳，热清气降，则血归经，方用甘寒存阴之品治之。处方：生地30克，当归9克，白芍9克，白茅根30克，香附9克，木通6克，辛夷5克，炒荆芥6克，焦栀子9克。水煎服。记忆：四物去芎茅香附，通夷荆栀子。

● 凡见血证，《先醒斋医学广笔记·吐血》曰“宜降气不宜降火，宜行血不宜止血”之旨，复方中选加竹茹、桑叶各30克，以修补络脉之伤，使升降走守合理，温而不燥，止血而不留瘀。

二、经验方治疗思路选择

1. 徐灵胎说，龙骨最黏涩，有吸收之力，故《三因方》云：“吐血、衄血九窍出血，并用龙骨末吹入鼻中，耳中出血，龙骨末吹入耳中。”

2. 治吐血、鼻衄，凉方药不效时，可用降气药，降气血不止，可用引火归元之肉桂治之。

3. 凡临床遇到急性出血病，如咯血严重，用生白术100克，水煎服，止血效果十分理想。丹溪曰："血证每以胃药收功。"为厚土火自敛也。

4. 张锡纯云：凡因热咳血、吐血、衄血，及二便下血者，小蓟服之立愈。

5. 衄血、吐血，郁金研末，温开水送服6克，甚者再服（《易简方》）。

6. 衄血不止，以硼砂一钱（3克），送服，立止（《罗氏会约医镜》《李克绍中药进记手册》）。

7. 吐血不止，黄药子3克，水煎服（《太平圣惠方》）。临床发现30%以上连服不宜7天以上，大量黄药子，有引起肝损伤风险。

8. 旱莲草、白茅根炖肉治疗鼻衄。

9. 咯唾时痰内带血者，柳树花研末，米汤调服3克，有理想效果（《奇效简便良方》）。

10.《本草新编》曰："白及善能收敛，同参、芪、归、芎直入胃中，将胃中之窍敛塞，窍闭则血从何来，此血之所以能止也。况白及又不止胃中之血，凡有空隙，皆能补塞。"又吐血验方。"白及一斤，人参一两，麦门冬半斤，研末，每日顿服三钱，吐血症痊愈。麦门冬为佐以养肺，人参为使以益气，则白及填补肺中之伤，自易奏功，立方甚妙。"

11. 上消化道出血，可用岳美中临床介绍张锡纯的经验方（生大黄，赭石，肉桂），共研末，内服即可。

12. 夏季受热（青少年最多见）引起鼻出血不止，站直，露双膝窝（委中穴），旁人稍用力拍打委中穴处好几下，以引血下行，止血简单尤妙而快（笔者家乡陕西扶风县民间方）。

鼻息肉

- 鼻息肉，用枯矾研末，调膏绵裹塞鼻内，数日自消。
- 鼻息肉，用**通草散**[通草15克，矾石（枯矾）15克，珍珠一铢]研末，包绵如枣核，取药如小豆大小塞绵头内，入鼻中，每日3次（《千金翼方》）。徐灵胎云：珍珠能去一切息肉。
- 鼻中生肉坠，用藕节有毛处一节，烧灰存性为末，吹患处（《医便》）。
- 《肘后方》曰："露蜂房炙焦研末，用酒水送服，治鼻中外渣瘤是也。"

第五章　口腔疾病

复发性口腔溃疡

一、临床治疗复发性口腔溃疡要点提示

• 复发性口腔溃疡，与长期心情不畅，劳累熬夜，营养不均，遗传，饮食肥厚，肠胃功能紊乱，以及现代医学认为微量元素缺乏有关。前贤张景岳说：“连年不愈之口疮者，为虚火也。”《圣济总录》曰：“口舌生疮，乃心脾经蕴热所致也。”

• 观口疮周围红肿，为胃湿热引起，当以清胃热为主。观口疮周不红不肿，为肾中虚火，应以滋阴化湿为主治疗。

• “泻心诸方，取治湿热最当。”（戴元礼）

• 竹叶是治疗口腔溃疡的专药。

二、经方治疗思路选择

• **甘草泻心汤**临床治疗复发性口腔溃疡，症属脾虚胃热，用清胃泻火药罔效，甚至单纯用生地、元参之品，反增腹胀、胸痞等，用**甘草泻心汤**效必卓。必须施仲景所制泻心方之精义。掌握此理调阴阳、平调寒热虚实之手段，使病理状态恢复正常生理状态而病愈。其实，**甘草泻心汤**治疗复发性口腔溃疡，比原方乱增加药物疗效好。

• 性急之人、瘦人的复发性口腔溃疡，**甘草泻心汤**加竹茹 30 克，治疗效果佳。为厚土伏火治其本。**甘草泻心汤**治疗复发性口腔溃疡方中黄连改用胡黄连，因燥湿作用大于黄连。

• 胃阴不足，胃火上逆，口舌糜烂，舌红而干，以及瘦人反复发作的口腔溃疡，**竹叶石膏汤**加天花粉、鲜石斛，增强养阴治之。

• 脾胃不和常犯口腔溃疡者，见舌苔必黄腻或白腻，**甘草泻心汤**合**封髓丹**具有清热化湿、培土伏火之效，多发性口腔溃疡者加川牛膝、干姜（或肉桂），以引火归原，阴阳平衡治之。口咽干者加石膏，心烦明显者加生地。

2020 年 4 月 15 日下午门诊，贾某，男，65 岁，主诉，他两年前来门诊看顽固性口腔溃疡，吃了 10 剂药，病愈后两年没有复发，又说，口腔溃疡病伴随折磨他 50 多年了，从来没有连续好过 10 天；前几天吃肉蛋多了，病又复发了。观舌尖舌两侧各有一个小红点，舌尖鲜红色，舌苔黄厚。处方**潜阳封髓丹**加竹叶、龙骨、牡蛎，7 剂。19 日专门查阅此患者病例，是 2018 年 4 月 18 日首诊。原处方是**甘草泻心汤**加砂仁、黄柏、肉桂，水煎服。另用细辛 50 克，研末，分 5 份，凉开水调饼状布包，夜间固定双足涌泉穴处。此经方对贾某复发性口腔溃疡效果为什么疗效好？以前给其他患者也有用之，而效果也有不理想者，可见，为医者辨证用方之难也！值得进一步研究深思。

• 对顽固严重的复发性口腔溃疡，**甘草泻心汤**加石膏，或更加生地而捷效（胡希恕）。

• 口舌生疮，红肿疼痛，舌质红，脉滑数的口疮，为脾胃火热所致，用**大黄甘草汤**（大黄 12 克，甘草 3 克）倍大黄，加滋阴清热的知母，治脾胃内热的竹叶，治疗火炎上蕴所致的反复发作的口腔溃疡。《金匮要略》原文：食之即吐者，**大黄甘草汤**主之。

●肾火上冲可使人口中溃疡。朱丹溪曰："疮服凉药不愈者，为中焦土虚，且不能食，相火冲上无制，用**理中汤**。"就是说**理中汤**健脾温中，中州健运，食之谷气上升，元气自会充沛，脾胃以暖，肾中虚火浮阳得以潜藏，收补土伏火之功，口疮自愈。

三、时方治疗思路选择

●女性复发性口腔溃疡，**四物汤**加知母12克，黄柏9克，丹皮10克，肉桂6克，水煎服，7剂。关键是养阴药中反佐温煦命火之肉桂，能引火归原。

●**导赤散**治疗心肾有热，或心热移于小肠。口舌生疮。

●**导赤散合五苓散**，治疗口腔糜烂疗效好。

●顽固性口腔糜烂，多因肾阴亏损而虚火上炎所致，不宜用**导赤散**。宜用**知柏地黄丸**。

●肾水不足，虚火上炎，发热作渴，口舌生疮，或牙龈溃烂，咽喉作痛，或形体憔悴，寝汗发热，无时震撼，不能安。方用《授生秘剖》卷一的**七味地黄丸**（**六味**加肉桂）治疗。

●口腔溃疡，用张景岳的**镇阴煎**（牛膝6克，肉桂3克，制附子6克，泽泻6克，炙甘草3克，熟地60克），水煎服，也可以治疗。

●**封髓丹**（砂仁、黄柏、甘草）《御药院方》曰："降心火，益肾水。"

三才封髓丹（人参、天门冬、熟地、砂仁、黄柏、甘草）《卫生宝鉴》曰："功效泻火坚阴，固精封髓。主治阴虚火旺，相火妄动之失眠多梦、梦遗、虚火上冲的牙痛、目赤、耳痛、面肿等病。"《医理传真》曰："**封髓丹**一方，乃纳气归肾之法，亦上中下并补之方也。"

观口疮周围红肿，为胃湿热引起，当以清胃热为主。用**清胃散**治之。观口疮周不红不肿，为肾中虚火，应以滋阴化湿，用**三才封髓丹**加减治疗。

另外，如果患者有肝胆湿热，或失眠症，可灵活辨证施方加减治疗。

●顽固性口腔溃疡经验方（记忆口诀：**潜阳封髓丹**，龙牡磁麦连，知母芍炮肉）。

郑钦安**潜阳封髓丹**（板附砂柏草）组方：龟板25克，制附子30克，砂仁15克，黄柏12克，甘草6克。临床治疗加生龙牡、磁石各15克，麦门冬15克，黄连3克，知母10克，白芍10克，炮姜、肉桂各6克。水煎服，效果好。治疗期间忌辛辣刺激凉食物。本方加龙骨之意，正如岳美中所言：龙骨能引逆上之火，泛溢之水，下归其宅。

2020年4月7日上午，西安益群中医门诊，男，81岁，主诉：口腔溃疡反反复复30余年了，口腔溃疡从未完全愈合过，后来经中医牙医双方建议，说是牙齿磨蹭造成的溃疡，但拔了几颗牙齿仍然溃疡。观舌质红，脉沉细长，用手电观察口腔左侧黏膜有杏核大肿块，肿面中央有绿豆大小的溃疡红色伤面，影响进食。用**潜阳封髓丹**加重黄连、黄柏。7剂，水煎服。14日复诊，老人高兴地说，服药2天后，吃饭没有痛感了，用手电观伤口愈合，肿块也消失了。再守方加知母、白芍、肉桂、炮姜。7剂，以固疗效。中医难中医难，难在辨证和用量上。

四、经验方治疗思路选择

治疗各种口腔溃疡验方（吴氏验方）。

主治：各种口腔溃疡，尤适放化疗所致的口腔溃疡。

组方：枇杷叶12克，生麦芽、生谷芽、芦根、竹叶、茵陈、白茅根各30克，竹茹9克，生甘草3克，水煎服。

●黄连、石菖蒲各10克，水煎服，或加入复方内，治疗口舌生疮效佳。黄连苦寒泻火解毒，又长于清泻心火，石菖蒲辛苦温而芳香走窜，入心胃二经，化湿和胃，宁神开窍，二药同使上炎之火清泻之，故病愈。

● 生甘草 10 克，生蒲黄 25 克，水煎漱口，治疗口腔溃疡也有理想效果。

● 口舌生疮，复方加黄柏、细辛效佳。两药配伍，泻膀胱火，提高治疗口舌生疮效果。

● 治疗心火引起口舌生疮，方中有黄连时，应参考《本草经百种录》云："黄连、苦参功相近，黄连优于专心脏火为多。苦参以去心腑小肠之火为多。黄连之气味清，苦参之气味浊也。"

● 顽固性口腔扁平苔藓，中成药**西黄丸**配合复方治疗效果理想。

五、单方治疗思路选择

1. 顽固性口腔溃疡，服凉药时间长后，口常含肉桂一块，肉桂大热能加速助愈。

2. 咽喉口舌生疮者，以吴茱萸研末，醋调敷双足涌泉穴，一夜便愈（《本草纲目》）。吴茱萸敷双足涌泉穴，有引热下行之意。

3. 口舌生疮者，五倍子研末，外敷疮面效佳。

4. 吴茱萸、细辛各 10 克研末。温开水调成饼状，敷在肚脐处固定。2 天换 1 次。

5. 唇上生疮，白梅瓣贴之，神效。如唇开裂出血者贴之即止（《赤水玄珠》）。

6. 反复口疮，儿茶适量研末，油脂调膏外用，效果好。

7. 慢性唇炎、唇肿，日久渗液缠绵难愈，儿茶研末用油脂或醋调膏外用，可治疗。

8. 复发性口腔溃疡，建议患者自我点按或刮痧：①手厥阴心包经手掌内的劳宫穴。②足少阴肾经的脚内侧照海穴。③任脉的口唇下承浆穴。④双耳尖刺血疗法。

口苦　口臭　口干　口腔异样感觉　口腔黏瘀感

一、经方治疗思路选择

● 口苦、寒热往来，**小陷胸汤合小柴胡汤**治之。须知：少阳病症状是，口苦、咽干、目眩，但目眩是少阳病主要症状。而柴胡证主要症状是，胁下苦满（闷），或痞硬。

● 胸中烦满，口苦，降上中焦胆胃气下行，胆囊内壁毛糙者多见，用**温胆汤**治之效佳。

● 口臭，**温胆汤**加炒栀子、黄连治之效果理想，名曰：**连栀温胆汤**。

● 口臭，**附子理中丸**加黄连 3 克，能改善脾胃功能。黄连有调节升降功能，故反酸加之。凡临床治疗口臭，除积食引起实火，用助消化药治之。其他口臭均用热药治之。因为，阴则有形，才会出现口臭，用寒药会无效。清末名医徐延祚说，火者阳也，阳则无声，无臭，无形，无影。

● 口臭明显，多见于体虚及中老年人，用芳香化湿药、通便药效果不理想时，说明阴盛阳虚，可用倍量**四逆汤**加桂枝、肉桂等振阳气之药，可取良好效果。

● 消化不良引起食腐口臭缠绵熏人者，遵"胃中不和，心下痞硬，干噫食臭，胁下有水气……**生姜泻心汤**主之"。但生姜要用量要 15 克以上。生姜量少，难以奏效。再加茯苓 30 克，弥补了此方之不足。此方治疗口臭屡用屡效。

● 口干舌燥，干燥综合征，即口腔里干燥无津液，但舌头并不红，舌头淡，胖，有舌苔满布，但看上去舌面没有多少津液。"其中渴而口燥烦……**五苓散**治之"。这就是**五苓散**证。

● 口渴而心烦，干呕频，目痛鼻干，失眠，**小柴胡汤**加知母、葛根、白芍、炒黄芩。

● 汗少口唇焦渴，饮水连连不解，**小柴胡汤**加黄连、葛根。若还是口干不解，续加竹茹、石膏。口干病因是：命门火不足，阳不化阴，津液不能上承所致。

● 唇焦烦渴甚者，**小柴胡汤**合**白虎汤**煎服。石膏证是因热而造成的渴。

● 少阳病伴有口渴时，**小柴胡汤**去半夏，加知母、天花粉。

● 咽干口渴者，**白虎汤**加葛根、天花粉。兼有痰者加贝母。兼有咳嗽者加五味子、桑白皮。兼有不寐者加酸枣仁。

● 口渴频频饮水难解渴者，**白虎加人参汤**治疗。《金匮要略》曰："渴欲饮水，口干舌燥者，**白虎加人参汤**主之。"病因为肺胃热甚伤津，**白虎汤**清热，人参生津止渴。

● 1996年4月12日上午门诊，从汉中来了一位壮汉李某，主诉：心烦口干舌燥，一天能饮十几杯水，去医院检查也没有什么实质性病，西医说多饮水就行，但还是口干。观其腹大如鼓，站立时用手拍腹部发出水袋声音明显，左右侧身自感水在腹内来回摆响。舌口干，苔黄燥，脉浮。此说明体内郁热亢盛，湿又积于中焦肠胃间升降失调，津液无法上送润口，于是口干频频饮水自救。详看患者带来的以前病历，三张处方均为**白虎加人参汤**加麦门冬、葛根、生地、茯苓之类。便遵《金匮要略》"腹满，口舌干燥，此肠间有水气，**己椒苈黄丸**主之。"处方：防己、椒目、葶苈子、生大黄各15克。水煎服，5剂。腹平水消。此乃水气去而则阳气通，津液上布司职口润病愈。可见经方用时对机对证之重要性。

● 口腻而黏，纳差，舌苔细腻，**半夏泻心汤**加藿香、佩兰、砂仁治之。

● 口无味觉感。周二上午，西安益群中医门诊部，某女，46岁，主诉：一年多来，不想吃饭，口苦口黏难受，吃猪肉和鸡蛋都没有香味感觉。中西医都看过，吃某教授中药2个月了，也没有改善。翻阅患者带的资料记录处方，均为**半夏泻心汤**、**保和丸**等消食方药。观患者舌苔厚腻又滑，脉濡细软，举之可得，按之即空。问知：四肢也软，怕冷。说明体内湿浊之邪黏滞难化，应温阳利水治之，方用**四逆汤**合**五苓散**加芳香化湿的藿香、陈皮、茯苓、佩兰、木香、炒薏苡仁、炒扁豆。坚持守方2周而愈。

二、时方经验方治疗思路选择

● 咽喉常发干，连连饮水渴难解，**四君子汤**加干姜、桂枝即可速效治愈。病因脾胃寒湿在，不能健运致化升。一天上午门诊来了个中年妇女，手里端着个大水杯，问她为什么水杯里泡着许多麦门冬？主诉：她口咽干不停饮水治疗2个多月了，血糖也检查正常。就是咽喉口干。她拿出以前几张处方，几乎全是生地、麦门冬、瓜蒌根、知母、石膏等凉寒药。麦门冬也是某名主任医师建议她泡水饮用的，说还能起点作用。观其舌苔淡白，精神面貌还好。解释：辛能润燥，主要是你胃内寒湿，脾胃之津液不能上达润之，故口咽喉干燥饮水也难解。**四君子汤**加细辛6克，干姜6克，桂枝15克。水煎服，6剂。病愈。

另外，临床问诊发现口易渴之人大多吃咸味重。建议少盐。《灵枢》曰："五味入口，各有所走，咸走血，多食之，令人渴，何也？咸入于胃，其气上走中焦，注于脉，则血气走之，血与咸相得则凝，凝则胃中汁注之，注之则胃中竭，竭则咽路焦，故舌本干而善渴。"

● **八味除烦汤**（口诀：苏苓夏山翘芩厚枳壳）治疗口腔异样感觉之症状（黄煌）。

● **口腔异样感觉经验方**：柿霜9克（冲服，柿饼外的白色物），天花粉6克，苏梗3克，薄荷3克，水煎三味冲服柿霜（李克绍经验方）。

● 治疗口腔黏痰感经验：石膏或寒水石效佳。石膏不但能清热，又善化清黏痰。痰乃水饮与火邪煎熬。痰黏满口腔，无论有无热象，都应加石膏清化之。《保命集》《串雅内编》记载石膏治热痰。临床遇到患者满口黏液丝，拉不清。方用：石膏 90~120 克，水煎当茶水样频饮。书原文说："虚者即愈。"虚，就是痰虽黏但没有成块，如果痰结成块者，加芒硝软坚化痰。**指迷茯苓丸**用芒硝就有化痰的用意（李克绍经验）。

● 自觉口中有麻感，观舌根苔黄腻，为肝胆实火，口舌干燥，用泻肝胆湿热的**龙胆泻肝汤**加蒲公英、土茯苓治之。

● 凡临床见口中燥渴及口黏者，复方加天花粉治之（《药征续编》）。

● 口咸，知母，乌贼骨各等分，水煎服（《罗氏会约医镜》）。

● 口臭验方：白豆蔻 5 克，藿香 5 克，白芷 5 克。水煎当茶饮。

● 口干、咽干、舌干、口臭熏人明显，可坚持每日食梨，以清热养阴治愈。

● 《寿世保元》曰："香薷治口臭甚捷，盖口臭是脾有郁火，溢入肺中，失其清和甘美之意，而浊气上干故也。"《疡医大全》口臭门主方载朱丹溪验方曰："香薷治口臭如神，煎浓汤含之。"

● 《疡医大全》口臭门主方曰："食生大蒜后口臭，用连翘研末做丸，用茶水送服 6 克左右，口中浊气即化为清气，神效。"另方：食生大蒜后，用当归一片，口嚼碎口气即消。

● 口干非药物疗法。建议患者自我点按或刮痧：①手少阳三焦经手背腕部的阳池穴。②足阳明胃经双下肢的足三里穴。③用牙签把点按舌下系带两侧经外奇穴的佐泉穴。

● 无论何种口干，高血糖也罢，胃引起也罢，西洋参 5~10 克泡水服，即可佳效。

舌痛症　舌下囊肿　膝关节囊肿

一、经方治疗思路选择

● **栀子厚朴汤**（栀子 15 克，川朴 15 克，枳壳 15 克）治疗舌痛。

● 舌痛症，**柴胡加龙骨牡蛎汤**内服效果好。

● 舌肿满口，不红不热不肿，为虚火上炎引起，以**桂附地黄丸**加引火下行的川牛膝治之。再口含引火归元的肉桂，效更捷。

二、时方治疗思路选择

● 舌痛症，黄煌**八味除烦汤**内服效果好。

● 舌头痛时，**导赤散**治疗无效时，加焦栀子 15 克，淡豆豉 15 克，水煎服。

● **控涎丹**（《外科全生集》医方篇）又名：子龙丹。

处方：甘遂、大戟、白芥子各等分。炼蜜丸。

主治：治囊肿专方。治骨疽。舌下囊肿，膝关节囊肿，胸腔积液。临床疗效理想，均能治愈，价钱少疗效可靠。

制法：制丸似黄豆大小，从 2 粒开始服用，日服 2 次，开水送下，大便似稀非稀为度，若大便硬，可增加药量内服。

● 舌下囊肿及肿块，中成药**西黄丸**坚持口含服 10 天，坚持半月至 1 个月治愈。

● 舌下囊肿。中医病名：痰包，舌下痰包。中医分为：痰火蕴结型，脾虚湿阻型，气滞血瘀型。

• 《普济本事方》记载："有士人妻，舌忽肿胀满口，不能出声，一老叟教以蒲黄频掺，比晓乃愈。"又《芝隐方》曰："宋度宗欲赏花，一夜忽舌肿满口，蔡御医用蒲黄、干姜末等分，干搽而愈。蒲黄之凉血活血可证矣。舌乃心之外候，而手厥阴相火乃心之臣使，得干姜是阴阳相济也。"

• 舌下重生小舌，肿不能食，用蛇蜕烧灰研末敷之立愈，后不复发（《冷庐医话》）。

• 舌下腺炎，儿童多见。中医病名：重舌、子舌、雀舌。中医分为：心脾湿热型、热毒腐脓型。中成药：**六神丸**、**银翘解毒丸**治疗。

• 成人、儿童皆由心火结成的"重舌、木舌、紫舌"。用黄连、黄芩、栀子、荆芥、连翘、木通、薄荷、牛蒡子各 3 克，甘草 1.5 克，灯芯草适量，水煎服（《青浦徐氏抄本》）。

• 重舌木舌胀大塞口者，半夏煎醋，含漱之（李时珍）。

喜唾沫　口水过多

一、经方治疗思路选择

• 喜唾者，**理中汤**加益智仁，温纳治之。此为脾阳亏虚，胃中虚寒多涎唾，津液不能收摄致之，宜温胃。《伤寒论》曰："大病瘥后喜唾久不了了，胸上有寒，当以**理中丸**温之。"涎乃脾之液，病后损伤中焦阳气，脾虚而不摄津液上溢于口，故病后喜唾涎沫。喜唾者，用**六君子汤**加益智仁、芡实治之。《素问·宣明五气》曰："五脏化液，心为汗，肺为涕，肝为泪，脾为涎，肾为唾，是为五液。"

须知：唾痰不止，从肾论治，迎风流泪，从肝论治，口常流涎，从脾论治，鼻流清涕，从肺论治，小儿汗证，从心论治。

• 中老年人喜唾白沫，而不咳，但出现有眩晕症状，说明肺中寒，水气不化，清阳浊阴升降不畅，用《金匮要略》能补中加速气化的**甘草干姜汤**治疗效佳。

• **大建中汤**（人椒糖姜）人参 6 克，川椒 6 克，饴糖 30 克，干姜 9 克。治疗手足逆冷，或有冷汗，口内清唾。

二、经验方治疗思路选择

• 口水过多：益智仁 30 克，佩兰 10 克。水煎服，治口臭、磨牙、涎水过多。小儿减量。

女性口唇干瘪　唇肿

一、经方治疗思路选择

• 女性口唇干瘪，燥而裂有疼痛，足部肌肉松弛萎缩状，面容憔悴，衰老状，缺乏激情，阴道干枯，夜里睡不着，记忆力下降，胃肠紊乱致腹泻。**温经汤**治之效果好。

• 长年口唇干裂，用药不效，爱舌舔，喜唾润，口唇因干裂呈发黑剥皮样，令人十分苦恼，常用润膏使之缓解，问其必有大便燥结证。治疗以**麻子仁丸**坚持服用可望治愈。

二、经验方治疗思路选择

• **口唇干裂方**：桃仁同猪油共捣涂唇上。另方冰片研末，香油调涂口唇，治口唇干燥裂纹。

《海上方》《寿世保元》云："冬月唇干出血，桃仁捣泥猪油调涂唇上，即效。"

● 口唇燥裂生疮，用橄榄烧灰为末，以猪油调涂患处，立愈（《寿世保元》）。

● 口唇燥裂，用橄榄泡汤服，核中仁研烂敷患处。立效（《经验丹方汇编》）。

● 口唇干燥，渐裂开缝作痛，系脾热，以**紫归油**润之。制法：紫草、当归等量，香油熬，去渣出火气，频频润之（《外科证治全书》）。

● 口唇肿胀大渗液，为脾胃之热上攻，多因近期过度饮酒食肥厚油腻，使积食致脏腑积热。方用**防风通圣丸**导热治疗。

● 口唇焮（烧、灼）肿，火炎土燥也。宜用**清瘟败毒散**，重石膏、黄叶、连翘，加天花粉治疗（《温热经纬》）。

牙痛　牙龈出血　磨牙

一、经方治疗思路选择

● **半夏泻心汤**加牡丹皮、栀子，治脾胃湿热所引起的牙龈肿痛，或夜间磨牙，咯咯作响，牡丹皮清热散瘀；栀子生用以清气分热郁，炒用以清血分热郁，临床随证选用。

● 便秘、舌苔厚，或高血压、衄血、牙龈出血、早晨刷牙出血，**甘草泻心汤**加制大黄治之。

● **竹叶石膏汤**加生地、熟地、防风、细辛治疗风火牙痛。

● **当归四逆汤**加吴茱萸、生姜（**当归四逆加吴茱萸生姜汤**），治疗老年体虚的寒性齿痛有效果，不加二者效果不明显。

● 阳明实热，龋齿多年不愈引起牙痛，**桃核承气汤**治之效佳。

● 服**理中丸**或其他补药补品后出现牙痛难忍，此为"阴不足，阳必上亢而内燔，需阳降，必滋其阴"。药用生地、麦门冬、元参、知母、地骨皮之类即可治之。

● **四逆汤**加麻黄、细辛、桂枝治疗阳虚齿痛。

● 牙痛出现四肢不温，又怕冷者，牙周也未出现红肿，纳差，又不想饮水，说明少阴虚寒，应温通治疗，用**四逆汤**加细辛、升麻治之。

● 牙痛每入夜间发作，肾虚所致。用**金匮肾气丸**（**六味地黄丸**加车前子、牛膝、桂枝）加细辛即可治愈。

● 对反复发作的牙周脓肿，清热解毒泻火药乏效时，可用甘草、麻黄水煎后，送服中成药**附子理中丸**效果好。黄煌说，此方法为中医外科的温散法。

● 智齿长在少阳经，智齿牙周炎为少阳太阴同病，故用**柴胡桂枝干姜汤**治之有效果。

二、时方治疗思路选择

● 齿缝流血而量较多，多为胃火冲激所致。**清胃汤**主治：胃中实火上炎、牙缝出血、牙龈肿痛、口舌生疮等。处方：生地、黄连、黄芩、升麻、石膏、牡丹皮（地连芩升石牡丹）（《医宗金鉴》）。

● **清胃散**功效：清胃凉血。治：胃积热引起牙痛、出血及肿痛、头痛、满面发热。以治胃火牙痛为主，现治神经性牙痛、三叉神经痛。记忆口诀：连地升归牡丹皮（《兰室秘藏》）。

● **当归补血汤**（当归 9 克，黄芪 30 克）（《内外伤辨惑论》）。补血生血，对牙龈反复出血服药效果好，为气不统血所致。若牙龈老是出血，用**当归补血汤**不效时，可用降冲脉之竹茹30~40克量助之即效。全口牙龈出血，是阳气虚而不统血。

● 牙周脓肿，复发性口疮，早晨起床眼睑水肿，**六味地黄丸**治疗效果好。

● **六味地黄丸**加骨碎补9克，治疗齿衄（《本草思辨录》）。

● **玉女煎**是消渴病、胃热炽盛证主方。功效：清胃滋阴。治疗阴虚胃火偏盛的牙痛颇效，也用于治疗牙龈肿痛及出血、口腔炎、舌炎、头痛、吐血、衄血，烦热口渴。组方：麦门冬、熟地、石膏、知母、川牛膝。雷丰曰：生地易熟地最妥当。临床玄参改为熟地效更捷。

● 早晨起床口臭牙龈出血，刷牙恶心明显，**玉女煎**加竹茹30克以上。量最多到80克。无论何病症，只要伴有早晨牙龈出血，可用大量竹茹，把气降下去。临床只要有早晨刷牙见出血、口臭、口苦，若再伴有右寸关脉大而明显不降，只要有者，大胆用竹茹即可。

● 牙缝出血臭肿，贯众、黄连各15克，水煎后加入少许冰片。频频漱之(《积德堂方》)。虚寒者，**桂附地黄丸**加骨碎补治之。**生脉散**也效《医彻》。

● 用**四君子汤**后就牙痛，东垣说是阴火上升，加一味黄柏泻阴火就好了。

● **血府逐瘀汤**治顽固性头痛、失眠、胸闷、呃逆、磨牙、便秘、舌紫暗。

● 牙龈萎缩，为脾虚所致，方用**补中益气汤**，或**升陷汤**合**肾气丸**加减联合治疗。

三、牙痛高效验方思路选择

处方：生地30克，石膏30克，防风10克，青皮10克，荆芥10克，生大黄9克，生甘草10克。水煎服。每日1剂。

临床治疗加减应用：

上四颗门牙痛，心经火所致，上方去防风、青皮，加黄连、栀子、麦门冬各9克。

下四颗门牙痛，肾火所致，上方加知母、黄柏各10克。

上左边牙痛，胆火所致，上方加龙胆草、羌活各9克。

下左边牙痛，肝火所致，上方加柴胡、炒栀子各9克。若高血压加夏枯草15克。

上右边牙痛，大肠火所致，上方加炒黄芩、桔梗各10克。

下右边牙痛，肺火所致，上方加炒黄芩、桔梗各9克。

上两边牙痛，胃火所致，上方加川芎、白芷、栀子、升麻各9克。

下两边牙痛，脾火所致，上方加白术、白芍各12克。

若牙痛引起颜面发肿，为风热，上方加地骨皮15克，五加皮10克。

四、牙病验方思路选择

1. 鸡矢藤50克，炖肉治牙痛。

2. 如果小儿夜间磨牙，合欢花30克，浓煎漱口。

3. 夜里睡觉前口含一块陈皮，治磨牙。

4. 胃热牙痛，升麻煎水漱口后随之内服，或加生地尤效（《仁斋直指方》）。

5. 治疗齿肿痛，用黑豆以酒煮汁漱之立愈（《志雅堂杂抄》）。

6. 益母草100克，水煎当茶水样服用，对齿肿痛出血有效。

7. 牙缝出血及牙痛，以纸绗（音háng）少许蟾酥，按之立止（《本草衍义》）。

8. 生石膏50克，细辛5克，水煎服。治风火牙痛、胃火牙痛，效果理想。

第六章　颈项疾病

颈椎病

一、颈椎病治疗要点提示

病从颈生，治病从颈，颈为百病之源。

第 1 颈椎引起病症：头疼、失眠、高血压、偏头痛、慢性疲劳、面瘫等。

第 2 颈椎引起病症：耳聋、斜视、眩晕、心动过速、排尿异常等。

第 3 颈椎引起病症：三叉神经痛、牙痛、痤疮粉刺、咽喉异物感等。

第 4 颈椎引起病症：花粉热、流鼻涕、打嗝等。

第 5 颈椎引起病症：咽喉炎、声音嘶哑、过敏性鼻炎、神经衰弱等。

第 6 颈椎引起病症：上肢疼痛、低血压、慢性咳嗽、心律失常等。

第 7 颈椎引起病症：滑膜炎、怕冷、上肢尺侧麻痛等。

颈椎病者，忌长期枕石膏枕头，因入睡后体内代谢减慢，石膏性寒，使寒性凝滞。

二、经方治疗思路选择

● **桂枝汤**加葛根、秦艽治疗颈椎病。颈项拘急或下利者，加葛根，名为**桂枝加葛根汤**。

一中年男患者来门诊说，他按照开的治疗颈椎病处方，自己去药店抓药打成粉末吃后，为什么效果不明显？没有汤药效果明显？答：中药治病，数量代表不了力量。你随意改变剂型。如同打仗和打球一样，随便拉上去几个人是很难成功的。没有在一起相伍训练，相互团结，怎么会拧成一股绳呢？中药剂型都是多年总结出来的，不是凭想象推理出来的。清代名医张令韶赞**桂枝加葛根汤**说："**桂枝汤**解肌，加葛根以宣通经络之气。盖葛根入土最深，其藤延蔓似络，故能同桂枝直入肌络之内，而外达于肤表也。"

● **葛根汤**治疗颈椎病、肩周炎，葛根须用 50~100 克，骨碎补（毛姜）30 克，二者是能使督阳上升的药。脊背阳气上升，再加牡蛎、泽泻让水湿下沉。"诸痉项强，皆属于湿"。筋骨自然就会松弛而不僵硬难受。再加川芎、丹参能提高治颈椎病的疗效。葛根是把阳气往上冲，川芎是把阴血向上送，丹参是疏通心脑血管。

加血竭 3 克冲服治颈椎效佳。血竭是治疗颈椎病的特效专药。血竭鲜红，手摸后不易洗掉，不易捣碎是上等品，是道地真货。

● 颈椎病出现脉沉、微而细，是柔痉脉，出现有热而津液枯燥，方用**栝楼桂枝汤**治之。栝楼证是津液虚造成的。习惯性落枕，用**栝楼桂枝汤**治疗效果好（栝楼、桂枝、芍药、生姜各 9 克，炙甘草 6 克，大枣 1 枚）。

● 凡头晕又沉，颈僵硬难受时，在复方中加葛根 60~90 克，姜黄 15 克，威灵仙 15 克。葛根能升发阳性，升清阳，鼓人体阳气上升，是解肌，能除颈部肌肉痉挛的要药，湿热使得肌肉不和而发生痉挛，葛根正是解这种痉挛的，姜黄引药上行，威灵仙通十二经，三药合用能提高治疗颈椎病的疗效。

● **桂枝加附子汤**对各种关节炎所致的关节痛、坐骨神经痛、颈椎病、肩周炎，均有效果。

● **小柴胡汤**以解表里之邪治颈项强硬：强自肩胛关节部，沿锁骨上窝之缘，向颞颥骨乳嘴突起，少阳经循部位。《伤寒论》第99条曰：“伤寒四五日，身热恶风，颈项强，胁下满手足温而渴者，**小柴胡汤**主之。”

● 颈椎病者，**芍药甘草汤**加葛根、桃仁治之。

● 高血压、颈项强痛，**泻心汤合葛根芩连汤**治之。

三、经验方治疗思路选择

● 落枕，针刺足少阳胆经下肢的悬钟穴，大多几分钟后颈项活动自如。

甲状腺 淋巴结炎（核）

一、经方治疗思路选择

● **桂枝茯苓丸**加减治疗甲亢，便秘腹痛者加大黄。

● **桂枝茯苓丸**加大黄、牛膝，和善入肝经的穿破石，治疗甲状腺囊肿效果十分理想。

● 女性中年后，患有甲状腺囊肿，人又胖，用**大柴胡汤**合**桂枝茯苓丸**治疗。

● **柴胡加龙骨牡蛎汤**，治疗甲状腺功能亢进，甲状腺瘤术后。凡治疗甲亢病，海藻应慎用（魏龙骧）。

● **白虎汤**合**小柴胡汤**治疗甲亢。

● **真武汤**加麻黄、甘草。治疗甲减、腹胀、畏寒。

● **小柴胡汤**治疗甲亢、甲减、甲状腺炎。

● **小柴胡汤**加连翘，治疗淋巴结肿大、淋巴细胞增多者。

● **当归芍药散**合**小柴胡汤**，治疗难治的甲亢、甲减，以及青年女性甲状腺炎。

● 低热、淋巴结肿大、胸闷恶心、食欲不振者，用**柴苓汤**（**五苓散**合**小柴胡汤**）治疗。

● **柴苓汤**加连翘，治疗淋巴结肿大效果好。

● 淋巴结炎，**四逆散**加浙贝母、牡蛎、连翘治疗效果好。

二、时方治疗思路选择

● 阴毒盛，用**阳和汤**治疗。阳毒盛用**仙方活命饮**治疗。

● **六味地黄丸**加减可治疗：糖尿病、甲状腺功能亢进、高血压、神经衰弱、肺结核。

● 颈淋巴结炎，中成药**西黄丸**效果好。

三、经验方治疗思路选择

1. 猫爪草60克，一日量，水煎服，坚持1个月，对颈部及腋窝下急慢性淋巴结核效果理想。也可用**阳和汤**加猫爪草。猫爪草是治瘰疬专药。

2. 玄参止烦渴，散颈下结核、痈肿、散瘰疬（《名医别录》）。

3. 治瘰疬，僵蚕研末，水调3克内服，坚持1个月（《外台秘要》《罗氏会约医镜》）。

4.《本草衍义补》曰：射干治疗结核自消甚捷。临床验证，射干治疗瘰疬无论初期或溃烂均效。门诊治疗甲状腺结节病，常用**射干麻黄汤**合**桂枝茯苓丸**加软坚散结化痰等药治疗。

5. 对轻度、中度甲亢患者，饮柿子果榨汁液，含碘。有明显效果（《中药学讲义》）。

6. 统治颈大良方（黄芪、夏枯草各30克，党参20克，生地12克，怀山药12克，麦门冬12克，制香附12克，沙参15克），水煎服（夏少农）。

下巴作响　下巴抖动　嘴角不主抖动

一、经方治疗思路选择

● **葛根汤**治疗“口噤不得语”即颞下关节紊乱综合征，就是嘴巴张不开，吧嗒吧嗒作响。喝了**葛根汤**会精神好转又活跃起来了［葛根、芍药都是解除肌肉（痉挛）的药物，芍药偏里，葛根偏外］。

● **柴胡桂枝各半汤**加秦艽、钩藤、丹参、紫菀、远志、桔梗、柏子仁，治疗下巴抖动症效果理想。

● **防己地黄汤**加白芍，治疗嘴角不主抖动症。

二、验方治疗思路选择

下颌关节（下巴骨）咬东西无力而松弛，验方：生杜仲 15 克（松筋），枸杞子、炒菟丝子各 15 克（补肾），金毛狗脊 20 克，续断 15 克，骨碎补 30 克（补骨），制附子 15 克（振阳），胆南星 10 克（降合阳明）。水煎饭后服，每日 2 次。一般 5 剂可望病愈。

● **食疗**：用猪下颌骨头熬汤内服，配合药方治疗，能提高疗效。

咽喉异物感

一、临床治疗咽喉异物感要点提示

《黄帝内经·血气形气·二十四》曰：“形苦志苦，病生于咽嗌，治之以百药。”王冰注：“形，谓身形。志，谓心志。”《类经》十二卷第十注曰：“形乐者，身无劳也，志苦者，心多虑也。形苦志苦，必多忧思，忧则伤肺，思则伤脾，脾肺气伤，则虚而不行，气必滞矣。脾肺之脉，上循咽嗌，故病生于咽嗌，如人之悲忧过度则喉咙哽咽，食饮难进，思虑过度则上焦否隔，咽中核塞，即其征也。”“咽之疾，皆乃久郁常怒詈之所为，志松有效。精神很苦恼的人，病多发生在咽喉部位，心情愉悦对疾病治疗帮助很大。”

二、经方治疗思路选择

● 平时易出现恶心感，咽喉有异物感黏痰，**半夏厚朴汤**治之。《金匮要略》曰：“妇人咽中如有炙脔，**半夏厚朴汤**治之。”

孙思邈曰：“咽中贴贴如有炙肉，吐之不出，吞之不下，即如有炙脔也，俗名：梅核气。盖因七情内伤，外伤寒冷所致。宜用**半夏厚朴汤**治之。”

● 咽喉异物感、腹胀者，**四逆散**合**半夏厚朴汤**治之。

● 咽喉异物感者，**大柴胡汤**合**半夏厚朴汤**治之。

● 梅核气女性多见，男性也见。**半夏厚朴汤**合疏肝解郁的**四逆散**，加海螵蛸治之效佳。另外，对情志不畅、肝气郁结引起的中年女性梅核气，也可用**半夏厚朴汤**合**逍遥散**治之。

● 若患者连续几个月咽中有阻物状东西、纳差、消瘦明显、疲倦、难眠、懒言、沉默寡言、吞咽不畅。若了解是由于受大悲之事引起，用**半夏厚朴汤**不效时，立即改用**柴胡加龙骨牡蛎汤**加减治之。若出现舌无苔而红瘦，为营阴不足之象，用**炙甘草汤**益阴养阳调理。

● **半夏厚朴汤**对咽炎、扁桃腺炎、喉源性咳嗽、声带水肿、声带麻痹有效果。

● 腹胀、咽喉异物感者，**温胆汤**合**半夏厚朴汤**治之。

● 胸闷胁痛、咽喉或食道有异物感、精神不安定、食欲不振、恶心呕吐、苔白腻者或支气管炎、哮喘等，**小柴胡汤**合**半夏厚朴汤**治之。

● 腹胀、嗳气、咽喉异物感、舌苔厚腻，**五苓散**合**半夏厚朴汤**治之。

● 咽喉不利之梅核气，用他方乏效，或前医用**半夏厚朴汤**治疗也无寸效时，只要观患者舌面有出现水淋湿，脉又沉弦紧，为体内水寒水气上冲喉部之反应，须用**苓桂术甘汤**加泽泻治疗最理想。应同痰气上凝所致喉痹区别开来，这是经验之谈，更是活用经方之妙。

● 凡咽喉有憋气感，水滑舌，脉弦，主诉有上冲感冲到咽喉部，堵之心慌、心悸。断为水气凊心，用**苓桂术甘汤**治之。

三、时方治疗思路选择

● 气痰（梅核气），**二陈汤**加香附、枳壳、郁金治之。

● 梅核气，用**半夏厚朴汤**、**逍遥散**、**越鞠丸**三方联合加减治疗效果好。

四、经验方治疗思路选择

● 中西医治疗效果不理想时，用鲜泽漆 6~10 克，水煎后加入一撮白砂糖化后频饮。此药有毒，不宜多用。

● 民间方：咽喉不舒如异物黏附，用药难缠乏效。干桑树木 1 斤（500 克）左右，煅烧成炭样，趁火热放入盆中，猛浇一小碗沸水即盖住，待热滗出后溶入白糖 50 克，趁温小口慢慢频服。效果理想。坚持 1 周，1 日 1 次。

吞咽困难　食道痉挛　鱼刺卡喉

一、经方治疗思路选择

● 胃酸反流、咽喉不适，或食道痉挛、吞咽障碍、呕吐，均可用**半夏厚朴汤**治疗。

二、经验方治疗思路选择

● 鱼刺卡喉无法取出时，用青果 30 克，威灵仙 10 克，水煎频频含服。

慢性咽炎　扁桃体肿大

一、咽喉病临床治疗要点提示

1. 胃主咽，胃气不降则咽病；肺主喉，肺气不降则喉病。咽喉病之本为土湿。阳衰土湿，肺胃不降，浊气堙郁，则病痹塞，相火升炎，下窍为阴，上窍为阳，阴气浊，阳气清，清气凉而浊气热，故清气下陷，则凉泄于魄门（肛门），浊气上逆，则热结于喉咙也（黄元御）。

2. 温病伤寒咽痛区别特点：温病，是湿邪从鼻口吸入肺之咳嗽，咽喉红又痛，甚至扁桃体肿大、咳嗽，是热象。伤寒，是表皮受风或受寒的咳嗽，咽不红、嗓子不疼、舌苔白润。

3. 阴阳咽痛：咽干肿痛，乃三阳热证，用**桔梗汤**、**猪肤汤**主之。不干不肿之痛，乃三阴寒证，用**四逆汤**加桔梗主之（《伤寒心法要诀》）。

二、经方治疗思路选择

● **半夏厚朴汤**合**桔梗汤**加减治疗咽喉诸痛病，如急性慢性咽炎、化脓性扁桃体炎，效果十分理想。如果出现犬吠样咳嗽，多为急性喉炎。

● 咽喉疼痛者，**小柴胡汤**加桔梗治之。

● 温病恶热不恶寒时，**小柴胡汤**去柴胡、人参，加茯苓、桂枝、葛根、白芍、升麻、大枣。

● 咽喉痛而充血者，**小青龙汤**加连翘治之。

● 咽喉疼痛久治不愈，只要咽喉不显红肿痛，或阳虚津亏者，大胆用**麻黄附子细辛汤**治之。

● **桔梗汤**（桔梗 10 克，生甘草 20 克）古代治疗咽喉病专用方。

适应疾病：急慢性咽炎、急性扁桃体、喉炎、失音、支气管炎。

临床治疗加减应用：

（1）失音，**桔梗汤**加半夏。

（2）咽痛而不红，**桔梗汤**加桂枝。

（3）扁桃体肿大，**桔梗汤**加连翘、石膏、柴胡。

（4）消瘦、咽喉干燥，**桔梗汤**加玄参、麦门冬。

（5）咽炎发作，**桔梗汤**（桔梗 20 克，生甘草 10 克）加金银花 15 克，陈皮 10 克，青果 15 克。

（6）**桔梗汤**加鹿衔草 20 克以上，治疗慢性咽炎效果好。对黄色葡萄球菌、溶血性链球菌、肺炎球菌均有抑制作用。

另外，扁桃体化脓，让患者闭眼，用长针刺破，脓出，两天就好了，如果用消炎药，痊愈较慢。

● 咽喉痛，或致音哑，胸满心烦者，**猪肤汤**主之。即方中猪皮一块刮脂净皮，可滋肺肾，清少阴浮游之火，白蜜其寒生津润燥以除烦，炒香白米粉能醒脾和胃，以补下利之虚。煎熬方法：猪皮 50 克切碎炖熟，再加米粉半杯稍炖，待温热后加小一杯白蜜中和。慢慢小口内服。另外，也可用同量猪皮一味熬汤，待温加入鸡蛋清，慢慢小口服用，治疗咽痛或音哑效佳。

● 少阴病咽喉痛，**半夏散及汤**主之（清半夏、桂枝、甘草各等分），水煎服。少阴经脉挟咽喉，故咽痛可视少阴病的经证。

● 扁桃体肿大，**银翘散**加炒栀子、大黄治疗（国医大师熊继柏说此方加减是他几十年摸索出来的秘方）。2018 年 11 月 22 日下午门诊（经人介绍电话预约），季某，男，7 岁。其父亲主诉：孩子扁桃体肿大，某医院建议手术，但我们想保守治疗。用手电筒光观患孩咽喉红肿，双侧扁桃体肿大中间挤满无缝隙，便用清肺经郁热的**银翘散**加炒栀子、大黄水煎服，7 剂。29 日二诊时，扁桃体明显消肿 2/3。效不更方。12 月 6 日下午三诊时，扁桃体肿大几乎消失，只是孩子偶尔发出“哼哧哼哧”的声音。再继上方合**半夏厚朴汤**加减 7 剂。后病愈。

事后，孩子父亲来门诊问我说，扁桃体肿大吃中药治愈了，让孩子免除手术之苦，抗生素消炎药医院用了不少，就是没有效果。中药却治好了病，是什么道理啊？解释说：中医有“治上焦如羽，非轻不可”。老用寒凉的抗生素消炎药，就如同溪水一样“寒则涩而不流”一个道理，用药越寒凉，肺内郁热越闭塞越不能出，卫分就越不能疏热外达，病就会加重，所以必须开郁让肺热邪有出路。熊教授说这是他几十年临床上摸索出来的秘方，可见国医大师把《温病条辨》研究透了，我只是拿来借用罢了。**银翘散**方内的薄荷、豆豉、桔梗、芦根就是辛凉疏卫清解肺中郁热之邪的，再加上栀子宣发清热，大黄引热下行，使三焦之火从便中导出病才自愈。温病大家赵绍琴说，温病治疗，贵在疏卫开郁，郁热开，热自清，肺自然就恢复它的宣发肃降的功能，郁开了，把卫分给疏了，不是大开门、大开窗，那样是发汗，它是一个宣郁清热，就是门窗开一点儿排邪。这就是温病学的经典魅力所在。

● 慢性咽喉炎，**麦门冬汤**[半夏10克，大枣20克，人参10克，麦门冬15克，甘草10克，粳米30克（或山药30克）]。

经典方证：大逆上气、咽喉不利。体质要求：消瘦而皮肤干枯、营养不良，多伴有进食困难、呼吸困难、大便干燥。

● 咽干口燥、黏痰缠绕而不利，以**麦门冬汤**滋阴养液止逆下气。

临床治疗加减应用：

（1）咽喉黏痰感者，**麦门冬汤合半夏厚朴汤**。

（2）咽喉干痛者，**麦门冬汤合桔梗汤**。

（3）汗出而渴、舌面干、脉或洪或洪大者，**麦门冬汤**加生石膏。

（4）皮肤枯、涩、痒或出血者，**麦门冬汤**加生地、阿胶。

（5）心悸、气短、舌淡者，**麦门冬汤**加桂枝。

（6）悸动者，**麦门冬汤**加龙骨、牡蛎。

● 急性咽炎、扁桃腺炎的咽喉肿痛病，《伤寒论》一味**甘草汤**10克，沸水泡服有效。治一美术工作女青年，上午来门诊左手捏着喉处，小声说，咽喉一周来痛感严重，去医院检查没有发现什么病，用手电让张口观察咽喉无异常红肿出现，便遵“少阴病，两三日，咽痛者，可与**甘草汤**；不瘥，与**桔梗汤**”。说明少阴经气不能舒展故咽痛。应以舒其咽部痉挛，便用生炙甘草各30克，让自己水煎后，当饮料一样服用，当夜疼痛感几乎消失。

三、时方治疗思路选择

● **四君子汤**加山药、生扁豆，治脾阴虚之慢性咽炎（除咽炎常症外，纳差，唇干，口淡微干，大便干燥，咽处黏膜色淡欠润，咽后壁淋巴滤泡呈团状增生）。

● 慢性喉炎。饭前淡温盐水服用**六味地黄丸**。另治，鼻渊。连服3~6个月。

● 慢性咽炎延绵十余年不愈者，可用**血府逐瘀汤**倍加桔梗，宣畅肺气，治愈。

● **养阴清肺汤**功效：养阴清肺，利咽解毒。是治疗白喉的验方。此证多由肺肾不足，肺经蕴热，损伤阴液；或遇燥气流行，疫毒感染而成。阴虚白喉，喉间起白斑点如腐，不易剥去，病变甚速，初起发热或不发热，鼻干唇燥，甚则呼吸有声，似喘非喘以及咽喉肿痛（咳嗽伴有犬吠声加暴喘，呼吸急促，说明此人患有白喉病）。

药理研究：祛痰、抗炎。注意事项：无咽痛、咽干者慎用。

临床治疗加减应用：

（1）阴虚者，**养阴清肺汤**加熟地，以滋肾阴。

（2）若热毒重者，**养阴清肺汤**去白芍，选加金银花、连翘、土牛膝以清热解毒。

（3）燥甚者，**养阴清肺汤**加天门冬、知母、芦根。

（4）咽喉痛者，**养阴清肺汤**加板蓝根、蒲公英、射干、桔梗、马勃。

（5）若有表证者，**养阴清肺汤**加牛蒡子、蝉蜕。

（6）扁桃体肿大者，**养阴清肺汤**加山豆根。

● 顽固性慢性咽炎，用《景岳全书》**镇阴煎**治疗（牛膝6克，肉桂3克，制附子6克，泽泻6克，炙甘草3克，熟地60克），水煎服。

张氏在此方中用熟地60克，他认为，咽喉肿痛都是因为肾阴虚，致肾中阳气无所守，就出现咽喉肿痛。

● 咽喉干燥，口腔上腭及上唇内干燥难受。首选清代顾世澄《疡医大全》很经典的清虚火的**玄麦甘橘汤**。功效：润肺化痰利咽，清热生津止渴。主治：阴虚火旺，虚火上浮，口舌生疮，咽喉肿痛，口鼻内干燥，便秘。但外感表证未除勿用，痰湿内盛者忌用。顾世澄又曰："阴虚火炎上，必用玄参，有用茜草50克煎服者，以其能降血中之火也。"现临床多用中成药**玄麦甘橘颗粒冲剂**。

临床治疗加减应用：

（1）兼风热表证，加祛风解表的薄荷、桑叶。

（2）热毒加清热解毒的金银花、连翘、黄芩。

（3）咽喉肿痛甚者，加清热解毒的山豆根、射干。

（4）兼气阴双虚，加补气滋阴的青果、沙参、党参，或鸡蛋清冲服。

1998年4月12日上午，门诊来了一位60岁田姓的女性，自诉口腔上腭及上唇内干燥难忍有痛感3个多月，几次中西医治疗后，仍然自觉干燥冒火样，化验后也没有查出什么病。问诊望诊切脉浮大后。便开了**玄麦甘橘汤**3剂，让水煎后加适量冰糖内服，病愈。

● 咽喉肿痛咽食难受，实火者易治，虚火难医。实火者，清晨咽喉病重而夜间减轻，并口干舌燥开裂。用芩连之类治疗即可。而虚火者，夜间病重，清晨病轻，口不甚渴，舌滑不裂。若误用芩、连、花粉之类寒凉药，等于雪上加霜。而虚火宜补，以肾水制火，可以病轻，但火势更猛，应宜于水中补火，引火归原治之。方用陈士铎的**引火汤**治疗。组方：熟地、玄参各30克，白芥子10克，山茱萸15克，肉桂9克，山药15克，水煎服。

陈氏外用方：附子60克，补骨脂30克，共研末，调糊饼状敷双脚心，以火烘之可愈。

● 咽喉红肿，毒火熏蒸，应及时清解以开闭塞。宜用清瘟败毒散，重石膏、元参、桔梗，加牛蒡子、射干、山豆根治疗（《温热经纬》）。

四、经验方治疗思路选择：

1. 咽喉肿痛难受，可采取少商、商阳放血，效果理想。

2. 金果榄3~6克，水煎服，治疗一切咽喉病有效果（《百草镜》）。

3. 急性扁桃体炎肿胀专方（威灵仙30克，白英30克，青皮10克），水煎服。

主治：急性扁桃体炎发肿。也治咽喉肿痛有效。儿童减量。

4. 慢性咽炎，木蝴蝶3片，石斛9克，水煎后频服。如果兼有咽喉干燥难受，可配合服中成药**玄麦甘橘颗粒**冲剂，效果好。

5. 慢性咽炎，乌梅1个，洗净含着，将津液慢慢咽下，每日2~3次，效果好。

6. 扁桃体肿大民间方：蜈蚣5条，焙干研末，鸡蛋1枚，在一端打洞，加入蜈蚣末拌匀，在锅内隔水蒸熟，趁热饭后食用，1日2次。小儿减量，效果好。

失音

一、经方治疗思路选择

● 寒性咳喘、咽痛失音，用**麻黄附子细辛汤**治疗。对大寒犯肾，突然咽痛声音哑者，讲话过多声音哑者，**麻黄附子细辛汤**有效。

● 对暴寒所致突然音哑，**麻黄附子细辛汤**选加蝉蜕、贝母、桔梗、白英等，温经散寒，宣肺利咽，可取速效。暴病多因邪闭，久喑多因体虚。暴喑应以宣肺散邪为主，久喑当以补虚扶正为主。

● 受风寒或雨淋后声音嘶哑，脉浮紧，无汗怕冷。说明风寒闭窍。遵《千金要方》："风寒之气客于中，滞而不发，故喑不能言，宜服发表之药，不必治喑。"用**麻黄汤**，重用麻黄发汗一两剂即可治愈。麻黄先煎去沫。若夏天，不必受夏不用麻黄之言所束缚。

二、高效方治疗思路选择

● 失音**专病专方**绝技（《北方医话》）

处方：金银花、连翘、杏仁、黄芩、麦门冬、胖大海、杭白菊各10克，蝉蜕6克，桔梗6克，凤凰衣6克。记忆口诀：胖桔芩杏翘银菊，麦凤凰蝉蜕。趣味：胖姐轻信乔银菊，麦凤凰蝉蜕。

临床治疗加减应用：

1. 如果胸闷脉弦者加柴胡、枳壳各10克。
2. 咳嗽有痰者加清半夏10克，旋覆花15克（包煎），白前6克。
3. 咽喉红，口渴者加生石膏、沙参各15克，生地25克，元参12克。
4. 有头痛者加桑叶10克，白芷、羌活各6克。

凤凰衣，就是鸡蛋壳里那层白色的膜，具有养阴清肺作用，可治咽痛失音，生鸡蛋敲开，轻轻撕下那层膜，1剂药取5个鸡蛋内膜即可。

一般失音热证多见，失音大多数在外感快要好恢复时出现，失音**专病专方**可以快速治愈。

临床外感及内伤引起的失音（嘶哑）均可用失音**专病专方**治愈。尤对外感引起失音绝妙。

● 生气动怒突然出现失音，《灵枢·卷之十·忧恚无言第六十九》曰："人之卒然忧恚而言无音。"忧恚，就是忧恨忿怒。无言，是指失音症。治宜当疏肝理气，通窍益心活血利咽。用**逍遥散**加石菖蒲、柏子仁、丹参、陈皮、桔梗、蝉蜕等药治之理想。

三、经验方治疗思路选择：

1. 木蝴蝶、蝉蜕为声哑要药，开音作用极佳。
2. 失声不出，橘皮90克，水煎频服（《罗氏会约医镜》）。
3. 失声不出，鲜白萝卜榨汁，稍加姜汁，时时细饮（《罗氏会约医镜》）。
4. 讲话多后出现声音嘶哑，咽喉干痛。用西洋参切片3~5克，沸水泡饮。
5. 外感引起短暂失音，胖大海沸水泡服效佳。
6. 风寒之邪客于肺卫致失音者，遵《内经》"因其轻而扬之"之法。用麻黄、桂枝各1克，沸水泡，当茶水一样频服，每日1剂，5日即可。

打呼噜

一、临床治疗打呼噜要点提示

俗话说："一夜睡好觉，精神百倍生；整夜难入睡，浑身惫无力"。睡眠是一个人休养生息、养精蓄锐的过程，如果睡眠不充足，第二天就会反应迟钝，没精打采而影响工作学习。正所谓，药补不如食补，食补不如睡补。《道德经》曰："一阴一阳谓之道。"

什么样的人易打呼噜？一是下巴内缩之人；二是睡觉习惯枕高枕头之人；三是颈项短粗之人。因为，三者使下巴回缩等能逼脖子气道变狭窄，通气不宽畅，就易打呼噜。

另外，女性更年期多易打呼噜。体内湿盛，脾虚，劳累后易打呼噜能迫使胃气上返，出现反酸烧心。打呼噜西医病名：睡眠呼吸暂停综合征。

二、经方治疗思路选择

● **半夏厚朴汤合泽泻汤**［苏叶 12 克，茯苓 24 克，厚朴 30 克（后下），法半夏 24 克，生姜 12 片，加白术 30 克，泽泻 60 克］加炒葶苈子 10 克。

适应治疗儿童增殖腺肥大，即顽固性睡后打呼噜声。《金匮要略》第 20 条曰："咳逆倚息，短气不得卧，其形如肿，谓之支饮。"《伤寒论》第 6 条曰："自汗出，身重多睡眠，鼻息必鼾，语言难出。"打呼噜与痰有关，与食道壅阻有关。

临证时加神曲 30 克，石菖蒲 30 克，葶苈子 10 克，神曲能畅通气道，葶苈子善治痰证，石菖蒲开九窍。

● 劳累后打呼噜者，体内湿盛而脾虚。**附子理中丸**加桂枝、辛夷花、通草、苍耳子。水煎服。每日 2 次，黄昏服 1 次，临睡前服 1 次。

三、简易方治疗思路选择

打呼噜经治疗减轻，或轻微打呼噜者，用炒葶苈子 10 克，优质大枣两枚撕开，沸水泡服，坚持 1 周即可。葶苈子 30 克以上，有出现四肢发冷，呼吸困难，心率减慢副作用。故临床应用时以炒葶苈子为宜，即《金匮要略》的**葶苈大枣泻肺汤**。

痰病

一、临床痰病治疗要点提示

● 痰者，津液之异名，润养肢体者也。肺曰痰，脾曰涎，胃曰饮。痰原肾，动在脾，客于肺。水升火降，脾胃调利，痰何从生。稠浊为痰，清稀为饮。痰由肺虚火上炎，熏灼而成，所以稠痰。饮由脾虚，水停不散而成，所以清稀。治痰宜降气，清热，益阴滋水。治饮宜燥湿利水，行气健脾。唾痰少黏难出者，为燥痰。痰稠黄有块者，为热痰。

● 肺喜凉润恶温燥，故以知母、贝母、天门冬、麦门冬、地黄、桔梗为要药。脾喜温燥恶寒润，故以白术、苍术、胆南星、半夏为要药。

● 心烦口渴喉咙痛又气喘，为热象。热盛必损阴，病在肺经，要保护肺阴。肺与大肠相表里，可以从大肠除肺热来保护肺阴。痰是黄色，说明里面有热。如果体内有寒，痰是青色或无色的。痰黄是正气正在和邪气斗争的产物。

● 风寒暑湿，饮食不节，劳逸失度，内因外因，病都有一定之证，一定之脉。唯痰湿之病，奇怪千变，又不可名状，无从考核，大多都是痰作怪，痰湿之性黏滞难除。故前贤有"怪病从痰论治，百病多由痰作祟，痰生百病食生灾"等学术见解以启后学。

● 宋代庞安常《伤寒总病论》曰："人身无倒上之痰，天下无逆流之水，故善治痰者，不治痰而治气，气顺则一身液亦随气而顺矣。余谓不治痰而治气，气顺则一身之津液随之而顺矣。一语为治痰妙谛。"此书苏东坡、黄庭坚共同作序，可见庞氏医术之精湛且有名。

● 喻嘉言曰："治痰饮有四法：实脾，燥湿，降火，行气。实脾燥湿，二陈二术，最宜，若阴虚忌用。又曰：风寒之邪，从外入内，裹其痰饮，惟用**小青龙汤**，则分其邪外出，而痰饮从下出也。浊阴之气，从下入上，裹其痰饮，用**茯苓厚朴汤**，则分其浊气下出现而痰饮上出也。”

● 某董事长妻，42 岁，时时喜唾白稀痰、乏力、畏寒、懒动，翻开双下眼皮内膜色淡白，偶有咳嗽，苔白滑，脉沉细弱。用**当归补血汤**合**苓桂术甘汤**加佐川芎，共 14 剂，服后几乎唾痰消失。愈后董事长问，吃了不少次中药，几乎都是化痰药，你开的药为什么没有治肺化痰药反而有效？答：脾乃生痰之源，脾湿生痰，脾燥痰自除。

● 舌根面上，有一块顽固性老黄苔不退，为体内有热顽痰作祟，用**乌梅丸**加大黄治之。

● “善治痰者，不治痰而治气，气顺则一身之津液亦随气而顺矣”（《秘传证治要诀及类方》）。

二、经方治疗思路选择

● 口唾黄痰者，用**大柴胡汤**合**小陷胸汤**治疗。方中黄连瓜蒌合用有祛痰效果。

● 对有痰咳不出，腹诊肚皮紧绷，压时患者排斥，用**大柴胡汤**加桔梗治疗。桔梗有化痰作用，方中枳实、芍药能舒张支气管平滑肌，所以化痰作用好。

● 频繁唾痰令人烦，痰清或稠或胶，用《金匮要略》**小半夏加茯苓汤**治之；效差，佐人参以健胃气，则痰疾自愈。

● **皂荚丸**治痰。《金匮要略》曰：“咳逆上气，时时吐浊，但坐不得眠，**皂荚丸**主之。”皂荚为开诸窍化痰峻药。伤寒大家尤怡曰：“皂荚味辛入肺，除痰之力最猛，饮以枣膏，安其正也。”皂荚炙酥（去子，枳壳去瓤，麸炒），研末，制蜜丸，梧桐子大小，每次 70 丸，空腹服，用米汤送下。老年人尤宜之。《医方集解》曰：“用枣膏和汤服，日夜一次。”

三、时方治疗思路选择

● 咳痰涩而难出，多生于肺，肺燥则润之，用**贝母瓜蒌散**治之。咳痰滑而易出，多生于脾，脾实则消之，用**二陈汤**治之；重者用**礞石滚痰丸**治之。脾虚则补之，用**六君子汤**治之。

● 燥痰咳嗽，咳痰不爽，涩而难出，咽喉干燥，苔白而干，用《医学心悟》功效：润肺清热，理气化痰的**贝母瓜蒌散**治之。组方：贝母 10 克，瓜蒌 6 克，天花粉、茯苓、橘红、桔梗各 5 克，水煎服。记忆口诀：橘红瓜蒌苓母桔天花粉（橘红瓜蒌苓母接天花粉）。

● **二陈汤**治痰临床加减应用。

《医学绪余》云：“治痰应察其源，常以**二陈汤**统治痰，于湿者，宜使无湿，因于火者，火降金清，秋令乃行，水无壅遏，痰安徒生。”

1. 膈上不宽者，**二陈汤**加枳实、桔梗。

2. 火旺生痰者，**二陈汤**加黄芩、黄连。

3. 因风生痰者，痰唾涎沫，脉浮弦，**二陈汤**加前胡、旋覆花、南星、天麻、白附子、皂角。

4. 因寒生痰者，痰唾清冷，脉沉迟，**二陈汤**加生姜、桂枝、细辛、白芥子、干姜、砂仁、枳壳。白痰者，**二陈汤**去乌梅、炙甘草，加白前、紫菀、桔梗。

5. 因热而生痰者，痰唾胶黄，脉洪数，**二陈汤**加天竺黄、黄芩、黄连、栀子、石膏、瓜蒌。

6. 胃中有湿生痰者，痰唾碧绿，脉浮缓，临床表现身多软，**二陈汤**加苍术、白术。

7. 因暑而生痰者，痰唾腥臭，脉虚微，**二陈汤**加香薷、扁豆。

8. 因燥而生痰者，痰唾如线，或如小珠，或如胶漆，咳嗽难出，脉滑数，临床表现为痰黏难咯，**二陈汤**加瓜蒌、天花粉、贝母、杏仁。

9. 因酒积而生痰者，痰唾呕恶，清晨发嗽，**二陈汤**加猪苓、葛花之类。

10. 因食积而生痰者，痰唾状似桃胶，蚬（蚬读“显”音，生在淡水软泥里的软体动物）肉之状，胸腹闷闷不安。**二陈汤**加香附、莱菔子、枳实、神曲、麦芽、山楂、厚朴、炒黄芩。

11. 脾虚而生痰者，痰唾不时，倦怠少食，**二陈汤**加白术、陈皮。

12. 肾虚而生痰者，痰唾时，即如潮涌，多发于五更，**二陈汤**加天门冬、麦门冬、五味子。

13. 火郁胸中老痰结，症见滞在喉中咯不绝，**二陈汤**加香附、桔梗、黄连、枳壳、佐元明粉。

14. 肋间有痰者，**二陈汤**加白芥子。脾胃有痰须加枳实。

15. 呕血皆因胃火炽，脉来洪数呕连绵，**二陈汤**加枳实、竹茹、姜汁、炒黄连。

16. 闷胀吞酸、吐酸，**二陈汤**加炒黄连、吴茱萸。

17. 顽痰，**二陈汤**加青礞石。胶痰用皂角、葶苈子。咽喉顽痰，加能祛深在之痰的白前。朱丹溪曰：“五倍子治老痰，佐他药治顽痰。”

18. 吐痰色绛像铁锈，为血热温肺损伤肺络，西医的大叶性肺炎。**二陈汤**加蒲公英、鱼腥草。

19. 风寒外感咳嗽者，**二陈汤**加枳壳、桔梗、前胡、苏梗叶、葛根、桑白皮、木香。

20. 血虚发渴者，去半夏，**二陈汤**合**四物汤**加贝母。

21. 火痰者，**二陈汤**加石膏、青黛。

22. 疟痰者，**二陈汤**加常山。常山作用强烈，能损正气，体虚者慎用，5~10 克量。古人曰：无痰不成疟。故，用治疟疾有良效。

23. 虚痰者，**二陈汤**加黄芪。《世补斋》云：茯苓一味，为治痰要药。

24. **导痰汤**（《严氏济生方》），即**二陈汤**加胆南星、枳实。功效：燥湿豁痰，行气开郁。适用于咳嗽痰多黏稠，不易咯出，甚则喘急，呕吐，眩晕头痛，胸膈痞塞胀满者。

25. **加味二陈汤**。即**二陈汤**加黄连、黄芩、薄荷。主治：痰火证。

26. **金水六君汤**（《景岳全书》），即**二陈汤**加熟地、当归。主治：肺肾阴虚，水泛为痰，咳嗽呕恶，喘逆而多痰，咽干口燥。

27. 顽痰流于经络、四肢、肌肉而成痰核者，**二陈汤**加牡蛎、玄参、芒硝、昆布、海藻、夏枯草、姜汁、竹茹治疗。或用**控涎丹**、**指迷茯苓丸**加减治疗。

四、经验方治疗思路选择

- 《本草衍义补》云：莱菔子治痰有推墙倒壁之功。张璐曰：“枳实治痰，能冲倒墙壁。”
- 《张氏医通》曰：“眼黑而行步呻吟，举动艰难者，痰入骨也，非用萆薢、苦参不除。其病遍体骨节疼痛，审气血而加化痰药。”
- 雪梨姜汁食疗方：雪梨汁一杯，姜汁 1/4 量，蜂蜜半杯，薄荷研末 3 克，拌均匀，锅内烧开备用，任意饮用，降火如奔马。治痰气壅塞，甘寒辛润，邪袭于肺，泄肺降痰。用之良验（《医学精言》摘录《幼幼集成》）。
- 常常刮痧小腿外侧，外踝尖上 8 寸胫骨前肌的外缘，足阳明胃经穴之丰隆穴，可除湿祛痰。丰隆穴乃祛痰要穴。《扁鹊神应针灸玉龙经》曰：“痰多须向丰隆泻。”《十四经要穴主治歌》曰：“丰隆祛痰有神功。”

第七章　汗证　水肿　发热

多汗　盗汗　自汗　半身汗　黑汗　红汗　黄汗

一、临床治疗汗证要点提示

1. 盗汗者，卫气不与营卫和谐故也（曹颖甫）。

2. 自汗者阳虚，盗汗者必阴虚（张景岳）。

3. 寒邪从阳虚出者之汗，为冷汗。热邪乘阴虚出者之汗，为热汗。前后背湿冷汗自出，为痰证。

4. 多汗者，表气虚。自汗者，风湿、暑病。汗出身又软，湿热合邪。

5. 睡醒汗出谓自汗，又纳差，属胃阳，虚则补阳固卫。睡熟汗出谓盗汗，属肾虚有火，治宜滋阴降火。

6.《望诊遵经》诊汗提纲曰："头额汗出者，病在诸阳。手足汗出者，病在于胃。心窝汗出者，心脏亏虚。阴下汗出者，下焦湿热。汗出偏沮者，使人偏枯之先兆。黄汗者，湿热之证。白汗者，厥气之证。红汗者，气虚之候。汗出如油者，命绝之容。汗出如流珠，脉浮者，卫气衰。汗大如贯珠不流者，元气绝。三阳实，三阴虚者，汗不出。三阴实，三阳虚者，汗不止。"

7. 风与温热属阳邪，阳邪袭表，气血外应故脉浮。风性疏泄，热迫营外越，故自汗出。

8. 太阳病时，正邪交争，机体为解除疾病，就要出汗，出汗前，血管会扩张，汗水才会从皮孔排出，脉也会浮，随体液之波动，体表温度也会升高，人体内就会感到发冷。

二、经方治疗思路选择

● 对自主神经功能紊乱的严重自汗者，如，顽固性自汗伴恶寒肢冷，神疲乏力，面色无华，舌质淡嫩，脉细无力等，用**桂枝加附子汤**治疗。

● 汗多、心悸，**桂枝加附子汤**加龙骨、牡蛎治疗。

● 汗漏不止，肢冷汗多，平时体虚易汗。用中风兼阳虚汗漏证的主治方**桂枝加附子汤**治之。

● 烦躁不安，出冷汗者，**附子泻心汤**加肉桂治疗。

● 大汗后阴阳两伤，或仍漏汗不止，为阳虚卫阳表不固，汗孔不合之故，治疗应主用补阳药，因扶阳才可摄阴，阳生则阴长，方用**桂枝加附子汤**固表，或用黄芪量大加补**中益气汤**以固肺不固之汗。盲用止汗类桑叶、浮小麦、龙骨、牡蛎之类徒劳。陈修园赞**桂枝加附子汤**治疗漏汗不止时说，太阳病发汗太过，而为漏汗不止，必用附子以固之；严重到四肢厥冷时，必用**四逆汤**来救之……得**桂枝汤**为太阳专药，令阴交于阳则漏止，漏止则液不外脱，而诸证俱除矣。

● 阳气虚，则固摄津液无权，出汗不止。治则应扶阳益气。用**桂枝加附子汤**、**黄芪建中汤**加附子治疗。阳气不足改善后，汗自然就能够敛下来。

● 更年期汗多，关节冷痛，**桂枝加附子汤**加当归、淫羊藿、巴戟天、细辛治疗。

● **桂枝加黄芪汤**治疗自汗、盗汗、局限性多汗、头汗、黄汗、小便不利治疗。

● 盗汗用其他方无效，伴失眠、四肢倦怠、纳差，**桂枝汤**加浮小麦、滑石、生龙骨、生牡蛎治之可愈。盗汗是夜间入睡即汗出，醒时则汗止，为阴阳气血皆虚，阳虚不能固表，阴虚不能内守，所以盗汗为名。

桂枝汤服用后，宜喝热粥，并覆盖被子取汗以助药力，忌生冷、油腻及不易消化的食物。

● 发汗后病不解，反恶寒，人虚汗不止，用**芍药甘草附子汤**治之。

● 临床经验：各类多汗症，应采用回阳收纳、温固。用**四逆汤**、**回阳饮**、**潜阳丹**、**封髓丹**等方剂治疗。

● **桂枝加龙骨牡蛎汤**加仙鹤草、生白术，治疗自汗效果好。

● **桂枝加龙骨牡蛎汤**加量大仙鹤草、丹参、五味子、芡实、莲须，治疗盗汗多梦尤好。一般 3 剂汗止寐安，连续服 30 剂而愈。

经方家曹颖甫曰："**桂枝加龙骨牡蛎汤**，不惟治遗精，并能治盗汗。十余年中，治愈甚众。"

清代名医罗国纲《罗氏会约医镜》曰："凡自汗盗汗，忌用生姜，以其松腠理也。"

● 气喘汗多，**桂枝加龙骨牡蛎汤**加五味子、山萸肉、人参、麦门冬治疗。

● 凡夜间出汗又烦躁，**桂枝加龙骨牡蛎汤**加祛烦热的白薇 6 克治之。

● **桂枝加龙骨牡蛎汤**，虽能止汗，但生血增阴液力较差，治疗盗汗难愈效果差时。可改用**甘麦大枣汤**（炙甘草 15 克，淮小麦 100 克，大枣 10 枚）加黑豆 100 克，桂枝 10 克。治严重盗汗缓急补中气，小麦养心阴安神以生血，加桂枝开发胃气，滋肾阴，荣卫和，阴血充，故盗汗止。

● 凡心悸、盗汗、自汗，睡眠质量差者，可遵《难经》十四难："损其心者，调其营卫。"用**桂枝加龙骨牡蛎汤**选加麦门冬、五味子、生地治疗。

● **桂枝汤**加人参，治疗汗多、心悸、头昏、食欲不振。

● 顽固性自汗者，几乎每晚上要换三四次内衣。用**桂枝汤**加白芍、五味子各 30 克，生黄芪、生龙骨各 90 克，大枣两枚，甘草 10 克，干姜 6 克（忌用生姜）。水煎服，坚持 1 个月可望治愈。临床证明，药量小如同小儿抬重物麻袋，再多也无济于事，不如找力气大的两个成人抬而扔之。

● 全身多汗、心烦，用药不效，观舌红、舌边起满小红刺，脉沉弦细，为热于内所致。应用**栀子豆豉汤**加黄连、竹叶、麦门冬，水煎服，6 剂汗止（赵绍琴）。

● 2017 年 9 月 6 日，经人介绍门诊来了一位自称 45 岁的某大学女老师，说她全身多汗，尤以夜间明显，心烦得夜间睡不着，人虚得气感觉都不够用，每天要换 3 次内衣，多汗病已经折腾她两年多了，看过不少大小医院，检查做过好几次，就是吃药止不住汗啊！坐在一边的患者丈夫说，她为这个多汗病心烦得都快要抑郁了，人都消瘦变黑了。观患者舌燥又红光，舌尖处像草莓样起小刺，脉沉。这不正是《伤寒论》中"虚烦不得眠……心中懊侬，**栀子豆豉汤**主之，若少气**栀子甘草豆豉汤**主之"吗！便处方：炒栀子 15 克，豆豉 30 克，黄连 9 克，黄芩 9 克，淡竹叶 10 克，甘草 10 克，生大黄 10 克。7 剂，水煎服。患者一看处方说，怎么没有以前止汗的龙骨、牡蛎、浮小麦啊？给解释：你是肺中有积郁之热所致，这个方子除烦，宣肺热，导热下行从小便出，患者丈夫说，先开 3 剂中药试一下效果吧！有效果再来吧！ 9 月 11 日下午，患者独自来门诊高兴地说，没有想到这个方子花钱不多，真的太有用了，一下子不用换内衣了。效不更方，再续 5 剂。患者说，能否开一个月的药治彻底。回答：中病即止就行了。又问是什么原因道理？便解释：是从张仲景的记载中提炼的，我只是借来一用，如同屋内温湿又闷热，门窗开点缝儿一流通，再用利尿的淡竹叶，引热下排的大黄，方药配伍团结合作，使肺经郁热之邪解除，肺宣降功能正常了，病自然会好了，这就是中医说的：通是治病和养生的根本（此顽疾就是这样治愈的，纯属经典铸成宝剑，我只是借来一用罢了）。

● 对上热下寒之厥阴往复，病因复杂，辨证难分，日久顽汗者，用他方乏效者，改用**乌梅丸**加敛汗之牡蛎、龙骨守方可治愈。

● **乌梅丸**治半夜盗汗不效时，改用从少阴论治，用**黄连阿胶鸡子黄汤**，投之即效而愈。

● 后半夜盗汗，时间是厥阴主之。《伤寒论》曰："厥阴病欲解时，从丑至卯上。"临床发现，《伤寒论》凡厥阴病（半夜盗汗后）所发生的疾病，用**乌梅丸**就能治愈。如后半夜盗汗、咳嗽、胃痛、腹泻、失眠、哮喘、头痛、肺癌、关节痛、耳鸣等病，均疗效佳。后半夜胃病并泛酸水，乌梅加到20~30克才有效果。以酸制酸，有待进一步观察研究。

● **五苓散**加石膏，治疗多汗症。

● 面黄、乏力多汗、多食易饥饿、腹软者，**五苓散**合**黄芪桂枝五物汤**治之。

● 多汗乏力，易感冒，**五苓散**合**玉屏风散**治之。

● 稍动就出汗多，衣服都湿透，是**五苓散**体质，这种人多属发胖型，**五苓散**治之。

● 汗后浑身壮热烦，乱言干呕、呻吟，用**小柴胡汤**合**黄连解毒汤**，水煎服治疗。

● **小柴胡汤**治外感盗汗效佳。机制：杂病盗汗多为阴虚，外感盗汗为邪在少阳。临床表现轻微头痛、口苦、大便不爽，确系邪稽留少阳。

● **桂枝加桂汤**治疗自汗，又能止汗，无汗可以发汗，有双向调节作用，关键是识别体质。

● 遇到心急时，就出一头汗，为阳明热，用**人参白虎**汤清胃热，加桑叶、浮小麦止汗即可。

● 大汗淋漓，为营血虚于内，卫气虚于外，营卫失于和谐，漏出而为汗。碰到日夜大汗淋漓，用常规止汗剂无效者，用**桂枝汤**合**小柴胡汤**加龙骨、牡蛎、制附子治之（**桂枝汤**——治疗邪气侵犯于营卫。**小柴胡汤**——治疗邪气出于营卫）。

● 临床有几种病合并，症状复杂时，只要有"常自汗出"这一核心症状，用**桂枝汤**效果比较理想。

● 上消化道溃疡出血致贫血、头昏乏力、盗汗者，多次口服补气药无效，服**桂枝加龙骨牡蛎汤**立竿见影。

● 黄汗者，黄疸或胆红素偏高者，**五苓散**加茵陈治之。

● 黄汗染衣，色正黄如蘖（niè）叶，脉自沉者。为水与热交蒸于肌表所致，黄汗因湿阻肌表，阳气不能宣达，所以脉沉。用《金匮要略》**芪芍桂酒汤**主之。黄芪30克，芍药15克，桂枝15克，食醋适量。水煎入醋内服。这里说的酒即食醋。黄元御曰："酒为湿热之媒，湿旺土郁，汗从土化，是以色黄。"

● 单纯用**芪芍桂酒汤**、**桂枝加黄芪汤**效果不理想时，说明此人黄汗顽固难治，临床时要加重用量。并用"水湿之邪内阻，营卫郁遏，久而化热"为基本病。采用"清热燥湿，畅通郁阳兼化瘀"之法。如是则湿去热除，阳气畅通，气机周流，黄汗之疾可望自愈。

● **防己黄芪汤**治疗黄汗、多汗症、汗臭、狐臭。

● 发高热出大汗，脉浮空，为"元气大伤，虚阳外越"。可服大剂**四逆汤**，或针刺关元穴，汗立止，并短期退烧。

●顽固性盗汗，用滋阴、补血、养血、敛汗、降火，以及加量大龙骨牡蛎止汗效果差者。应另寻调和营卫之法思路，用**黄芪桂枝五物汤**治疗效果好。

三、时方治疗思路选择

●对气虚表虚自汗不止，**玉屏风散**加浮小麦、牡蛎、五味子，以增加固表止汗。

●对盗汗、心烦、失眠等阴虚症状者，**玉屏风散**加知母、黄柏，或**知柏地黄丸**合方使用。

●**玉屏风散**加生龙骨、生牡蛎各 30 克。若汗出特别多者加麻黄根 10 克。治疗自汗、盗汗兼阴虚者。

●女性盗汗，**二至丸**加霜桑叶、浮小麦治之。

●出现汗多者，**四君子汤**加黄芪、白术、当归治之。

●顾丕荣老师的“**金屏风汤**”处方：生地 20 克，山药 15 克，霜桑叶 12 克。水煎服。其“**玉屏风散**”用黄芪以固表，用白术温运脾阳。“**金屏风汤**”用生地以守内，取山药滋补脾阴。前者用防风助黄芪以固卫，后者取霜桑叶佐生地以守营。故加治盗汗自汗的桑叶效佳。

●**牡蛎散**（牡蛎、黄芪、麻黄根、浮小麦各 30 克）。治疗自汗、盗汗。记忆口诀：芪麻麦牡蛎（《和剂局方》）。

●临床验证，**白虎汤**有止汗之效，也有发汗之功。

●**当归六黄汤** [三黄二地芪归（来）]。治自汗、盗汗。此方妙在加黄芪。

●红汗者，**归脾汤**加减治之。

●汗水黑色，能染黑白衣，为“肾主黑主水，黑色属肾脏” 。舌红少苔，脉细略数，夜卧口干，手足心热。为肾阴虚。虚火内扰证。**知柏地黄汤**加生龙骨、生牡蛎各 30 克，1 个月可愈。遇到此类患者，用黄芪之类加生龙牡无效，因为不是气虚自汗症状（熊继柏）。

●对湿热证者出汗，用**四妙散**加浮小麦、桑叶治之。

●咳嗽气短，大汗淋漓者，**升陷汤**加山萸肉、生龙骨、生牡蛎可治愈。

●出现潮热无汗者，**四君子汤**加当归、白芍、半夏、柴胡、葛根治之。

●气虚自汗，**四君子汤**选加黄芪、陈皮、熟地、当归、牡蛎、白芍、乌梅、酸枣仁治之。

●妇女绝经期，心胸处汗出，为瘀血在胸，**血府逐瘀汤**治之。

●唯独心窝处出汗，而别处无汗者，为心劳过度所致。**八珍汤**去川芎，加酸枣仁、乌梅、炒黄连、大枣、麦门冬、辰砂、陈皮治之。口诀：八珍去芎加二枣，乌梅连冬辰砂皮。

●上半身汗多，并夜间加重者，用常规止汗方乏效，患者面白乏力，脉也弱浮细小或沉洪者，舌胖大，苔滑白而嫩，说明此人为肺气大虚，腠理不固所致，劳力伤脾肺，中藏之阳陷而不升，卫外之阳虚而不固，以致阴气不肯下降，乘虚外溢。用生金滋水的**杨氏止汗方**治之。方中升柴以提下陷之气，黑姜以收固卫外之阳，使阳得在外而为阴之卫。就是阴得在内而为阳之守也。处方：蜜炙黄芪 60 克，人参 12 克，生白术 30 克，炙甘草 6 克，白芍 9 克，当归 6 克，五味子 9 克，黑姜 6 克，陈皮 3 克，炙升麻 3 克，柴胡 3 克，制附子 9 克，大枣 5 枚。记忆口诀：八珍去芎苓地枣蜜升芪，陈胡黑姜附五味。

●暑天多汗、头痛烦渴、小便涩者，**桂苓甘露饮**（**五苓散**加滑石、寒水石、石膏、甘草）治之。

●阴虚火旺所致的遗精盗汗耳鸣，骨蒸劳热，咳嗽咯血，心烦易怒，足膝疼热，舌红少苔，尺脉数而有力。用降阴火，补肾水的中成药**大补阴丸**治疗。此方出自《丹溪心法》。组方：

熟地、龟板各18克，黄柏、知母各12克。共研末，猪脊髓蒸熟，炼蜜为丸内服9克。

● 绿汗者，为肝经湿热所致，用**丹栀逍遥散**加茵陈、焦三仙、车前子，使湿热除，肝气畅，病汗愈。

四、经验方思路选择

● 气虚盗汗，牡蛎粉、杜仲等分为末，每次用酒服10克左右（《千金要方》）。

● 顽固性盗汗，用他方不效者，穞豆衣（黑大豆皮、黑豆皮）30克，西洋参3克，水煎服，每日1剂，效佳。

● 盗汗特效方：仙鹤草90克，大枣5枚撕开，水煎服。一般连服1周可愈。

● 炒酸枣仁30克，水煎服，治各种汗有效。李时珍曰："酸枣仁有疗烦渴虚汗之证。"

● **自汗极效方**：处方：生龙骨15克，生牡蛎15克，黑豆30克，炒白术15克，生黄芪30克，桑叶9克，灯芯草3克。水煎服。记忆口诀：龙牡黑术芪桑灯。

● 自汗盗汗验方：①霜桑叶、浮小麦各30~60克。②葳蕤、丹参各30克。水煎服。

● 《丹溪心法》盗汗验方：霜桑叶100克研极细末，分10等分，每次米汤送服，即愈。目闭入睡，则阳行于阴，表不固，里热就易外透，故盗汗。桑叶有解热透表之功，故治盗汗效果理想。现在中药房很难找到霜桑叶，都是提前采摘的绿色桑叶。但用30克水煎后，当茶水样服用也有效。

● **民间方**：浮小麦炒半熟香状，水煎服，或研末同稀粥服，治疗自汗、盗汗、虚汗。

● **盗汗自汗单方**：穞豆衣，也称黑豆衣，单用或加入复方。水煎10~15克服用。医界有"一味黑豆衣胜过**玉屏风散**"之说。《本草纲目拾遗》有"壮筋骨，止盗汗，补肾活血，明目益精"的记载。

● 盗汗者，忌服枸杞子。《内经》曰："阳加于阴谓之汗。"一位手诊面诊学员诉说她先生夜间盗汗多得吓人，又说以为人虚，每天给大约1两枸杞子让他泡水喝，还是盗汗多啊。建议停服枸杞子，3天后慢慢缓解病愈。

● **外用方**：自汗不止，何首乌研末，本人口水调稠，外固定脐中。2日换1次。

手足汗

一、临床治疗手足汗要点提示

手足汗，属胃热。《望诊遵经》诊汗望法提纲曰："手足汗出者，病在于胃。"就是说，手足汗的病位在脾胃，多因阳明热盛，或寒聚胃脘所致。寒聚胃脘日久，寒湿内盛，即发肤外，则手汗如淋，汗出冰冷，郁久化热，舌中苔黄。治以温化寒湿，泻下清热。

二、经方治疗思路选择

● **桂枝加龙骨牡蛎汤**加浮小麦，治疗手足心明显出汗者。盗汗特别多者、顽固者，坚持服用1个月而愈。

● 手汗多、手抖、口渴、心慌，用**白虎汤**合**小柴胡汤**治疗。

三、时方治疗思路选择

● "治疗自汗、盗汗、手汗时，凡用补气，固表滋阴，降火服之不效，反而加重者，不知血瘀亦令人自汗、盗汗，用**血府逐瘀汤**治之"。王清任**血府逐瘀汤**之说拓宽补充了针对血瘀所致自汗、盗汗的治疗方法。

病例：男，30岁，企业讲师。手汗中西医治疗多次无效。他上司介绍来门诊，观面色口唇暗黑，舌质有瘀象，又诉说乏力。用**血府逐瘀汤**加淫羊藿30克，7剂，病愈。后来他带同事来门诊看病，说，“我找了几个名医，都没好，你药太神了。”我解释：是王清任治疗思路。他又问，王清任是那个大医院教授？我回答说，王清任是清代名医。

● 手足汗，热者，**二陈汤**加黄连、白芍。冷者，**理中汤**加乌梅。弱者，**十全大补汤**去川芎，加五味子。

● 《活人书》曰：**苍术白虎汤**（**白虎汤**加苍术）。治疗湿温多汗足冷证。

● 手汗**高效方**：黄芪、葛根各30克，荆芥、防风、明矾各10克。熏洗手，治手汗病。

头汗　脑后汗　局汗　腋汗　阴汗

一、经方治疗思路选择

● 头汗多，其余身体无汗，说明“瘀热在里，或邪在半表半里，或寒湿相搏”的表现。使汗不能横向体表透出。头汗的特点：出汗时好像蒸笼冒汽，热气飘热不断。当然，杂病中也有头汗证出现，病理不同，治法亦异。但总的治则是消除津液运行的障碍，只要津液能下行外出，头汗退止。用**柴胡桂枝干姜汤**治之。

吃饭时头面汗更明显：《黄帝内经》言：胃中悍气循咽而上冲，头中外行诸窍，可知头汗出者，湿热随胃中悍气上蒸故也。又人逢饮食，辄头汗出甚者，头上热气蒸腾如烟雾，俗谓之蒸笼头，此殆饮食入胃，饮气，食气，辄随胃中悍气上冲，是天禀然也。

温病出汗，只前额出汗及面出汗，是火热上蒸之象，应用疏卫开郁之法。

● **桂枝加龙骨牡蛎汤**，治脑后风府穴处大量出汗者，服药2周可愈。多因阳虚漏汗房事过度受了寒气，或洗凉水澡汗出浴水则伤肾。故用**桂枝加龙骨牡蛎汤**收涩止汗治疗。

● 中风偏瘫患者，出现一侧无汗，一侧汗很湿，根据这种机制应去温阳，用**黄芪桂枝五物汤**加附子，就能达到温阳益气的效果，逐渐解决问题。或在半身汗治疗时**黄芪桂枝五物汤**加一味祛风通络的地龙，也可治之。临床验证，出汗的一侧易发生偏瘫。

二、经方时方治疗思路选择

● 腋汗色黄染衣，为湿热交著，缠绵难医。用**小柴胡汤**合**三仁汤**（杏仁、白蔻仁、薏苡仁、竹叶、厚朴、通草、滑石、半夏）加茵陈、煅龙骨、煅牡蛎、石菖蒲、佩兰。有虚热者，加丹皮、地骨皮治之。

● 2014年5月5日下午，经人介绍门诊来了一位50岁四川籍女性，主诉心急时或稍一活动臀部就出汗严重，而身体其他部位汗少，诉说着起身让看她臀部，汗都浸透了裤子。翻看她带来以前的处方病历，全是**桂枝龙骨牡蛎汤**、**当归六黄汤**等止汗药。思考后，既然常规治疗乏效，遵阴部处为肝脉所绕，疑为肝经风热随肝气下迫，逼阴部漏泄波及阴部周边外排液为汗，故，心急及运动能使下迫阴津外泄而严重汗出。便试投**龙胆泻肝汤**加丹参、鸡血藤、龙骨、牡蛎，7剂，水煎服。20日下午，患者来门诊复诊时高兴地说，臀部几乎没有出汗了。阴汗病，笔者少见，但遵医理用药病愈，实为侥幸。

● 无论男女，顽固性阴部潮湿多汗者，用**龙胆泻肝汤**治疗乏效时，只要症见有腰痛表现，用《医学入门》的**安肾丸**（补骨脂、胡卢巴、续断、金铃子、小茴香各180克，怀山药、桃仁、杏仁、茯苓各60克，以上均炒研末制蜜丸，加熟地、巴戟天、益智仁、龙骨、牡蛎水煎送服蜜丸）。治疗疗效理想。现多改用汤剂。

• 无论男女，主诉下肢痿软无力，屁股脊椎末臀部感觉冰冷，阴处易出臊腥味臭汗，精滑不固（女性带多又臭），脉沉而有力。张璐认为其为膏粱厚味所致，才使火郁于内，逼阳向外，即阳盛拒阴，用东垣名方**滋肾丸**（通关丸）以苦寒下之加减（盐炒黄柏、盐炒知母、肉桂）坚持治愈。

• 独头汗出，是阳热内郁而不得外泄，上蒸于头汗出的阳微结见证。是湿之黏腻纠缠而不得外出宣泄。故别处无汗唯头汗。方应火郁发之，用**栀子豆豉汤**清透胸膈之热则愈。

• 通身焦燥，独头汗涌出，此烈毒鼎沸于内，热气上腾，故汗出如淋。宜**清瘟败毒散**去芍药、丹皮、桔梗、重石膏、玄参，加天花粉治疗（《温热经纬》）。

水肿

一、临床治疗水肿要点提示

• 《黄帝内经·汤液醪醴论篇十四·论治水肿》曰："气拒于内，而形施于外。""开鬼门，洁净府。"就是说，水肿患者，水寒之气格拒于外，形体因浮肿变易于外，由于五脏的阳气衰，水无以气化，致水气充满于皮肤，阴精独居于内，有阴无阳，是精孤于内，阴盛阳衰，则阳耗于外，水气充满于皮肤，其形体水肿。开鬼门，洁净府。就是指汗孔和膀胱。治疗通过发汗和利小便排除积水。此二治则对后世影响很大。经云："水肿初起，目下如卧蚕形。"

• 对于肝经瘀血而致的顽固性水肿，用"脾肺肾"传统之法乏效时，应采用《伤寒论》"从肝论治；活血化瘀；淡渗利水"往往收到速效，应用时，可根据病情加减用之。

• "有诸水者，腰以下肿，当利小便，腰以上肿，当发汗乃愈"（《金匮要略》）。

• **麻黄汤**治表水，**柴胡汤**治里水。临床应加以区别。

• "久病高度水肿，纯属虚寒，一切热证，均系假象。应扶脾渗利、益气补阳，大剂治之方效，有如骄阳当空，气化得行，大气一转，水湿邪气乃散。"岳美中谈《止园医话》。

• 内伤所致水肿，水肿按之陷下不起。外伤所致水肿，肿多由上而下继及全身。

二、经方治疗思路选择

• 面水肿，舌胖又水滑湿，脉弦，兼咳又喘，此为心阳虚于上，此体内水寒，水气得以上冲，则使人"水气凌心"而心慌难受而惧，乘肺便咳喘，以调温心阳，利水消肿，**苓桂术甘汤**治疗（《伤寒论临证指要》）。

• 腰以上肿，发汗则愈，**麻黄附子甘草汤**治之。腰以下肿利小便，**五苓散**治之。朱丹溪曰："浮萍发汗胜于麻黄。"岳美中说："麻黄冷饮，也能利尿。"

• "风水，恶风，一身悉肿，脉浮，不渴，续自汗出，无大热，**越婢汤**主之。"麻黄6两，石膏0.5斤，生姜3两，甘草2两，大枣15枚。恶风者加制附子1枚。此方麻黄量大，是用来治疗风水，恶风，一身悉肿，也是治疗肿的专方。临床证明凡用**越婢汤**治疗水肿病，加杏仁10克，桑白皮15克，能提高疗效。

• **越婢汤**（麻黄9克，石膏30克，炙甘草12克，大枣20克，生姜2片）治疗腰上肿：脉沉——胖人，水肿之人，当然脉摸不到是沉的，小便不利，故水肿。全身性水肿之人，使用麻黄是重要指征，这个非常重要。麻黄消水肿不论脉浮沉，其在表者可用。

●《金匮要略·水气病》曰："里水者，一身面目黄肿，其脉沉，小便不利，故令病水。假如小便自利，此亡津液，故令渴也。**越婢加术汤**主之。"对水肿患者，用利水方药及温肾阳方药也不效者。应采用脾肺气虚，内有郁热的辨证论治法来治疗，用宣肺健脾，利水清热方药即可速效。2017 年 3 月 20 日，长春市一学生电话诉说他父亲 64 岁，双手水肿似馒头，在某医学院住院 2 周，输液，理疗，拔火罐，仍没有消肿，只能出院。出院后，学生微信发来他父亲头面及双手等照片求助，观双手、面部水肿似深黄色馒头，拔火罐的膝部照片内有明显橘橙色汁液。这是水湿既不能下行，又不能外达，郁滞化热，泛肌表，故才出现一身面目黄肿。笔者原方未动给开了**越婢加术汤**（麻黄 9 克，石膏 30 克，生白术 30 克，炙甘草 12 克，大枣 20 克，生姜 2 片）水煎服，5 剂。几天后回微信说，23 日开始吃药，24 日早晨感觉双手皮肤松弛，25 日双小腿也消肿了，又发来双手退肿后发皱的双手照片，以表示感谢。这就是方证、方机对应的经方魅力所在。

如果患者小便自利，为肺气还能通调水道，而下输膀胱，汗多则伤液，此亡津液，故令渴也。治宜健脾运化水湿，输布津液为主，不宜用**越婢加术汤**发汗，恐亡津液。

●**越婢汤**多见于急慢性肾炎临床应用：

1. 水湿甚者加白术、茯苓、猪苓以加强利水退肿之功。

2. 表重者加苏叶以解表。

3. 肺热重或咽喉痛者加桑白皮、金银花、板蓝根以清肺。

4. 兼汗多阳虚加附子，以温经助阳。

5. 现在用于肾炎初期风水证型者。

6. 腰部以上肿，发汗当用**越婢加术汤**，即加白术 12 克。加白术的时候必有小便不利临床表现，此亦为张仲景的用药心法。临床多见：一身面黄肿，似像肾炎面容。用**越婢加术汤**效佳，不但水肿和腹水消退，而且肾功能也好转，治愈。

●体肥，双手及手腕处肿胀而酸感明显又沉重。西医用消炎利尿药不效。遵清医家徐忠可曰："溢饮者，水已流行归四肢，以不汗而出致身体疼重，盖表为寒风所侵而疼，肌体着湿而重，全乎是表，但水寒相杂，犹之风寒两伤，内有水气，故以**大青龙**、**小青龙**主之。"或者**越婢加术汤**治之也可。

●"皮水为病，四肢肿，水气在皮肤中，四肢聂聂动者，**防己茯苓汤**主之。"皮水病的见证为四肢水肿，由于水气之邪留滞于皮肤之中，故四肢肌肉微微跳动，**防己茯苓汤**主之。方中桂枝发汗解肌以通阳、黄芪、茯苓、防己、甘草健脾益气，利水消肿，使水邪从表里分消而去。

●面部发黄，兼有轻微水肿，腰部以下及下肢水肿，腿又困重，便溏，走路有眩晕症状，高血压，而阳气寒，小便不利，用**真武汤**治疗（黄煌）。

●**真武汤**合**五苓散**治全身及睾丸也有水肿，又治腹泻、口渴、小便不利、水肿。

●腰痛下肢水肿，**真武汤**合**济生肾气丸**治疗。

●患者站立一天出现脚肿、腿胀，用**真武汤**加减治之。

●**五苓散**加防己，治疗全身水肿。

●**五苓散**治各种积水，关节炎积水、胸积水、水疝气积水效果好。

●双下肢水肿，**五苓散**合**麻黄附子细辛汤**能把水寒从肾里气化开来，或津液周流全身。

●治尿量减少、水肿、口渴，或肿瘤放疗、化疗后，肾炎、急性胃肠炎、伤暑患者，用**小柴胡汤**合**五苓散**治疗。

● 颜面反复性水肿、贫血貌者，怕冷，易外感，久不愈，头痛乏力爱睡，麻黄附子细辛汤加黄芪可治愈。阳虚水气上泛，出现水肿，麻黄附子细辛汤解表助阳，故加黄芪利皮肤水而愈。

● 头面水肿者，**甘草麻黄汤**（麻黄 15 克，甘草 6 克）加益母草 30 克治之。

● 肾炎水肿，用**甘草麻黄汤**（麻黄 15 克，甘草 3 克）治之。

● 口渴而水肿者，**柴胡桂枝干姜汤**合**五苓散**治疗。

● **泽泻汤**治水肿脾阳不运型，目窠水肿，腹及下肢凹陷性水肿，小便少，腹胀乏力，纳差便溏，**泽泻汤**（泽泻、白术各 120 克），加桂枝 25 克以助阳化气行水，量大用之效果好。

●《吴鞠通医案》载一治疗水肿案颇趣。大意是：某患水肿，陈医予**麻黄附子甘草汤**未效，邀鞠通往诊，仍复开此方。陈医见曾用过，云："断然无效。"吴云："予用或可效耳。"此时有王某在侧云："吾甚不解，同一方也，药止三味，并不增减，何以吴用则利，陈用则否，岂无情之草木，独听吾兄使令哉？"吴鞠通云："陈医之方，恐麻黄伤阴，必用八分，附子护阳用至一钱，以监麻黄，又恐麻黄、附子皆作用剧烈药，甘草性平，遂用一钱二分，以监制麻附。服一帖无汗，改用**八味丸**，**八味丸**阴柔药多，故当无效。"于是吴鞠通用麻黄去节一二两，附子大者一枚，得一两六钱，少麻黄四钱，让麻黄出头，甘草用一两二钱，又少附子四钱，让麻黄附子出头，上药煎成五碗，先服半碗，得汗止后服，不汗再服，以汗为度，因尽剂未汗，仍用原方分量一剂，煮如前法，并加服鲤鱼汤助药力。二帖服完脐上肿俱消，后以**五苓散**并调理脾胃，竟奏全功。

● 对脾胃虚寒水肿及白带证，**四逆汤**加党参、茯苓、泽泻治之。

● 顽固性水肿是全身气化功能失调的一种临床表现，水不自行，赖以气动。肝主升主疏泄，是调畅全身气机，推动血和津液运动的一个重要环节，人体气机的升降出入有序，自会身体健康。《伤寒论》第 318 条说："少阴病，四肢发凉，患者或者咳嗽，或者感到心跳，或者小便不利，或者腹中疼痛，或者腹泻肛门坠胀的，用**四逆散**主治。"其小便不利的主要病机是肝郁气滞使然，故用**四逆散**疏肝解郁，肝气调达水自然退去。《伤寒论》第 147 条也有说："小便不利……**柴胡桂枝干姜汤**主之。"同样是疏肝调气之法，以利在内水饮之邪的典例（《陈亦人医学薪传》）。

● 全身顽固性特异水肿，用**吴茱萸汤**治疗效佳。因少阴病是三阴里中的表证，是肾阳不足，不能温煦全身而造成的。也就是说，凡是身体寒性体质的人均易患三阴慢性病。吴茱萸汤好似日照雾霾，阴水自散除之。

● 仲景云："血不利则为水，名曰血分。""皮水者，**蒲黄灰散**主之。小便不利者，**蒲黄灰散**主之。"又有养血补血之"渴欲饮水，小便不利者，**猪苓汤**主之"。《血证论》作者唐容川曰："瘀血化水，亦发水肿。"以上前贤明确指出水肿是肝经瘀滞的结果，并非千百年来传统只认为是与肺脾肾有关。说明瘀血一生，又阻滞脉络，影响气机升降不通，津液难布，化为水（《陈亦人医学薪传》）。

三、时方治疗思路选择

● 久肿不退之全身性水肿，用**补阳还五汤**，方中地龙改为水蛭治之。瘀血而致水肿，肝瘀为主机，故用**补阳还五汤**活血化瘀为主，瘀除肿自然会消去。

● 下半身以下肿甚，胸腹胀满，手足不温，口中不渴，大便溏薄，舌苔白腻，脉沉弦而迟者。方用**实脾散**治之。如果气短乏力，倦惰懒言者加黄芪。如果小便不利，水肿者加猪苓，泽泻。如果大便秘结，小便不利加牵牛子治疗。

● **五皮饮**（陈皮、茯苓皮、桑白皮、生姜皮、大腹皮）。主治：全身水肿。及妊娠水肿或夏天湿盛足水肿。

临床治疗加减应用：

1. 腰以上水肿，**五皮饮**加防风、羌活、秦艽、白芷、荆芥以祛风除湿。
2. 腰以下水肿，为水湿下注，**五皮饮**加防己、薏苡仁、赤茯苓、赤小豆、泽泻、车前子。
3. 大便不通，**五皮饮**加大黄、枳实。
4. 腹胀，**五皮饮**加莱菔子、厚朴、麦芽。
5. 正气不足，**五皮饮**加党参、白术。
6. 阳虚内湿，**五皮饮**加附子、肉桂、干姜以补火温阳行水。
7. 若患者发热者，**五皮饮**加木通、滑石以除湿热。
8. 现多用于急性肾炎和心脏病水肿、营养不良水肿。湿重者**五皮饮**合**五苓散**。
9. 治疗面部水肿，陈修园用宣肺利水之法，**五皮饮**加紫苏叶、防风、杏仁。

● **防己黄芪汤**：粉防己 15 克，生黄芪 30 克，白术 15 克，生甘草 3 克，生姜 10 片或干姜 10 克，大枣 20 克（《金匮要略》）。

治疗特发性水肿、功能性水肿、急慢性肾小球肾炎、慢性风心病、肺心病。

临床治疗加减治疗应用：气喘者，**防己黄芪汤**加麻黄。腹痛者，**防己黄芪汤**加芍药。

下肢疼痛并有水肿明显者，**防己黄芪汤**加怀牛膝。血脂高者，**防己黄芪汤**加泽泻。

头晕头痛者，腰腿无力者，**防己黄芪汤**加葛根。胸痛、头晕、心绞痛者，防己黄芪汤加川芎、丹参。易感冒，鼻塞打喷嚏，**防己黄芪汤**合**玉屏散**。精神萎靡，下肢肿甚者，**防己黄芪汤**合**真武汤**。

四、经验方治疗思路选择

1. 严重水肿垂死状，诸医不治，用治水气水肿，利小便的海蛤粉适量，配大蒜 10 瓣捣碎泥状，做丸如梧桐子大，饭前温开水送服 20 丸，药完，小便多如桶量，病愈（《普济方》）。

2. 浑身水肿，或湿热腹胀，地骷髅（土狗、地狗）水煎浓服（《浮溪单方选》）。

3. 土狗 1 枚，轻粉少许，共研末，每用少许，纸包塞鼻中，其黄水尽从鼻中出。治面水肿（《杨氏家传方》）。

4. 土狗治水肿神方，土狗瓦上焙干，研末服之，真奇术也，屡试屡验。

5.《圣济总录》云："水蛊之状，腹膜肿胀，皮肤粗黑，摇动有声，此由脾肾气虚，湿气淫溢不瘥，百治不效，用蟋蟀两枚，水煎服，如不愈再服。传此方数人，无不验者。"（《任城日钞》）。

6.《本草新编》曰："凡治水从脚入者，用牵牛、甘遂以消之。若水从腰脐入者，用牵牛于白术之中，1 剂而腰重除，而脐肿平，3 剂而腰脐俱利矣。"

7. 治水肿小便不利时，临床复方加入紫菀 15~50 克即可，能提高疗效。

发热

一、临床治疗发热要点提示

1. 内伤发热，必用回阳救逆药物。外感发热，必用助阳解表药物。

2. 要弄明白温病同伤寒区别：温病最忌辛温发汗，解表伤阴。伤寒得天地之常气，急以发表为第一义。温病得天地之杂气，治法急以逐秽为第一义。

3. 伤寒发热，表闭阳郁，拂拂如羽毛之热，热在皮毛，以干热灼手而无汗。内伤者，肌体壮热，扪之烙手（《医贯》）。中风证发热，肌肤潮润而有汗迥然不同，全身疼痛。

4. 发烧退不了，吃激素，是不是？发烧先吃抗生素，抗生素是各种的好抗生素，消炎。中药呢，是大量凉药，清热解毒药，甚至于三宝，羚羊、犀角，都错了。错了不承认错，加激素，10 片激素，烧还退不了，更错，越治越错。结果输血，又错（赵绍琴语）。

5. 温病病来如山倒，病好如抽丝，温病来势凶猛变化多端，传变十分复杂。《温病条辨》曰：“治外感如将。”《温疫论》曰：“邪贵乎早逐。温病得天地之杂气。”故，温病早期诊断治疗十分重要，如果误治延治，就会导致温病后遗症，如长期低热，咳喘，湿泻，目昏耳聋，神呆失语，震颤，肢体强直，手足拘挛，甚至肢体痿软无力，不能生活自理。

6. 古人对治疗急性病，热性病的服药时间是非常注意的，要 3 小时 1 次，或 4 小时 1 次。要日夜服，每日 6 次或每天 4 次（《温病浅谈》）。

7. 高热不退，若专用寒凉直折，必热郁更甚，其热更高，故当宣发疏解，此乃火郁发之之意。使邪热有外达之机，不致郁热为患。故，“宣透”二字是治疗温病之关键（《赵文魁医案》）。

8. 对于发热患者，区别部位很重要，比如，热入心包的发热，表现为胸腹灼热，四肢厥冷，意味着火热在上，阳气不能下达。

9. 西医退高热，多采用进攻型的激素、抗生素以强压制和对抗治疗；而中医以尊重天人合一自然的清和、宣透、升降、疏导、扶正、扶阳等思路来为治则。

10. 三阳发热特点区别：太阳有发热恶寒。少阳病有往来寒热。阳明有蒸蒸发热，是从里向外发越，如同炊笼热气外腾，或是日晡潮热。凡以发热为主，多是阳证，则是阳虚阴盛，正气虚衰的表现。

11. 里热证同表热证的区别是：小便红赤，说明阳明里有热；小便色不变，说明是太阳病，要用**麻黄汤**去发汗。

二、经方治疗思路选择

• 治疗阳虚发热，表现症状特点：骨关节疼痛。不用抗生素，**麻黄附子细辛汤**就可以。

• **麻黄附子细辛汤**，不可小视，一干部，发热不退 50 余天。先后服用和解滋阴，发表，益气，住院输液 15 天也不见好转。从少阴发热思路之用药（麻黄 5 克，制附子 6 克，细辛 5 克）。结果 1 剂药后停止发烧了。2 剂病愈。“少阴病，始得之，反发热，脉沉者，**麻黄附子细辛汤**主之”。

• **麻黄附子细辛汤**、**白虎汤**、**桂枝汤**三方合用治高热，怕冷，1 剂退热。

• **竹叶石膏汤**（人参 6 克，石膏 30 克，竹叶 10 克，半夏 9 克，麦门冬 18 克，甘草 6 克，粳米 15 克）。治疗外感发热类病症，1~2 剂热退。效速而稳定，西药不能比及。

• **竹叶石膏汤**。症多见于发热性疾病的恢复期，口腔炎、神经衰弱、糖尿病、支气管炎等病程中。热病后期，余热未清。叶天士曰："炉烟虽熄，灰中有火。"《名医别录》曰："虚劳客热，口干燥渴。"或骨蒸潮热。

• **大青龙汤**退高热 42℃以上，盖被出汗，并喝米汤数次。1 剂即愈。

• **栀子豆豉汤**加连翘、前胡、桑叶，温病退热效果佳。比寒凉的激素、抗生素，比中医的**安宫牛黄丸**更有速效。临床适用于口舌干、发烧昏睡的患者。脉沉的多见。所以说，疏通是治病和养生的根本。

• **白虎汤**治疗各种发热，体温在 39℃以上高热大渴（生石膏 100 克，知母 15 克，粳米 30 克，甘草 10 克）。汗多、面赤、烦渴、口舌干燥、脉洪大是**白虎汤**证。功效：清热泻火、除烦生津。

病因：阳明经热盛，外感寒邪，入里化热，迫津外泄。

临床治疗加减应用：恶寒者加柴胡、黄芩。神昏谵语、四肢抽动者，**白虎汤**加羚羊角粉。伴见皮肤有出血斑者，**白虎汤**加黄连。体虚者，**白虎汤**加人参。恶心呕吐，舌苔厚腻者，**白虎汤**加半夏、藿香、滑石。

明代名医缪希雍说，石膏有透热外出的功能，故对发烧患者大量服用能很快退热。体弱之人可加人参，如白虎汤。温病大家赵绍琴说，**白虎汤**的目的是达热出表，气分无形热盛，用**白虎汤**时，忌加入元参、麦门冬、生地之类滋腻之品，以免阻滞气机，致辛凉之剂变成寒凝之剂，使邪热不能有出路外达而发之，而变成"死虎"。

一大学生小伙，发高热 39° 治疗 1 周不退，门诊找到笔者，观舌质红、舌燥口渴，心烦又倦怠，脉洪大，便大胆投**白虎汤**加芦根 30 克（岳美中倡王孟英治高热经验）。水煎服，1 剂愈。小伙说，中医能治急性病啊！

石膏味辛性寒。《名医别录》云："三焦大热，皮肤热……解肌发汗，止消渴烦逆。"说明石膏不但能清内热，而且能退皮肤发热，同时还能解肌疏表，使内蕴之热，息息透表而出。知母《神农本草经》云："消渴热中。"《名医别录》云："伤寒，久疟，烦热。"故石膏、知母合用，退一切高热，效果都好。寒凉之品久服伤胃，所以方中甘草、粳米和胃气而攘外邪。

另外，石膏用量大来退热，前提是面赤、烦躁、舌燥、口渴、脉洪大，俱证合乎**白虎汤**证。而温病之发热，舌有芒刺，苔粉黄腻，不畏寒，无汗，手汗汗出而不退，唇红口渴，烦躁不安，午后发热，头身困重，头痛，神昏谵语等。用大量石膏会"寒则涩而不流"，给治疗带来困难。

• 范文虎用**白虎汤**治疗阳明气分热甚时，以薏苡仁代替粳米，更有泄热渗利之用。热甚伤津，加芦根、天花粉以清热生津。化燥伤阴，加人参、生地、麦门冬滋阴增液。兼太阳表证，加**桂枝白虎汤**治疗。

• 温疫病发热，脉长洪而数，大渴复大汗，全身发热，宜**白虎汤**（生石膏 30 克，知母 15 克，粳米 30 克，生姜两片）治之。毒邪已溃，中结渐开，邪气分离膜原，尚未出表，然内外之气已通，故多汗，脉长洪而数。另外。若邪气入胃，非**承气汤**不愈，当急投**承气汤**缓缓下之，六脉自复（《温疫论》）。

• 高热不退，出现大渴，大汗，脉洪大，说明体内有炎症。若舌质淡，苔白不黄，说明病人的免疫系统功能有障碍，白细胞不能吞噬细菌，使苔变黄色，用**白虎汤**加制附子，退热往往 1 剂见效。

● 外感发热兼咳嗽，**麻杏石甘汤**为必用方，且必用石膏。其他药代替缓解咳嗽有效，但缓解发热效果欠佳。

● 用**小柴胡汤**加减治疗发热证，柴胡量均要 20 克以上效果才理想。古医家有云：**小柴胡汤**有诊断之失，而无治疗之误。药只七味，却是寒热并用，补泻合剂的组方典范，是八法和法中最精炼之代表方。徐灵胎说，**小柴胡汤**之妙在人参，虽说有柴胡黄芩去其邪热，但人参以防太阳少阳心病邪传里有变。

柴胡原是苦平之品，非重用才能显其功效。临床药量应大于其他药量的 3∶1。仲景原方用柴胡为半斤（大约当今的 175 克），每日 3 次，每次应服 58 克左右。今天临床用之多为 45 克，算量大也。

● 太阳病证时出现津虚兼发热者，**小柴胡汤**去人参，加麦门冬、五味子。

● 少阳病证时，出现白天不发热，而夜间发热剧，名为邪热入血室，邪留在阴分，**小柴胡汤**加牡丹皮、生地、黄柏、黄连、栀子、知母、当归（银柴胡以清内伤之热，柴胡以清外感之热）。

● 少阳病证时，出现夜安昼剧发热，**小柴胡汤**加知母、黄连、栀子、地骨皮。

● 少阳病证时，出现日夜潮热不退，**小柴胡汤合四物汤**加黄连、栀子。

● 发烧迁延不愈，肩背关节疼痛者，**柴胡桂枝各半汤**治疗。

● 凡受伤后，出现瘀血引起发烧者，**小柴胡汤**加桃仁、红花、当归、荆芥治疗。

● 瘀血在腠理引起发热，营卫不和，发热恶寒。**小柴胡汤**加桃仁、红花、当归、荆芥治疗。

● 肺结核患者盗汗，或热迫津外出盗汗，用**小柴胡汤**加石膏治之屡验（胡希恕）。

● 患者往来寒热，身热心烦，呕吐不止，心窝处拘急而胀满不舒，心中略觉烦闷，脉洪大而实，胁痛腹满兼便秘，说明病仍然未解除，**大柴胡汤**治之。1~2 剂大便通，腑热退，精神会好转。

● 患者发热出现胁痛腹满兼便秘，**小柴胡汤**治之。一两剂大便通，腑退热，精神会好转。

● 凡患者发高热，恶寒严重，全身关节痛，无汗，皮肤发烫，舌苔薄白，脉浮紧有力，为太阳伤寒之病症。正如《黄帝内经》所述的“体若燔炭，汗出而散”。伤寒大家刘渡舟说，临床用**麻黄汤**治疗，麻黄量要大于桂枝甘草，不然起不到发汗解表作用。因为桂枝、甘草能监制麻黄之发散。若麻黄量小，就会失去发汗解肌的意义，临床应用时须先煎麻黄去沫，以防患者服药后出现心烦。

● **清营汤**（犀角 1.5 克研磨，元参 9 克，生地 25 克，麦门冬 9 克，黄连 5 克，丹参 9 克，金银花 12 克，连翘 9 克，竹叶 6 克）水煎服。犀角研磨细浆后，同汤药合在一起内服。治疗舌绛红，无苔，热入营分。退热 1 剂见效。

● 《温病条辨》**宣白承气汤**（生石膏、生大黄、杏仁、瓜蒌）治疗大便不通又高热不退，为肺热下移大肠，大便通了，体温就下来了。炎症也就消了。胸片显示肺炎也就没了。

● 温病发热，一定要清宣，使邪热从卫分往外达之有出路，不能去解毒，更不能用凉药来硬压，而是要轻清宣透卫分才是正途。比如，桑叶、菊花、桔梗，**栀子豆豉汤**，而且要轻，要每日 5~6 次服用，那样不遏制住阳气，使邪轻轻地往外排出。

另外，温邪初入气分，未至阳明热盛，以**栀子豉汤**轻宣之。如果以郁为主，其热不甚，寒凉药易阻气机豆豉多用，栀子少用。如果以热为主，栀子可多用（《温病浅谈》）。

● **清瘟败毒饮**治疗一切大热火盛之证，症见突然高烧、头痛、昏狂、大渴大饮等（生石膏 60 克，知母 9 克，甘草 6 克，元参 15 克，竹叶 9 克，生地 15 克，赤芍 9 克，黄芩 9 克，栀子 9 克，黄连 6 克，桔梗 9 克，犀角 9 克，丹皮 9 克，连翘 9 克）。

清瘟败毒饮：**犀角地黄汤**、**白虎汤**、**黄连解毒汤**三方加减而成。

用药：热势越高，石膏量越大，石膏与麻黄比例为 5 ∶ 1，热势再高可用到 10 ∶ 1。

余师愚《疫疹一得》第 33 页说："重用石膏，先平甚者，而诸经之火，自无不安矣。"正所谓："擒贼擒王。"

● 温病发热辨证治疗：

1. 病在卫分，症见：发热必兼恶风寒，必表证，有头痛，口渴，舌边及舌尖红，苔薄白，严重者咳嗽，脉浮而数。治则：辛凉透表，清热解毒。方用：**银翘散**或**桑菊饮**治之。

2. 病在气分，症见：发高热，大汗大渴，舌质红，苔由白转黄，转灰苔，黑苔，或以胃热为主，或以胆热为主，脉洪大。治则：清热生津，除烦止渴。方用：**白虎汤**，或**小柴胡汤**，或**黄芩汤**，或**清瘟败毒饮**，或**竹叶石膏汤**。若出现心烦不得眠，心中不安合**栀子豉汤**治之。

3. 病在营分，症见：心烦，谵语，舌红，绛红，胸腹灼热，脉细数。治则：清营解毒，透热养阴。方用：**清营汤**，或**清宫汤**治之。

4. 病在血分，症见：身热夜甚，便血，或牙龈出血，鼻出血，斑疹，甚至昏神，舌绛起刺，绛紫，舌强，缩短，舌斜，舌颤，痿软，脉细数。治则：清热解毒，凉血散瘀。方用：**犀角地黄汤**治之。苔黄燥，脉洪数，口渴，斑疹出现者，用**化斑汤** [**白虎汤**加犀角（代用品），元参] 治之。

● 温病后期病在阴分，以舌红无苔脉沉为特点，热郁则热自内发之身热夜甚者，用**青蒿鳖甲汤**（鳖甲 15 克，知母 6 克，青蒿 6 克，生地 12 克，丹皮 9 克）加减治疗，午后或夜间身热，早凉无汗出，伴手足心热。养阴透热服之安。阴虚发热，用**青蒿鳖甲汤**。如果湿热就用**蒿芩清胆汤**治疗。

● 温病后期，脉沉。"热邪深入下焦，脉沉数，舌干齿黑，手指但觉蠕动，急防痉厥，**二甲复脉汤**主之。"即**加减复脉汤**（阿胶 9 克，麦门冬 15 克，生地黄 30 克，火麻仁 9 克，炙甘草 15 克，白芍 20 克）加鳖甲 15 克，牡蛎 24 克。若"下焦温病，热深厥甚，脉细促，心中憺憺大动，甚则心中痛者，**三甲复脉汤**主之。"即**三甲复脉汤**加生龟板 30 克。

● 如果一个人全天发热不停，颜面也发烫，口臭，口干，舌燥，舌红少苔，脉滑而数。说明阳明病热邪必在经，胃中有积热，邪热炽盛在胃中所致。治则：清胃凉血。方用**清胃散**治之，或用**白虎汤**加大黄、桂枝、水牛角丝治之。

●《温病条辨》曰："湿聚热蒸，蕴于经络，寒战热炽，骨节烦痛，舌色灰滞，面痿黄，病名湿痹，**宣痹汤**主之。"如果病人自觉全身关节疼痛，又以发烧为主。说明湿热阻滞经脉肌肤之下，会导致持续性发热不止，为湿热痹。治则：清化湿热，宣痹通络。方用：**宣痹汤**治之（防己、杏仁、滑石、薏苡仁各 15 克，连翘、栀子、法半夏、蚕沙、赤小豆各 9 克）。坚持加减到 3 周至烧退病愈。

●《伤寒论》曰："日晡所发潮热者，属阳明也。"是说一个人下午固定时间发热，病热之邪一定是在肠道，大便必黏而溏，纳差，腹胀，苔黄厚腻，脉细数。治则：消积导滞，清利湿热。方用**枳实导滞丸**加除胀之厚朴治之。而不是泻大便燥结之实热。

● 治愈顽固性发热四年病案。2021 年 1 月 12 日上午门诊，某男，26 岁。主诉：四年前因感冒发烧 41℃，后一直持续发热 38.5~39℃。每月不定期都要发热严重一两次。人感觉浑身无力，无法上班。观舌粉苔，质红，便秘，畏寒，脉沉细弱。便用**升降散**、**达原饮**、**补中益气汤**三方合用，7 剂，水煎服。

三、时方治疗思路选择

● **李东垣黄芪汤**（人参、黄芪、甘草）。为泻火之圣药。损怯烦劳，则虚而生热，三药甘温，能益元气，则邪热自退。

● 积食后又伤风寒引起高热、波浪热，舌苔白腻，为湿温。邪留气分，头痛恶寒，身重疼痛，脉弦细而濡者，用**三仁汤**清热除湿，宣通化浊治之（**三仁汤**中去白蔻仁，加桔梗宣发肺气，是经方大师江尔逊之独家心法）。

● **血府逐瘀汤**治疗血瘀发热：

1.“胸中烦热”而外面不热皮肤凉，舌质红，说明体内有瘀血为病机，简称“灯笼热”。

2. 血瘀发热（西医称吸收热），有外伤史或手术史，有固定痛处或肿块，舌质青紫有瘀斑。午后或晚间潮热，微汗出，体温在 37~38℃之间。病因：为瘀血阻滞，气血壅遏，阳气不得抒发，以致发热。**血府逐瘀汤**加青蒿、黄芩、丹参，活血化瘀清热治之。大便干结者，**血府逐瘀汤**加大黄。潮热甚者，**血府逐瘀汤**去柴胡、黄芩，加地骨皮、白薇。气虚无力者，**血府逐瘀汤**加黄芪、人参。

● 用**血府逐瘀汤**治发低热时，去桔梗。加三七化瘀止痛，加大黄，可以通腑而化瘀泻大肠火。王清任说：“既是血块，当发烧，要知血府血瘀必先发烧。”

● 湿热阻滞肠中致发热多日，大便黏滞便池。**枳实导滞丸**（大黄、神曲、茯苓、枳实、黄连、黄芩、白术）治疗。对发热性疾病，通便排毒导出体内浊热，是治疗发热的关键。

● **丹栀逍遥散**加丹参，治疗功能性低热（邓铁涛）。

下午发烧加重，入夜更甚，说明热消耗津液伤阴重，才阴分热，营热扰心，心烦不眠，表现口干舌干，舌质红，但口不渴，脉细数。治则：清营养阴增液。方用**增液汤**、**清营汤**治疗。但不宜过量，以防寒则涩而不流之遏制气机病难愈。

四、经验方治疗思路选择

● **陈景河高热高效方**：柴胡 50 克，黄芩 50 克，人参 20 克，板蓝根 30 克，地骨皮 15 克，常山 5 克，青蒿 10 克，甘草 15 克。主治无名热，高热不退 38~40℃。若外感后低热不退，加沙参、麦门冬、生地。

● **赵绍琴温病退烧经验方**：蝉蜕 4.5 克，杏仁 6 克，前胡 3 克，佩兰 9 克，石菖蒲 9 克，白茅根 30 克，芦根 30 克，姜黄 6 克，白豆蔻 3 克，半夏 9 克，通草 1 克。2 剂热退，脉静神清，遍身小汗出而愈。本方使气机宣畅，三焦通利，邪气外达之路能够畅通，入营之热即可外达。

● 产妇发热不退，黑豆 100 克，水煎服。数剂即效，服至热退为止，特效方也。

● 退热用连翘时，用到 50 克，才能有理想效果（黄煌经验）。连翘有泻六经之火的功能。

五、中成药选用

安宫牛黄丸（《温病条辨》），应用于高血压危象证。

不明原因低热

一、经方治疗思路选择

• 无名原因反复低热者，便秘和肝炎发热，**柴胡桂枝干姜汤**治疗效果好。

• 对不明原因的发热有寒热往来、恶风汗出等症状时，可用**柴胡桂枝各半汤**治疗。

用**柴胡桂枝各半汤**治疗低热后，继以**补中益气汤**加桂枝竣工。

柴胡桂枝各半汤实是一张不用补药的保健良方。临床：高热可治，低热能平，尤其是老年体弱之人，有病可治，无病防病，身体不适，关节酸痛，饮食欠佳，时有外感，长期服用，可以轻身祛病，益寿延年。

2010年5月16日下午，一位46岁的公务员，发低热3个多月到某医院住院未查出病因，患者担心得都快郁抑了。经某干部介绍，询问病情后得知，除不定时阵发性自汗发低热外，身体没有任何不适之感，二便也正常。就大胆开了**柴胡桂枝各半汤**4剂，病愈后未再反复。半年后介绍人见我问是什么道理？回答，这是《伤寒杂病论》的原意，就是患者五脏六腑没有什么病，只有反复阵发性自汗发低热的临床表现，是人机体卫气屏障不调，邪易入营卫，所以，用**桂枝汤**发其汗，**小柴胡汤**又是天然的免疫调节药方。从中西医结合来说**桂枝汤**不但是发汗剂，而且是祛邪不伤人的强壮剂、疲劳恢复剂。

• 凡患者反复发烧几年，出现面色㿠白，神疲乏力气短，水肿，为阳虚之象明显。说明里气已虚。**小柴胡汤**中生姜易为干姜即可。以干姜温养阳气，助人参枣草而扶正。临床碰到此类患者，以守方即可痊愈。

• 另外，每晚发低热37.5℃，反复几年或多日者，可用**小柴胡汤**合**白虎汤**加入一味人参治之捷效。病之传于少阳，胃气失振，气血差，用人参加之补中滋液，故徐灵胎曰："**小柴胡汤**之妙在人参。"

若受叶天士"柴胡劫肝阴"之说，便误用"**青蒿鳖甲汤**"临床会无效。徐灵胎曰："青蒿治疟疾之发热。"当代经方大师胡希恕狠批评说："舍柴胡而用青蒿，未免欺人。"

• 顽固性低热老在37.5℃徘徊，临床表现无汗，胃胀满，颈项不适，脉弦，胖大舌，苔则水滑，小便短少而不利，此为《伤寒论》辨之"水郁阳抑发热之证"，应遵"通阳不在温，而在利小便"之旨，用《伤寒论》第28条之**桂枝去桂加茯苓白术汤**主之。笔者治一位干部，男，51岁，发低热37.5℃多日，住院2周查不出病因，出院后朋友介绍来门诊求助，诉说问自己是否得了要命的病？综合诊断后，其对证上述临床表现。处方：白芍15克，甘草6克，生姜3片，生白术15克，茯苓15克，大枣2枚撕开。水煎服，5剂，热退病愈。后见面时说，他以后再也不误解批评中医了。

• 若临床兼无形之热，呕而热者，**小柴胡汤**加石膏治之极验。仲景无此加法，胡希恕最善用之。日本经方家也喜欢用之。

• 无名低热。"临床脉弦细，头痛发热者，属少阳。"**小柴胡汤**加重柴胡30克，服2~3剂即可退热。刘元素说，柴胡散肌热，去早晨潮热，往来寒热，胆瘅（瘅，因劳累造成的病），妇人产前产后诸热。

• 低热数日难愈，兼全身关节疼痛者，用**白虎汤**加桂枝治愈。

• **竹叶石膏汤**加柴胡，青蒿治疗无名原因低热。

● **小柴胡汤**合**达原饮**（槟榔6克，厚朴3克，草果3克，知母3克，芍药3克，黄芩3克，甘草3克）治疗原因不明的发热有效。**达原饮**无论病初、病中、病后都可以临床加减应用，也可以治疗邪伏膜原以外的发热病，治疗肠胃不清湿浊阻滞中焦之内伤病。

另外，食积者，苔厚腻，可用消导治之，勿用**二陈汤**、**平胃散**之类治疗。用**达原饮**加减治疗效果十分理想。

● **小柴胡汤**加金银花、连翘各30克，用于外感半表半里证而发热、痰黄、尿黄等热象显者。

● **益胃汤**（玉竹15克，麦门冬15克，生地15克，沙参9克，冰糖3克）。救胃阴主方，阴虚人都消瘦，而阴虚消瘦更明显。适用于阳明热病，下后汗出，身无热，口干咽燥，舌干苔少，脉不数。**益胃汤**滋胃阴的作用比**麦门冬汤**好。出现口干舌裂，**益胃汤**合**生脉饮**加苍术效果理想。《温病条辨·卷二·中焦》第12条曰："阳明温病，下后汗出，当复其阴，**益胃汤**主之。"

● **益胃汤**加减治疗积食发热。病因：脾虚胃弱，运化失调，食积郁而化热，积滞相合，产生内热，内热不能及时排除，形成食积发热。宜健脾和胃，消食化积。

常见小儿和体弱之人，表现午后潮热，不想吃饭，纳差。临床常用**益胃汤**加焦三仙，槟榔、鸡内金、地骨皮等。

2010年5月25日下午，西安小寨藻露堂中医医院门诊。经人介绍来了一位小伙，自述37岁，河南平顶山人，在西安东郊开裁缝店。主诉反复发低热半年多，中西医治疗及住院治疗未能痊愈。又说他都有轻生的念头出现了。笔者诊断后用**益胃汤**加减7剂。低热就没有再反复出现。后建议口服**补中益气丸**1周固疗效。

笔者有个朋友夫妻两人均是西医临床大夫，前些时候，他们4岁胖墩儿子每晚发低烧，连续十七八天，一直靠打激素来缓解控制发烧。朋友问我时我说孩子是积食造成的，孩子妈妈说有道理，发烧前她给孩子一顿吃了8个鹌鹑蛋，两个鸡大腿，但消化药给吃了呀？当孩子外婆同意我让孩子服汤药时，两人坚决反对，过了两天市儿童医院告诉朋友两人说，要抽孩子骨髓化验查原因，这下两人见消瘦的儿子急了，心痛了，才答应先服两剂中药试试看。当孩子服了笔者开的**益胃汤**加减（玉竹、生地、麦门冬、银柴胡、地骨皮、炒麦芽、冰糖等）汤药一小碗后，当晚再没有发烧哭闹，连服了两天病愈了。后来朋友两人问我什么道理？我用《温病条辨》小儿用药论中一句话回答说："存阴退热为第一妙法。"

另外，发低热用药不效时，说明体内有湿在郁滞。"肺乃水上之源"。应用开肺气、化湿郁的药物，如藿香、香薷、豆豉、佩兰、桔梗、杏仁、苏叶等辛微芳香化湿的药物，使患者微汗出，湿从汗出，热从湿解，肺气一宣，水道自畅，湿从小便排出，低热自退。如同输液留有排气孔出自一理也！如果固守"存阴退热为第一妙法"，一味地重用生地、地骨皮、麦门冬、桑白皮之类凉寒药，会阻遏郁湿而滞，那样使邪无法从卫分而解有出路，为医者不可不知。

● **青蒿鳖甲汤**（鳖甲15克，知母6克，青蒿6克，生地12克，丹皮9克）。治疗午后或夜间身热，早凉无汗出，伴手足心热。养阴透热服之安。阴虚发热，就用**青蒿鳖甲汤**。如果湿热就用**蒿芩清胆汤**治疗。

● 一位多年久治不愈低热患者，临床表现有《伤寒论》第28条原文中"翕翕发热，小便不利"。用**桂枝加茯苓白术汤**治疗，仅3剂，热退病愈（陈慎吾经验）。

● 无名定时发热，自汗出，多年不愈，检查内脏无病，说明由于卫气不和而发生的。比如，两点左右定时发热，可以在两点以前服用**桂枝汤**可愈。临床多见，可持续 20 多年之久（胡希恕）。

二、时方治疗思路选择

● 成人儿童顽固性低热日久不退，出现脉细，时有腹胀腹痛，为脾阴虚引起，用**四君子汤**加滋脾阴的山药效佳（岳美中）。

● 顽固性低热日久不退，出现面赤如脂样淡红娇嫩，渴才思饮，为肾阴虚所致，用**六味地黄丸**加柴胡、芍药，以及引火归原的肉桂，收摄浮阳的五味子，能尽快退热（岳美中）。

● **血府逐瘀汤**加马鞭草，治疗不明原因之低热。

● 中阳不足导致发热，**补中益气汤**加制附子，效快捷彻底。**黄芪建中汤**治虚劳，形体消瘦。**补中益气汤**调消化道功能，治气虚发热。

● 甘温除热，是属低热，临床表现乏力，体温保持在 37~37.5℃，自觉灼热，检查又无什么病，用东垣**补中益气汤**治之。

● 对原因不明之发烧，低血压，神经衰弱，各种出血症，以及妇女月经不调，月经过多，**补中益气汤**治疗。甘温除热之热，指胃气不振，津血所伤致使营卫不和之发热。

发热连续 2 周以上者，并采取多种方法不能控制的发热，为顽固性发热。

● 周期性发热多年，临床表现定时冷热、口苦、心烦、纳呆、声低，说明阳气留于少阳，少阳与厥阴相表里，厥阴主肝与包络，致发热不退，久热必郁，给邪以出路，表现出现胸满痞闷，纳呆神疲又为**越鞠丸**证。用**小柴胡汤**合**越鞠丸**治之即效。

● 出现内热者，**四君子汤**加黄芩、黄连、天花粉。兼下身无力者加牛膝、杜仲。足弱无力者加木瓜、防己。身热者加生地黄。

● 下午发热的患者，是真阳消耗过了，虚热外越使体温升高而出现自汗盗汗，服用回阳药来祛除寒邪，恢复真阳的作用，使发热退之。如果午后发热，阴虚滋阴清热，就会助长患者的阴势力从而抑制并损耗真阳。须知：邪火能伤真阳，真火能生真阴。

● 日晡时发热（申时，15—17 时），为阴虚火旺，**知柏四物汤**（川芎 6 克，生地 15 克，白芍 9 克，当归 9 克，知母 9 克，黄柏 9 克）治之。

● 骨蒸劳热者，**四物汤**加银柴胡、黄芪、鳖甲、知母、地骨皮治之。有临床大家说过，热在骨髓者，非银柴胡莫属。

● 干祖望经验方：不明原因低热，西洋参 3 克，地骨皮 6 克，丹皮 9 克，水煎服，每日 1 剂，热退为止。

体内灼热感　四肢发热

一、经方治疗思路选择

● 患者主诉胸腔到咽喉下总有发烧发热的感觉，说明津液满而不下，**小柴胡汤**治疗可愈。

● **芍药甘草汤**治疗，体内游走性火灼感，大便干燥，赤白芍、甘草各 30 克，一般 2 剂就效，坚持 10 剂治愈。

二、时方治疗思路选择

● **清骨散**（银柴胡 9 克，胡黄连 9 克，青蒿 12 克，鳖甲 15 克，地骨皮 12 克，知母 9

克，秦艽 6 克，甘草 6 克）。清阴分内热，退虚劳骨蒸热。低热日久不退，消瘦口红颧赤，手足心热，**清骨散**均可治疗。

• 患者出现四肢发热，一见到风寒，便觉得身如热重火烧，为阴虚而阳气盛，四肢属阳，风邪也属阳。应用养阴清热的**当归六黄汤**加退蒸热的知母，和治外风的防风，一遇风寒炙如火。故用搜风药。半月可愈之。

• 《医宗金鉴》**地骨皮饮**曰："治阴火旺，骨蒸发热，日静夜剧者，妇人热入血室，胎前发热者。"处方：**四物汤**加地骨皮、牡丹皮各 9 克治之。

• 李东垣说，"黄芪与人参，甘草三味，为除燥热肌热之圣药"。黄芪补外，人参补内，甘草补中，讲得十分明白，说明药物相须为伍能甘温退大热。

1993 年 6 月 18 日下午，某男，36 岁，被妻子搀扶进诊室。主诉：上华山游玩后，第二天双下肢肿胀又发烧，以为是受累加上感冒了，吃药不好，去医院看后怀疑是丹毒，输液几天也不见好转。给患者目诊、手诊，观舌苔白微黄，脉浮大，问诊纳差口淡无味，触摸下肢皮肤灼热明显。综合诊断后，用**补中益气汤**加祛风之防风、羌活和通淋利尿、引血下行的川牛膝各 12 克。5 剂，水煎服。后患者来门诊说，吃 2 剂就没有发热了，腿肿也几乎消失了，药完病而愈。问什么道理？答：高处不胜寒，上山很累又热，贼风会乘虚而入肌肤，用补中益气增强体质，又加给邪出路的风药，病愈。

《医贯》曰："世人一见发热，便以外感风寒暑湿之邪，非发散邪从何处解，不会见风寒暑湿对证施治，通用**九味羌活汤**、**败毒散**之类，甚者用**凉膈白虎汤**，杂然并进。因而失败者多。东垣深受其害，后创立了**补中益气汤**，认为邪之所凑，其气必虚，内伤者多，外感者亦兼之，外邪乘人体之虚而入。补中益气，使邪自退，不必攻邪，攻则虚者更虚。"故赵献可赞**补中益气汤**为真万世无穷之利，进退加减，神应无穷。

第八章　高血压　低血压　糖尿病

高血压

一、临床治疗高血压要点提示

1.“升降废，则神机化灭”“升降出入，无器不有”。升降是气运通畅，出入是神机化育。通，是治病和养生的最高境界。故，百病唯求是一通。七情六淫之祸都可以引起高血压发生，身体各个部位和平相处平衡自我调节顺畅，气机气血调和了，痰浊气火平顺了，血压自然就慢慢恢复正常了。

2. 中医认为高血压是内脏失调，气血之平衡被打破后导致的，想根本医治，就要调养脏腑，让患者体内气血畅通，身体元气恢复，血压自会正常。资料报道有学者研究认为，高血压的主要发病原因是肺气与中焦之气不足，导致肺虚，使血流和其他器官组织中缺氧量严重不足，必然靠供血量增补来救，会使血压升高。这也是现代中药方剂中用黄芪量增加至 60 克，用以大补肺及中焦虚来达到降压的取效用途。现在医学研究表明，黄芪治虚证有效率为 100%。故国医大师邓铁涛有“黄芪量大降血压，量小升血压”的经验提炼之言。

3. 光靠吃降压药来控制抑制人体中枢神经，使心脏的泵压功能减弱来降压维持，不叫治病，叫遮盖病情，反而副作用会衍变出新的疾病出来。

4. 凡患高血压，吃药无法控制，应积极去医院排除肾病发生，不要老在降压药上打转圈。

二、经方治疗思路选择

● 高血压者，**芍药甘草汤**加玉竹、牡蛎治疗。

● 高血压脸呈深红色，口唇也色暗血瘀，用**大柴胡汤**合**桂枝茯苓丸**加生石膏治疗，既降压又祛瘀，以及发热引起的脉数的精神病。临床用之效果理想。患者不难受，可以不用服西药高血压药（胡希恕）。

● 高血压用**大柴胡汤**效果十分理想。体质壮实，若出现烦躁不安可合**三黄汤**治疗。

● 烦躁、头痛、便秘或大便黏臭者，或高血压有出血倾向，或牙周脓肿、牙痛，用**葛根芩连汤**加制大黄治之。

● **真武汤**加减治疗高血压。加重用量镇药，以期潜镇降压，如石决明、生龙骨、生牡蛎、灵磁石、代赭石、珍珠母。再配下行牛膝，可助重镇潜降压，相得益彰。若方中加上苦寒（如龙胆草）之药，会伤胃，这就乱了方阵，会弄巧成拙。

通常情况下，原发性高血压为肝肾阴虚，肝阳偏亢所致。治疗多以滋水涵木，平肝熄风为法。临床上用温降高血压，是对“肾阳不足，水气上凌”的病机，温阳利水，使失调的阴阳得以平衡，血压自然恢复正常。这种病比较少见，但若遇到这种病例，只有温降才能有效。临床辨证待征：浑身性虚寒，或兼有眩晕、水肿、便溏、脉虚弱、舌质清淡、舌苔白滑。

● 高血压、低血压，引起的常见眩晕、水肿等，服用**真武汤**有效。

● 体格壮实男性高血压、糖尿病、颈椎病、落枕，复方中加黄连、黄芩治之。也可用

葛根汤加龙骨、牡蛎治之。

● 高血压、烦躁而心下痞者、**柴胡加龙骨牡蛎汤**合**泻心汤**治疗效果好。

● **防己黄芪汤**治疗高血压、高血脂、糖尿病、单纯性肥胖症、脑血管疾病效果好。方中有黄芪，服用后若出现腹胀满时，佐陈皮解之即可，这是李东垣启后世的一大发现。

● 慢性血栓栓塞性的肺动脉高血压疾病，一动就气喘，甚至还要晕厥，死亡率非常高。医穷技时，用**桂枝茯苓丸**加川芎治疗，能使病情稳定。

● 体质差之人患有高血压者，由于元气不足，鼓动无力，才能使血压升高。用**四逆汤**能使高血压降低。

三、时方治疗思路选择

● **半夏白术天麻汤**是调整人体机能的重要方剂，尤其是对调整血压忽高忽低者有效。不但对发作性头痛，食后思睡之低血压有效。对肠胃虚弱头痛，体倦之高血压也有效。动脉硬化、高血压、高血脂、内耳眩晕综合征、神经衰弱、贫血等均可用之。

● 对血脉不通引起之高血压，**半夏白术天麻汤**加丹参、穿破石治之效果理想。

● **天麻钩藤饮**加倍益母草 60 克，穿破石、丹参各 30 克，3 剂，血压就降下来了。

● **天麻钩藤饮**，最适宜老年人低血压低（舒张压），而高血压高的高血压（收缩压），老年人气虚者，可选加太子参，黄芪效果更佳。

● **黄连解毒汤**治疗高血压、三叉神经痛。

● **半夏厚朴汤**合**温胆汤**对易惊，有恐惧感，恐高、晕车、白衣性高血压效果好。所谓白衣性高血压，就是患者一到医院见到穿白大褂医务人员测量血压时紧张就会增高。

● 治疗气虚痰浊型高血压者，**温胆汤**加黄芪 30 克以上治之（邓铁涛）。

四、经验方治疗思路选择

已故名老中医学药家章次公治学严谨，崇尚实际。曾说："若铃医有一方之效足述，则亦位与仲景同等，当以科学尺度衡量之"。

1. 木贼量大降压作用理想。

2. 大蓟水煎服，有降压作用。

3. 小蓟有较强持久的降压作用，还可降低血胆固醇（《中药学讲义》）。

4. 茺蔚子 30 克，川牛膝 10 克，入复方中，治疗高血压捷效。茺蔚子（益母草子），功用相似于益母草。

5. 生桑白皮 30 克，水煎当饮料样服用，治疗高血压。

6. 穿破石、丹参、豨莶草。对低压不高，而高压高的患者效果好，属于痰湿瘀血阻滞的。玉米须可以代替豨莶草。

7. 高血压，复方加桑寄生。《中药学讲义》云：桑寄生有降压利尿作用，对原发性高血压有效。

8. 食疗，核桃仁一枚平分，在两枚鸡蛋一头打一孔，分别塞入核桃仁，煮熟一日内服完，此方法长期服用有效。

9. 高血压，用胶布缠紧 8~10 根牙签，磨钝尖，在双手腕阳溪穴频繁按压刺激，坚持日久有降压及稳定血压作用。

10. 外用治疗高血压方：白矾大约 2000 克，打成粗粉似绿豆大小，用厚布做成枕头，连枕 1 个月左右，血压稳定后，将白矾枕头用塑料袋包裹存放。发病再用。心情波动劳累易诱发高血压。白矾水泡脚坚持日久也可以降血压，效果也好。

11. 高血压验方：生黄芪 60 克，夏枯草 20 克，水煎服。

五、中成药治疗思路选择

安宫牛黄丸。

低血压

一、经方治疗思路选择

• **四逆汤加人参汤**，治疗四肢冰冷性低血压，连服 7 天即可。临床表现：脉沉迟，舌淡，头沉、胸闷。

• **四逆汤**加黄芪、当归、天麻、升麻治疗低血压。

二、时方治疗思路选择

• **补中益气汤**治疗低血压，方中黄芪用量不超过 15 克（邓铁涛：黄芪量大降血压，量小升血压）。临床用**补中益气汤**治疗低血压病，须加枳实才能收到佳效。

马有度经验：**补中益气汤**去掉升柴二味，作用减弱，但不持久。**补中益气汤**加益母草、枳壳之后，其作用更为明显。

• 血压问题：无论血压高低，应该重视临床表现，不能拿硬性统一数据对待每一个体质不同胖瘦之人。笔者临床见到有人低血压 50~60 毫米汞柱，但没有任何不良感觉。临床见有个别人几十年就是高血压，也没有不舒服感觉。2017 年 8 月 12 日上午，笔者在西安仁医堂门见到一位 82 岁老翁，测其血压为 40~60 毫米汞柱，他说他一辈子血压就这样子，如果低压升高至 50 毫米汞柱就眩晕难受。

糖尿病

一、经方治疗思路选择

• 自汗合并糖尿病，**真武汤**合**黄芪桂枝五物汤**有效。临床治疗糖尿病同样要扶阳为主。

• **白虎加人参汤**有显著的降糖作用，用于治疗糖尿病。李东垣用**白虎加人参汤**，治疗内伤消渴病。**白虎加人参汤**治渴者，治渴不在石膏，而是人参，人参补中益气，为治津枯而渴的要药。故阳明病热盛津伤，治以清热生津的**白虎加人参汤**治之。

• **白虎加人参汤**，加牡蛎、天花粉、麦门冬，治疗糖尿病有佳效。

• **白虎加苍术汤**用于治疗糖尿病。因苍术、知母药理研究有降糖作用。乌梅生津止渴和泻肾火，降肺火，退虚热的地骨皮，也有降血糖作用，故治疗糖尿病加之。

甘草虽是甜味，但不含蔗糖，故方中有甘草，糖尿病患者不必担心。临床证明僵蚕、地骨皮、石斛、天花粉、玉竹均有降糖作用。另外，翻白草泡茶水样饮用，降糖效果明显。

• **桂枝茯苓丸**合**黄芪桂枝五物汤**治疗糖尿病、高血压有理想效果。

• 糖尿病伴有头昏、肩痛、口渴者，**甘草泻心汤**加葛根治之。

• **竹叶石膏汤**加天花粉、黄连、阿胶、山药、乌梅、鸡子黄治疗糖尿病。

• 糖尿病导致腰腿无力、下肢皮肤变色者，或性功能障碍者，用**葛根芩连汤**加怀牛膝治之。

• 糖尿病，肾病见脸红，小腹压痛，小腿皮肤干燥等瘀血证候者，**黄芪桂枝五物汤**合

桂枝茯苓丸治之。

● **肾气丸（桂附地黄丸）**。是治疗糖尿病在消渴阶段的一个好思路，须明白。加沙苑蒺藜 20 克，有明显降糖效果。

二、时方经验方治疗思路选择

● **三黄泻心汤**是治疗肥胖糖尿病的主要方剂。

● 黄连 9 克长于泻火解毒，6 克长于燥湿理中，3 克长于味苦健胃。黄连 15~45 克用于降血糖，如果糖尿病酮症酸中毒，黄连最大用到 120 克，为降糖圣药。可同西药媲美。但临床需要加干姜 6~9 克配伍，以解除减弱黄连苦寒和副作用，一般黄连 30 克配干姜 9 克。《本草纲目》曰："消渴尿多，黄连末和蜜丸，如桐子大小，每服 30 丸。日本伤寒大家渡边熙曰："汉药之秘不告人者，即在药量。"

● 叶天士**玉泉丸**（糯米、天花粉、五味子、麦门冬、生地、葛根、甘草）。滋肾阴。主治：轻度糖尿病。口诀：糯米花粉味麦地葛草。药店售有**玉泉丸**中成药。

● 张锡纯制**玉液汤**曰："治消渴。消渴，即西医所谓糖尿病，忌食甜物。"组方：山药 30 克，知母 18 克，生黄芪 15 克，天花粉、五味子各 9 克，鸡内金 6 克，葛根 5 克。水煎服。记忆口诀：葛根花粉芪知山药鸡味。

● 糖尿病足，复方配合**西黄丸**治疗效佳。

● 糖尿病，用单味胡卢巴 30 克，或乌梅 15 克，水煎当茶水样饮用，有明显降血糖效果。

● 高血糖、高血脂、高血压，车前子 15~30 克，水煎后当饮料样饮用。

● **民间降糖食疗奇方**：新鲜猪胰一具、生麦芽各 120 克左右，怀山药 50 克。加作料炖汤饮用，1 日 1 剂。坚持降糖后停用。此方也用于脾虚大便不成形者。猪胰俗称糖尿病天敌，味甘而平，扁而色白，含有丰富的蛋白酶。现代研究，山药和麦芽浸膏口服，均有助消化和降糖作用。

三、中成药治疗思路选择

黄连素片（盐酸小檗碱片）倍量，合**附子理中丸**减量一半，或者用**黄连素片**（倍量），肉桂 9 克，捣碎，沸水泡后待温送服。以上是吃汤药困难治疗糖尿病的理想之方药。少量**附子理中丸**，加肉桂的目的是不受黄连素片大寒而保护脾胃。资料报道：**黄连素片**降血糖机制是小檗碱能减少肠道对糖的摄取和吸收来帮助降糖。

第九章　减肥　增肥　干燥综合征

减肥

一、经方治疗思路选择

● **五苓散**加黄芪 60 克，使人不饿，遏制食欲，用于减肥，或**五苓散**加黄芪 60 克，炒决明子、赤小豆、生山楂各 30 克，荷叶 15 克，橘络 12 克。

● **五苓散**（生白术 60 克，茯苓、猪苓、泽泻各 30 克，桂枝 15 克）。生白术用量大，通浊便，能使体内糟粕排泻，达到减肥目的。再加牛膝、麻黄，有明显提高减肥作用。此加减为昆明市名老中医来圣吉经验。

● **附子理中汤**加茯苓、生山楂对肥胖腹部减脂有明显疗效。

● 女性大腹部肚子，用**大柴胡汤**可以消减瘦腹。但枳实不小于 30 克。大黄不小于 10 克。

● 对肥胖高血脂、高血压者，**大柴胡汤合桂枝茯苓丸**。能降脂降压减肥。

二、时方治疗思路选择

● **五积散**原方有减肥、降血脂作用。

● **防风通圣散**长期服用有减肥作用。

● 减肥可以在复方内加入鸡矢藤、炒苍术两味药。鸡矢藤既能帮助消化，又能清肠道，是肠道的清理工，又是减肥瘦身的妙药。炒苍术健脾燥湿，但性味强烈，不可多用，多用会使雄烈之气令人呕吐。而增肥临床选择用白术。

三、经验方治疗思路选择

1. **朱良春降脂减肥汤**：炒苍术、黄芪、泽泻、淫羊藿、薏苡仁、半夏、丹参、生山楂、枳壳、炒决明子、荷叶、冬瓜皮、冬瓜仁。水煎服。也可制丸剂。

2. **来春茂减肥汤**：**五苓散**加虎杖、丹参、生山楂、制首乌。

3. **杨润芳减肥汤**：**二陈汤**加生山楂、泽泻、茯苓、生甘草、荷梗 3 尺（藕干）。

4. **减肥验方**：生山楂、炒决明子、车前子、荷叶、陈皮、火麻仁。

选用加药：丹参、生白术、炒苍术、桔梗、枳实、鸡矢藤、豕甲粉（如果小腿肚粗壮，就加炒苍术、倍量鸡矢藤）。以上是把脾胃调升降后，可以利去体内多余之水湿痰瘀废物，达到减肥目的。升降不调体内浊物就会在腰腹部就易产生游泳圈样肥赘肉。豕甲粉降下排浊，火麻仁润肠通腑，二者为配药，把肠道杂浊就会清理出去，就会达到美身减肥的目的。须知：肥胖之人多痰，腻甘厚味更应忌口；瘦人多火，相火（虚火）易动，食宜清淡。

增肥

一、经方治疗思路选择

● **小建中汤**是让人食欲上升，体重上升能增肥（临床时用此方必用饴糖，若不用，如同**桂枝汤**不用桂枝一样）。没有饴糖，可以改用冰糖。或用红糖 30 克，生麦芽 30 克代替。

● 进入冬季，**温经汤**是形体消瘦女性最好的进补方，是天然的雌激素，能让女性变得丰满而靓丽。

● 消瘦、纳差，**麻黄附子细辛汤**加桂枝、甘草、生姜、大枣。

二、时方治疗思路选择

● **自拟胃口大增方：平胃散**加人参、黄芪、白术、桂枝、莪术、三棱。临床对食欲不振之纳差，能使人胃口大增，加减屡试屡效。并能治脏腑间一切癥瘕积聚。记忆口诀：**平胃散**加，人芪术桂莪三棱。

三、经验方治疗思路选择

1. 党参、焦山楂、炒神曲各 30 克，枸杞子 15 克，桂枝 10 克。水煎服。

2. 党参有增肥作用。每次 10~15 克。不能量大，量大有引起口疮副作用出现。

3. 枸杞子增肥，每次 30 克，1 日 1 剂，当茶水样服用。

4. 复方内加入巴戟天增加体重效果好。巴戟天又能增加免疫功能和抗病能力。

干燥综合征

经方治疗思路选择

● **五苓散**合**小柴胡汤**治疗干燥综合征，有效。

● 皮肤干燥、干燥综合征，**当归芍药散**合**小柴胡汤**治之。

第十章　精神障碍

强迫症　精神病　抑郁症

一、经方治疗思路选择

● 紧张、情绪低落、疑心大，**大柴胡汤**治疗。《金匮要略》曰：“心下急，郁郁微烦。”

● **桂枝加龙骨牡蛎汤**临床还用于治疗，神经衰弱、脱发、癔症、精神分裂症、心脏神经症、心肌炎、支气管哮喘、肺气肿。

● 昼燥夜安静，说明阳受损了，很多抑郁患者，晚上夜觉好，白天烦躁，说明还未伤及阴分。《伤寒论》第 61 条：“昼日烦躁不得眠，夜而安静，**干姜附子汤**主之。”（干姜 60 克，附子 10 克）。

● 抑郁、失眠，**桂枝茯苓丸**合**柴胡加龙骨牡蛎汤**治疗。

● 日本伤寒研究称**桂枝甘草汤**是养液补心气的妙方。可用以治疗精神类疾病。

● **柴胡加龙骨牡蛎汤**是数千年来中国的医家治疗精神、神经病患者的有效方剂。此方俗称：开心方、健脑方。龙骨、牡蛎安魂定魄，赭石降胃气，有镇定之功。

方中龙骨、牡蛎看似收涩药，实为降气调升降药。人体升降正常了，疾病就不会产生，人会精神会高兴。《黄帝内经·六微旨大论·第六十八》曰：“升降废，则神机化灭。”“升降出入，无器不有。”通，是治病和养生的最高境界。

● **柴胡加龙骨牡蛎汤**合**甘麦大枣汤**治疗精神病效果会更好。

● **甘麦大枣汤**，用于妇女更年期综合征，及无故悲伤、神灵神气和脏躁证效果理想。《金匮要略》曰：“妇人脏躁，喜悲伤欲哭，象如神灵所作，数欠伸，**甘麦大枣汤**主之。”尤在泾曰：“小麦为肝之谷，而善养心气，甘草、大枣甘润生阴，故滋脏气而止躁也。”唐容川曰：“甘草、小麦、大枣三药平和，养胃生津化血，津水血液下达子脏，则脏不躁而悲伤太息诸症自去矣。”脏躁为情志之病。经云：肝苦急，急食甘以缓之。故，**甘麦大枣汤**重在养心肝，止躁缓急，以安脏气。

● 烦躁郁闷易怒者，**甘麦大枣汤**加百合、生地、知母、酸枣仁、龙骨、牡蛎、白芍治疗。

● 现代癔症发作时，有呼吸困难临床表现，用**甘麦大枣汤**治疗。

● 心血管病的窦性心律过速，**甘麦大枣汤**合**生脉散**治疗。

● 精神分裂症，**柴胡加龙骨牡蛎汤**合**甘麦大枣汤**合**温胆汤**治之效果好。

● 烦躁、少腹部疼痛、便秘者，**柴胡加龙骨牡蛎汤**合**桃核承气汤**。临床凡见患者心神不安而烦躁，用镇定药乏效，用药能导心经之热从小肠排出来的火麻仁、猪甲、通草、艾叶、苦参。这样能引热烦从便排出。

● 受到大的刺激，悲伤过度，夜不能眠，或入睡易醒，心悸，易出汗，倦怠乏力，胸又闷，口苦舌白，首选**柴胡加龙骨牡蛎汤**治之。

● 辨治精神病、抑郁症，其重点只要抓住，**柴胡加龙骨牡蛎汤**合**炙甘草汤**为主，予以加减治之。笔者临床喜用效佳。

● 对焦虑、烦闷、自卑、冲动、抑郁症，甚至对生活失去信心者，临床用**柴胡桂枝各**

半汤合**温胆汤**治疗效果理想。方中桂枝、甘草、柴胡合作能助胆阳升发。

● **柴胡加龙骨牡蛎汤**合**温胆汤**是调神方。均用于精神系统疾病。前者为精神神经的镇定放松剂，后者为惊悸、恐慌、幻觉的快速高效平复方。

● “其人如狂”。精神分裂症多见。治疗**桃核承气汤**加少量精神病药物，红花、代赭石、青皮、川芎、郁金等。

● 做事总是反反复复，考虑来考虑去，并口中念念不忘。《素问·奇病论》曰：“数谋虑不决，故胆虚。”这种明显的胆虚证，用**温胆汤**合**酸枣仁汤**守方1个月可望治愈。如果仍有恐惧感，可以用**安神定志丸**调愈。

● 精神恍惚、百般无奈而脉不滑、舌不红者，**温胆汤合酸枣仁汤**治之。

● 出现胸烦，但不呕，**小柴胡汤**减去半夏、人参，加倍瓜蒌仁治之。

● 三焦郁热而烦燥，**栀子豆豉汤**用之，效果十分理想。“虚烦不得眠，若剧者，必反复颠倒，心中懊侬，**栀子豆豉汤**主之”。栀子味苦，宣发清热，清三焦之火而下行，能解郁热当从小便排出。豆豉疏风解表，清热除湿，可入卫气宣其郁而祛烦。懊侬（痛苦、结痛、孤独、担心、难眠、烦满、烦热、烦闷、强迫、抑郁、压制感无法表达出的苦恼），是内证。而出现心满烦至胸脯憋闷而心烦，心下两肋触摸时有抵抗感，以及皮肤眼睛发黄者，这是外证。均可用**栀子豆豉汤**治疗。

● 精神病兼阳虚者，**麻黄附子细辛汤**合**温胆汤**治之。

● **小柴胡汤**去姜枣，合**温胆汤**（或**黄连温胆汤**），治情绪紧张，烦躁失眠，心悸耳鸣，精神抑郁。

● 身体稍胖，表情丰富，多疑易虑，情绪多倾向，精神易于紧张，反复询问，眼神易于飘忽不定，情感丰富起伏大。体质多属于敏感型者，**半夏厚朴汤**治之。

● 对没精打采、脸色灰暗的抑郁症者，用他方效果不明显时，改用**葛根汤**，葛根60克，麻黄9克，麻黄解郁，妙处贵在于宣肺。《黄帝内经》曰：“诸气膹郁，皆属于肺。”葛根量大让其精神兴奋。故治疗效果好。

二、时方治疗思路选择

● 出现**温胆汤**证的精神症状：受到地震、惊恐、被吓等较强烈精神刺激的诱因后，**温胆汤**加减治疗效佳。**温胆汤**是人们所讲的“壮胆药”，也是古代的壮胆方。中医称“心虚胆怯”。凡十一脏皆取决于胆。少阳为枢。用**温胆汤**以得气展舒。胆气一舒，何郁何惊之有？

● 对焦虑症，表情淡漠，反应迟钝，痴呆无语，自言自语，语无伦次，羞于见人，喜静少动等。用《石室秘录》卷三，**救呆至神汤**。《串雅内编》卷一，称**救呆至神汤**治疗效果理想。功效：疏肝解郁，化痰开窍，养血安神。处方：制附子12克（先煎），人参6克，当归10克，白芍15克，半夏15克，白茯苓15克，柴胡12克，郁金12克，制天南星12克，六神曲15克，石菖蒲12克，生酸枣仁18克，甘草10克。此方《神效仙方》也有收集。记忆口诀：救呆至神参草苓，柴郁归芍夏南星，附曲菖蒲生枣仁，抑郁痴呆服之聪。处方记忆口诀及用量，为山西名医卫朝丰编著《中医歌诀新编》收入本方加裁。

● **八味除烦汤**（苏叶10克，茯苓15克，法半夏15克，山栀子15克，连翘15克，黄芩10克，厚朴10克，枳壳15克）治疗焦虑症、抑郁症、强迫症（黄煌方）。

● 若焦虑症，**温胆汤**加重夜交藤、合欢皮。夜交藤交通阴阳，合欢皮会心肾交欢。

● 抑郁过于严重者，**逍遥散**加人参为君药治之。《黄帝内经》曰：“膻中者，臣使之官，喜乐出焉。”膻中气不足，人就乐不起来。赵献可《医贯》论**逍遥散**曰：“以一方治木郁，而诸郁皆因而愈，一方者何？**逍遥散**是也，方中惟柴胡，薄荷最妙。”

● 青年女性月经周期性精神病，**血府逐瘀汤**加白薇治疗。

● 治郁，**越鞠丸**合**逍遥丸**治疗效果好。水郁腐，木郁朽，花郁秽，草郁枯，人郁病。故，心情畅达是身心健康的必要条件。《本草纲目》曰：“香附得川芎苍术则总解诸郁。”

● **越鞠丸**为六郁而设，是行气解郁的基本方剂。六郁（气、血、痰、火、湿、食）。凡郁皆出于中焦。若患者近期生闷气动怒，心情不舒畅，用**越鞠丸**合**升降散**（炒僵蚕、蝉蜕、姜黄、大黄）加枳壳、桔梗、木香、郁金、玫瑰花治疗。

临床治疗加减应用：

1. 气郁甚者，以香附为主，**越鞠丸**，同加重木香、槟榔合用。
2. 血瘀偏甚者，以川芎为主，**越鞠丸**加红花、桃仁。
3. 痰郁偏重者，**越鞠丸**加胆南星、半夏、瓜蒌。
4. 火郁偏重者，以栀子为主，**越鞠丸**加黄连、青黛。
5. 湿郁偏重者，以苍术为主，**越鞠丸**加茯苓、泽泻、白术。
6. 食郁偏重者，以神曲为主，**越鞠丸**加麦芽、山楂。
7. 若热偏甚者，**越鞠丸**加柴胡、黄芩。
8. 挟寒者，**越鞠丸**加吴茱萸。
9. 气虚者，**越鞠丸**加人参。
10. 痞闷者，**越鞠丸**加枳壳。
11. 胀满者，**越鞠丸**加厚朴。
12. 若无火郁者，**越鞠丸**可以去栀子。
13. 若无湿者，**越鞠丸**可以去苍术。
14. 若无血郁者，**越鞠丸**可以去川芎。
15. 若无食郁者，**越鞠丸**可以去神曲。

越鞠丸所治诸郁之症，为实证，虚证不宜用。医者必须明白。

现代临床用于：胃肠神经症。消化不良之胸腹痛以及妇女的痛经、胁痛和精神抑郁等证。属气郁者，均可加减使用。也可用**越鞠丸**加减治疗：溃疡病、慢性胃炎、传染性肝炎、胆囊炎、胆囊结石、盆腔炎、妊娠呕吐、闭经、肋间神经痛。

精神分裂症

一、经方治疗思路选择

● 用**柴胡加龙骨牡蛎汤**的散与敛、通与补、温与清共于一炉，用于治疗神经衰弱、癫痫、精神分裂症等情志病，效果满意（颜德馨、于百己两位教授经验）。

● **柴胡加龙骨牡蛎汤**合**甘麦大枣汤**治精神分裂症，效果会更好。精神疾患多属“心气不定”，多见**泻心汤**证，如精神分裂症、失眠。

● 对精神分裂症，用**温胆汤**合**甘麦大枣汤**治疗。

● **柴胡加龙骨牡蛎汤**合**温胆汤**加减治疗精神分裂症、精神错乱、恐怖惊疑、不食不眠、目直神呆、情绪抑郁、时时叹息效佳（叶橘泉经验）。

● **桃核承气汤**加少量精神病药物之红花、代赭石、青皮、川芎、郁金等，治疗“其人如狂”。精神分裂症多见者。

● 神经症、癔症、精神分裂症、抑郁症、焦虑症、神经衰弱，**半夏厚朴汤**均可治之。

焦虑、睡眠障碍、心境障碍为特征的疾病，如焦虑症、抑郁症、神经衰弱、精神分裂症、老年性痴呆、更年期综合征等，**栀子厚朴汤**合**半夏厚朴汤**，或合**温胆汤**，或合**黄连解毒汤**均可选用治之。

二、时方治疗思路选择

● **温胆汤**加黄连、菖蒲、远志、天竺黄等。治疗精神分裂症、狂躁忧郁症有效。

● 《外台秘要》**苦参丸**治狂邪发恶，或披头大叫，欲杀人，不避水火。以苦参为末，蜜丸桐子大，每次服 10 丸，薄荷汤下。

● **温胆汤**加麻黄，治疗精神病患者吃镇静药后产生的说话无力，不爱说话，目光发呆的副作用者效果好。

三、经验方治疗思路选择

● 各种方药治疗精神类疾病效果不理想时，可去田野找较大的 8~10 条地龙（蚯蚓、蛐蟮）。洗净放在碗内，再撒 1 两白砂糖，约 2 小时后，地龙吸收白砂糖变枯干，扔掉地龙，饮地龙白糖水，每日坚持 1 次。连服 1 周。

急躁　狂躁　冲动

一、经方治疗思路选择

● **桂枝茯苓丸**治疗急躁，说话急，排队购票都等不及的样子，易失眠、头痛、烦躁，如仲景所讲“少腹急结，其人如狂”。瘀血证有一个明显的精神症状，那就是“如狂”“善忘”。思维迟钝，语言易謇涩不流畅。

● 上焦蓄血则善忘，下焦蓄血则如狂。下焦蓄血所致的发狂或如狂，方用《伤寒论》**抵当汤**（虻虫、水蛭、桃仁、酒制大黄）治之。方中飞虫者走阳路，潜水者走阴路，引桃仁攻血，大黄下热，破无之血结。《内经》曰：“瘀血在下，使人发狂，瘀血在上，使人善忘。”对瘀血型精神病患者，用**抵当汤**治之效果佳。其临床表现：发狂、打人、不避人、胡乱讲话。

● 抑郁症，轻躁狂，躁狂，急躁易怒、口干口苦、心悸、失眠、或伴有急性感染者，**大柴胡汤**合**黄连解毒汤**。哮喘痰稠难咯者合**排脓散**。

● 烦躁、神昏、舌苔红黄腻，**泻心汤**合**黄连解毒汤**加连翘治之。

● 性格易冲动，用**四逆散**加减治疗 1 个月可愈。

● 烦，属虚火上炎，用**黄连阿胶鸡子汤**治疗。躁，属虚阳外越，用**独参汤**、**参附汤**治疗。

● 烦躁、少腹部疼痛、便秘者、**柴胡加龙骨牡蛎汤**合**桃核承气汤**。临床凡见患者心神不安而烦躁，用镇定药乏效，用能导心经之热从小肠排出来的火麻仁、猪甲、通草、艾叶、苦参。这样能引热烦从便排出。

● **桃核承气汤**多见于精神病、妇产科病、心血管疾患、急性感染性疾患、急腹症、泌尿系疾患、骨科疾患等。舌质暗红或紫，舌面干燥，唇暗红，面红。

● 焦虑不安，胸闷腹胀者，抑郁症，**柴胡加龙骨牡蛎汤**合**栀子厚朴汤**（栀子 9 克，厚朴 12 克，淡豆豉 9 克，枳实 12 克）治之。

● 精神病用**柴胡加龙骨牡蛎汤**效差者，若出现狂躁型，发狂，如狂之证应考虑名医姜春华的**达营汤**（三棱、莪术各 30 克，赤芍、生大黄各 30 克）治之。临床用之效果理想。《伤寒论》热结膀胱，热入血室，蓄血证。

● 自言自语的精神病。原文："治病如狂状妄行，独语不休，无寒热，其脉浮。"（治精神病血虚血瘀见狂躁不安者）。**防己地黄汤**重用生地。徐灵胎说："**防己地黄汤**生地独重，乃治血中之风也。"治疗神志疾病，如癫狂、郁病之类，临床往往难治而棘手，而重用生地可收到理想之效。生地用量可以从 45~120 克逐渐增加应用。笔者临床发现，此方必须守方内服 15 剂以上才见明显效果，如果治疗期间出现狂躁一阵子，突然吐血几口，吐后患者感觉人体轻松舒服通畅，是瘀血之邪排出，不要惊慌。

● **竹叶石膏汤**合**栀子豆豉汤**（山栀、豆豉）清热除烦疗效更佳。

● 孕妇出现喜怒骂人，狂躁，非狂也，是脏躁，**甘麦大枣汤**治之疗效理想。笔者治铜川一位 6 个多月孕妇，在家狂躁乱发脾气骂人，医治效差，又怕吃药对孩子不利。无奈公公婆婆叫来媳妇娘家父母给做工作，但仍然发脾气。电话咨询求治我时，建议用家中小麦 500 克左右，水煎后趁热当饮料一样饮用。坚持一周后，病状消失，后顺利产一男孩。

● 太阳烦躁（脉浮，头强痛又怕冷），用**小青龙汤**治疗。阳明烦躁（但热不寒，脾气暴躁，坐立不安，入睡难，口干便秘等），用**白虎汤**治疗。少阴阳虚烦躁（烦躁不安，怕冷不眠），用**真武汤**治疗。

二、时方治疗思路选择

● **黄连温胆汤**加龙骨牡蛎两味，把痰热往下收，把神定住。《四圣心源》称"龙牡最能聚精会神"。治疗：胸闷烦躁、失眠、心律快者、慢性胃炎、高血压、精神病、高血脂、高胆固醇血症、眩晕等。

● 情志病，**血府逐瘀汤**加石菖蒲通心开窍治疗。

● 朱丹溪治人易怒经验方：香附 180 克，甘草 30 克，研末和匀，温开水送服 6 克，1 日 2 次分服。

● 女性每次月经来时，心情狂躁骂人甚至想打人，复方治疗效果差时，可采用《卫生十全方》经验，先用纱布卷团塞阴户，再煎捣碎没药 30 克，频频服用可愈。

三、中成药治疗思路选择

安宫牛黄丸。

卑惵病

卑惵病。类似于现代医学难以自控的反应性抑郁症、恐怖症，以胆怯、自卑、抑郁、恐惧、压抑、苦闷、烦躁、孤僻、多疑、喜独居、爱叹气等为主要的临床表现。本病症源于《黄帝内经》描述记载。病名由明朝戴思恭《证治要诀》总论证中确立。《难经·五十一难》曰："阴病欲得温，又欲闭户独处，恶闻人声。"后世有《张氏医通》《证治汇补》《类证治裁》《证治准绳》《病机沙篆》《扁鹊心书》《成方切用》《寿世保元》以及经典的《伤寒杂病论》等书都对本病有精准的描述：胸痞塞，心中常有所歉，纳差，喜暗处或喜倚门后，见人恐惊避之……

卑惵病，属机体脏腑气血阴阳失调，上扰于心，致心血不足之病变。“心主神明”。故历代医家用**人参养荣汤**或者**天王补心丹**治疗。对脾胃不和者，用**六君子汤**加益智仁、远志治疗。胸中痞塞，不想吃饭，用**藿香正气散**治疗，体虚弱者用**人参养荣汤**加麦谷芽、藿香治疗。同人发生矛盾纠纷，造成悲伤烦躁失眠多梦乃至狂躁、淡漠，可用**甘麦大枣汤**、**温胆汤**、**半夏秫米汤**、**百合地黄汤**（百合地黄）四方组联合方治疗。另外，百合可愈神恍惚，是临床经验。

• 卑惵病多为荣气不足，里虚而阳气不振，故而脉细软弱，微滑而不显。故《杂病源流犀烛》曰：“卑惵，心血不足病也。与怔忡病一类，其中胸中痞塞，不能饮食，如痴如醉，心中常有所歉，爱居暗室，或倚门后，见人即惊避无地，每病至数年，不得以癫症治也。宜**天王补心丹**、**人参养荣汤**、**古庵心肾丸**。”

• 凡遇到黑夜就出现恐惧不敢出门，甚至惊叫让人陪同，为此人受惊吓致使阴寒较重，用茯苓、龙骨、牡蛎各30克，酸枣仁20克，制附子10克，甘草15克，水煎服，20天可愈（国医大师张志远）。

癫痫病

一、经方治疗思路选择

• **柴胡桂枝汤**治疗癫痫病有理想之效（日本经方家经验）。

• **柴胡龙骨牡蛎汤**加减治疗癫痫是轻者常用方。

• 惊痫，瘛疭（chì zòng 抽动综合征）寒热杂乱的癫痫病者，出现突然昏倒，抽搐自咬口唇舌，口出现白沫，方用《金匮要略》**风引汤**治之。组方：寒水石、滑石、赤石脂、白石脂、紫石英、石膏各18克，龙骨、牡蛎各15克，桂枝、干姜、大黄各10克，甘草6克。水煎服。坚持1个月可望治愈。

• 《温病条辨·卷二·中焦》**草果知母汤**治疗癫痫。现在药理研究证明本方对癫痫大小发作，精神运动性发作均有治疗效果。本方是清热剂，功效燥湿清热。处方：草果10克，知母12克，乌梅10克，黄芩10克，天花粉12克，厚朴12克，生姜两片，法半夏15克。水煎服。记忆口诀：**草果知母汤**梅芩，花粉姜朴法半夏。

• 阳虚水泛型癫病，可用**五苓散**合**真武汤**治之效果好。

二、时方治疗思路选择

• 夏季中暑晕厥引起的癫痫病，说明人虚弱，用**生脉饮**加入络风又能镇静的药物，治疗效果好，如三虫散（蜈蚣、全蝎、僵蚕）。

三、经验方治疗思路选择

• **镇痫散**（俞长荣）治疗癫痫病方：俞师认为，肝为癫痫之本，痫为癫痫主症，发病，眩晕、抽搐、吐痰沫都是肝风内动、火生聚痰之见证。组方：重楼100克，郁金60克，明矾10克。上药共研细末，分90小包，每包大约2克，每次温开水送服1包，1日3次。

• **定痫丸**（倪宣化）治疗癫痫病方：倪师认为，癫痫多为先天受损，后天七情（主要惊恐），饮食失调，痰湿内生以致痰迷清窍，引动肝风，或气滞血瘀而成。组方：钩藤12克，全蝎10克，青皮10克，香附10克，法半夏10克，桑白皮10克，炙远志10克，神曲10克，石菖蒲20克。水煎服。

临床加减应用：抽搐严重加天麻、蜈蚣、僵蚕、地龙、石决明等平肝熄风镇痉之品。痰多加明矾、郁金、胆南星、白芥子、竹沥、等涤痰化湿之药。瘀血重加红花、川芎、丹参等活血化瘀之品。正气虚者加人参、黄芪、酸枣仁、紫河车、枸杞子、杜仲。

● **癫痫病方**：羚羊角粉 150 克，全蝎 200 克，紫河车 200 克，川贝母 60 克，天麻 90 克，僵蚕 50 克，明矾 20 克，七叶一枝花 50 克。共研末，视病情内服治疗效佳。

● **癫痫宁**：石菖蒲 20 克，白芍 20 克，丹参 10 克。以上共研末，饭后半小时温开水送服，每次 15 克，每日两次。药理分析：①石菖蒲挥发油含 α－细辛醚，有抗惊厥作用。②白芍有抗痉挛作用，以钴病灶成大鼠癫痫模型，口服白芍提取液，对钴病灶造而致的细胞损伤有保护作用，脑电波的痉挛受到抑制。③丹参能改善脑血循环，镇静，软化瘢痕肉芽组织等作用。

另外，药理抗癫痫药物有：石菖蒲、羚羊角、地龙、白芍、白胡椒、天麻、僵蚕、全蝎、蜈蚣。

● 赵锡武治疗癫痫病经验方：升麻 120 克，贝母 60 克，田螺盖焙干 60 克，鲫鱼焙干 1 条约 60 克。共研末，制蜜丸，每重 6 克，早晚各服 1 丸。

四、单方治疗思路选择

1. 凡癫痫病大发作，用单味石菖蒲，水煎服效佳。若配合西药治疗均能提高疗效。

2. 癫痫病持续发作，在辨证方中加细辛 5 克，水煎服。可逐渐达到稳定状态而解除连续发作之苦。

3. 癫痫病发作，龙胆草 15 克，水煎服，1 日 1 剂。

4. 蝉蜕研末，每日 3 次，温开水送服，每次 3~6 克，30 天 1 疗程，一般 60 天可愈。适用于外伤性癫痫病。

5. 内服硼砂 3 克，每日 3 次，治疗癫痫效佳（《中药学讲义》）。

6. 久患癫痫，取新鲜猪心，不能见水，除取内血，入射干 9 克，泥土封固煨，待红拿出，研末存性，每服 9 克。临床效果理想（《秘验总集》）。

五、西药治癫痫

1. 丙戎酸钠、拉莫三嗪。

2. 癫痫病发作频率，次数稀者每服硼砂 0.3 克，每日 3 次，发作次数频者，每服 1 克，每日 4 次。同时服用西药：苯妥英钠、维生素 B_1、钙剂等（1966 年《中级医刊》）。

六、独穴针刺治疗癫痫思路选择

1. 大椎穴：让患者正坐低头，常规消毒后，用 2 寸毫针由大椎穴向上大约 30° 斜刺向上进针，进入 1.5 寸左右，此时患者针感似触电一样传到肢体时，应立拔针，切勿刺激提插捻针，针感传到肢体是治疗取效大小之关键。隔天 1 次，正常均要 10 次为 1 个疗程。中间休息 1 周，可继续针刺治疗，疗效满意一般要 3~4 个疗程。针刺大椎穴治疗作用：有行经脉瘀滞，激发督脉的经气，有调和振奋患者全身阳气作用，使经络疏通，阴阳平衡，所以治疗癫痫病有效。

2. 人中穴：常规消毒后，为了给患者减轻针刺痛感，医生用左手拇食两指捏紧患者人中，使人中隆起，右手持针以 45° 向上斜刺 0.3~0.5 寸，此时患者有触电一样针感，向头面放射扩散，针感强者会流泪及双目在颤，对身体强壮者可以多刺激，对体质弱者视情况而定，健壮者留针大约半小时，弱者留针大约 15 分钟。针刺人中穴治疗作用：人中穴乃是历代医家治病及急救要穴，对治疗癫痫、狂证均有开窍、醒神、镇静、安神的功效。人中穴为任督二脉交汇之地，阴阳交合，经、气、血畅通，神府得养，魂魄意志各行所司，故而病愈。此方法适宜癫痫大发作患者。

七、中成药治疗思路选择

安宫牛黄丸、抗癫丸。

第十一章 各种感冒

流行性感冒

一、临床治疗流行性感冒要点提示

感冒虽非大病，真正要疗效好最难令医者思考。故清代名医徐灵胎说："伤风虽小病，最不可不慎者。"魏玉横也说："世俗淡者，咸以伤风不醒便成劳为言。当易之曰：伤风误表必成劳。"

强壮的人感冒用**麻黄汤**，气虚的人感冒用**桂枝汤**，阳虚的人感冒用**麻黄附子甘草汤**。

二、经方治疗思路选择

● 感冒、流行性感冒、支气管炎、咽炎，以及鼻出清涕多者，怕冷无力者，麻黄附子**细辛汤** 3 剂可治愈。

● **麻杏石甘汤**，预防，及治疗流行性感冒效果好。如果用西药治疗感冒发热，或用中药"银黄"退热，热退了，但闭门留寇之寒邪仍留在患者的体内，后面就继发咳嗽严重了。清代名医尤在泾解释："肺中之邪，非麻黄、杏仁、不能发。寒郁之热，非石膏不能除，甘草不独救肺气之因，亦以缓石膏之悍也。"故，其方治疗甲流感病效果理想。用了"**麻杏石甘汤**"后，咳嗽就好了。如果用西医理论来解释中医，就如同用西洋拳击解释华佗五禽戏一样，越解释越糊涂。其实，疾病变化，病毒变化，永远超过科技发展。

● **银翘散**治疗流行性外感时，要伍入羌独活。羌独乃治流感之要药，乃经验之谈（来春茂）。

● 疫病流行，易传染，观舌苔白厚腻，口渴不思饮，用**银翘散**加一味苍术，使患者卫分解，湿邪除，愈病快（安庆赵平瑗医师经验）。

● **桑菊饮**（苇根 20 克，薄荷 4 克，杏仁 12 克，甘草 6 克，桔梗 6 克，连翘 12 克，菊花 6 克，桑叶 9 克）。现多用于上呼吸道感染、流感、急性支气管炎、急性扁桃体炎、急性咽炎。

桑菊饮加减：①肺热加黄芩。②渴者加天花粉。③痰多者加瓜蒌皮、浙贝母。

三、时方经验方治疗思路选择

● **人参败毒散**为扶正祛邪之剂。现多用于治疗流行性感冒，习惯性疥疮效果好。

云南已故名老中医来春茂说：**人参败毒散**去了羌活，邪毒难以祛除，疗效降低。临床应用时，不能去羌独活。岳美中说："若外感方需人参时，用太子参较好。"张璐曰："方中柴胡、前胡通为风药，但柴胡主升，前胡主降，有不同耳。"

● **再造丸**（桂枝 6 克，白芍 6 克，大枣 10 克，甘草 6 克，黄芪 12 克，制附子 4 克，川芎 5 克，人参 6 克，羌活 9 克，细辛 4 克，防风 5 克）。治疗所治之证为阳虚之人，外感风寒，阳虚不能作汗，表证不解者。症见发热恶寒，无汗，头痛项强。

● 对流行性感冒，属于风寒湿邪在表而兼有里热者，**九味羌活汤**减治疗。

● 流行性感冒经验方：柴胡、黄芩、青蒿各 15 克，大黄 3 克。水煎服，1 日 2 次，连服 3 天。对发热，流清涕，咳嗽疗效好（张志远）。

感冒发热后突然昏迷

一、临床治疗感冒发热后突然昏迷要点提示

《中医基础理论》教材曰："温病学将外感热病中出现的神昏、谵语等神志异常的症状，称为'热入心包'"。

《中医诊断学》舌诊曰："舌体强硬失柔和，屈伸不利，或不能转动者。主热入心包、高热伤津、风痰阻络。多因外感邪热亢盛，热入心包，扰及神明，舌无主宰。或高热伤津，筋脉失养。也可因肝风挟痰，风痰上阻舌络而致。舌红绛强硬，兼神志不清，多属热入心包。舌色红绛，干而强硬，多主高热伤津。"

山西一位55岁男性患者，春节期间感冒发烧后夜里突然昏迷，住院2周多时间仍然不苏醒，疑似为是癫痫和脑血管方面类病，各种仪器查遍了，也没有找出原因。

温邪上行，先犯肺，后逆传心包。热邪犯心包的第一个症状就是昏迷影响大脑。国医大师熊继柏教授说，热蒙心包主症：昏迷、灼热，特别是胸部灼热，心烦、谵语，舌红绛无苔，这是特点。如果患者湿热夹痰蒙蔽心包，除以上症状外，昏迷谵语，昏迷时好时昧，没有高热，舌苔不红绛，而舌苔黄厚腻，口流涎。

二、经方时方治疗思路选择

● 热邪犯心包昏迷影响大脑，用能清热利湿，化痰开窍的药物。《温病全书》**菖蒲郁金汤**（石菖蒲9克，郁金6克，栀子9克，金银花10克，连翘6克，滑石10克，菊花10克，淡竹叶9克，丹皮9克，牛蒡子10克，竹沥10克，生姜汁9克，**玉枢丹**冲服1.5克）。此方为夹痰蒙蔽心包证的主方。

熊继柏临床经验，没有**玉枢丹**，用薏苡仁、胆南星，加大化湿化痰作用。

● 临床上最好用**菖蒲郁金注射液**治疗。现代临床用于流性型乙型脑炎、流性型脑脊髓膜炎。

● **安宫牛黄丸**中成药，对持续性高热有效。

● 高热昏迷，高热不退，手足抽搐，舌绛而干，脉弦而数，舌焦起刺。可用《通俗伤寒论》**羚羊钩藤汤**治疗。组方：羚羊角片5克，钩藤、菊花、白芍、茯神木各9克，霜桑叶6克，生地、竹叶各15克，川贝母12克，生甘草3克。水煎服。记忆口诀：苓钩桑草地，竹芍贝木菊。

● 有名老中医认为，叶天士提出湿邪内陷逆传心包，实际上是子虚乌有。认为热性疾病处于高热阶段，出现神昏、谵语、惊厥，谓之脑伤三症状。治则应清火、解毒、熄风，投大剂量金银花、郁金、黄芩、石膏、黄连、栀子、羚羊角便可回苏，只有抽搐时，才加全蝎、蜈蚣、僵蚕。几日不大便或热结旁流，加入大黄、元明粉，按肠阳明腑证施治，都能转凶为吉，走向痊愈，添一个热陷心包反倒成了赘物（《国医大师张志远医论医话》）。

体虚易感冒

一、临床治疗体虚易感冒要点提示

1.《黄帝内经》："虚邪贼风，避之有时，恬淡虚无，真气从之，精神内守，病安从来？"

这二十四个字是养生原则的总结概括。临床建议此类人，在加强营养和适当锻炼，应随气候变化，保暖好颈前窝（天突穴）、背部及额头，以防受凉感冒诱发咽痒咳嗽发作。

2. 伤风药用：防风、荆芥。伤寒药用：苏叶、葱白。

3. 邪之所凑，其气必虚，留而不去，其病则实。虚者：亏而不足。实者：盈而有余。

4. 伤寒不思饮食，不可服温脾药。伤寒不思饮食，本是常事，终无饥死之理，如**理中丸**之类，亦不可轻服。若阳病服之，致热气增重，或致不救。又曰：伤寒初差，不可过饱及劳动，或食羊肉及行房事，与食诸骨汁并饮酒。病方愈，过饱不能消化，病即再来。劳动太早，病也复来。又伤寒食羊肉，行房事，并重。食诸汁，饮酒，再病也（《类证活人书》）。这一条临床发现不注意者，病刚愈后，加重住院治疗。故录之提醒。

5. 伤寒胸胁痛及腹胀满，不可妄用艾灸。艾灸致毒气随火而炽，膨胀发喘而死。不知胸胁痛身属少阳，腹膨胀自属太阴也。此外惟阴证乃可灸耳（《类证活人书》）。

6. 太阳病或已发热，或未发热，必恶寒，体痛，呕逆，脉阴阳俱紧者，名为伤寒（《伤寒论》）。

7. 太阴之为病，脉不缓不紧而动数，或两寸独大，尺肤热，头痛，微恶风寒，身热自汗，口渴，或不渴，而咳，午后热甚者，名曰温病（《温病条辨》）。

二、经方治疗思路选择

● 增强体质，预防易感冒，**桂枝汤**加黄芪效果好。对自主神经功能紊乱，神经衰弱也有效。

纵观《伤寒论》113 方、91 味药。大都是补药，都是能让正气恢复的药，方都是祛邪扶正之方，邪气被去掉几分，正气就能恢复几分。从中西医结合认识问题来看，**桂枝汤**不是发汗剂，而是强壮剂。另外，凡青年女性经期感冒者，均用**桂枝汤**治疗。

● **桂枝汤**治疗特点：出现恶心呕吐，多加生姜量，出现外感风寒，但汗少，桂枝量大于白芍量，如果汗多，桂枝白芍量相等，出现体弱者，大枣量可以增加至 20~40 枚（张志远）。

● **柴胡桂枝汤**为少阳兼有太阳的主方，是治疗体虚外感的良方，临床用于透发三阳之热效佳。治发热，柴胡一般需要用到 20~60 克或以上，甚至 120 克，效果才明显。

● “虚人伤寒建其中”。对虚人外感，张仲景从来不用解表药，先温中补虚，用**理中汤**恢复后，表邪仍未解，再用**桂枝汤**解决。

● 贫血、自汗、易感冒者。中焦虚寒腹痛。**黄芪建中汤**治之。

● **黄芪建中汤**，治疗一切虚劳病症，如体弱无力、消化力弱、反复感冒、体虚自汗、面色黄、肌肉松弛、水肿貌相。**黄芪建中汤**有饴糖（麦芽糖，味甘甜），若患者不喜甜食者，或腹胀、舌苔厚者，可以麦芽代替。若患者便秘者，以冲服蜂蜜代替，蜂蜜既可补中，又可润肠通便。一药双用。

● **炙甘草汤**视为体虚患者的强壮方，为营养的滋补方。

● **苓桂术甘汤**补气作用强，常服可以增强免疫力，防止感冒。

● 虚人感冒，或者产妇感冒，用**小柴胡汤**治疗效佳。

三、时方治疗思路选择

● 治疗反复感冒用**右归饮**不效者，加重黄芪 30~40 克，效果理想。对乏力体质差者再加淫羊藿 30 克。**右归饮**组成：熟地 18 克，山药 12 克，枸杞子 12 克，杜仲 12 克，山萸肉6克，肉桂2克，附子12克，炙甘草6克。水煎服。或黄芪、淫羊藿两药水煎熬送服中成药**右归丸**。前贤曰：附子补命门火而暖血；肉桂善守而暖气。

● 对儿童、老人体弱，反复易感冒者，受风寒便鼻塞流涕者，**右归饮**合**桂枝汤**治疗。故反复感冒缠绵不愈，临床应从温肾入手用药才是治本之正途。

● **阳虚感冒高效方**（**玉屏风散**加桂附人羌花草）组方：黄芪12克，白术9克，防风10克，桂枝9克，制附子6克，人参6克，羌活10克，金银花6克，炙甘草6克。治疗体质差，易感冒，反复外感难愈。

● **参苏饮**（党参10克，姜半夏6克，陈皮6克，茯苓9克，甘草3克，生姜7片，前胡6克，枳壳6克，木香5克，苏叶9克，桔梗9克，葛根9克）。主治内伤体虚，又外感风寒之虚人感冒。本证为肺脾气虚，风寒犯肺所致。

● 多汗乏力、易感冒，**五苓散**合**玉屏风散**治疗。

● 小量长服**玉屏风散**2个月，可由量变达质变而改变体质，治及易感冒反复感冒者，若仍然效果差。**玉屏风散**加重黄芪30~40克，效果好。是治疗“黄芪体质”的多汗，易感冒的有效方剂。**玉屏风散**能补气固表，好像屏风能挡住外感风邪，不使侵袭人体一样，故名“玉屏风”之名。如果说黄芪是增强机体系统的白蛋白，那么白术是机体产生白蛋白的促进剂。黄芪给人以“鱼”，白术则给人以“渔”。方中黄芪能促进细胞生成，白术能提高蛋白，防风是个免疫增强剂，加起来为**玉屏风散**。

● 虚人感冒者，**玉屏风散**合**补中益气汤**治疗。对易感冒者，复方加松节30克效佳。

● 虚人感冒者，表虚自汗症，**桂枝汤**、**玉屏风散**、**补中益气汤**。三方合用比单纯方效果好。

● 易感冒、易咳喘打喷嚏，多汗者，**黄芪桂枝五物汤**合**玉屏风散**治疗。

● 体虚外感和老年人常常感冒，**柴胡桂枝汤**合**玉屏风散**三方组合，能有病可治，无病可防，高热可治，低热能平，尤其是老年体弱之人，实是一张不用补药的保健良方。

风寒感冒　风热感冒

一、经方治疗思路选择

● 重感冒的全身骨节疼痛，就用**麻黄汤**。麻黄是一节一节的，类似人体的筋骨关节，能把寒气透发出来。《伤寒论》主要是辨证论治，辨证的关键是找出主症，并抓住特点。

麻黄汤的脉象标准是：脉浮紧。**桂枝汤**的脉象标准是：脉浮弱。浮而不弱，是**麻黄汤**的最低标准。若不够这个标准是**桂枝汤**所主。

● 外感风寒表实证，头痛、鼻塞、无汗、微恶寒风，**麻黄汤**加白芷效捷立愈。表证，发热的同时兼恶寒，病状发生在肤表。

● 凡治疗外感风寒，卫阳郁发热者，服**麻黄汤**后，盖被20分钟左右，出大量汗，汗出热退，不反弹，疗效佳。

● 外感感冒，出现十分怕冷发热，全身疼痛，又不出汗，宜服**麻黄汤**治疗。

● **麻黄附子细辛汤**，对咽喉疼痛性的初期感冒的治疗效果尤佳。60%的患者早期服用，可控制病情发展为支气管炎。

其实，无论什么感冒，只要出现脉沉为主要表现，用**麻黄附子细辛汤**3剂即可愈病80％以上。方中附子可以振奋肾阳，逼寒邪外出，细辛有搜骨髓之风及体内邪气发于肌肤后，麻黄解表把邪气散之，故病愈。中医治疗感冒，应在真阳元气学说上下功夫找靶点，不应该在西医的病毒理论上盲从。

● 有些人感冒从来不发烧，说明炎症反应低，为少阴热气不够，才阳虚，用**麻黄附子甘草汤**治疗，如咳嗽，加杏仁、款冬花等止咳药。

● 风寒感冒者，乏力困倦就用**葛根汤**治疗。

● 治疗风寒感冒腹痛有泄泻，用**甘草麻黄汤**（麻黄 10 克，甘草 15 克）治之。

● 李可说："外感也伤内，不要单纯用**麻黄汤**之类解表。应用**麻黄附子细辛汤**，固本气，开表闭。若人很虚时，加少量人参。"

● 《伤寒论》**栀子豆豉汤**（栀子 10 克，豆豉 15 克）功效：清热除烦。适应外感热病，邪在气分。症见发热、胸闷、心烦不眠。张镜人用**栀子豆豉汤**为主治新感，伏邪无不应手，并以"表、透"二字尽道玄机，经方至此，则出神入化。

● **参苏饮**、**再造丸**、**桑菊饮**皆可以加减治疗。

● **银翘散**功效：辛凉透表，清热解毒。治疗风热感冒。也可以加减治疗痤疮、荨麻疹。

● **桑菊饮**和**银翘散**两方，是时方大腕之精华组方。临床医师要熟悉应用。

● **银翘散**临床用药规律：便秘加大黄、全瓜蒌。外感风寒发热时加石膏，失眠者加酸枣仁，项背直僵加葛根，口干渴加天花粉，呼吸不利加酸枣仁，频汗者加白芍，呕恶加半夏，咳嗽加五味子，胸闷加黄连，心悸加茯苓，胃脘痞加瓜蒌，腹胀加厚朴，精神恍惚加百合，尿少加滑石，心烦躁加栀子，惊恐不安加龙骨牡蛎，有寒热往来加柴胡、黄芩，咽痛、痰多加桔梗。

二、马有度小柴胡汤临床治疗变通用法摘录

1. **小柴胡汤**加荆芥 10 克、防风 10 克，用于外感半表半里证而怕风、鼻塞、清涕等表寒症状较为明显者。

2. **小柴胡汤**加羌活 12 克，独活 12 克，用于外感半表半里证而腰膝肢节疼痛明显者。

3. **小柴胡汤**加杏仁 12 克，苏叶 12 克，用于外感半表半里证兼见轻度咳嗽者。

4. **小柴胡汤**加藿香 12 克，苏叶 10 克，用于暑天感寒而见半表半里证者。

5. **小柴胡汤**合**止嗽散**两方合用，治疗外感半表半里证而咳嗽明显咯痰不畅者。

三、经验方

风寒感冒初期，用生姜 2~3 片，煮沸片刻，加入薄荷 6 克左右，葱白带须 1 节，盖闷保温十几分钟，趁热服，散风邪效佳。薄荷宣肺解表，疏肝，退热。

第十二章　乏力、无力

无脉症　脉洪大

经方治疗思路选择

● 无脉症：无论是先天性的，还是病理性的无脉症，或是因长期涉水受冷所致的无脉症（机制是血虚经寒），均用**当归四逆汤**治疗，服用几剂后，脉息缓而有力时，再以**四物汤**加桂枝、细辛、红参，一般10剂巩固疗效即可。

● 脉微弱、沉伏、细软，或脉突然浮大而中空软无力（附子脉）用**四逆汤**治疗。

● 脉洪大有力，重用**白虎汤**，生石膏用至3两，速见效果。

乏力症

一、临床治疗乏力症要点提示

临床治疗乏力症，不能只被补气血窠臼思维所束困，而且要调理气机，疏肝利胆，重脾胃，暖肾元，是治病补虚为铭的要点法门。由此可见，治病难，用药疗人疾苦更难。

劳力内伤者，身体沉重，四肢困倦。百节烦痛，心满气短，懒于言语。

二、经方治疗思路选择

● 抵抗力差，脉无力无神，嗜睡乏力，懒惰怕动，说明阴阳双亏，**桂枝汤**加红参治之，2剂药就很快见放。

● 嗜睡乏力，懒惰怕动，没精打采，**麻黄附子细辛汤**合**三仙汤**治疗。

● 精神萎靡、极度疲倦，**黄芪桂枝五物汤**合**麻黄附子细辛汤**治之。

凡乏力症者，多为长期闷闷不乐，致身体虚寒不能气化津液会出现虚热疲倦现象，须用温阳补气方药将抑制脾胃功能的寒邪化掉，方能见效快而愈病。只有真阳元气充足往大脑输送营养顺利，人自然就大脑清晰聪明健康了。勿用寒凉清热药损伤阳气，切记切记！

● **柴胡桂枝干姜汤**是柴胡类方中的安定剂及精神疲劳恢复剂，对疲劳性的精神状态效佳，女性最多见。另外，**柴胡桂枝干姜汤**，也是治疗疟疾理想的方药。

● **理中汤**兼治见四肢厥冷，精神萎靡，脉微弱者。

● 出血或心下痞硬恶寒、疲倦、面色发暗者，**四逆汤**合**三黄泻心汤**治之。

● 叶天士为**黄芪建中汤**治虚劳提出具体指征：①久病消瘦。②胃纳不佳，时寒时热，喘促短气，容易汗出。③脉虚无力。④有操劳过度史。⑤阴虚内热者忌用。

三、时方治疗思路选择

● 气虚乏力者，**四物汤**加党参，黄芪治之。《医学启源》曰："黄芪补肺毛，内托阴证疮疡必用之药。"黄芪治虚证有效率为100%，是很有希望的生物调节剂。

● 劳倦辛苦身无热，**四君子汤**去茯苓加麦门冬、五味子、陈皮、黄芪治之。

● 乏力倦息，纳差神呆，腰膝酸软，头脑昏沉，真阴虚衰。用**六味地黄丸**加重熟地30克，焦山楂30克，水煎送服，提高疗效。熟地有招纳虚阳下归之效应。

● 面黄、乏力多汗、多食易饥饿、腹软者，**五苓散合黄芪桂枝五物汤**治之。

● 低血压又乏力怕冷，**补中益气汤合三仙汤**加葛根、山萸肉治疗。张锡纯说，山萸肉救脱之功，胜于人参白术黄芪，当山萸肉为第一。

● 夏季出现乏力者：表现身热多汗，口渴心烦，体倦，说明暑乃阳邪，热则泄汗过多，伤津耗气致之。如果表现尿赤、身热、心烦，说明暑热下达内侵致之。均出现脉大而虚。用《温热经纬》功效清暑益气，养阴生津的**清暑益气汤**治之。此方原文说："暑伤气阴，以清暑热而益元气，无不应手而效。"组方：石斛、粳米各 15 克，西洋参 5 克，麦门冬 9 克，竹叶、荷梗、知母各 6 克，黄连、甘草各 3 克，西瓜翠衣 30 克。水煎服。记忆口诀：石母参叶麦黄瓜荷草米（石母深夜卖黄瓜和糙米）。

● 平时就易乏力，又到夏天受暑湿之邪，出现身热头痛，自汗口渴，四肢困倦乏力，不思饮食，胸满身重，便溏，小便短赤，苔腻，脉虚。用重在健脾燥湿，清暑益气的《脾胃论》**清暑益气汤**治之。组方：黄芪、苍术、升麻各 12 克，人参、神曲、橘皮、白术各 6 克，黄柏、麦门冬、当归、炙甘草各 4 克，青皮 3 克。水煎服。

四、经验方治疗思路选择

● **自拟健忘乏力症基础方**：仙鹤草 30 克，淫羊藿 30 克，仙茅 10 克，五味子 15 克，葛根 30 克，山萸肉 30 克，合欢皮 30 克，水煎服。《神农本草经》云："合欢皮安五脏和心志，令人欢乐忘忧。"《本草求真》又云："合欢皮治气缓力微，用之……必重用久服，方有补益悦心志之效。"五味子不但能止咳，而且益气咳逆上气，劳伤羸，补不足，强阴，益男子精，补元气不足。同时，对自汗、盗汗、遗精、神经衰弱、疲劳过度、心肌无力也有疗效，对中枢神经系统有明显的刺激和强壮作用。

● 张锡纯云：凡虚劳之证，其经络多瘀滞，加鸡内金、生白术于滋补药中，可化经络之瘀滞而病愈。

● 乏力症验方：仙鹤草 50 克，大枣 6 枚撕开，水煎后，同时西洋参 3 克泡软口嚼同服，效佳。《中药学讲义》云："仙鹤草中含仙鹤草素，既能增加凝血时间，又能缩短血小板计数增加，还能增加细胞抵抗力，同时能使疲劳的骨骼肌兴奋。"

● 仙鹤草别名脱力草、黄龙尾。在南方春耕季节，农民用此草喂养水牛，其用意使水牛体力增强，为人多劳出力。教材《中药学》言仙鹤草"用于劳力过度所致的脱力劳伤，症见神疲乏力而纳食正常者，每天用本品 30 克同等量红枣煎水分服，以调补气血，有助体力恢复"。笔者以仙鹤草为君，自拟**三仙二果一子汤**，临床治疗乏力症多例，疗效满意。

优某，女，34 岁。体重 46 千克，身高 167 厘米。2000 年 10 月 18 日经朋友介绍来诊。主诉：乏力，在省医院陆续检查 4 个多月，未查出任何病症。患者面色苍白形瘦，早晨起床精神状况还好，到中午连上二楼都很困难。

处方：仙鹤草 90 克，淫羊藿 20 克，仙茅 9 克，焦山楂 15 克，大枣 10 克，枸杞子 10 克，每日 1 剂，水煎服，每日 2 次。

用药 4 天后，患者告知她已上班，可单独上 5 楼回家，建议再服 3 天以固疗效。

2002 年 4 月 15 日，患者又来笔者所在科室给孩子咨询皮肤病，并告知笔者她乏力症至今未犯。体会："补可去弱"，这是前贤诲后学之法度。有资料报道，仙鹤草能消积补虚，治疗虚损劳伤效佳，又无助热化燥之弊，是人参所不能及。笔者以其配伍既能补肾壮阳，又能振奋精神的淫羊藿和仙茅，再加补气血的大枣和能增加胃中酶类分泌促进消化而抗衰老疲劳的山楂果，更加“能益人，去虚劳”的枸杞子为伍，齐心合力，使乏力很快康复！对乏力腰酸腿困者将二果易成与人参作用相似的五加皮和杜仲皮，名为：**三仙二皮一子汤**。几年来，笔者凡是在门诊遇到乏力者，均用此方加减皆获良效！

● 体弱乏力，复方加熟地时可以用 30~90 克，量小滞腻，量大反而无胃腻厌食之感，用量大时最好加入功效健脾消食，活血化瘀，主治饮食积食脘腹胀满的炒红曲。或再加焦三仙。

四肢发软无力

一、经方时方治疗思路选择

● 伤寒日久不愈，体质虚弱者，四肢发软无力，**小柴胡汤**合加重**参脉饮**治疗。

● **补中益气汤**加减，“脚痿软，行步乏力，或痛，乃肝肾有热，少加黄柏五分，空心服，不已，更加防己五分。”

● 痰唾碧绿，脉浮缓，因胃中有湿生痰，表现身多软，四肢发软无力。**二陈汤**加苍术、白术治之。

● 生气动怒后，下肢就发软无力，为肝郁化火，胸中烦闷，上越之气难以下行而通所致，用疏肝解郁，解火除烦的**丹栀逍遥丸**加引血下行的川牛膝，以开阀门引水之法治之。

● 走路无力，肌无力症，应重胃气，温阳补肾，用**地黄饮子**加减治疗，效果佳。此方适宜于类似中风病，即走路无力，肌无力症状。此方临床治疗青年人近期双下肢走路无力腿软，只服 7 剂，效果十分理想。如果脑血管病引起实质性中风病，禁用**地黄饮子**治疗，以防误用病情加重。切记切记！

● 四肢痿软无力者，脉缓而无力，舌胖而滑，面萎黄，又杂乱梦多，说明元阳虚寒致脾胃功能差，用**补中益气汤**加淫羊藿、附子。或**人参养荣丸**合**桂附地黄丸**治之即可。

二、经验方治疗思路选择

● 夏季人困倦无力，无气以动。用《千金方》经验方：黄芪、人参、麦门冬，加少许黄柏，水煎服治疗，服后可精神振作，双下肢筋力涌出。

重症肌无力

经方时方治疗思路选择

● 全身重症肌无力者，**芍药甘草汤**加黄芪、党参、乌梅治之。

● 邓铁涛治疗重症肌无力，**补中益气汤**重用黄芪为主药。脾主肌肉，治疗紧抓脾胃气虚之病理，重用黄芪以补气升陷。

● **补中益气汤**加重鸡血藤 50 克，能活血化瘀促进气血贯通，振奋神经肌肉，治疗重症肌无力效果好。另外，也可单用鸡血藤 500 克，水煎代茶样服用，坚持 3 个月，对重症肌无力之痿症效果好。对病症缓解后，再小量坚持服用半年，每次 200 克，水煎服。

● **金锁固精丸**，治疗重症肌无力有效。

● 葛根通过升阳气的作用，可以治疗重症肌无力症，轻的如眼睑松弛下垂，可以配合健脾胃的黄芪、山药、白术等。

第十三章　各种肌肉障碍

肌肉抽动　肌肉跳动　肌肉疼痛　皮肤灼热

经方时方治疗思路选择

● 口角不住抽动症，**防己地黄汤**加白芍治愈。

● 如果一个人主诉，躺在床上，随意翻身时，会出现身体某个部位偶然抽痛一两下，说明体内血分有寒致血凝滞。用温经散寒，养血通脉的**当归四逆汤**治之。

● 头痛、眩晕、抽动，**温胆汤**加天麻治之。

● 肌肉痉挛、抽搐，**温胆汤**加全蝎、蜈蚣治之。

一、经方治疗思路选择

● 四肢肌肉关节抽搐样痛，肌肉跳动，并无风湿史，皮肤无红肿灼热，肌肉疼痛，多为营气不足，**桂枝汤**加通络活血药之桑枝、牛膝可治愈。肌肉痛者（疗痹），重用防风，加海风藤。

● 风邪闭于肌肉，《千金要方》**解肌汤**（**葛根汤**去桂枝、生姜，加黄芩）治之。

● **葛根汤**加重芍药、甘草，治疗脚挛急之意。治疗近期因外感引起的四肢震颤挛缩，抽动明显，走路困难者，治疗效果理想。

● 全身抽搐者，**芍药甘草汤**加当归、木瓜、钩藤治之。

● 上腹部跳动痉挛，以夜间明显，用白芍 60 克，甘草 15 克，缓解痉挛，效速。

● **芍药甘草汤**擅治腹部四肢肌肉痉挛性疼痛。

● 下肢出现手掌大小的皮肤灼热游走性感觉，大便又干燥，**芍药甘草汤**治疗（白芍60克，赤芍、甘草各 30 克）量大坚持治愈。此乃肝血难以养筋，虚火大随木性疏泄而流窜到下肢（万友生）。

● 肚脐下面有明显跳动搏动感（腹主动脉跳动）。皮下跳动，肌肉跳动，说明里面有水，用**五苓散**治之。茯苓最擅长治疗这种肌肉跳动。

2016 年 11 月 1 日下午，经人介绍西安雁塔藻露堂中医医院门诊来了一位 85 岁成姓老翁，他自我介绍是某医院退休老中医，由于自己年事已高，脑子混乱，不能自治。主诉：脊背发烫，严重时如火烤，已经持续半年多了，先后到某中医院等医院看过好几次，没有明显疗效，感觉自己快要死了。观舌质燥红，脉稍洪。遵《金匮要略》“夫心下有留饮，其人背寒，冷如掌大”。就是说，胃里有水，故胃的背部寒冷自感明显，留饮之处，阳气所不入也。同理相反“方证对应”，诊断为阳明胃火旺盛，背部才火热似烤。便用《温病条辨》**益胃汤**随加，和解退热的柴胡，清虚热的秦艽。6 剂，水煎服。

2017 年 2 月 18 日下午，患者来门诊，主诉：上次服药后背部发烫症状已经消失了，因近期老伴生病卧床不起，既操心又劳累，又出现背部发烫感觉，睡眠质量也差。诊断后，守**益胃汤**加柴胡、秦艽、茯神、合欢花、川牛膝、甘草，5 剂，水煎服。

2019 年 6 月 6 日下午，患者带着自家保姆来门诊，给保姆看慢性唇炎时说，他以前脊背发烫难受如火烤再也没有发生过。由此可见，《伤寒杂病论》的“方证对应”之妙，**益胃汤**的“滋阴退热为第一妙法”之神奇。

二、时方治疗思路选择

● **镇肝熄风汤**主治肝风内动的抽风、眩晕、抽动症、震颤、高血压、四肢振摆。

● **镇肝熄风汤**去茵陈，改为青蒿，治肺癌或其他病引起下肢振摇蹬动（熊继柏）。

● 人体出现肌热，或人有躁热，黄芪、人参、甘草三味为首选之药。

● 皮下有虫子行动的感觉，说明气虚，气血不足，不能作汗透出肌表，说明体虚日久。

脂肪瘤

一、时方治疗思路选择

● **二陈汤**加浙贝母、白芥子、三棱、莪术、莱菔子坚持3~4个月水煎服，可治愈全身多发性脂肪瘤。

1997年5月2日下午，一位自述来自咸阳地区的30岁小伙子来门诊。望诊身躯前背及四肢长满有大小不匀称的多发性脂肪瘤。小伙子烦恼地说，为这病他看了几家医院，也手术过有痛感的几个大的包块，但割除不解决根本问题。为这个，谈了几个女朋都吹了。笔者问诊他有没肉非食的习惯后，建议治疗期间尽量少吃肉食。给开**二陈汤**加浙贝母、白芥子、三棱、莪术、莱菔子，水煎服。1个月后，脂肪瘤包块明显变小。继守方坚持3个月后，基本看不见包块。

大约2002年春节前，他来西安办事，在西安小寨省军区服务社门前碰到说，他脂肪瘤几乎没有了，已经成家有孩子了。治疗慢性疾病，须知病久也有根，不可期吃几剂药可愈，要坚持守方服药才能愈病。

● **仙方活命饮**加软坚散结的生龙骨、生牡蛎、三棱、莪术，可治愈全身多发性脂肪瘤。《血证论》曰："血积既久，亦能化痰水。"

二、经验方治疗思路选择

● 多发性脂肪瘤，生白术、炒鸡内金各30克，水煎服，1日2次，坚持治愈。

● **食疗方**：对多发性脂肪瘤、息肉、癌瘤、大动脉炎，用生薏苡仁120克左右，白茯苓20克，共打粉后熬稀饭，1日1剂，坚持半年食用，有很好的效果。

● **单方**：无论男女，遍身疙瘩，成块如核，不红不痛，皆痰流注而成结核也。白头翁120克，每次用酒煎，1日3次内服，坚持治愈（《寿世保元》）。

一切阴疽病　腹股沟淋巴结肿大

一、时方治疗思路选择

● **阳和汤**是治疗阴疽症的代表方。是中医治疗一切阴证不用手术的手术刀方，用它可以渐渐地把一切阴证病消化掉。用于慢性骨髓炎、骨结核、关节结核、肠系膜淋巴结核、腹膜结核、骨膜炎、慢性淋巴结核、类风湿性关节炎、肌肉深部脓疡等。

阳和汤重用熟地30克，滋补阴血，填精益髓。轻用麻黄2克发越阳气，开腠达表，辛散寒凝。两药注重比例30∶2相伍，补阴血而不凝滞，散寒而不伤阴，一散一补，相得益彰。白芥子旨在祛皮里膜外之痰。麻黄开腠理，肉桂、炮姜解其凝寒，三药虽酷暑但缺一不可，腠理开凝寒解，气血乃行，毒也随之消矣。但值得注意的是：阴疽破溃者，不宜用本方治疗。

鹿角霜是鹿角熬制成胶之剩余渣。温补之力弱，而活血散结之力较强。临床宜用于“恶疮痈肿”。如，对慢性颌下淋巴结炎，皮色正常，手摸时有硬结，不热，微痛，长期不愈。可用鹿角霜研细末，香油调涂病灶处包扎，每日换药1次，坚持半月左右病愈。鹿角霜性味咸温。咸能软坚散结，能温通络消肿，故治阴疽有理想效果（鹿茸过期不采，毛茸脱落后骨化而成鹿角，鹿角补益力弱，而温里散结之力强，主要用于急慢性疮疡，骨质增生，瘀血作痛，乳腺增生，急性乳腺炎）。

《神农本草经》记载：“桂其味辛，温，主百病，养精神，和颜色，为诸药先聘通使。久服，轻身不老，面生光华，媚好常如童子。”《说文解字》曰：“桂生江南，百药之长。”生山谷，即野生的，比常用的肉桂好。

二、经验方治疗思路选择

● 横痃（腹股沟淋巴结肿大），初如杏核，大如鹅卵，形如腰子，生于小腹两旁大腿界中，色不异，硬如结核，按之微痛或不痛，日取皂角刺煮粥时饮，三四日全消。皂角刺末六钱，糯米两合，布袋同盛煮粥。又云：五月初旬，取鲜皂角刺数斤捣碎入锅，煮汤煎浓，滗出水再煎二三度出渣，慢慢煎成膏，治疗横痃，糯米粥饮（《外科证治全生集》）。临床实践证明，皂角刺是治疗腹股沟肿块主药。

2018年5月10日下午，门诊来了一位72岁瘦小老太太，右侧腹股沟淋巴结肿大如一个小杧果样，手感坚硬，无痛痒。主诉有2年左右了。由于老太太家中经济十分困难，仍然在市内给人当保姆打工，怕主人知道她有病后辞退她。了解情况后，便根据老人提出的要求给开**阳和汤**处方，在本村镇抓药自己用药治疗。并建议让家人在秦岭山下农村采皂角刺按上方治疗。9月6日下午，老太太来门诊告知，由于经济困难，只吃了7剂中药，就在农村采用皂角刺熬糯米粥坚持吃，皮下核剩杏仁大小了。10月8日下午，老太太来门诊告诉皮下核彻底消失了，表示感谢。

手足心发热

经方时方治疗思路选择

● 热入血分而夜热较甚，手脚心发热，**小柴胡汤**加地骨皮治之。

● **四逆汤**中的甘草如同旺火把米煮熟，用炉灰压住明火，慢慢地闷，甘草就起“伏火”焖饭的作用。同时方中甘草也起延长药效的作用。

● 足心发热难受。**四逆汤**（炙甘草60克，干姜、附子各30克），水煎服。**金匮肾气丸**口服1个月以固疗效。《素问》厥论第45篇曰：“阳气衰于下，则为寒厥，阴气衰于下，则为热厥。”

2014年2月2日下午，门诊来了甘肃平凉47岁女患者，自诉：双脚心发烧像似冒火难受，每晚入睡时双脚要蹬踩在石头上或冷冻后的水袋上，吃中药、输液治疗几个月没有效果。观患者舌苔色黄，脉细弱，又诉平时身困四肢没劲，吃饭无味，饭后腹胀。笔者想起李可老中医治足心发热有成功的案例。处方：附子15克（先煎），肉桂9克，干姜30克，炙甘草15克。水煎服，6剂。患者老公一看方子说，我老婆脚烧那么严重，还开热药呀？以前吃过大量生地、麦门冬之类的滋阴药都没有效果，这热药会不会火上浇油啊？便给解释：如果光顾滋阴补水，输液，水就会击坏人体防御大坝。涌泉穴为足少阴肾经井穴，为肾气之所出，病时下焦阳衰，不能统摄肾阴，而致阴火沸腾，足心热似火烧，宜补火之原，真火旺，阴火自安。命门之火乃人体真火，火一衰，火不生土，胃中水谷便无由蒸化，人体津液赖此火之温煦。始能蒸腾于上。好比一袋玉米没有晒干，几天后手插进去就会烫手的感觉，是缺阳。附子暖血，肉桂暖气，甘草、干姜暖胃。

第三天早上，患者老公打长途电话说，神药啊！吃 1 剂药，我老婆晚上脚就不用蹬踩石头和冰水袋睡觉了，一位中医大夫看了这几味药处方说了句："姜附回阳春又来。"我电话回复："是张仲景伟大，是李可老中医临床经验，我只是采用拿来主义罢了。"此病例足以证明《灵枢·卷一·九针十二原第一》曰："疾虽久，犹可毕也。言不可治者，未得其术也。"是说，即使病患日久，但辨证方法正确可以治愈的。言不可治或顽固难治，是没有掌握治病要旨技术。

《素问·厥论》第 45 篇说："热厥证的发热，必先起于足下是什么原因呢？岐伯说，阳气起于足五指的表面，阴气则集中在足下而会聚于足心（涌泉穴），今阴气虚而阳气胜，故足下发热。"

● **归芍地黄丸**（**六味地黄丸**加当归、白芍）治疗肝肾阴虚所致头眩耳鸣、午后潮热或两胁胀痛，手足心发热。

● 双脚麻木，或如火燎者，为湿热下流，**三妙丸**（苍术、黄柏、川牛膝）；不应，少加肉桂。

手足发热，夜间尤甚，舌质红绛，影响睡眠者，用《千金要方》**三物黄芩汤**（黄芩 15 克，生地 30~50 克，苦参 15 克）加清热凉血的丹皮 12~20 克，治疗即效而愈。

● 手足烦热，秋冬瘥，春夏剧，以**黄芪建中汤**治之（《医贯》）。

● **手足心发热方**：元参 30 克，大枣 2 枚撕开，水煎服，1 日 1 剂，坚持治愈。清代《罗氏会约医镜》曰："手足心发热，此属无根浮游之火，惟元参清除甚捷。性寒滑，脾虚呕逆泄泻者禁之。"

●《黄帝内经》曰"夫阴气虚者，阳气必发，发则足以伤气而耗神，故少气，烦冤也。"尤在泾曰："四肢者，诸阳之本，阳盛则手足热。"《医学入门》问诊曰："脚掌心热否：热则下虚火动，脚跟痛者，亦肾虚有热。脚趾及掌心冷者为寒。"

● 足心痛，以及踝骨热痛者，为肾虚湿着，命门火不归经，用**甘姜苓术汤**治之。而肥胖之人足心痛，久坐后痛更甚难行动，多为湿痰流注所致，宜**甘姜苓术汤**合**二妙散**治之。万不可活血及补肾药盲用，以防助阴病加重。

● 消瘦之人，阴虚者，足心及胫热痛，左肾脉细数，或两肾脉数盛，用**虎潜丸**去陈皮（牛骨、牛膝、熟地、锁阳、龟板、干姜、当归、知母、黄柏、白芍），加肉桂治之。

第十四章　各类关节及疼痛类疾病

全身关节疼痛

一、疼痛治疗要点提示

凡临床治疗疼痛性疾病，不应被传统的“不通则痛，通则不痛”思路束缚用药。因为疼痛性疾病，还应包括炎症持续性侵犯刺激神经，癌症的代谢产物同样侵犯刺激神经，这种“毒邪则痛”也应重视。

二、经方治疗思路选择

• 《伤寒论》第175条曰：“风湿相搏，骨节疼烦，掣痛不得屈伸，近之则痛剧，汗出短气，小便不利，恶风不欲去衣，或身微肿者，**甘草附子汤**主之。”（甘草12克，制附子12克，白术12克，桂枝24克）。

陈修园曰：“此证因心阳不振，以致外邪不撤，是用甘草以振心阳，以桂枝疏风寒而畅循环，为本方之主药。”中医对关节风湿痛分为寒热两种，寒胜者用**甘草附子汤**，热胜者用疏风除湿清热止痛之剂。

《神农本草经》曰：“术能去湿痹死肌。”方中术附同用，能协同走皮驱湿逐水气，疾病症状就会消失。风湿既能伤肤表，也能流入关节。湿流关节能使骨节烦痛，病重者手不能触摸，不能屈伸。内湿严重者，湿邪外壅肌肉，内阻气机，患者就会有短气，身体微肿，小便不利，以及汗出怕风等表阳更虚的症状。以上临床症状用**甘草附子汤**效果理想。

这里特别提醒：凡方剂内有附子者，必须在处方附子后面注明：先煎，口感不麻辣再投其他药煎熬。不然会引起附子生物碱引起中毒，会给患者带来恐惧感，同时也给自己医疗带来事故风险。须知：药物有形，而药毒无形。遵守《药典》，可免麻烦。

• 身寒但热，骨节烦疼，**白虎加桂枝汤**治之。魏荔彤曰：“发热邪熏胃为甚，故身无寒但热。更就骨节疼烦观之，则状有表邪在，加桂枝于**白虎汤**中。”唐容川曰：“身无寒但热，为**白虎汤**正证。加桂枝者，以有骨节烦疼证，则有伏寒在于筋，故用桂枝以逐之也。”

• **柴胡桂枝汤**加秦艽，治疗全身骨头疼痛效果好。

• **柴胡桂枝汤**治疗身体疼痛，有风湿，有肌肉抽痛，尤以老年者多见。对体弱的老年人，加益气的“党参、黄芪”或加益血的“熟地、白芍”或加通络之“伸筋草”，或加滋补肝肾之“牛膝、桑寄生、杜仲”等临床疗效满意。

• **柴胡桂枝汤**还可以治外感太阳、少阴同病，肝病伴关节痛，无体质病变的身痛症，抑郁症、焦虑症、惊恐发作，脂膜炎、不安腿综合征。

• **麻黄杏仁薏苡甘草汤**（麻黄9克，杏仁6克，薏苡仁18克，炙甘草6克）。

辨证要点：周身关节痛，身重或肿者。

区别：**麻黄加术汤**偏于治寒，故用温性的白术。**麻黄杏仁薏苡甘草汤**偏于治热，故用性寒的薏苡仁，去桂枝。**麻黄杏仁薏苡甘草汤**适应于太阳阳明病的湿热痹证。

原文：《金匮要略》第21条曰：“病者一身尽疼，发热，日晡所剧者，名风湿……”

就是说，一身尽疼，关节无处不疼，病在表故发热。日晡（下午3—5点）病发热尤为剧烈。

这种风湿的成因，多由于汗出当风，或久伤及冷所致，**麻黄杏仁薏苡甘草汤**治疗最宜。

临床治疗加减应用：

（1）各种急慢性风湿或无名热，急慢性肾炎，骨关节病等。临床凡见患者苔白腻，脉滑细数，加苍术。

（2）膝关节受伤（半月板），膝关节积水，**麻黄杏仁薏苡甘草汤**加炒薏苡仁、白芍、木瓜、川牛膝治之。

（3）风湿性关节炎，急性腰扭伤，腰椎间盘突出。**麻黄杏仁薏苡甘草汤**合**麻黄附子细辛汤**治之有效。

● 凡营卫气血不足之虚人，身体疼痛者，如产妇，受伤大病后，身体疼痛不休，可用《伤寒论》第62条“身疼痛，脉沉迟者，桂枝加芍药生姜各一两，人参三两新加汤主之”为最理想。原方（桂枝9克，芍药12克，甘草6克，人参9克，大枣12克，生姜12克）。

三、时方治疗思路选择

● **身痛逐瘀汤**功效：活血祛瘀，祛风除湿，通痹止痛。治全身关节疼痛效果好。

若微热加苍术、黄柏。若虚弱加黄芪量要大。

● 全身疼痛、肩臂疼痛、头痛身重，说明体内有湿邪，用**羌活胜湿汤**治疗效佳。

● 全身肢节烦痛，肩背沉重，为湿热相搏，外受风邪证，现用于风湿性关节炎，类风湿性关节炎。用功效能利湿清热，疏风止痛的《兰室秘藏》**当归拈痛汤**治之。组方：白术4.5克，人参、苦参、升麻、葛根、苍术各6克，防风、知母、泽泻、黄芩、猪苓、当归各9克，茵陈、羌活、炙甘草各15克。记忆口诀：茵麻葛母人甘苦，二术芩防泻猪苓。

● 内伤劳倦饮食，兼感风湿相搏，一身尽痛，**补中益气汤**加羌活、防风、升麻、藁本、苍术治之。

上肢麻木　上肢风湿痛　手指关节肿痛

一、经方治疗思路选择

● **桂枝汤**加桑枝、川芎、当归、黄芪、鸡血藤治疗上肢麻木。加荆芥、防风，治疗发热恶寒，身痒起疹者效佳。治关节炎疼痛者加重桂枝，桂枝既可解毒，又能止痛。鸡血藤是治麻之要药。血液灌溉一身，无所不及，人有柔软之躯形，唯赖血液溉之。

2011年12月20日下午，一位40岁女出租车司机来门诊主诉，同乘客吵架后气得左手臂麻木冰冷，又说大冷天没有穿外套站在外面吵架半个多小时，到现在快1个月了，去医院开了几盒**开胸顺气丸**和**血府逐瘀**口服液，仍然手臂冰凉麻木，综合分析后给患者解释，是筋脉失养，又受外邪。便给开了能温通心阳的**桂枝加桂汤**加桑枝、丹参7剂，病愈。

● 手腕风湿痛，服**桂枝芍药知母汤**后，配合猪头的下颌骨炖骨头汤内服，能大大提高疗效。

● **黄芪桂枝五物汤**治“身体不仁”，指麻木感，和感觉迟钝的症状，有皮肤增厚感觉，瘙痒、酸麻、困胀、沉紧、虫走感，烧灼以及以表述形容的不适感。

● 某男，33岁。主诉夜间睡前忘记关窗户后，引起右大臂疼痛，西药膏药分别治疗半年不见效。又说他根本不相信中医，无奈，才经人介绍来找中医。用**麻黄加术汤**合麻

杏苡甘汤加桑枝、防风 7 剂治愈。此为上肢风寒湿邪留于经络所致。故用祛风除湿温阳治则效果理想。

● 慢性肝病，右胁放射疼痛上达肩胛，下至腰部，或见右臂与手指麻木，下午腹胀，脉弦而缓，用**柴胡桂枝干姜汤**主之（刘渡舟）。

● 十指麻木，属胃中湿痰死血，**二陈汤**加苍术、白术、桃仁、红花，少加附子行经治之。

● 麻木为气血不通，用**小柴胡汤**合**当归补血汤**治之。

● 临床验证，治疗手指麻木时，复方加活血化瘀通络的（治麻要药）鸡血藤效果好。

二、时方经验方治疗思路选择

● **九味羌活汤**发汗除湿，兼清里热。主治外感风寒湿邪。症见恶寒发热、无汗头痛、肢体疼痛、口苦微渴、舌苔白滑，脉浮紧。

九味羌活汤临床治疗加减应用：

（1）外感风寒时加葱姜。

（2）风湿性关节炎，属于风寒湿邪在表而兼有里热者，用**九味羌活汤**加减治疗。

（3）若湿邪较轻者，**九味羌活汤**去苍术治疗。

（4）头痛者，**九味羌活汤**去细辛，以减轻温燥之性治疗。

（5）肢体酸痛甚剧者，**九味羌活汤**倍用羌活，以加强通痹止痛之力治疗。

（6）若湿重胸满者，去滋腻之生地，**九味羌活汤**加枳壳、厚朴，以行气，化湿宽胸。

（7）无内热者，**九味羌活汤**减去生地、黄芩。

（8）**九味羌活汤**辛温解表，发汗祛湿，为四时外感风寒湿邪之常用方。临床以恶寒发热，寒多热少，头痛无汗，肢体酸痛，口微渴为辨证要点。

（9）**九味羌活汤**，水煎服时加生姜两片，葱白三寸。以助主药散风寒。

（10）羌活中实，形如骨节，故能窜走周身，追风至骨（《温病条辨》卷六）。

● 手屈不能伸者，病在筋，**薏米仁汤**治之，伸而不屈者，病在骨，用《金匮要略》近效**白术附子汤**（白术、制附子、甘草、生姜、大枣）治之。

● 手指出现疼痛呈紫褐色者，为阳气不行，气凝血滞，应土中达木，方用**加味逍遥散**加桂枝治之可愈。

● 张璐曰："病人一臂不遂，时复移在一臂，其脉沉细，非风也，必有饮在上焦，痰得涩脉难愈。"

● 全手掌波及臂肩疼痛，为风热挟痰，用**蠲痹汤**（有中成药市场）治之。

● 因热伤元气，四肢困倦，手指麻木，时时手脚痉，用**补中益气汤**去白术，加白芍、五味子治之（张璐）。

● 老年人患痿厥，即手足痿弱不收为主，服中成药**虎潜丸**十几盒仍不见愈，应再佐制附子水煎送服，即很快见效而愈。

● **大羌活汤**（羌活、白术、防风、苍术、独活、威灵仙、当归、升麻、茯苓、泽泻）。

主治：手指关节肿痛，屈伸不利。头痛身痛，发热恶寒，口苦干，烦满。如是内伤，不系外感传里者，忌用。《黄帝内经》曰："诸湿肿满，皆属于脾土。"仲景曰："湿流关节，肢体烦痛。"正如《黄帝内经》所言："知其要者一言而终，不知其要者流散无穷。"

● 臂沉痛难忍，需祛风除湿发汗，**羌活胜湿汤**加炒苍术、威灵仙各 10 克，5 剂必效。

● 药酒止痛方：川乌、草乌、延胡索、醋五灵脂、枳壳、汉防己、川芎、藁本、白芷、甘草大枣各60克。白酒750毫升左右泡和，2周以后每日2次饮用。每次一酒杯（椐个人感觉增减量）。适宜于各种关节痛、头痛、痛经，以及癌症性疼痛。

肩周炎　臂痛

一、临床肩周炎治疗要点提示

1. 肩周炎高举胳膊或向后背疼痛受限，受凉就会痛感加重，患病均在50岁以上，又称“五十肩”。

2. 肩部受伤（肩袖撕裂）者，或长期劳累劳损发生炎性病变者，可以高举胳膊无痛感，下垂也无痛感，而平举、稍向上举30°、稍下30°时就会出现疼痛，临床禁止按摩拔火罐理疗治疗，以防受伤或炎症加重，应注重休养为主。临床工作者应加以区别。

3. 凡治痹证，不明其理，以风门诸通套药施之者，医之过也（张璐）。

二、经方治疗思路选择

● **桂枝汤**加柴胡、秦艽、姜黄，或加川乌、草乌、白芥子治疗肩周炎。

● 肩周炎、痛风。**桂枝芍药知母汤**效佳。方中附子可以振奋肾阳，逼寒邪外出，防风搜气分之风，再加细辛搜骨髓之风，加川芎搜血分之风，同麻黄解表把邪气散之，故病愈。

● **黄芪桂枝五物汤**对肩周炎、末梢神经炎、颈椎病、皮肤炎、糖尿病性周围神经炎、雷诺病、类风湿性关节炎、自主神经功能紊乱、坐骨神经痛、骨质增生、中风后遗症均有效。

黄芪桂枝五物汤加川乌、草乌、细辛各6克，防风10克，蜈蚣1条，全蝎10克。治疗肩周炎效果更好。

● 四肢疼痛尤以夜间为甚者，**四逆散**加酸枣仁30克以上，效佳。因它有止痛镇痛的作用。

● 《金匮要略·中风历节病脉证并治第五》中的《近效方》**术附汤**。也称近效**白术附子汤**。最适宜，治疗肩胛喜暖怕冷性肩周炎（生白术30~90克，制附子15克，生姜3片，大枣2枚），水煎服（李克绍）。

原文：“治风虚头重眩，苦极，不知食味，暖肌补中，益精气。”“风虚”是病理，“头重眩，苦极，不知食味”是症状。“暖肌补中，益精气”是本病的药理作用。“风虚，暖肌”的风是次要的，而虚是重要的。凡受风肩胛部位就发凉难受的肩周炎，应把重点放在“暖肌”二字上。人虚才会受风自觉发凉。清代名医张璐曰：“肩背痛有因寒状结者，近效**白术附子汤**。”因为，白术生用，善走肌肉，配附子之辛热，走而不守，能内温脏腑，外暖肌肉。术附合用，有走皮肉，暖肌肉，逐寒湿，镇疼痛之效，临床治疗受风即发病的关节炎效果也好。

凡用羌活、独活、细辛、防风、川乌、草乌之药，治疗风湿关节性肩周病无效者，此方3剂有效，10剂可愈。严重者要守方30~40天。本方是补益之剂，久服无副作用。

喻嘉言云：“术附配用可以治寒湿。芪附配用可以治风虚。参附配用可以壮元神。三者也常相交为用。”张元素云：“附子以白术为佐，乃除寒湿之圣药。”明代名医戴元礼云：“附子无姜不热，得甘草则性缓。”

三、时方治疗思路选择

● **阳和汤**治疗五十肩效果理想。肩周炎发作时肩部钝痛，不能举手，夜间疼痛加重，令人难以忍受。病史长达几个月之久。**阳和汤**能和阳而散阴，益气而通络。比西医打封闭针和按摩效果好。

另外，如果肩周炎疼痛发作难受，急用刮痧疗法有立竿见影之效果。《温病条辨·卷四·杂说》曰："刮痧乃通阳之法，虽流俗之治，颇能救急，犹可也。"

对顽固性肩周炎用药无效者，出现胸部也有隐隐作刺痛的感觉，这时千万不可大意，首先要积极排除肺癌疾病苗头。因为肺尖的神经丛支配着人的颈项及肩背肌肉，如果癌症发生，就会受到冲击导致肩周部疼痛。

● **指迷茯苓丸**（姜半夏 9 克，茯苓 6 克，枳壳 3 克，风化朴硝 3 克）。共研细末生姜汁拌为丸，用生姜汤送服，每次 6 克。治肩周炎疼痛效果好。

临床应用时随症状选加姜黄、羌活、桑枝、炒白术、丹参等，或合**理中汤**温化痰湿加姜黄。

《百一选方》云："伏痰在内，中脘停滞，脾气不流行，上与气搏，四肢属脾，滞而气不上下，故上行攻臂。"**指迷茯苓丸**也称**茯苓丸**或**治痰茯苓丸**。但风湿臂痛者不宜用。

临床治疗肩周炎效果差时，苦于技穷，用**指迷茯苓丸**加减对症治疗。必将会出现"柳暗花明又一村"之感。脾胃主四肢，脾胃不和则痰饮内生，流入四肢，则肩痛难举。痰病，在腑易治，在脏难医，在络者之痰湿性黏滞的皮下痰核更难搜剔除之。方中芒硝是一味化痰要药，痰阻经隧，臂疼痛难举，更有严重者用手摸捏或用刮痧板刮双臂外侧（手阳明大肠经）及肩背后皮下有串联状郁（瘀）滞结节时，患者疼痛难忍叫苦。

1997 年 11 月 15 日，笔者在北京朝阳区乡镇企业大厦，给学员讲座手诊面诊健康知识时，一位 70 岁女学员诉说她小姑子 58 岁，肩周炎顽固难治，吃药、按摩、扎针、艾灸、刮痧，封闭针等方法用遍了，就是效果不明显，晚上疼痛加重。问我有什么绝招方？下午下课后，患者体胖，左手抱着右胳膊来到房间。翻开患者老公拿的一沓病历，我只选择看了以前的 7 张中医处方，几乎都是治风湿思路方子。观患者舌苔白腻而且脉滑，又在揉压患者右手第二掌骨的大肠经穴和双臂外侧大肠经时，患者"啊啊"痛苦地叫了起来，一是说明大肠垃圾多而排不干净，二是臂外侧上方及小臂外侧皮下串联痰核瘀滞、结节，疼痛难忍。思考后，既然风湿治法乏效。便方证对应开了**指迷茯苓丸**加引药上行的姜黄、通便药桃仁。让水煎服 5 剂看看，有效果就再连服两周。并告诉患者像这种顽痰死血胶着难解的结肿积聚，要连续持久服药才能消失，如果想效果快一些可配合中成药**控涎丹**内服治疗。笔者次年五月中旬去北京健康讲座，患者及她老公高兴地对我说，没有想到很便宜的中药竟然能治好病。

● 肩周炎、肩周撕裂，波及左胸部疼痛者，用**延年半夏汤**治之也效。

● 张璐曰："中脘留伏痰饮，臂痛难举，手足不能转移，背上凛凛畏寒者，**指迷茯苓丸**。痰饮流入四肢，令人肩背酸痛，双手软痹，若误以为风，则非其治，**导痰汤**加姜黄、木香；不应，加桂枝以营气。"

● 如果出现肩臂疼痛，相互转移。《金匮要略·痰饮》曰："四肢历节痛，有留饮。"《脉经》曰："患者一臂不遂，时复转移一臂，其脉沉细，非风也，必有饮在上焦。"故，用半夏、茯苓、枳壳以及风化朴硝组成的**指迷茯苓丸**加减治疗。又用沉香、姜黄。理气通络为使药。

●《医学发明》曰："臂痛有六道经络，究其病在何经络之间，以行本经药行其气血，血气通则愈矣。"《证治准绳》具体论治臂痛："以两手伸直，其臂贴身垂下，大指居前，小指居后而定之。则其臂臑之前廉痛者，属阳明经。以升麻、白芷、葛根行之；后廉痛者，属太阳经，以藁本、羌活行之；外廉痛者，属少阳经，以柴胡行之；内廉痛者，属厥阴经，以柴胡、青皮行之；内前廉痛者，属太阴经，以升麻、白芷、葱白行之；内后廉痛者，属少阴经，以细辛、独活行之。并用针灸法，视其何经而取之。”

臂为风寒湿所搏，或饮液流入，或因提挈重物，皆致臂痛。有肿者，有不肿者。除饮证外，其余诸痛，并可**五积散**，及**乌药顺气散**，或**蠲痹汤**。

曾有挈重物伤筋，以致臂痛，宜**琥珀散**、**劫劳散**，或**和气饮**，每服加白姜黄半钱，以姜黄能入臂故也。

痰饮流入四肢，令人肩背酸疼，两手软痹，医误以为风，则非其治。宜**导痰汤**加木香、姜黄各半钱，如未效，轻者**指迷茯苓丸**，重者**控涎丹**。

有气血凝滞经络不行而致臂痛，宜**舒筋汤**。

治臂痛如神**茯苓丸**（赤茯苓、防风、细辛、泽泻、肉桂各30克，天花粉、紫菀、黑附子、黄芪、芍药、甘草各20克，生地、酒浸牛膝、酒浸半夏、山茱萸、独活各9克），共为细末，炼蜜丸，温酒6~9克送服。

掌指连臂膀痛，宜**五痹汤**、**蠲痹汤**。薄桂味淡，能横行手臂，令他药至痛处。白姜黄能引至手臂尤妙。

• 因提重物致臂肩疼痛，忌按摩拔火罐等二次伤害创伤，应调和补气血药加速愈合，方用**十全大补汤**治之。

四、非药物药治疗思路选择

• 建议患者自我点穴或刮痧下列穴位：①手太阳小肠经的双耳孔前听宫穴及肩部的肩贞穴；②手阳明大肠经的肩部肩髃穴；③双下肢的足阳明胃经丰隆穴及肚脐上6寸，旁2寸的不容穴；④双脚外侧足太阳膀胱经的金门穴。

• 周二上午，笔者在西安含光路南段益群中医门诊上班时，来自兴平市一位52岁周姓女性农民。主诉：患肩周炎加重半年多，在当地按摩、拔火罐、贴膏药、刮痧、理疗、针灸均没有理想疗效，前几天去一家养生理疗馆被一位身材胖大的小伙子按摩拔火罐后，疼痛反而加重难忍了。经笔者询问后，得知她随丈夫长年干建筑体力活多年。经手诊、目诊、按压阿是穴，并让她举手等动作简单诊断后，告诉她不是真正的肩周炎，疑似肩袖撕裂类肩周疼痛。建议积极去医院做磁共振扫描确诊，再决定治疗方案。切勿盲目按摩治疗以防外力刺激后损伤或劳损炎症加重而诱发疼痛难忍。

• 2019年8月29日下午门诊，经北京王安平先生电话介绍，从山西来了一位44岁张姓女士。主诉右肩周疼痛1个月余，经刮痧、针灸、理疗按摩等治疗未见效果，近期有理疗师建议游泳能治肩周炎，结果游泳几次后反而疼痛加重。当笔者拉患者胳膊向后推测诊断时，患者叫喊胳膊痛得像掉下来一样。便对她说，是肩膀受累拉伤了，患者摆手说没有受过伤啊！又提醒她说，是否发病前右侧胳膊重复动作干过什么？她立即回答说她母亲患半身不遂，她用右侧胳膊频繁扶起放睡翻身几个月。立即建议她禁止游泳等一切外力刺激性治疗，用**养筋汤**合**葛根汤**守方加减治疗及休息疗养为主，后定方治愈。

痛风　痛风性关节炎

一、临床治疗痛风关节炎要点提示

● 《金匮要略》把痛风病定为“历节”。唐代把痛风病称为“白虎病”“白虎历节”。就是说发作时就像被老虎咬住一样的痛苦。《丹溪心法》曰：“痛风者，四肢百节走痛，他方谓之白虎历节风症。”朱氏是第一个命名痛风的医家。痛风病机多为脾虚湿热。

● 痛风论治：前贤曰：“热痹之证，肌肉热极，唇口干燥，筋骨痛不可按。”《中医内科学》曰：“关节疼痛、灼热红肿、发热、口渴、烦躁不安、汗出、恶风、舌质红、舌苔燥、脉滑数。”根据以上病机症状，治则：清热利湿化痰，通阳祛瘀凉营治之。具体分析病情加减而定。

二、经方治疗思路选择

● **五苓散**加怀牛膝，对高血脂、脂肪肝、高尿酸、痛风的肥胖减肥最有效。

● **防己黄芪汤**治疗痛风、痛风性关节炎，变形性膝关节炎、类风湿性关节炎、风湿性关节炎，身重及腰以下肿均有效果。

● 脚趾红肿疼痛难忍的痛风，**甘草附子汤**治疗效果好。

三、时方经验方治疗思路选择

● 上肢风湿类风湿性关节炎严重者，用专攻治上肢的《丹溪心法》**上中下通用痛风丸**治疗。

● **鸡鸣散**功效：行气降浊，温化寒湿。治疗寒湿型痛不可忍的痛风为特效方。组方：槟榔 12 克，木瓜、陈皮各 30 克，桔梗、生姜各 15 克，吴茱萸、紫苏各 9 克。

● **朱良春痛风方**（痛风之名，始于李东垣、朱丹溪）。

痛风之发生，是浊瘀为患，故应坚守“泄化浊瘀”这一法则，审证加减，浊瘀即可逐渐泄化，而血尿酸亦将随之下降，从而使分清泌浊之功能恢复，而趋健复。这也说明：痛风虽然也属于痹证范围，具有关节疼痛、肿胀等痹证的共同表现，但浊瘀滞留经脉，乃其特点，若不注意，以通套治痹方药笼统施治，则难以取效。

处方：茯苓 20 克，土茯苓 30 克，萆薢 30 克，威灵仙 15 克，泽泻 15 克，白术 15 克，苍术 10 克，黄柏 10 克，生薏苡仁 30 克，泽兰 10 克，虎杖 15 克，牛膝 15 克，当归 15 克，秦艽 15 克，桃仁 12 克，土鳖虫 10 克，地龙 15 克。水煎服，每日 1 剂，2 周为 1 个疗程。

防治痛风忌酒、咖啡、海鲜、动物内脏及酸性食物。饮食清淡，多饮水。肥胖患者应该节食减肥，保持适中体重。

● 痛风关节炎。可用**二妙丸**（苍术 30 克，黄柏 10 克）加大黄 10 克，水煎服。每日 1 剂。每日 2 次。外敷：**二妙丸**加大黄研末，用鲜紫花地丁或鲜蒲公英捣烂拌匀外敷，坚特治疗 7 天。

● 痛处必肿者，沉重不能转侧，为湿热者，用**二妙散**选加，羌活、防风、升麻、柴胡、白术、甘草等治之。

● **痛风高效验方**：生薏苡仁 30 克，土茯苓 40 克，泽泻 30 克，萆薢 30 克，苏木 10 克，炒苍术 30 克，黄柏 10 克，川牛膝 10 克，泽兰 10 克，地龙 12 克，虎杖 15 克，太子参 15 克，忍冬藤 30 克，络石藤 30 克。水煎服。1 日 1 剂。饭前内服。连服 14 剂。

注：痛风关节红肿又发热痛，须增加土茯苓 60 克以上。

现在人饮食多肥厚味而不节制。致以湿热为主，而寒少。痛风发病多见于肥胖男性者，男女比例 20∶1。且发病率逐年上升，故健康的生活方式、健康的生活行为更重要。

● 车前子 10~15 克，或车前草 30~50 克，水煎服，治疗痛风及水泻效果好。

西医认为，痛风是嘌呤代谢紊乱所引起的病痛。临床以高尿酸伴痛风性急性关节炎反复发作为特点。车前子（草）有利尿通淋之作用，对尿素及氯化钠尿酸有排泄作用，从而纠正嘌呤代谢紊乱，所以，当茶水样长服行之有效。一般 1 个疗程坚持 20 天左右。

四、中成药治疗思路选择

乌鸡白凤丸口服。连服 1 个月。维持疗效连服 2 个月。治疗痛风效果十分理想。

五、简便方尿酸值增高治疗思路选择

现代研究：人体内 70% 的尿酸是通过肾脏排泄的，健康的肾功能是维持尿酸正常的前提。长期尿酸偏高对肾脏会造成损伤。

1. 降低尿酸的中药：土茯苓、蚕沙有明显作用。

2. 增加尿酸排泄的中药：秦皮、川萆薢、薏苡仁、山慈姑、淫羊藿、豨莶草、车前子、地龙、泽泻。

3. 溶解尿酸的中药：威灵仙、秦艽（痛风发作，是尿酸结晶聚集引起水肿疼痛）。

4. 抑制尿酸合成的中药：泽兰、桃仁、当归。

5. 碱化尿液作用的中药：青皮、陈皮。

合理的中药配伍并辅以补肾的成分，能使尿酸维持在正常范围内。

阳虚怕冷　手足冰冷　脂膜炎

一、经方治疗思路选择

● 太阳病症出现时，出现口不渴、怕冷，**小柴胡汤**去人参，加桂枝治疗。

● **桂枝汤**治疗体虚风寒最为适宜。祝谌予也曾用它来治疗夏日还穿棉衣之人。

● **桂枝加龙骨牡蛎汤**加淫羊藿、肉苁蓉，治偏阳虚者。

● 体内有久寒者，**当归四逆加吴茱萸汤**。《伤寒论》第 352 条曰：“若其人内有久寒者，宜**当归四逆汤**加**吴茱萸生姜汤**。”

● 全身畏寒怕冷之人，用补阳药效果差者，患者又懒于运动，消化极差，用叶天士的“通阳不在温，而在于利小便。”即以通为补，阳气通达则怕冷自消，用**当归四逆汤**合**苓桂术甘汤**，或**附子理中丸**加茯苓、猪苓之类。《内经》曰：“升降出入，无器不有。”说明通是治疗养生的最高法则。

● 手足厥冷，出现心下悸动，扪之应手，或心下痞满，脉弦，舌苔水滑。为水寒在胃，与胃气相搏，则心下悸动，水寒遏阳气不充四肢，故见手厥冷。**茯苓桂枝甘草生姜汤**通阳行气治疗。

● 凡头部怕冷之人，尤其是春秋之季就要戴帽子，说明上中下三焦之阳亏损明显，用**大建中汤**、**小建中汤**、**黄芪建中汤**，加量制附子治疗效果好。

● 手冰冷，**四逆散**治之。四逆，指四指末端发冷（古老治疗四肢冷的专方，经典的理气方）。临床见到情绪紧张时手冰凉更明显。不是阳虚，是压力紧张所致。手足冰凉，一是肾阳虚引起，二是肝气郁结引起，三是肝经有寒引起。故补肾无效时，说明要疏肝治疗。**四逆散**能缓解血管平滑肌痉挛，改善外周血液循环，故能治手足冰凉。

● 双膝下冰冷，难以忍受，中西医医治无效者，用**当归四逆汤**可治愈。

● 肾主一身之真阳，肾阳不足就不能温四肢，四肢发凉厥冷，也是肾阳虚的临床表现，故，**当归四逆汤**加补肾阳药治手足冷效果更好。4 月 12 日下午门诊，一位 25 岁女性，主诉：怕冷，手足冰凉，全身几乎不出汗，十多年了，摸诊双手指端冰凉。脉沉细，舌质淡红。**当归四逆汤**合**麻黄附子细辛汤**加减应用，共 21 剂，手足冰凉消失，出汗如同正常人。

在益群门诊，有两个青年女性拿着前次开的处方问我："医生，我两个是做养生保健行业工作的，经同事介绍上周都是来找你看手足冰冷的，效果真的太好了，但为啥药方区别这么大？我们几个人研究后想不明白啊！"笔者看了处方后回答：你长期畏寒怕冷手足冰凉，几乎没有其他症状，病因是寒邪滞于血分，长期阳气虚衰，脉搏运动也不利，要用温血散寒又能补血助阳的**当归四逆汤**合**四逆汤**加减来治疗才对证。而你同事有心慌，有腹痛，并伴有咳嗽，手脚冰凉时间短，人又比你胖结实，双手指腹及大小鱼际压时弹性比你强，她是阳气（内热）郁逆，不能透达于四肢而出现短期手足冰凉。所以用**四逆散**加减治疗，方中柴胡能升阳透邪，芍药、枳壳、甘草疏肝和胃而愈病。

● 畏寒、四肢厥冷，尤其下半身及膝以下清冷不温。小便清长，大便稀溏。**四逆汤**治疗。《医方论》曰："**四逆汤**为四肢厥冷而设，以治伤寒之少阴病。四逆者，必手冷过肘，足冷过膝，脉沉细无力，为少阴腹痛下利，完谷不化等象咸备，方可用之，否则不可轻投。"

● 临床出现阳气暴脱。手足逆冷，头晕气短，汗出脉微。回阳救脱挽危亡时，方用《正体类要》的**参附汤**（制附子 9 克，人参 12 克），水煎服。

● **大建中汤**（人椒糖姜）人参 6 克，川椒 6 克，饴糖 30 克，干姜 9 克。治手足逆冷，或有冷汗。《黄帝内经》曰："气逆者，足寒也。"患者足易凉冰，冬天手足怕冷冰冷以女性多见。

● 秋天女性夜里若 1—3 点醒来后，自感觉小腿凉连续几年了，可口服**乌梅丸**（汤）3~5 剂，即可消失。

● 干呕、纳差、手足厥冷者。用《金匮要略》**橘皮汤**（橘皮 6 克，生姜 12 克）治之。

病因：胃阳被阻，气逆于胸，不行达于四肢末端，故手足冰凉。**橘皮汤**宣通阳气，阳气得以流行，则呕哕与厥并愈。而不能认为是阳虚，盲用温补药。

● 富平县一位 36 岁小伙，来门诊主诉：双手冰冷半年多了，心里烦躁，多梦，大便也干燥，吃中药二十几剂没有半点作用，反而口腔溃疡了。观患者体形消瘦，颜面青又有黑色斑，舌质红，舌两边布小刺，苔呈粉样稍腻，脉弦而数。正要给开方时，患者拿出三张处方，说他是在网络上听专家中医讲座抄来的方子。一看，三方是**桂枝加附子汤**、**四逆汤**、**当归四逆汤**，其中一方肉桂 45 克，干姜 45 克。便给解释：你舌头红如樱桃，舌苔粉腻，说明你体内有郁热，火郁住了，才会四肢发冷，应用升降之法，你怎么火上加干柴火？应给郁热之湿邪有出路，遵清代医家喻嘉言和当今中医学大家赵绍琴的经验。用温病名方**升降散**选加荆芥穗、防风、苏梗、藿香、厚朴、羌活等药物治疗才对。患者同意后给施方**升降散**加荆芥穗、豆豉、藿香、厚朴，水煎服，7 剂。二诊病症状消失后，患者问治病道理是什么？回复说，热多要清，郁多要宣，湿遏要用芳香化之，火郁当以升降。又问学习中医应如何入门最好？告知，如果为了爱好就重经典，修东垣，阅时方，览各家，兼学点现代医学常识才是正途。如果想从事中医执业，就要参加师承考试下苦功夫了。

2012年5月4日上午门诊，在西安做建材生意的41岁男子。主诉：手及双下肢怕冷一年多，在老家及西安医院看过几次，也吃过上百剂热性汤药及中成药**桂附地黄丸**、**附子理中丸**，但都效果不理想啊！观患者面色青色兼白，舌红燥有裂，双目白睛略红似熬夜形成，脉数，说他老爱喝水还口干，小便时尿道发烧感明显，但还感觉四肢冷，症状明显时怕冷来了偶尔还有打寒战一阵子，穿厚衣服也不管用，为这个病他都快要心烦死了。这不正是“诸禁鼓栗，如丧神守，皆属于火”真热假寒的火郁证吗？面青不就说明阳郁给阻滞了吗？便遵火郁宜宣发要通之治则，用**升降散**合**栀子豆豉汤**加柴胡治之。7剂，水煎服。

6月4日下午来门诊，他带来一个看男性病的同乡，高兴地说他吃完药后，手足再没有以前那种怕冷的感觉了。

《丹溪心法》瘟疫篇附方中有人间治疫仙方，一两僵蚕，二两大黄，姜汁为丸如弹子，或调蜜丸。明代《万病回春》称为“内府仙方”。专用于治蛤蟆瘟，肿项，大头病。后由清代陈良佐视为治疫专用方，改名为“陪赈散”。并录于《陪赈散论说》，专治36般热疫。再后来由清杨栗山在《伤寒温疫条辨》中更名为**升降散**，并指出主治三焦大热，其症不可名状者，而发扬光大。曰：“僵蚕、蝉蜕升阳中之清阳；姜黄、大黄降阴中之浊阴，一升一降，内外通和，而杂气之流毒顿消矣。”称赞一对升药，一对降药，配方精当，升降相因，寒热并用，条达气血，通宣三焦，为“火郁发”楷模之剂。

• 手足冰凉，证必见脉沉软无力，舌胖大苔嫩淡，面色苍白或青，小便清冷，溏泻。用**当归四逆汤**、**四逆汤**效果好。

• 手足冰凉，症见舌红、舌干裂而瘪瘦、绛红、口唇紫，或焦干，脉见弦数有力，说明是郁热所致的厥逆。治疗用药要轻灵。用温病临床大家赵绍琴的话来说，灵能开窍宣通，助热外达也。用药以甘淡芳香的花叶之药来分工透郁热而解。

• 全身大热，唯独四肢发冷，此为温病范畴，是烈毒壅遏脾经，邪火莫透。治则清脾热，手足自温（余师愚）。方用**清瘟攻毒饮**加石膏量大，以清胃热，胃气行，则四肢自和也，也有热伏厥阴而逆冷者，温疫证中最多见，不可不知也（王士雄）。

• 1996年9月2日上午门诊，薛某，女，36岁。主诉：四肢及背腰部长期冰冷，用手摸皮肤无冰凉感觉，为治疗这个病，已经去过好几家医院了，医院仪器检查不出什么病来，光是热性中药附子都增加到100克了，但还是不行，平时比别人穿衣服都要多。观患者舌质深红，苔黄，口干，脉沉细数。思索后，触摸四肢皮肤的确没有凉感，便想，既然按阳虚正治无效，是否反治？突然心中一亮，这不正是“热极生寒”“热深厥深”吗？即真热假寒证。邪热深入所引起的体寒冰冷机制吗？郁热之虚邪积于内，逼阴外显吗？便大胆投以清凉疏散的竹叶15克，苇根30克，炒栀子10克，淡豆豉30克，5剂，水煎服。10日下午门诊二诊时，主诉：四肢及腰背部凉感消失了，只是觉得乏力没劲，食欲差。用**补中益气汤**合**桂枝汤**，7剂，水煎服。次年6月2日，她带同事来门诊给看眩晕时，说她服药后病愈，现已经怀孕3个多月了。由此可见，活用经典对临床有现实指导意义。

• 脂膜炎者，**柴胡桂枝汤**可以加减治疗。脂膜炎：指皮下脂肪的炎症。

• 门诊见患者主诉：一吹空调见凉风，就打喷嚏流清鼻涕难受，说明阳虚就用**桂枝汤**治疗必效。

二、经验方治疗思路选择

●《王氏简易方》云：十指疼痛，麻木不仁，用生附子、木香各等分，生姜5片，水煎服。相当西医病名之雷诺病。

●手足冷麻，风冷血气闭，手足身体疼痛冷麻，用五灵脂一两（30克），没药一钱（3克），乳香半两（15克），川乌一两半（45克）炮去皮，为末，水丸，如子弹大，用一丸，生姜温酒磨服（《本草衍义》）。

●主骨中毒气，风血疼痛，五劳七伤，足手不收，上热下冷，骨碎补治之（《本草思辨录》）。

●凡阳虚及手足冰凉者，开处方后，建议患者常常食用向日葵籽及松树籽。向日葵籽滑利通阳，是天天追求光明之太阳花，其籽有取向光性之精华，久服有以阳制阴之效用。《神农本草经》曰："主五脏六腑寒热羸瘦，五癃，利小便。"俄罗斯把给人们带来美好希望的向日葵花列为国花，其用意不言自明。《伤寒杂病论》有妊娠水肿，小便不利的**葵子茯苓散方**。民间有遇寒就有犯偏头痛时，用向日葵籽巢座撕开一半，水煎服治疗的验方。松树树形多姿，苍翠挺拔，耐寒而生命力强，其性坚定、贞洁、长寿，松树籽有肥五脏、散诸风、润肠胃、散水气、逐风痹寒气之功效。

坐骨神经痛　四肢不遂

一、经方治疗思路选择

●**当归四逆汤**对坐骨神经痛、肩周炎、风湿性关节炎、关节痛有效。

●**麻黄附子细辛汤合芍药甘草汤**，炒白芍重用30克以上，对坐骨神经镇痛效果更好。

●**黄芪桂枝五物汤**加制川乌、制草乌，可治愈腰椎间盘突出的引起的坐骨神经痛。

●坐骨神经痛，为少阳，用**柴胡桂枝汤**治疗有效。

●各关节僵硬疼痛明显，又查不出风湿因素。用"病历节，不可屈伸，疼痛，**乌头汤**主之"。尤在泾曰："此治寒湿历节之正法也。寒湿之邪，非麻黄、乌头不能去，而病在筋节，又非皮毛之邪可一汗而散者，故以黄芪之补，白芍之收，甘草之缓，牵制二物，俾得深入而去留邪。"徐忠可又曰："历节病不可屈伸，即行痹之属也，故以甘芍和阴，麻黄、黄芪通肌肉之阳气，而借乌头之迅发，以行其痹着。"（麻黄9克，赤芍、白芍各15克，黄芪30克，炙甘草15克，川乌50克先用加蜜两小杯，煎去一取，挑出川乌）。

二、时方治疗思路选择

●四肢出现偏枯不遂之症者，影响生活，应补其气血，祛风寒除湿，用**独活寄生汤**去桑寄生，加黄芪，续断坚持治疗效尤（岳美中）。

●双下肢出现肌痿，又自我感觉有绳索缚之，行走不稳，前后左右欲倒，要人搀扶或要倚仗而碎步挪动，头重似布裹。须知慢性病要有守方治疗之理，用治通调补调整机体活力下肢的**地黄饮子**专方，加减坚持治愈为度（赵锡武）。

三、经验方治疗思路选择

●四肢筋拉牵伸展困难疼痛，用中药溻洗时，复方内加入乳香即能提高伸筋疗效。

●伸筋草尤善治疗关节僵硬，软组织损伤，故复方加伸筋草30克以上效果好。

●治疗半身不遂，川芎为先，丹参为二，黄芪、葛根降压有功，应为排三。

● 偏瘫患者，以温补肝肾为佳，为治疗要点。

● 甜瓜子仁 200 克，炒后为末，同胡桃肉稍炒研末，鸡腿骨一对焙干研末，每日黄酒送服 6 克，1 日 2 次，治疗坐骨神经痛，佳效。男性最好用公鸡腿骨，女性最好用母鸡腿骨。

● 腰椎间盘突出引发下肢麻痹疼痛者，复方加川牛膝、伸筋草、透骨草、鹿衔草治疗。

不安腿综合征　四肢沉重感

一、临床治疗不安腿综合征要点提示

不安腿综合征：又称不宁腿综合征，是一种感觉运动障碍疾病，其主要临床表现为夜间睡眠时，双下肢出现极度的不适感，迫使患者不停地移动下肢或下地行走，导致患者严重的睡眠障碍。

二、经方治疗思路选择

● **四逆散合黄芪桂枝五物汤**，重加鸡血藤 50 克，治不安腿综合征效果好。

● **芍药甘草汤**加丹参各 30 克，木瓜、怀牛膝各 15 克，白芍重用 30 克以上治疗不安腿综合征效果好。

● 四肢出现顽固性沉重感时，用他方不效时，用调和营卫的**黄芪桂枝五物汤**加重黄芪治疗。如果症状出现在上肢，再加重桂枝量；出现在下肢加川牛膝；出现筋脉者加木瓜治疗。

● **柴胡桂枝汤**还可以治关节痛、身痛症、脂膜炎、不安腿综合征。

三、经验方治疗思路选择

● **李克绍腿痛**专方：处方：苍术 6 克，黄柏 5 克，威灵仙 3 克，防己 6 克。水煎服。记忆口诀：苍柏威己（趣味记忆：苍柏违纪）。

主治：无名原因腿痛。不红不肿，只是酸痛不适，痛时剧烈。此方极简而效宏。服药后全身觉热，是阳气久被湿热所遏，服药后邪去而阳气暴通之故。脐以下无汗加黄柏，使双足膝中气力涌出。

● 临床治疗男性腿痛病，复方加川牛膝。治疗女性腿痛病，复方加丝瓜络，以提高疗效。

小腿抽筋　骨结核

一、经方治疗思路选择

● 双下肢夜间 11 时以后小腿抽筋难忍，治疗高效方是**麻黄附子细辛汤**合**芍药甘草汤**加木瓜可治愈。**麻黄附子细辛汤**温经散寒，筋脉得煦，加芍草瓜能舒其筋脉，故治之。对老年人气血双亏抽筋者，可加参芪助之。

2019 年 5 月 27 日上午，门诊来了一位李姓 55 岁女性，主诉：双小腿夜间抽筋疼痛难忍，疼痛发生后折磨人一夜难入睡。治疗有半年多，钙片也吃了好几种，拍片检查也正常，近期夜夜抽筋加重。观患者皮肤黝黑，体形消瘦明显，苔淡白，脉沉细，手摸双小腿冰凉。处方：麻黄 6 克，制附 15 克（先煎），细辛 6 克，炒白芍 40 克，甘草 15 克，黄芪 15 克，木瓜 15 克。水煎服，7 剂。

6 月 10 日上午，患者来门诊主诉：经人介绍专程从郑州来西安找我看腿抽筋病，又

说她暂时住西安某部队家属院亲戚家，没想到花钱不多，治疗一次，就治好了她双小腿夜间抽筋病了。说她太瘦了，想胖点，让开个简单的增肥方回郑州用，便开了党参15克，大枣两枚撕开，沸水泡服，坚持长期服用。提倡中医药。弘扬中医经典。

● **芍药甘草汤**加减治疗腿抽筋，屡取速效（临床验证白芍、甘草量20~45克，量小无用）。**小腿抽筋**（腓肠肌痉挛），多因血不足以养筋，老年体衰者尤甚。选加淫羊藿、伸筋草效捷（有学者考证，原著《伤寒论》**芍药甘草汤**应是赤芍药）。

临床加减应用：①气血不足者加黄芪、当归。②湿阻经络加牛膝、地龙。③湿痹风寒加独活、秦艽，或伸筋草等。④阳虚寒甚者加制附子、干姜。⑤小腿抽筋者加白芍60克，甘草10克，木瓜20克，水煎服，见效迅速同时治便秘。

若双大腿抽筋难受，**芍药甘草汤**，重白芍50克，甘草25克，加知母15克，雷公藤30克，水煎服，3剂，可望治愈。

双下肢小腿肚子夜间11时以后老抽筋难忍，发作时应立即站立速解痛苦。

2020年2月23日，正是全国防疫时，南京一读者打电话问我，说她媳妇近一周小腿抽筋难受，补钙也不起作用，问中医有快点办法没有？建议去中药房购：赤芍、白芍各30克，生甘草20克，水煎服，1剂效，3剂愈。3月1日中午，来电话说中药治病也太快了，病愈。

二、经验方治疗思路选择

● 凡传染性瘟毒病引起转筋初得者，用《医林改错》瘫痿论篇中的**解毒活血汤**治疗效佳。功效：清热解毒，活血化瘀。适用于瘟毒吐泻转筋初得者，急性湿疹，水痘，病毒性脑炎。组方：桃仁24克，红花、生地、赤芍、柴胡各15克，当归、甘草、连翘、葛根各6克，枳壳3克（记忆口诀：桃红四物去川芎，枳壳葛根翘柴草）。方中生地、赤芍、甘草、连翘凉血解血分热毒；柴胡和解少阳，以转枢机，葛根辛平解肌，入阳明以升清阳，桃仁、当归化瘀通脉，荡邪致新，辅以枳壳疏利气机，如是则从血分入手，以治疗发绀脉伏，瘟毒内闭之霍乱吐泻，屡获奇效。但病致汗多，肢冷，眼塌不可用（《范文甫专辑》）。

● 骨结核治疗，采新鲜皂刺120克，杀3斤（1500克）左右老母鸡除内脏，然后把皂刺扎满全身，锅内文火煨烂熟。去皂刺食肉饮汤。2~3日吃1只鸡，连吃6~7只鸡为1个疗程。一般1个疗程能有效，或有的患者就能愈。李克绍摘录1986年4月《新中医》。

● 腿转筋，木瓜、吴茱萸各等分，食盐适量，水煎服，效果佳（《经验丹方汇编》）。

● 小腿抽筋难忍，淫羊藿60克，伸筋草30克，水煎服，坚持治愈。也可加复方内。

● 中老年人感觉下肢发麻，说明阳气运走到足部差，再加上湿性善下，湿邪易袭阴位，用淫羊藿30克，威灵仙15克，水煎送服中成药**独活寄生丸**。

● 腓肠肌痉挛之腿抽筋，用木瓜煎治疗效佳。方中木瓜、吴茱萸解痉，牡蛎补钙，补骨脂壮阳补激素，故能解除腓肠肌痉挛。王士雄就用木瓜来治疗霍乱病。

足跟痛　骨质增生　骨质疏松

一、经方时方经验方治疗思路选择

● 足跟痛，用中成药**金匮肾气丸**或**桂附地黄丸**内服治疗。足跟是督脉发源地，足少阴肾经从此经过，三阴虚热，则足跟痛。

● 足跟痛，用舒筋活络，缓急止痛的**芍药甘草汤**治疗效果佳。有肾阴不足时伴**六味地黄丸**治疗好。

● 足跟痛，用舒筋活络，活血化瘀药不效时，用温阳利水的**五苓散**加牛膝、杜仲治之效佳。

● 足跟痛，足胫时热，为肾脏阴虚。用**六味地黄汤**加肉桂、龟板治之。久站所致足跟痛，为阳虚，用**桂附地黄汤**治之。

二、时方治疗思路选择

● **六味地黄丸**加骨碎补 6 克，治妇女足跟痛（《本草思辨录》）。

● 西医诊断为骨质疏松病，行走关节及全身疼痛者，用药乏效，从补肾温经治疗入手，用**桂附地黄汤**与能补骨髓的**青娥丸**（补骨脂、杜仲、胡桃肉），再选加牛膝、续断、菟丝子、细辛、独活、防风治疗效佳。对严重者再配合钙片服用，坚持守方 1 个月必有显效。

三、经验方治疗思路选择

1. 威灵仙 50 克，穿山甲 10 克，共研细末，温开水送服，治疗足跟痛效果好。

2. 生白术 60 克，威灵仙 30 克，徐长卿 10 克，苏木 30 克，细辛 10 克，海桐皮 30 克，元胡 30 克。水煎泡溻痛处，有消刺作用，坚持 1 个月，1 日 2 次。方中生白术外溻洗治疗骨刺，受于宋代夏德的奇病《卫生十全方》一书启发，云：“牙齿迎日长，渐渐胀开口，难为饮食，盖髓溢所致，只服白术愈。”

3. 凡足跟骨刺引起的疼痛：白芥子、威灵仙、夏枯草各 30 克，生白术 100 克。水煎外泡洗效果好。生白术外洗治骨刺，白术为多脂之药，外洗治软化骨刺，如同机器生锈润油一样。

4. 夏枯草 100 克，食用醋两斤浸泡 3 个小时左右，再水煎开后 20 分钟左右，待热泡足跟骨刺疼痛处，每次泡 20~30 分钟，疗效好。

5. 川芎治骨刺方：川芎 100 克研末，包袋内放在骨刺病痛处，外用热水袋熨温半小时以上。每日 2~3 次外用。对骨刺、脊椎炎、非水肿性关节炎，坚持治疗病愈为止。

6. 凡双膝关节疼痛者，建议患者自我双膝微屈站桩坚持 30 分钟左右。每日 2 次。

风湿性关节炎（类）

一、经方治疗思路选择

● 治风痹，血痹用**桂枝汤**加羌活、独活、黄芪、防风治疗。

● 各种关节炎所致的关节痛、坐骨神经痛、颈椎病、肩周炎，均用**桂枝加附子汤**治之。《本草衍义》云：补虚寒须用附子。风家多用天雄，天雄治风寒湿痹，疗历节痛尤有特长。

● **桂枝加附子汤**助阳逐湿，加生地 60 克，生地量大有强的松激素样作用，治疗风湿效果好。

● **桂枝加附子汤**加白术，名为**桂枝加术附汤**，治疗关节肿痛效果好。

● **桂枝芍药知母汤**方证：剧烈的关节痛，伴关节肿。恶风发热、有汗或汗少。面色暗黄，或有水肿，脚水肿。临床上多用于风湿性及类风湿性关节炎。“补阳祛邪法”，是治疗类风湿的惟一途径。方中白术同附子协同走表驱湿。知母解烦祛水，**桂枝芍药知母汤**尤善祛下肢独足肿大之水肿及关节肿痛，故仲景有“脚肿如脱”之提示。

黄元御曰："凡腿上诸疾，木郁而生下热，热在经络，骨髓是寒湿，《金匮要略》义精而法良，当思味而会其神妙也。"

余国俊说："热药久服伤阴，湿热稽留也伤阴，当先救其阴，再议治痹。"革薢配益母草和土茯苓配革薢均是类风湿关节炎的常用对药。

● 关节肿痛，伴有关节肿大水肿，严重疼痛，麻木不仁，似乎关节和身体要有脱离样的感觉。面色也伴暗黄或水肿，这时可用**桂枝芍药知母汤**来治疗。《金匮要略》曰："治诸节疼痛，身体魁羸，脚肿如脱，头眩短气，温温欲吐，**桂枝芍药知母汤**主之。"**桂枝芍药知母汤**是以（**桂枝汤**加麻黄、防风祛风逐湿解其表，芍药、知母、甘草养阴清热和其里，术、附同用，通阳逐湿）。为治疗类风湿关节炎较好方剂。

● 姜春华教授称赞**桂枝芍药知母汤**治疗风湿、类风湿性关节炎有卓效。何绍奇老师补充说，附子用量不足亦不效。故，附子为**桂枝芍药知母汤**治疼痛疗效之霸药。

● 关节型银屑病、紧张性头痛、坐骨神经痛、慢性椎间盘性腰腿痛、马尾神经炎、痛风、膝关节滑膜炎、膝关节积液、骨质增生，用**桂枝芍药知母汤**均可以治疗。

● 根据关节疼痛病情随证，**桂枝芍药知母汤**选加桑枝、忍冬藤、秦艽、姜黄、牛膝、地龙、川乌、草乌之类。

● 如果足趾疼痛发作难忍，**桂枝芍药知母汤**去防风即可。因防风祛上半身风，故去治之。

● **桂枝芍药知母汤**祛风清热以利湿，病机为风湿留注关节，日久化热，加石膏，治疗多年不愈的风湿热有奇效。

● **麻黄附子细辛汤**加生地、牛膝、地龙、白茅根，治疗又红又肿疼痛风性关节炎效果好。

● **麻黄附子细辛汤**加防风、川芎、细辛等，治疗类风湿性关节炎效果好。防风以搜气分之风，川芎搜血分之风，细辛搜骨髓之风。临床用细辛治疗类风湿性关节炎量要大，但熬药时不要盖，先煎 40 分钟，让含"黄樟醚"毒性充气挥发降至原药材的 20% 即可。

● **芍药甘草汤**加减治疗关节炎。治疗腿挛急之方。缓急止痛见长。

临床时，**芍药甘草汤**加**四妙散**或**豨桐丸**应用，二者相得益彰。处方：赤、白芍各 10 克，炙甘草 10 克。**四妙散**（苍术 10 克，黄柏 10 克，牛膝 15 克，海桐皮 15 克，独活 10 克）。根据临床还可以加减，伸筋草、生薏苡仁等。另外，**芍药甘草汤**合**四妙散**加味，治疗湿热痹证，风湿痹证均可。凡下肢关节痹痛，坐骨神经痛，均可用**芍药甘草汤**治疗。

● **越婢加术汤**治疗多年关节肿痛，发热风湿性关节炎，类风湿性关节炎等病。

● 《金匮要略》第 20 条曰："湿家身烦疼，可与**麻黄加术汤**发其汗为宜，慎不可以火攻之。"

2011 年 3 月 4 日上午。我在上海福州路一个手面诊健康知识培训班讲座时，一位女性学员说，她工作的养生馆有位 60 岁的女顾客右膝关节肿痛，她们给用能发热的'某泥灸'几次后不但没有减轻，反而关节红肿疼痛加重了，正在她们店里闹事呢！去医院给看了输液几天也不见效果。问我有什么好方法呀？帮助她们老板一下。下课后，她们接我去养生馆，正见患者躺在床上用仪器给热烤治疗，一看患者膝部的确红肿明显发黄。患者见我后坐起来烦躁地说，原来轻微肿痛，结果越治疗越严重了，痛得走路都不行了。我询问诊断后，给用**麻黄加术汤**（麻黄 9 克，杏仁 12 克，桂枝 9 克，甘草 12 克，白术 30 克），7 剂水煎服。并告诉禁止用烤电艾灸之类方法。回西安后几天。听课的学员打电话告知患者膝盖已消肿了。此病风湿烦痛，应发汗而解，故，《金匮要略》有"**麻黄加**

术汤发其汗为宜，慎不可以火攻之”。风湿病在表宜解，如果用烤电艾灸火疗之类方法都会使病加重。虽说麻黄是发汗强药，但方中加入白术，正如《名医别录》所说“白术除皮间风水结肿”，能让湿下行从小便出，从而起到了利湿除痹痛的作用。清代程林在《金匮要略直解》中说：“若以火攻之，则湿热相搏，血气流溢，迫而为衄，郁而为黄，非其治也。”

● 烦热而关节痛者，**小柴胡汤**合**栀子柏皮汤**（栀子、炙甘草、黄柏）治疗。

● **柴胡桂枝各半汤**加秦艽、防风、威灵仙祛风胜湿功能尤佳，治疗风湿性关节炎。

● 《金匮要略》曰：“温疟者，其脉如平，身无寒但热，骨节疼烦，时呕，**白虎加桂枝汤**主之。”原方为治热性疟疾兼骨节疼烦者，犹应注意时呕一证。古人常以**白虎加桂枝汤**治热疟之有呕者，宜先以冷水试之，喜冷则可以白虎，得冷则呕吐稍止，即与**白虎加桂枝汤**之时呕相合，则均灵验（身无寒，但热，是**白虎汤**的主要症状之一）。**白虎汤**加**桂枝汤**。主治：风湿热、风湿性关节炎。若效果不理想，可加川乌治疗。关节虽是热的，但关节内有风寒，用寒热并用之法，治这类寒热错杂患者效果好。

吴鞠通曰：“以**白虎汤**保肺清金，峻泻阳明独胜之热，使不消铄肌肉。单以桂枝一味，领邪外出，做向导之官，得热因热用之妙。”桂枝有“木得桂而枯”，即有攻伐木邪，木邪横逆。就是说桂枝树下周围无法生存其他树木。

● **四逆汤**加桂枝、白术，对顽固性风湿性关节炎疗效好。

● **四逆汤**加细辛、桂枝、苍术、薏苡仁治疗风湿性关节疼痛。

● **四逆汤**有振奋真阳元气及宣通经脉的作用。没有补充真阳精血的功能，精血虚弱、脉细欲绝者慎用。

元气虚弱，血就不荣筋，就会出现关节组织不同程度的僵硬。临床验证，治疗关节炎病，加回阳药能使韧带组织，进行除邪换新的必然反应，也将体内寒气通过经脉逼出来而病情减轻至愈。

● **小柴胡汤**加羌活、独活各12克，用于外感半表半里证而腰膝肢节疼痛明显者。

● 结缔组织病（胶原性疾病）、免疫性疾病致关节疼痛，不能屈伸或有出血倾向者，**小柴胡汤**加生地、白芍治之。

● **当归四逆汤**擅治四肢冷痛、头痛。

● 腰背四肢关节痛、老年水肿，**右归饮**合**防己黄芪汤**治之。

● **五苓散**治疗各种积水，关节炎积水、胸积水、水疝气积水效果好。

● **防己黄芪汤**治疗关节肌肉痛，特别是膝关节肿痛效果好。下肢关节冷痛者加细辛。

● **防己黄芪汤**功效：益气实脾，利水消肿。组方：防己15克，黄芪30克，白术12克，炙甘草6克。加生姜、大枣，水煎服。主治：风水。症见身体水肿，汗出恶风，小便不利，舌淡苔白，脉浮，或风湿痹痛，肢体重着麻木者。

防己是中医的利水止痛药。汉防己——利水作用好。木防己——散风止痛作用强。

黄芪配白术、防己则利水作用更强。故**防己黄芪汤**也是传统的利水消肿代表方剂。

防己黄芪汤为风水、风湿证属表虚的常用方。

《金匮要略》曰：“风湿，脉浮身重，汗出恶风者，**防己黄芪汤**主之。”

《外台秘要》曰：“腰以下当肿及阴，难以屈伸，**防己黄芪汤**主之。”

防己黄芪汤证：①水肿，以下肢为甚，恶风多汗，尿量减少。②关节痛、特别是膝关节肿痛，肌肉痛。

临床治疗加减应用：①湿盛腰腿重者，**防己黄芪汤**加茯苓、薏苡仁、苍术以健脾利水渗湿。②胸腹胀满而痛者，**防己黄芪汤**加陈皮、枳壳、苏叶以行气宽胸。③兼见腹痛者，**防己黄芪汤**加白芍以缓急止痛。④气喘者，**防己黄芪汤**加麻黄、杏仁以平喘。⑤气上冲者，**防己黄芪汤**加桂枝散寒以降冲逆。⑥寒盛者，**防己黄芪汤**加细辛以温散寒邪。⑦下肢关节冷痛者，**防己黄芪汤**加细辛。⑧汗多伴口渴、身热者，**防己黄芪汤**加石膏。⑨汗多伴恶寒、四肢冷痛者，**防己黄芪汤**加附子。⑩水肿、口渴、尿量减少伴心悸、眩晕者，**防己黄芪汤**加桂枝、茯苓、泽泻。⑪ 头痛、四肢麻木者，**防己黄芪汤**加天麻、半夏。

● 下肢疼痛麻木者，**黄芪桂枝五物汤**加丹参、石斛、怀牛膝强筋骨治之。

● 下肢水肿、关节疼痛者，**黄芪桂枝五物汤**合**防己黄芪汤**治之。

● 肌肉痛、水肿者，**麻黄汤**加白术 15 克，或苍术 12 克，名曰：“**麻黄加术汤**。”功能：发汗利尿。治**麻黄汤**证兼见水肿及肌肉酸重的关节炎、肾炎、感冒。一般水肿明显，大便不成形者用白术，腹满、苔白腻者用苍术。

● **甘草附子汤**治疗风湿关节炎、类风湿关节炎及各种腰及关节疼痛病效果好。

二、时方治疗思路选择

● 体重酸痛、嗜卧、口淡、恶寒、小便次数多。**六君子汤**加白芍、黄连、泽泻、柴胡、羌活、独活治之。

● **四神煎**为清代鲍相璈《验方新编》治疗鹤膝风专方（类风湿关节炎）。原文：“两膝疼痛，名鹤膝风。风胜则走注作痛，寒胜则如锥刺痛，湿胜则伸屈无力，病在筋则伸不能屈，在骨移动唯难。”

处方：黄芪 240 克，怀牛膝 90 克，石斛 120 克，远志 90 克。

煎法：“用水十碗，煎成两碗，再加金银花一两（30 克），煎成一碗，一气服下之，服后觉双腿如火之热，盖被暖睡，汗出如雨，待汗散后，缓缓去被，忌风。”

现临床表现：夜间疼痛剧烈难忍，痛如刀绞。骨质正常，关节腔内积液多，病灶处肿胀，服上方后，1 剂即可消肿，行走自如。

药理研究：石斛中含的生物碱难溶于水，故临床宜久煎，才能使有效成分应用。

临床禁忌：胃溃疡、胃炎患者应慎用本方。

● **独活寄生汤**功效：祛风湿、止痹痛、益肝肾、补气血。现代多用于治疗慢性关节炎，慢性腰腿痛，风湿性坐骨神经痛。本方独活用量 40 克以上才有佳效。原方 3 两，唐代 1 两等于 14.266 克。

临床治疗加减应用：①气血不足的肢体麻木不仁。②疼痛甚者，**独活寄生汤**选加白花蛇、制川乌、地龙、红花等，以助搜风通络，活血止痛之力。③寒偏重者，**独活寄生汤**加附子、干姜。④湿偏重者，**独活寄生汤**加防己、苍术。⑤正气虚弱者，**独活寄生汤**可选加人参，倍白芍及地黄。⑥现在多用于治疗慢性关节炎、慢性腰腿痛、风湿性坐骨神经痛。

● 双下肢疼痛，行走困难，腰痛，为血虚，肝肾不足，手足拘挛者，风寒湿邪侵袭成痹。用岳美中倡议《千金方》《妇人大全良方》的**三痹汤**治疗效果理想。组方为**独活寄生汤**去桑寄生，加黄芪、续断、生姜而成。组方：独活 9 克，防风 9 克，细辛 3 克，川芎 6 克，当归尾 12 克，熟地 15 克，白芍 12 克，桂枝 9 克，茯苓 12 克，杜仲 15 克，怀牛膝 30 克，党参12克，黄芪90克，续断15克，陈皮9克，生姜6克。

● 类风湿性关节炎，中成药**阳和汤**合**西黄丸**内服，效果好。

● **丹栀逍遥散**加木瓜，治疗髋部关节暂时性滑膜炎（邓铁涛）。

● 对湿热相搏，外受风邪，或风湿化热所致的各种关节疼痛，游走不定，屈伸不利，久治不愈者，用**小活络丹**内服治疗。此方来源为《和剂局方》。组方：川乌、草乌、地龙、天南星各6克，乳香、没药各5克。研末，水酒面糊为丸。现药店有中成药。记忆口诀：二乌乳没地龙星。

● 对湿热相搏，外受风邪，或风湿化热所致的风湿性关节炎，类风湿关节炎，用**当归拈痛汤**加减治疗效果好。唐容川《血证论》曰："治水既可活血，活血也可活水。"故，治疗风湿等温湿病，复方加入活血药能提高疗效。

● 赵绍琴从痰论治类风湿关节炎：未肿大者，按一般痹证辨治。关节肿大疼痛剧烈形成，应从痰论治。说明肿大多为有形之邪留滞其间，痰浊水饮，瘀血之类。应涤除骨节之间留痰浊饮，用**三子养亲汤**（苏子10克，莱菔子10克，白芥子6克）加冬瓜子10克，皂角子或皂角6克治疗。病至后期关节变形，屈伸不利。为痰瘀互结，用上方合**补阳还五汤**选加止痛的乳香、没药、川芎、桃仁、红花、赤芍等品守方，或制丸剂以固疗效。

三、经验方治疗思路选择

● 朱良春治疗风湿性关节炎，类风湿性关节炎经验方：豨莶草100克，当归30克，共研末做丸内服，效果好。

● 类风湿关节炎验方：乳香、没药、草乌、大黄各等量，研末，制成水丸，温开水送服，每次6克，坚持用3个月，可望治愈。药少效佳。

● 酒方：风湿性关节炎、类风湿性关节炎，丝瓜络100克，白酒2斤（1000克）浸泡，饮用效佳。

● 虎杖酒治各种关节炎：虎杖250克，酒750毫升，浸泡15天后（为了口感可以佐少量赤砂糖），可以启瓶饮用。每日2次，每次一小杯（原南京铁道医学院经验方）。

● **外用止痛方**：川乌15克，草乌15克，肉桂15克，白芷15克，土鳖虫30克，姜黄20克，红花10克，苏木10克，栀子10克，细辛10克，艾叶10克。

制法：上方打粗粉。加冰片20克，樟脑15克。用60%酒精泡7天后，外擦止痛。

适用：各种关节痛、肌肉痛、皮肤伤者及皮肤过敏者禁用。

肌肉拉伤疼痛　骨折

一、时方治疗思路选择

● **养筋汤**功效：补心肝肾而养筋。组方：麦门冬15克，熟地15克，炒酸枣仁15克，白芍15克，巴戟天12克。记忆口诀：麦地枣芍巴。

主治：筋缩不伸，行走困难，卧床不起呻吟，筋伤疼痛，手脚酸麻，练功压腿拉伤等。

原文："一剂筋少舒，四剂筋大舒，十剂疼痛酸麻之症尽除。"

临床治疗加减应用：①膝关节疼痛无力者，**养筋汤**加透骨草15克，伸筋草15克，鹿衔草30克。②治疗跌打损伤和经行不畅时，**养筋汤**加络石藤、路路通，活血化瘀的对药提高疗效。

● 2014 年 6 月 10 日，我在杭州讲手诊面诊课时，北京王安平先生电话咨询说，他媳妇手腕肿痛了两天，去医院拍片等检查均正常。我提醒发病前一天拎什么或搬什么重物或重复干什么用力事情没有？电话中清楚地听王先生问妻子时回答说，同朋友打了一下午羽毛球……

2019 年 3 月 15 日上午门诊来了一位 45 岁的邵先生，主诉：右胳膊没有受伤疼痛 3 周了，按摩后夜里疼痛加重，几家医院拍片检查也没有发现什么病，针灸外用膏药也不止痛。经我几次提醒询问，说他从西安开车到杭州，上高速后一路左手放在窗户边，右手坚持开车到杭州，他喜欢这个动作开车。告诉他这是长时间疲劳和超过胳膊所负担的强度，胳膊韧带、肌腱受损引起的。

2019 年 9 月 9 日上午门诊，李某，女，62 岁，主诉左胳膊疼痛 1 周，去医学院拍片也正常啊。提醒后得知，从吉林市来西安给两个儿子洗了一天衣物，晾干后同儿子绷拉床单被套共十几条，是胳膊受损伤形成的。

以上肌肉损伤病例，均用**养筋汤**合**葛根汤**守方加减，治愈。

二、经验方治疗思路选择

● 四肢筋拉牵伸展困难疼痛，用中药溻洗时，复方内加入乳香即能提高伸筋疗效。

● 伸筋草尤善治疗关节僵硬、软组织损伤，故复方加伸筋草 30 克以上效果好。

● 损伤缩筋年久不愈者，找南方杨梅树皮晒干研细末，和好酒蒸熟调敷，用布包扎，每日换 1 次，一般 3~5 次可愈（《奇效简便良方》）。

● 关节扭伤红肿疼痛，中药栀子 100 克左右，研粉用蛋清调饼状外包，效捷。

● 宋代王璆《是斋百一选方》云：治骨折，合欢皮、白芥子为末，酒调服，渣敷患处。《日华子本草》《本草纲目》也有合欢皮煎膏，消肿止痛，消痈肿，续筋骨的表述。

● 骨折，土鳖虫焙干研末存性，每次服 6~9 克，神效，或黄酒兑水送服。

● 跌打损伤，血瘀骨痛，鹿角研末，酒送服 3~5 克，每日 3 次《千金要方》。

● 凡有说法，就有来头。骨折恢复经验方：男性骨折（公鸡腿）。女性骨折（母鸡腿）。鸡腿焙干研末备用。再用土鳖虫 100 克，血竭 30 克共研末备用。温开水日 2 次冲服。视病情配药量多少。

小腿部网状青斑　脚踩地如海绵状

经方时方治疗思路选择

● **四逆散**治疗小腿部网状青斑。

● **血府逐瘀汤**加减治疗小腿部网状青斑。

● 行走脚踏地如踩海绵状感觉，临床有糖尿病患者也出现这种反应，也有人会产生跟腱反射减弱或消失。同时自觉头重足轻。用张锡纯的**建瓴汤**治疗，组方：怀山药、怀牛膝、柏子仁、生地、白芍、代赭石、龙骨、牡蛎。记忆口诀：二怀柏地芍代龙牡。趣味记忆：二怀背弟说代龙牡。

行走脚踏地如踩海绵状感觉，用**地黄饮子汤**治疗效果理想。

下肢脉管炎

一、经方治疗思路选择

● **桂枝芍药知母汤**合**桂枝茯苓丸**，治疗下肢肿的脉管炎有效。若出现骨质增生、肿痛、走路困难，加重制附子，守方连服 1 个月即可。凡用活血化瘀药治疗疾病时，复方中加入能补真阳元气的药，能提高疗效。

● 下肢肿痛脉管炎（静脉曲张）发作时，手摸感大多冰凉，用**芍药甘草汤**加制附子、木瓜。水煎服，7 剂有效，效不更方，守方坚持治愈。《神农本草经》论芍药“除血痹，破坚积”。《滇南本草》论芍药“行气破瘀散血块，攻痈疮”。《本草求真》论芍药“赤白芍药略同，赤芍有散邪行血，有血中活滞之功”。现在临床治疗赤、白芍等量同用效果好。

● 血栓闭塞性脉管炎，红斑性肢痛，以下肢远端血管扩张发生烧灼样剧痛为主要症状，为**当归四逆吴茱萸汤**证。对恶寒脉迟者，**当归四逆吴茱萸汤**加附子。对局部感染者，**当归四逆吴茱萸汤**加金银花、蒲公英、鸡血藤。对足无力者，**当归四逆吴茱萸汤**加牛膝。

● 下肢血管病，用**桂枝茯苓丸**合**四味健步汤**治疗。

● **桂枝茯苓丸**加生薏苡仁，治疗下肢坏疽样病变，皮肤坚硬发黑效果好。

● **桂枝茯苓丸**，可以稀释血液，扩张血管，对小腿血栓形成防治有理想疗效。

● 血栓性脉管炎，用**当归四逆汤**合**当归补血汤**为主方，再加**四逆汤**。后用**附子理中丸**以固疗效病愈为止。

二、时方治疗思路选择

● **阳和汤**治疗，属血虚寒凝者的血栓闭塞性脉管炎，效果好。

● 下肢血栓性脉管炎引起疼痛者，复方加大量皂刺 50 克起逐渐增加，到治愈为止。皂刺是治疗主药，但有小毒，故逐渐加量。

● 下肢血栓性脉管炎，引起疼痛皮肤黑色下有结节者，**白疕三号**加减治疗效果好。

● 外治方：傅青主脉管炎**顾步汤**（乳香、没药、蒲公英、紫花地丁、连翘、防风、白蔹、白芷各 15 克，葱头 10 个，发痒加花椒）。水煎外洗，极效（《岳美中医话集》）。

第十五章　肺部疾病

咳嗽

一、前贤论咳嗽

1. 诸病易治，咳嗽难医（《医学真传》）。
2. 秋伤于湿，上逆而咳（《素问·生气通天论》）。
3. 秋伤于湿，冬生咳嗽（《素问·阴阳应象大论》）。
4. 五脏六腑皆令人咳，非独肺也（《素问·咳论》）。
5. 咳与嗽，一症也（《儒门事亲》）。
6. 气上呛，咳嗽生（《医学三字经》）。
7. 肺主气，肺为邪所乘，邪气伤肺，气逆而不下，故令咳嗽（《伤寒六书》）。
8. 肺受热而咳，就是肺痿（《金匮要略讲座》）。
9. 一为外感咳嗽。二为内伤咳嗽。三为咳嗽夹症（谚语：日咳三焦火，夜咳肺家寒）。

二、临床治疗咳嗽要点提示

1. 外感咳嗽特点：发病开始忌寒凉药物尤为重要，若用西药消炎药，会加重延长病程。西医参考：发热病伴咳嗽时，首先看白细胞，有炎症时，白细胞必然高（支气管炎，肺炎）。风寒，白细胞准低，用**桂枝汤**（《赵绍琴温病讲座》）。

2. 发病时间短，或两个星期左右，咳嗽以风寒为主。但还有风热咳嗽和风燥咳嗽。

3. 凡治顽固性咳嗽，应在复方中加强心之药的“石菖蒲、丹参”之类。心肺强大，心脉瘀阻就易打通，病就好得快，再佐枳壳、桔梗之类，须知，止咳之妙也十分注重理气顺气。如果咳嗽时出现胸满，就加枳实，如果咳嗽时出现腹满，就用厚朴。气顺了，升降畅了，咳嗽就好了（脏有病，首先是升清出了问题。腑有病，首先是降浊出了问题）。

4. 风寒以咽部发痒四肢酸痛为主。风热以咽部发痛发干为主。燥热以咽部发干为主。久咳以咽干为之阴虚。有痰是风寒咳嗽，风热咳嗽或痰饮咳嗽。无痰是燥热和阴虚咳嗽。

5. 外感咳嗽开始尽量不用寒凉药，不能用抗生素，这样只会延长患病时间而增加病痛。

6. 外感发热咳嗽治疗期间或愈后，应清淡饮食，忌难消化食物。对刚刚治愈后，切记肉食蛋类。《黄帝内经》热论曰：“热病已愈，时有所遗……病热少愈，食肉则复，多食则遗，此其禁也。”就是说，伤寒热病虽愈后，由于邪未尽去，胃气未尽复，而病有所遗留。如果吃了肉类，脾胃气虚未能消化，肉坚食驻，旧病就会复发。对消化差咳嗽，佐炒鸡内金消食治之佳。

7. 治外感咳嗽，病刚开始忌用五味子等收敛药，虽能咳嗽敛止，患者能退速见效，但会引起咳痰难出，病邪乘机加深，随后咳嗽易于复发而加重成为慢性支气管炎。经方用五味子必伍半夏、干姜来制约它的收敛性（岳美中）。

8. 对感冒风寒咳嗽，方内忌用葶苈子，因为葶苈功能泻肺，性最猛悍。对体弱及老年人之伤风感冒咳嗽，应先疏解，不宜发散，若顾虚弱用人参，黄芪等补气药，会使病邪久驻，病程延长，反造成“欲速则不达”之弊（岳美中）。

9. 无论何种咳嗽，只要口唇发紫色者，复方均加入治心的活血药丹参、石菖蒲两味。

10. 橘红是治疗咳嗽喉痒的必用之药。凡治咳嗽，肺虚肺实均可用之，其性和平，为肺经要药（岳美中）。

11. 牛蒡子与山药同用，最善止咳。治外感咳嗽，也治内伤咳嗽。故复方加之（张锡纯）。

12. 五味子为治咳喘表证之要药。东垣说："治嗽必用五味子为君。然有外邪者骠用之，恐闭住其气，必先散之而后用之可也。"

13. 凡治疗咳嗽，方中有苍术、厚朴、藿香、佩兰、草果等药，应量少，不宜多，以防引起燥咳加重。《名医别录》曰："甘草主伤脏咳嗽。"

14. 咳嗽初始，风寒也，忌用滋润肺阴的闭门留寇方法，即**六味地黄汤**加五味子、麦门冬之类（《医粹精言》）。另外，《冯氏锦囊秘录》载："口渴夜间咳嗽频繁，痰不易出，发热，为血虚，用**六味地黄汤**加五味子、麦门冬治之。"《中医藏象学》肺论曰："血虚咳嗽症状：盗汗，自汗，潮热骨蒸，下午咳嗽多，形体瘦黑，五心烦热。"

15. 治疗咳嗽时，对心脏气力差者，用增强心脏和顺气的药物，使咳嗽速愈。

16. 肺炎的特征：是寒战、发热、咳嗽、吐铁锈色痰，是热郁于肺，不能用**桂枝汤**、**麻黄汤**之类治疗。

17.《伤寒论》用药治寒饮规律。治肺胃寒饮三药：干姜、细辛、五味子。前二者散寒水之邪，直接入肺，后五味子入肺可收敛肺气之逆，一收一散，正邪兼顾，对消散寒饮止咳十分理想。

18. 外感咳嗽临床表现：声盛而浊，先缓后急，日夜无度，痰涎稠黏而喘急。而阴虚劳嗽临床表现：声怯而槁，先急后缓，或早甚，或暮甚，清痰少气而喘气也。

三、经方治疗思路选择

- 岳美中用经方治疗伤风咳嗽经验：咳嗽口渴，身热不高，无其他特殊症状者，无论有汗无汗，用**麻杏石甘汤**治之。咳而发热怕冷，汗不出或汗出而臭，倚息不得平卧，卧则咳甚者，用**小青龙汤**治之。咳嗽腹满身热甚，气上升不得降者，用《金匮要略》"咳而脉浮者，**厚朴麻黄汤**主之"（厚朴、半夏、五味子各 15 克，麻黄、杏仁、干姜各 10 克，细辛 6 克，石膏、小麦各 30 克）。记忆：**厚朴麻黄汤**，夏杏辛味姜膏小麦。
- 感冒愈后咳，**小柴胡汤**合**半夏厚朴汤**治疗；比**止嗽散**效果好。咳嗽之治，重在宣降。
- 遇寒即咳喘，用**桂枝汤加厚朴杏子汤**加枳壳、桔梗、远志、木香治疗。
- **桂枝汤**治伤风咳嗽特佳。
- **小柴胡汤**治疗久咳效佳，为久咳不愈之通剂。外感久咳不愈，病机为外寒内热，三焦郁火弥漫肺胃之"三焦咳""久咳不愈，三焦受之，三焦咳状，咳而腹满，不欲饮食"（《素问·咳论》）。**小柴胡汤**能通水津，散郁火，升清降浊，左宜右有，加味合法，临床治之效佳。柴胡止咳，润心肺，有很好的镇咳之功（唐容川、江尔逊）。

有人说，**小柴胡汤**治疗咳嗽不好理解。《伤寒论》曰："上焦得通，津液得下，胃气因和。"**小柴胡汤**能让上中下三焦气机通畅，咳嗽是由于三焦气机不畅而致肺失宣降引起的，这样**小柴胡汤**治疗咳嗽就说通了。

- 春温发热伴咳嗽，口渴者，**小柴胡汤**去半夏，加五味子、瓜蒌治之。
- **桂枝加龙骨牡蛎汤**合**小柴胡汤**，止咳嗽效果好。
- **芍药甘草汤**止痉，**小柴胡汤**止咳嗽。两方合用治疗咳嗽效佳。

● **小柴胡汤**加杏仁、苏叶各 12 克，用于外感半表半里证兼见轻度咳嗽者效果好。

● 咳喘病迁延不愈，咯少量白黏痰者，**小柴胡汤**加干姜、五味子治之。

● **小柴胡汤**合**止嗽散**，治疗外感半表半里证而咳嗽明显咯痰不畅者。

● 慢性肺病又肺部感染时，引起反复发热，咳嗽难平，用药不能偏倚，偏寒则伤脾胃，使饮食减少。偏热则伤肺助燥。要兼顾寒热不调，健运脾胃，恢复体质，用**柴胡桂枝汤**最理想。

● 胃食管反流引起的咳嗽，**半夏泻心汤**加百部、黄芩治之。这种咳嗽是最常见的食管外症状之一，易忽视，而主症为胃灼热、泛酸及胸痛、恶心等，咳嗽多为刺激性干咳。百部、黄芩为清热止咳对药，具有清而不寒，止而不塞的功效。

● 气喘、咳嗽、吐痰量多，用**苓桂术甘汤**治之效果佳。

● **半夏厚朴汤**合**诃子散**（诃子、木香、甘草、黄连、白术、白芍），治疗喉源性咳嗽（喉咙病引起的咳嗽），可谓得心应手（黄仕沛），此即温病凉燥也。《内经》曰："燥淫所胜，治以苦温，佐以甘辛。"（**诃子散**刘元素方）。

● 不论冬夏，不拘浅深，寒嗽俱用**小青龙汤**多效（柯韵伯）。

● 《读医随笔》论治水寒射肺咳喘特点及指出治疗方案："咳嗽其重，入夜尤甚，不可伏枕者，此肾水上泛，土弱不能行水，水气冲肺也；声重而又急，连连不绝，逆迫万状，气不能续，治用**小青龙汤**法，**真武汤**法。"

● **小青龙汤**功效：解表散寒，温肺化饮。本方体质要求：面色多青灰色，极少有面红光亮者。口不干渴、畏寒、痰液水样量多。

临床指征：①咳喘、痰液呈水样或黏液性，量较多，或鼻塞、打喷嚏、流水样鼻涕（为了便于记忆，名曰：青龙水）。②恶寒，特别是背部有明显的冷感，发热或不发热，平时无汗，咳喘时可有汗出。③苔白滑。

此方治表寒里热，此方最擅长止咳平喘。是中医治疗呼吸道疾患的主要方剂。其方细辛、干姜、五味子是张仲景治疗咳嗽的常用组合。清稀白痰是**小青龙汤**主要区别之特征。《伤寒论》规定："伤寒表不解，心下有水气，干呕，发热而咳，或渴，或利，或噎，或小便不利，少腹满，或喘者，**小青龙汤**主之。"《金匮要略》规定为"咳逆倚息不得卧"。

适应治疗：病毒性感冒、肺炎、皮肤病、汗腺闭塞症、慢性支气管炎、支气管哮喘、喘息性肺炎、小儿急性支气管炎、小儿哮喘。

临床治疗加减应用：①口渴者去半夏，**小青龙汤**加天花粉。②若噎者，去麻黄，**小青龙汤**加附子。③若小便不利，少腹满者，**小青龙汤**去麻黄，加茯苓。④无喘者，**小青龙汤**去麻黄，加杏仁。⑤若肺寒停饮较重者，五味子量应少于干姜、细辛。治寒证支气管扩张症，**小青龙汤**加紫苏、白芥子。若痰热壅肺加鱼腥草、浙贝母。⑥若胖肺气虚损者，五味子量视病情加重。⑦**小青龙汤**加附子，现代多用于治疗慢性气管炎，支气管哮喘，老年肺气肿以及慢性气管炎急性发作，效果非常好。寒是什么？就是痰饮。故加附子效果好。曹颖甫、祝味菊主张加附子。认为"哮喘为阴阳俱虚，痰浊为祟，肺分泌痰涎愈虚，阳虚用温，阴虚不能用甘寒，始克有剂"。对阴阳俱虚之证，一向主张温阳为先，反对寒凉。张锡纯用**小青龙汤**三十余年，未尝一次不加生石膏，认为"外感痰喘之证又有热者，十有八九"，所以运用时必加石膏。总之，**小青龙汤**加附子后，出现热象，似可以再加石膏。⑧若便秘腹胀加大黄。⑨咽喉痛而充血者加连翘。⑩烦躁口干加石膏，名**小青龙汤**加石膏汤。老年人痰喘，咳吐白色泡沫痰，兼烦躁，可用**小青龙汤**加石膏治之。⑪体弱心悸喘促，去麻黄，加茯苓、山萸肉。⑫支气管哮喘慢性期，见面色黄、肌肉松弛、浮肿者，**小青龙汤**合**玉屏风散**。⑬长期服用激素，面色灰暗者加附子、龙骨、牡蛎、山萸肉、鹿角胶。⑭“青龙为神物，最难驾驭”。用得好，效如立竿见影。用误了，病反加重。此为历代医家共识。刘渡舟在《伤寒论诠解》中说：“对年长体弱，婴幼儿童，特别是心肾机能虚衰的患者，仍要慎用，恐有拔肾气，动冲气，耗阴动阳之弊。对一般患者，使用**小青龙汤**也只是在喘咳急性发作时的救急之法，不可久服多用。一旦疾病缓解，即应改为”“**苓桂剂**温化寒饮，以善其后”。⑮陈瑞春认为，在**小青龙汤**中，麻黄可以用10克，因为，有五味子的收敛，量大无碍。麻黄炙用，力缓而有效，量再大一些也可以。⑯治疗咳喘时，临床上在辨证方中加入花椒效果好。⑰《难经》曰：“形寒饮冷则伤肺。”故受寒后就咳嗽，不受寒不咳嗽，身体虚弱、气短、乏力、自汗、痰多、脉细弱无力咳嗽明显者，**小青龙汤**加人参治之效果理想（熊继柏）。⑱用**小青龙汤**治疗痰饮咳嗽时，出现面热入醉，加大黄、石膏以清胃热，及杏仁之类治之（《医学精言》）。

注：年老体弱、产妇、久病大病，或心功能不全者、失眠、高血压、糖尿病、肺痨低热者不宜用**小青龙汤**。误服**小青龙汤**导致心悸多汗虚脱，用**甘草大枣生姜红糖汤**救治。

● **大青龙汤**功效：发汗解表，清热除烦。由**麻桂各半汤**去芍药加石膏组成。适用于**麻黄汤**症兼里热烦躁者，并治风水水肿。

临床治疗各种感染发热，如感冒、鼻炎、肺炎、肾炎、慢性肾盂肾炎、脑炎、风湿等。凡见胀满、喘满、小便不利而烦躁者，**大青龙汤**捷效。**大青龙汤**也治肾炎水肿良效。

区别：大青龙治热咳。小青龙治寒咳。

● **小青龙汤**为治疗寒饮咳喘的首选名方。其诊断用方依据：因伤寒表不解，心下有水气。患者面色呈黧黑之水气，双眼周黑圈对称，鼻梁、双颊、额头均出现妇女怀孕时蝴蝶斑，为水寒射肺，心下内伏寒饮，寒饮为阴邪，必伤阳气，故面黧黑。弦主饮病，故脉多为弦，也有表寒里饮皆有的浮紧脉，寒饮内潜，浸循日久之沉脉。其舌苔多见水滑。临床上用**小青龙汤**病缓解后，改用**苓桂剂**，以温化寒饮而不流弊（《伤寒论临证指要》）。

● **麻杏石甘汤**功效：平凉宣泄，清肺平喘。是气暴喘为主症的古代清热平喘方，适用于以汗出而喘、口渴烦躁，身无大热，为本方应用特征。现代用于防流行性感冒。

主治：支气管哮喘、急慢性支气管炎、大叶性肺炎、病毒性肺炎、麻疹、麻疹性肺炎、小儿支气管肺炎、百日咳、流行性感冒、声带水肿。

此热喘类患者不宜使用**小青龙汤**及**麻黄汤**，因为这种咳喘是“热喘”，这种热喘，以麻黄与石膏相配合为主的“**麻杏石甘汤**”最为适合。《伤寒论》有“汗出而喘”的经典表述。

清代名医尤在泾解释：“肺中之邪，非麻黄、杏仁不能发。寒郁之热，非石膏不能除，甘草不独救肺气之因，亦以缓石膏之悍也。”故其方治疗甲流感病效果理想。如果甲流感用“银黄”痰热清，患者退烧了，但咳嗽就变厉害了，用了“**麻杏石甘汤**”后，咳嗽就好了。弘扬经方，感谢张仲景。

喻嘉言：“麻黄发肺热，杏仁下肺气，石膏清肺热，甘草缓肺急。”

《汤头歌诀》曰：“**麻杏石甘汤**辛凉，四药组合有专长，麻石相配清宣剂，肺热炎炎喘汗尝。”

用药：热势越高，石膏量越大，石膏与麻黄比例为5∶1，热势再高可用到比例

10 ∶ 1。

明代名医缪希雍说明了石膏有透热外出的功能，可大量用，故，对发烧患者大量服用能很快退热。体虚弱之人可加人参。如**白虎加人参汤**。

临床治疗应用指证：①发热，汗出时多时少，体温或升或降，口渴。②咳喘，甚而气急鼻煽，胸闷。**麻杏石甘汤**加茶叶 6 克，《医宗金鉴》名曰："**五虎汤**。"治疗暴喘发热效佳而捷。临床见鼻窍煽动神闷乱。③脉滑数，苔薄腻较干。④体质较好，皮肤较粗，大多面部及眼睑部可见轻度水肿。小儿易咳喘、鼻炎，双腿易水肿。⑤这种人的痰、鼻涕是黏稠的，口干、口苦、不易出汗或汗出少。

临床治疗加减应用：①常用于气管炎，支气管哮喘，大叶性肺炎属于肺热炽盛，及各种肺部感染者，**麻杏石甘汤**选加地骨皮、桑白皮、葶苈子、大枣、黄芩、鱼腥草治之，可免受输液之苦，既省钱又省时。②若痰多气急鼻翼煽动者，**麻杏石甘汤**加葶苈子，枇杷叶以肃降肺气。③咳嗽痰黄稠者，**麻杏石甘汤**加瓜蒌、浙贝母以清热化痰。④咳嗽发热甚，或口渴、苔黄，**麻杏石甘汤**可重用石膏，并选用知母、黄芩、瓜蒌仁以清泄肺胃之热。⑤**麻杏石甘汤**还用于小儿支气管炎、猩红热、荨麻疹、急性胸膜炎。⑥咽痛痰黏者加桔梗、半夏。⑦**麻杏石甘汤**合**千金苇茎汤**，治疗咳喘，肺痈。⑧清热宣肺定喘，**麻杏石甘汤**加金银花、连翘清热解毒。⑨腹胀者，**麻杏石甘汤**加枳实、厚朴。⑩肺部感染者，**麻杏石甘汤**加连翘、黄芩、山栀。⑪ 大便不通，舌苔厚者，**麻杏石甘汤**加大黄。⑫ **麻杏石甘汤**与**麻黄汤**同治身热而喘，但**麻黄汤**治风寒实喘，**麻杏石甘汤**治风热实喘，因寒温不同，不能混淆。

- 无论治疗成人咳嗽小儿咳嗽，权衡处方"寒热药比例很重要"确为经验之谈。
- 治干咳日久、口渴、小便频清长。遵"水不得火，则有降而不升，故肺燥干咳"。用**桂附地黄丸**治之。方中桂枝改为性热守而不走的肉桂，加止咳药效果理想。
- 《金匮要略》原文"咳而上气，喉中水鸡声（似青蛙叫声），**射干麻黄汤**主之。"说明对喉中痰鸣的咳喘具有非凡疗效。《诸病源候论》卷十三曰："肺病令人上气，兼胸膈痰满，气行壅滞，喘息不调，致咽喉有声如水鸡之鸣也。"

辨证要点：外寒内饮喉中痰鸣明显者。

射干麻黄汤功效：宣肺祛痰，下气止咳。主治：痰饮郁结，气逆喘咳证，症见咳而上气，喉中有水鸡声，或胸膈满闷，或吐痰涎，苔白或腻，脉弦紧或沉紧。

对治疗寒饮郁肺之喉鸣者，疗效确切。喉中痰鸣者必有痰，祛痰为主要治法。

射干麻黄汤与**小青龙汤**区别：两方同属解表化饮方剂，但**射干麻黄汤**主治风寒表证较轻，证属痰饮郁结、肺气上逆者，故于**小青龙汤**基础上减桂、芍、草，加入祛痰利肺，止咳平喘之射干、冬花、紫菀等药。可见**小青龙汤**治表为主，解表散寒之力大，**射干麻黄汤**则治里为主，下气平喘之功强（射干：尤以清痰泄火，以利咽喉）。

临床治疗加减应用：①**射干麻黄汤**现代用于治疗哮喘、小儿支气管炎、支气管哮喘、中老年人急慢性支气管炎、肺气肿、肺心病、过敏性鼻炎、皮肤瘙痒症等属上述证机者。②凡小孩夜里咳嗽，听到喉里有痰鸣声，就用**射干麻黄汤**治疗必效。③久咳而辨为肺虚，予以润肺止咳，其结果必是徒劳。尽管无外感表证的现象存在，但仍需要采用**射干麻黄汤**，或喉科六味汤《喉科指掌・卷二》（荆芥穗、薄荷各 9 克，炒僵蚕、防风、甘草各 6 克）之类的方药来补上宣邪外泄的一课，方能获愈。④陈瑞春常用麻黄 6 克止咳平喘。黄仕沛常用 6~12 克止咳平喘，15 克以上为温以通阳发汗、消水。⑤凡临床用**射干麻黄汤**，若遇口干，烦躁者加生石膏。⑥凡成人喉咙有湿鸣、痰鸣，就用**射干麻黄汤**治之。

实验研究表明：**射干麻黄汤**能对抗组胺、乙酰胆碱所致的气管平滑肌有收缩作用；能明显减少氨水引起的小鼠咳嗽次数，明显增加酚红排出量，有明显镇咳、祛痰、平喘、抗过敏等作用。

● 经方刮痧并用治疗外感引起顽固性重症咳嗽两例。

2017 年 2 月 4 日上午门诊，吴某，男，60 岁，西安东郊人。主诉感冒后引起咳嗽中西医治疗 3 个多月一直未愈。患者坐着小声诉说时既喘又咳嗽，咽喉有鸣嗽声。又说，他夜间咳嗽无法入睡。观舌苔白腻，脉弦细。综合考虑患者已经看了几位高职称名医仍不见好转。便应另辟蹊径，让患者坐在热风空调下刮痧背部及双臂，当刮痧完背部时，左背对应肺处皮下有鸡蛋大小的两个硬肉结包块，双臂内外侧的手太阴肺经及手阳明大肠经，皮下均有六七个串状大枣左右大小的皮下硬结节，刮痧时患者疼痛咬牙皱眉。用**射干麻黄汤**加减（射干 10 克，炙麻黄 10 克，干姜 6 克，细辛 6 克，法半夏 15 克，醋炙五味子 15 克，炙紫菀 10 克，炙款冬花 30 克，山药 15 克，牛蒡子 15 克，炙甘草 15 克），水煎服，7 剂，每日 2 次，每次小口内服。2 月 12 日上午，患者来门诊复诊时，主诉咳嗽已经很少了。效不更方，继续原方 7 剂。10 月 10 日上午，患者带来他朋友看腰痛时说他咳嗽病愈未犯。

2018 年 4 月 17 日下午门诊，经患者堂姐介绍，从榆林市来了一位 32 岁的刘姓女青年，主诉分娩时感冒引起咳嗽已经 6 个多月了，花费 1 万元左右。观她带的当地医院影像科 DR 检查报告单显示：两肺纹理增粗，请结合临床，必要时行 CT 检查；胸部平扫 CT 医学影像报告单显示：两肺少许渗出性病变。当患者主诉后，突然间阵发痉挛性咳嗽发作，连续咳喘七八分钟，其他患者被她犬吠样咳嗽吓得建议赶快去住院治疗，而患者说她每次咳嗽发作都这样子，咳嗽完了就没事了。观舌苔白腻，脉弦紧。给刮痧治疗时，左背对应肺处皮下有一个手掌大的片状包块，右背对应肺处有一个鸡蛋大小的皮下包块，双臂手太阴肺经和手阳明大肠经分别皮下有四五个核桃大小的聚集状痰核肉结，刮痧时患者诉说痛苦。用**射干麻黄汤**加减（射干 10 克，炙麻黄 10 克，干姜 6 克，细辛 6 克，法半夏 15 克，蜜炙五味子 15 克，炙紫菀 10 克，炙款冬花 30 克，山药 15 克，牛蒡子 15 克，桑叶 30 克，炒白芍 30 克，杏仁 12 克，厚朴 15 克，炙甘草 15 克），水煎服，14 剂，每日 2 次，每次加热小口内服。并叮咛患者回家自己刮痧双臂，忌口冷食物刺激。2018 年 4 月 29 日上午，患者微信说："上次刮痧后当夜没有咳嗽，以前咳嗽就是气憋喉咙痒，白色泡沫痰，后半夜咳嗽多，现在睡觉安稳了，4 天没有咳了，奇迹，神。"要求再内服药巩固疗效。在上方基础上加炙远志 10 克，水煎服。5 月 12 日上午，患者来微信说她已经 18 天没有咳嗽了。

体会：以上两例顽固重症咳嗽治愈，足以说明刮痧功不可没。《温病条辨》曰："刮痧乃通阳之法，虽流俗之治，颇能救急，犹可也。"笔者多年临床遇到外感引起缠绵顽固性咳嗽，必先采纳刮痧之术来测试观患者后背及双臂皮下是否有痰核结节，有结节者，说明痰在腑易治，在脏难医，而流注经络的顽痰胶核更难搜剔除之，故，临床用药是否决定加化痰活血药治疗是关键。

● **射干麻黄汤**治咳嗽时，有热象者，加石膏。

● 因劳力损伤引起的遇风寒即咳，或咳有紫血。用《金匮要略》**当归散**（当归、芍、川芎、白术、黄芩）治疗效佳（《赤水玄珠》）。另外，瘀血咳，则喉间常腥气，轻者用**泻白散**

加生地、栀子、牡丹皮、麦门冬、桔梗治之。重者用《医学入门》载（桃仁、红花、大黄，用姜汁为丸）治之。

● 治火邪侵肺，或咳嗽喘急，上焦热甚而声喑，用**麦门冬汤**治之（《罗氏会约医镜》）。

● 对肺病引起慢性严重咳嗽，用他方含桂枝后出现咳而胸满上逆冲气，口又无渴感，为肺中隐伏之寒饮复动射肺所致，应温肺化饮，散寒泄满，方用《金匮要略》**苓甘五味姜辛汤**治之。方中干姜细辛二药使胸膈之阳大振，又协同五味子乃是治饮咳的理想圣药。

干姜、细辛、五味子三药如同三角形，缺一不可，用量为 3 ~ 6 克，正如伤寒大家曹颖甫视三物为一药，此乃治饮咳伤寒论之真谛。

● **新冠清肺排毒汤**治疗病毒性肺炎。为**麻杏石甘汤**、**小柴胡汤**、**射干麻黄汤**、**五苓散**加减。处方：石膏 15 ~ 30 克（先煎），柴胡 16 克，茯苓 15 克，麻黄、杏仁、白术、猪苓、泽泻、桂枝、款冬花、射干、紫菀、姜半夏、藿香、生姜各 9 克，山药 12 克，黄芩、枳实、细辛、陈皮、炙甘草各 6 克，水煎服（2020 年新冠肺炎国家中医药管理局提供方）。

记忆口诀：清肺排毒陈藿香，麻杏石甘小柴胡，山枳五苓射麻黄。

● 无论老人幼童咳嗽，**古今录验续命汤**治疗均有疗效。

● **麦门冬汤**：麦门冬甘寒，滋阴以治咳为主。天花粉滋阴以止渴为主。生地滋阴以血证为主。

四、时方治疗思路选择

● 岳美中治疗咳嗽经验总结：伤风咳嗽之轻症，鼻微塞不发热者，用**止嗽散**治之。咳而痰多者，用**六安煎**治之。肝咳，用**小柴胡汤**治之。胆咳，用**黄芩加半夏生姜汤**治之。心咳，用**桔梗汤**治之。脾咳，用**升麻汤**治之。咳嗽胃中吐虫，用**乌梅丸**治之。小肠咳矢气，用**芍药甘草汤**治之。肺咳，用**麻黄汤**治之。大肠遗屎，用**赤石脂禹余粮丸**、**桃仁汤**，不止，**猪苓汤**分水治之。肾咳，用**麻黄附子细辛汤**治之。膀胱遗尿，用**茯苓甘草汤**治之。久咳不愈，三焦受之，其状咳而腹满不欲饮食，此皆聚于胃关于肺，使人多涕唾，而水肿，气逆也，用**异功散**治之。咳嗽喘满，头目昏痛，鼻塞声重，痰涎不利，胸膈胀闷者，用**金沸草散**治之。咳而怕冷，无汗痰多，趋于寒化者，用黄元御**紫苏姜苓汤**治之（橘皮、半夏、茯苓、苏叶、砂仁、甘草、生姜、干姜）。记忆口诀：陈夏苓苏砂草二姜。

● 岳美中用**六安煎**治疗外感伤风咳嗽：肺脘燥涩，痰气不利，年老血衰，咳嗽费力者，**六安煎**加当归 9 克。寒气太盛，中寒肺气不温，邪不能解者，用**六安煎**加细辛 3 克。冬季寒气闭郁，邪不易散用**六安煎**加麻黄、桂枝，或用**小青龙汤**治疗。

● 岳美中**利肺汤**（杏仁、马兜铃、牛蒡子、生甘草、山药、桔梗、沙参、枳壳）。主治：干咳，痰不易出。记忆口诀：杏马蒡草药桔枳壳（姓马棒炒药梗沙枳壳）。

药理研究：远志祛痰，对痰难咯出，无论白痰、黄痰，效尤捷。实验表明：远志祛痰作用强于桔梗。但远志对胃黏膜有刺激性，量大会伤中气，出现恶心症状，属正常，临床时应加药保护。

● **平胃散**加炒鸡内金，治疗咳嗽时伴有恶心呕吐，“五脏六腑皆令人咳，非独肺也”“脾咳不已，则胃受之，胃咳之状，咳而呕” 。此类咳嗽者，因食生冷食物，湿阻中焦，使脾升降失常，故**平胃散**加炒鸡内金，运脾化湿，行气和胃，咳嗽则止。凡治顽固性咳喘，见患者脾虚纳差者，用止咳方药时，要注重培土生金，才可愈病。

● 咳嗽气短，大汗淋漓者，**升陷汤**加山萸肉、生龙骨、生牡蛎可治愈。

● **四君子汤**加减治疗咳嗽：

咳嗽咽干口渴者，**四君子汤**加葛根、天花粉。

咳嗽兼有痰者，**四君子汤**加贝母。

咳嗽严重者，**四君子汤**加炙五味子、炙桑白皮。

咳嗽兼有不寐者，**四君子汤**加酸枣仁。

阴虚劳嗽时，**四君子汤**中除去人参，小便正常时去茯苓，加减治疗。

● 风寒外感咳嗽者，**二陈汤**加枳壳、桔梗、前胡、苏叶、葛根、桑白皮、木香治疗。治疗咳嗽只要调气机升降正常，咳嗽就易愈。常用药物：枳壳、桔梗、木香、炙甘草。

● 太阳病症出现"定时发作"之咳嗽特征时，中西药治疗不效时，**二陈汤**加炙五味子2剂止咳而愈。

● 太阳病症出现胸满而咳时，**二陈汤**去人参、大枣。加五味子、干姜治之。

● 咳嗽声嘶哑，伴引双胁疼痛难忍，用**二陈汤**加川芎、当归、赤芍、柴胡、青皮、黄芩、竹茹、龙胆草治疗。

● 凡干咳少痰，以及痰咯难出的咳嗽，忌用二**陈汤**治疗，以防劫阴而引起变症。

● **青黛蛤粉丸**治咳嗽吐痰鼻而发红者，1剂即愈。青黛研末15克，海蛤粉10克，炼蜜制丸如指头大，临睡前口噙3丸（《医学从众录》）。蛤粉（蛤蜊粉）、青黛，治疗咳嗽（《差苍小剩》）。《医学正传》载：咳嗽声嘶者，乃血虚受热，用上方也可治疗。

● 聂惠民：牡蛎味涩不敛邪，治外感不留邪，外感咳嗽的病部位主要在肺咽。外邪袭表，肺失宣降，可以致咳，咽乃肺胃之门户，又为三阴所过，外邪侵袭，致其红肿，或痛或痒，也是致咳原因。所以，聂氏临床治疗外感咳嗽，常常加入牡蛎。

● 体弱之人咳嗽，纳差，乏力，面苍白，舌胖苔嫩，脉沉兼有力，忌用清肺泻火之方药治疗。应用养脾生津之法，使津液上达润肺。用**补中益气汤**加麦门冬，再选加炙五味子、山药、牛蒡子守方治愈。

● 痰稠色黄，咳之不爽，为痰热互结肺中所致，火邪灼津痰内结，胸膈痞闷，严重者，气急呕恶，舌质红，苔黄腻，脉滑数。用《医方考》**清气化痰丸**（陈皮、黄芩、法半夏茯苓、枳实、胆南星、杏仁、瓜蒌仁各9克），研末姜汁为丸。内服。记忆口诀：陈芩夏苓实南杏瓜蒌仁（重庆下令实难信瓜蒌仁）。

● **止嗽散**功效：疏表宣肺，止咳化痰。是治外感咳嗽常用方，对已愈咳嗽又发咳嗽有殊效，是启门逐寇法。外感暴咳用生紫菀，肺虚久咳用蜜炙紫菀。

临床治疗加减运用：①风寒咳嗽**止嗽散**加生姜、苏叶、防风。②风热咳嗽**止嗽散**加连翘、桑白皮、芦根、瓜蒌皮。③风燥咳嗽**止嗽散**加桑叶、沙参、天门冬、麦门冬。④暑湿犯肺之咳嗽**止嗽散**加藿香、佩兰、香薷、西瓜霜。⑤痰湿中阻之咳嗽**止嗽散**加半夏、茯苓、冬瓜仁、苏子。⑥朱良春：对慢支咳嗽，久久不愈，痰涎稀薄，舌质不红者，**止嗽散**加松油节20~30克，辨证方中，有增强宁嗽止咳之功。⑦如果是治外感刚愈的咳嗽，就用**止嗽散**效捷。⑧艾叶治喘，五加皮治心悸，故复方加之。⑨凡咳嗽之人，遇寒冷就发作，怕冷腰背也冷，须在止咳方剂中加入"制川乌"等温性药。使温阳驱寒方可化去寒痰病咳喘愈。⑩治反复咳嗽与过敏有关系引起咳嗽者，辨证方中加入"白鲜皮10克"效佳。⑪ 辨证方中加入"花椒"，治疗咳喘效果理想。⑫ **止嗽散**加生龙骨、生牡蛎各20克，治疗外感咳嗽两剂止咳，效佳。陈修园曰："龙骨牡蛎同用，为治疗痰之神品。"⑬ **止嗽散**加木蝴蝶，凤凰衣，木贼止咳嗽效果理想。⑭ 咳嗽发热，痰黄，用**银翘散**、**止嗽散**加化痰药。⑮ 瓜蒌是治疗咳嗽圣药，能开胸下气祛饮。⑯ 干咳嗽明显，倍桔梗。朱丹溪曰："干咳嗽，乃痰火之气郁在肺中，宜苦梗以开之。"⑰ 款冬花，是治咳嗽的一味灵验药，对外感内伤咳嗽皆有效，外感生用，内伤炙用。⑱ 遇慢性咳嗽，炙麻黄用量 10~30 克，只要重用效果才明显。

● **金沸草散**功效：发散风寒，降气化痰。治伤风咳嗽，恶寒发热，咳嗽痰多，鼻塞流涕，舌苔白腻，脉浮。陈修园说："重则用**金沸草散**。轻则用**六安煎**。名中医江尔孙也重点推荐提倡**金沸草散**。**金沸草散**以旋覆花、麻黄、荆芥穗宣肺解表为主，佐化痰药主治风邪犯肺初起，而咳嗽痰多者。**止嗽散**以利肺止咳药为多，解表宣肺之力不足，故主治外邪将尽，肺气不利的咳嗽不止。

凡临床用他方治疗咳嗽效差时，或顽固咳嗽用药乏效均可首选**金沸草散**加减治疗。

● **金沸草散**（荆芥穗 120 克，旋覆花 90 克，半夏 30 克，赤芍 60 克，麻黄、细辛、炙甘草各 30 克）加白芍 10 克，以缓解支气管平滑肌痉挛，诸花皆升，唯旋覆花独降，白芍、甘草、旋覆花是本方治疗咳嗽主药。如果兼喘者合**三拗汤**。咳痰不爽者加桔梗 9 克，口微渴者加黄芩 9 克。体虚者加党参 15 克，屡效（江尔逊）。

● 邹学喜教授治疗咳嗽复方必用枇杷叶、矮茶风。

（1）阴虚咳嗽选用**沙参麦门冬汤**加二药。

（2）痰湿咳嗽选用**二陈汤**或**三子养亲汤**加二药。

（3）风寒咳嗽选用**麻黄汤**加二药。

● 新生咳嗽在肺治疗（**止嗽散**加减）；内伤咳嗽在脾在肾，久咳在肾治疗（**河车大造丸**）；痰咳在脾治疗（**六君子汤**去枳壳，加苏子。或**异功散**加贝母、白前）。

● 对体弱年老咳喘者，遵虚则补其母，为肾虚所致。用**河车大造丸**坚持治愈。

● **顽固性咳嗽方**[法半夏 9 克，五味子 5 克，瓜蒌壳 9 克，细辛 3 克，沙参 9 克，射干 9 克，薄荷 9 克，陈皮 6 克，杏仁 9 克，枳实（壳）9 克，甘草 3 克，桔梗 9 克。水煎服。加减：痰黄加黄芩 5 克，桑白皮 9 克]。记忆：夏五蒌细沙射荷，陈杏实草梗。

趣味记忆：下午楼西要社禾，乘兴拾草梗（江西名医林鹤和方）。

一般 4~7 剂痊愈。最后可以用**通宣理肺丸**，或者**金匮肾气丸**善后。

●《痰火专门》云："切究痰火病证二十年余，因诸方书悉备，独痰火一门缺。"又云："治咳，喉如鼾声为虚，与**独参汤**一二服自退，多服数剂痊愈。"

● 体虚顽固性咳嗽加减方：**玉屏风散**合**六君子汤**加淫羊藿、补骨脂、枸杞子、紫河车、蛤蚧。以补肾为主。适用一切体弱年老者咳嗽。

● **九仙散**《医学正传》曰："治一切咳嗽，久嗽乃击其惰归之药也。"功效：敛肺止咳，益气养阴。主治：肺虚久咳不愈，咳甚则气喘自汗，痰少而黏，脉虚数。临床应用时，方内罂粟壳可用（五倍子、诃子、乌梅）三药联合代替。

● 妇女产后出现瘀血入肺咳嗽、喘急，用**二味参苏饮**（人参 10 克，苏木 20 克，水煎服）治疗（《证治准绳》）。

● **嗽神丹**《石室秘录》曰："久嗽者，人无不为邪之聚也，日日用发散之剂而不效者何？法当用收敛之药，2 剂便见成功。方用：人参 3 克，白芍 9 克，酸枣仁 3 克，北五味子 3 克，麦门冬 15 克，苏子 3 克，益智仁 2 克，白芥子 3 克。水煎服。病愈后，服**六味地黄丸**加麦门冬 60 克，北五味子 30 克，服之不再复发，使肺金有养，腠理自密，病痊愈。”

● 多年累月时时咳嗽用药不愈者，医院也检查无实质性病，病因为风寒客邪入里，久伏于肺胃，用**三拗汤**（麻黄、杏仁、甘草各等分，加生姜 5 片）再加半夏、皂角治之。消瘦多火者忌用。

五、黄昏、晚上、早上咳嗽治疗思路选择

1. 黄昏咳嗽：多为火气上浮于肺，用**小青龙汤**加黄柏治之。或**都气丸**敛而降之。

2. 每晚 12 时定时咳嗽发作，**小柴胡汤**加炙五味子治愈。

3. **七味都气丸**专治夜间咳嗽有佳效（**六味地黄丸**加五味子）。

4. 半夜咳嗽发作，**阳和汤**加炙五味子治愈。

朱丹溪曰：“半夜咳嗽多者，多是肾虚火浮。”治当滋肾纳气，以敛浮僭之火，釜底抽薪，肺润止咳平喘。《黄帝内经》曰：“五脏六腑皆令人咳，非独肺也。”“日咳三焦火，夜咳肺家寒。”（用药要点：重用五味子才能有效止咳嗽）。2 剂有效，7 剂愈。

5. 晚上咳嗽，又有白痰，**二陈汤**加当归，入血分而止咳为妙。何梦瑶说，凡咳嗽日轻夜重，属阴虚，**二陈汤**加当归治之，对久咳、夜咳，辨证方中，加当归 20 克左右，取效迅速。《神农本草经》曰：“当归有主咳逆上气。”《本草从新》曰：“当归治虚劳寒热，咳逆上气。”

6. 夜间及黎明时咳嗽，为平卧则痰涎易上泛，咳嗽逆作，**止嗽散**加生龙骨、牡蛎各 15~30 克，效果理想，并睡眠也佳。龙骨牡蛎同伍，为临床验证治痰之神妙之药。清代莫枚士在经方用释义一文中说，“龙骨善人，牡蛎善软”。

7. 五更咳嗽，多为胃中有积食。治疗复方中加焦三仙等消食药。或用**二陈汤**加枳实、黄连以消导之，虚者，**六君子汤**加姜汁炒黄连治之。

8. 早上咳嗽：**小青龙汤**加桑叶、菊花治之。

9. 上午咳嗽多者，属胃中有火，用**竹叶石膏汤**降泄火治之。胃气虚者，**补中益气汤**加栀子治之。

10. 午后咳嗽多者，属阴虚，**六味地黄汤**加麦门冬、五味子收敛之。

六、经验方治疗思路选择

1. 咳嗽喉中作声不得眠，白前焙干研末，温酒服（《深师方》）。岳美中云：“白前祛深在之痰。”

2. 咳嗽，用木蝴蝶 15 克，水煎当茶服，效果好。小儿减半。

3. 逆气上行咳嗽，复方加半夏、桂枝、五味子。

4. 鱼腥草适宜用于感冒引起的咽喉红肿又发热，治疗咳嗽量要大，对过敏性咳嗽效果好。

5. 露蜂房 10 克，研细末，三等分，用鸡蛋 1 枚，同蜂房 1 份拌匀，不放油盐，在锅内摊熟，趁热食用，每天 1 次。坚持咳嗽治愈为止，此方法极妙。适用小孩与成人。1992 年正月二十五日，用此方法治愈一位西医女教授，她感动地说：人常说，工艺巧居首，治病效为先。无论用经方、时方、杂方、单方、验方，只要简捷花费又少能愈病，就是最好的方法。

6. 款冬花烧烟吸之，也善止嗽，尤能止肺咳肝嗽（《本草新编》）。

7. 咳嗽不止，咳嗽处方加浮萍、乌梅、诃子、五味子。水煎服，效果好（笔者经验）。

8. 临床治疗咳嗽并患有高血压，方中有麻黄者，要注意，药理证明麻黄有升压作用。

七、治疗咳嗽分型（选录有专家学者临床辨证分类经验）

1. 风寒咳嗽（咽喉痒为主）：《经验丹方汇编》论治咳嗽曰："伤风咳嗽喉多痒。"《医学传真》曰："喉痒而咳，是火热之气上冲也，火欲发而烟先起，烟气冲喉所致。"《医碥》曰："火刑金，可致喉痒，干咳无痰，咳多则肺络伤而血出矣。"

临床表现：咳嗽、恶寒发热无汗、鼻塞喷嚏、咽喉痒、口不渴、四肢酸痛、苔薄白、脉浮紧。治则：疏风宣肺止咳。用**止嗽散**加防风、苏叶、生姜治疗。

风寒咳嗽较重，恶寒明显，咳痰稀白而多，咳呕或喘。用**小青龙汤**，或用**麻桂各半汤**治之。

若临床呕清水，胸脘作闷者。应疏风散寒，燥湿祛痰。用**止嗽散**加石菖蒲，白蔻化湿浊，茯苓、半夏以渗湿降逆祛痰。或用**麻黄汤**。**麻黄汤**为治疗寒咳名方，但近代医家认为发汗峻剂，不敢用，实乃憾事。名医恽铁樵用**麻黄汤**经验："用**麻黄汤**之标准，除恶寒、发热、头痛、身痛等。更须注意两点，第一是无汗，第二是口中和。如其有汗，麻黄为禁用药，如其口渴，舌干，唇绛，桂枝也为禁药。只要是真确无汗，口中和，**麻黄汤**是独一无二的妙法，可以药到病除。"

2. 风热咳嗽（咽干为主）：临床表现：咳嗽，伴见恶寒发热，鼻塞喷嚏，脉浮等表证。喉中痒而干，或头胀痛咽痛，口渴，痰黄稠，或干咳无痰，舌苔薄黄，脉浮数。治则：疏风清热止咳。方用**桑菊饮**（病轻者）。或用**止嗽散**加连翘、芦根、薄荷、枇杷叶（咳嗽严重者）。

另外，若风为阳邪，到发高热不退，热盛伤津，又烦躁，口臭气粗，为火郁肺急，津液干枯，咳痰难出，防发斑疹。苔干而黄，严重者苔带黑色，脉也洪大。治宜辛凉清热生津，除烦止渴。方用**白虎汤**。

若咳嗽甚痰多，胸闷汗出，头痛而重，口虽干而不思饮，为风热挟湿蕴热，邪在上焦，肺失清肃，舌苔腻带黄，脉濡数。治宜疏风清热，祛湿宣肺。方用**桑菊饮**加牛蒡子、薏苡仁、茯苓。

3. 风湿咳嗽：临床表现：头痛而重，发热恶风寒，微汗，短气，骨节烦痛，小便不利，体微肿，咳嗽吐白涎痰，或白泡沫痰。舌苔白润，脉浮弦而缓。治则：当从汗解而风湿。方用**羌活除湿汤**。

4. 风燥咳嗽：临床表现：咳嗽，恶寒发热，鼻塞喷嚏，甚者咽痛音哑，痰稀，或痰黏或痰中带血，或咳嗽无痰。苔薄少，质红，脉浮数。治则：疏风润燥止咳。方用**桑杏汤**或**桑菊饮**，或**止嗽散**加麦门冬、知母、贝母。

5. 寒挟热咳嗽：即外寒内热之证。为肺热内壅，外感寒邪，肺气发泄不畅，上壅而咳嗽。临床表现：恶寒发热，痰稠而难咳出，口渴咽痛，有时咳而声嗄，甚则气逆而喘。舌苔白腻带黄，脉浮紧数。治则：外散寒邪，内清肺热，则咳自平。方用**麻杏石甘汤**治疗。

6. 寒湿咳嗽：先受于寒，再伤于湿。临床表现：头重身重，恶寒，胸脘作闷，气滞不舒，食少面黄，精神不振，咳嗽痰多，痰清稀易咳出，偶自觉上乏易清水，满口津液，舌淡红，苔多白润而腻，脉多弦滑而细。治则：祛寒除湿。方用**麻黄加术汤**。

7. 湿热咳嗽：此乃热夹湿上蒸，湿热壅阻，肺失清肃，气逆咳嗽。临床表现：头面烘热，身重疼痛，发热恶寒，痰多稠黏，微带黄色，胸闷不舒，烦渴溺赤。苔白腻中带黄，脉濡数。治宜宣肺散气，清热化湿。用**白虎汤**加苍术、茯苓。苍术苦温以化湿。茯苓甘淡以祛湿利窍，色白入肺，泻肺热而下通膀胱为治咳嗽之要药。再加杏仁宣肺畅肺气，止咳平喘。合**白虎汤**通清利湿热，宣肺利气，湿去热清，肺气不壅，咳嗽自愈。

8. 燥热咳嗽：临床表现：起初头痛，恶寒，身热等表证，乃风邪化燥与热相并，而成燥热伤肺之证。津液被灼，肺气不利。所以，喉痒干咳而无痰，或痰稀黏，不易咯出，鼻燥咽干兼喉痛，心烦口渴，咳重时伴胸痛，重症者舌尖舌边红赤，苔干黄。脉浮而数。治宜清肺润燥止咳。方用**沙参麦门冬饮**（沙参 12 克，麦门冬 20 克，霜桑叶 15 克，玉竹 10 克，扁豆 15 克，天花粉 12 克）治之。

若干咳久治不愈，舌红绛少津，形体消瘦，渴欲饮冷。用培土生金之**清燥救肺汤**治之。

9. 伤暑咳嗽：夏季，在烈日下，暑热之邪初伤于肌表，随即犯肺，然五脏为肺最高，暑热下迫，先伤于上，且暑中有火，肺又属金，火又能克金。故，暑邪伤人所致咳嗽，开始干咳无痰，有吐少量稠浊之痰，头晕，头重，身重汗出，便燥，小便不利，舌苔红燥而滑。脉濡滑而数。治宜清暑利湿。方用**六一散**（滑石、甘草）治之。

若伴心慌心跳，烦躁甚者，加辰砂以清肺热。若兼小便黄浊而不利，再加车前子、木通，以清利之。若咳嗽加重，高热，烦渴，伤津，汗多，舌质鲜红，苔干黄，脉洪大而微芤。用**白虎加人参汤**治之。若吐黄痰加贝母。若咳嗽特别严重，发热烦躁，胸闷胁痛，大渴饮冷，舌质红绛，苔黄而干燥，脉洪大浮数而虚滑，再加花粉、麦门冬以疏泄肺气，养阴清热而止咳。若临床出现吐血气喘之类，应清热凉血以保肺，用**地榆散**（地榆、黄连、赤芍、青皮）治之。

10. 伤湿咳嗽：临床表现：痰多而吐涎沫，偶吐清痰，头晕重如裹蒙，身体痛重，胸膈痞满，口淡或腻，面黄不渴，小便不利，干呕，微肿，满口津液。舌质淡红，苔白腻，脉有浮有沉。湿邪弥漫，本无形质，宜用体轻而味辛淡者治之。用意为启上闸，开支河，导湿下行，给邪出路，为治湿咳之借鉴。

辛药：白蔻仁、杏仁、半夏、厚朴、藿香。

淡药：薏苡仁、通草、茯苓、猪苓、泽泻。

另外，若伤湿于表，大多面色微黄，头胀而痛，胸前作闷，发热无汗，身重而痛，口不渴，小便清长，咳嗽吐痰，满口津液。苔白润，脉浮细而滑。

治宜宣肺祛湿。方用**麻杏石甘汤**治之（此方为治寒包热及热咳之名方）。

另外，伤于里湿而咳嗽者。临床表现：肌肉隐黄，头眩，涎痰或泡沫痰特多，脘中不畅，有时呕吐清水，身体倦怠，小便不利，口中津液多，渴不欲水，苔白腻，脉沉细而滑。此为膀胱气机不利，湿邪反上于清道而咳，应以利水为主。方用**五苓散**治之。若发热、心烦、不眠，应加滑石、木通治之。

11. 伤燥咳嗽：燥而偏寒，为凉燥，燥而偏热，即温燥。其特点：津液干燥。治温燥咳嗽宜清润，用辛凉佐以苦甘药。治凉燥咳嗽宜温润，用药应苦温佐以辛甘。

凉燥临床表现：轻微头痛，身热，恶寒，无汗，鼻鸣而塞，似外感风寒，大多唇燥咽干，干咳连声，或有两胁窜痛，皮肤干燥而痛，津液干枯，苔薄白。

治疗发病开始用《孟洗方》**葱豉汤**（葱白、淡豆豉、生姜、黄酒）加味治之，以辛润利肺，润燥止咳。若时间长，咳重痰稠，咳痰难出加竹茹、桔梗以滋燥润肺，化痰止咳。

温燥临床表现：同凉燥相似。心烦、口渴、咽痛、干燥，纯是热重象征，干咳无痰，或痰稠而黏，不易咳出，气逆作喘，苔薄白，舌尖舌边红赤，脉洪数。治宜**清燥**

救肺汤。

如果肺胃同燥，火逆上气，咽喉不利，口渴心烦，思饮冷茶水，干咳无痰，舌黄，应用**麦门冬汤**治之。最后，外感咳嗽中，唯燥咳缠绵难愈。应忌辛辣椒姜燥性食品，多吃瓜果和水分多的食品，有提高疗效之作用。

八、治疗内伤咳嗽分型（选录有专家学者临床辨证分类经验）

患病时间长，半年以上或好几年时间，没有表证，若有表证出现为外感诱发咳嗽。

1. 痰湿咳嗽：临床表现：咳嗽痰多，痰白而稀，胸闷，甚则气喘，背部怕冷，口淡不渴，遇冷便咳嗽加重，苔白腻或白滑，脉象濡滑。治则：宜燥湿化痰止咳。**二陈汤**加苏叶 10 克，杏仁 12 克治之。若寒饮比较重，要散寒化饮，用**小青龙汤**治之。内伤咳嗽，用**麻黄甘草汤**（蜜炙麻黄 6 克，甘草 10 克）治之。痰多者加茯苓 30 克治之。

2. 痰热咳嗽：临床表现：咳嗽痰多，痰色黄而稠，或痰中带血，胸闷，口干，口苦，舌苔黄腻或黄滑，脉滑数。治则：清热化痰。痰热结于胸膈而出现胸部痞闷，按之则痛。**小陷胸汤**治之。

3. 肝火咳嗽：《经验丹方汇编》论治咳嗽曰：肝风嗽时喉多痒。又称肝火犯肺，肝火亢奋，影响肺金所致。咳嗽而呛，咳则连续为特点，严重者咳血，痰中带血，胸肿胀痛，口苦烦热，面红目赤，苔薄黄，脉弦数。治则：清肝泻火。**泻白散合黛蛤散**（**泻白散**：桑白皮 30 克，地骨皮 30 克，生甘草 15 克，粳米 30 克）（**黛蛤散**：青黛、海蛤壳各等分）。

4. 阴虚咳嗽：临床表现：干咳无痰，或痰少而黏，口干、咽干、鼻干，兼伴手足心热，午后烦热，舌红少苔，或无苔，脉细数。治则：滋阴润肺。**沙参麦门冬汤**治之。若阴虚咳嗽伴有气虚表现者，用**清燥救肺汤**治之。

九、临床脏腑咳嗽论治（选录有专家学者临床辨证分类经验）

1. 心咳：心肺同居上焦，心主血循环，肺主气出纳，二者关系密切，若心血不足，火必旺，此乃心火刑金，伤肺致咳，此阴虚也。《内经》咳论曰："心咳之状，咳则心痛，喉中介介如梗状，甚则咽喉痹。"《脉因证治》曰："心咳，**桂枝汤**。"

临床表现：虚烦不眠，小便短赤而咽中干，肌肤枯槁憔悴，而神不大衰，喜食甜凉，清淡之味，心痛、动悸而咳嗽，咳嗽胶黏难出，咳嗽连续不已，舌尖鲜红，舌苔红润，脉现洪数或浮大。治则：清心热，咳嗽自止。**黄连解毒汤**治之。若热甚咳嗽加重，咽不利加石斛、麦门冬以清金降火，生津利喉，止咳嗽之效更明显。

2. 肺咳：**麻黄汤**治之。《灵枢》曰："形寒寒饮则伤肺。"《难经》曰："形寒饮冷则伤肺。"

3. 肝咳：《内经》咳论："肝咳之状，咳而两胁下痛，甚则不可以转，转则两胠下满。"胠即胁下。两胁为肝肺交接之处，故肝咳常有此状。《脉因证治》曰："肝咳，**小柴胡汤**。胆呕苦汁，**黄芩半夏汤**。"

临床常有易怒、易恐、头眩、心悸、口苦、咽干，及寒热往来诸证状，脉则大都弦微沉涩，均为肝虚，或阳或阴不足，致气血凝滞瘀郁，故常咳唾引痛。若症见腰胁胀痛，足膝时冷，咳嗽则夜间痰水更多，气逆而恶寒。舌质淡红，苔白滑，脉微细而弦。治则：温肝利肺。

在治疗咳嗽的主方前提下，再用疏肝理气的**四逆散**加青皮、香附，或**小柴胡汤**去参枣、生姜。加干姜、五味子、桂枝治之。若小便不利加茯苓。若胁下痛，则加青皮、芍药以平肝。

另外，凡因生气动怒引起的咳嗽者，《不居集》载“怒则气上，积血在胸胁，咳嗽年久不愈，每咳则隐隐而痛”。指出肝有气滞，可致瘀血阻肺的证候特点。治疗用《赤水玄珠》的**活血饮**治之。组方：**红花瓜蒌甘草汤**加滑石、丹皮、柴胡、香附。

4. 胆咳：肝咳久久不愈，则移于胆。胆，肝之腑也，胆属相火，为大热证。《黄帝内经》咳论曰：“肝咳不已，则胆受之，胆咳之状，咳呕胆汁。”即口苦，苔黄腻，小便短赤，心烦躁。治则：清胆热，利咳。**龙胆泻肝汤**治之，或**温胆汤**加黄芩治之，或**小柴胡汤**加减治之。

5. 脾胃咳：“脾为生痰之源，肺为贮痰之器”。咳嗽因脾脏受伤影响于肺而致者，则主治在脾脏健运，则咳嗽不治自愈。脾咳不已，则胃受之。《黄帝内经》咳论曰：“胃咳之状，咳而呕。”

《脉因证治》曰：“脾咳，**升麻汤**。胃吐虫出，**乌梅汤**。”

临床表现：呕而胃虚不能食，积滞伤中而致咳嗽者，为停食不化，食积消而咳自止。**平胃散**加鸡内金治之。

若临床表现：胃寒发呕吐而咳嗽，胃吐清水，多属冷。温中而咳嗽自止。**理中汤**加半夏、豆蔻、砂仁治之。

6. 肾咳：《黄帝内经·咳论》：“肾咳之状，咳则腰背相引而痛，甚则咳涎。”咳涎而淡为脾。咳涎而味咸为肾。《脉因证治》曰：“**麻黄附子细辛汤**，膀胱遗溺，**茯苓甘草汤**。”治则：温阳化饮。病轻者**苓甘五味姜辛汤**治之。**苓甘五味姜辛汤**称为“止咳平喘堪神奇”。病重者**麻黄附子细辛汤**治之。

7. 大肠咳：《黄帝内经·咳论》：“大肠咳状，咳而遗矢。”此类患者多见于老年人，久病体弱元气不固之人。治则：固气止泻。在止咳嗽主方中加**赤石脂禹余粮汤**（赤石脂 20 克，禹余粮 20 克），或**桃花汤**（赤石脂 30 克，干姜 6 克，粳米 24 克）治之。

8. 小肠咳：《黄帝内经·咳论》曰：“小肠咳状，咳而矢气。”即上气咳嗽时下而矢气，人也虚弱乏力，呼吸气短，言语低微，或气虚下陷。治则：益气升提。**补中益气汤**加麦门冬、五味子治之。

9. 膀胱咳：《黄帝内经·咳论》曰：“膀胱咳状，咳而遗溺。”临床见于老年人、孕妇、产妇，为肾气不固或膀胱气化失司所致。另外，若一个人久病时，咳嗽伴有遗尿，是元气将脱之兆。治则：补肾固气（夜尿多、小便量大、咳而遗尿）。**春泽汤**（**五苓散**加人参）治之。病轻，小便不利治疗效佳。

另外，咳嗽遗尿者，说明阳气不振，怕冷肢寒，肺脾虚冷不能制肾，肺失肃降之力，不能通调水道。故温肺振阳，能使肃降正常的**甘草干姜汤**治疗效佳。此方看上去只有两药，但医理通效宏。如果年老遗尿、尿频，也为肺中寒，不能制下，**甘草干姜汤**加补气之人参治疗效果理想。

10. 三焦咳：《黄帝内经·咳论》曰：“三焦咳状，咳而腹满，不欲食欲。”为三焦气机滞塞所致，脾胃乃全身气机升降之枢纽，所以致使腹满不欲食饮，为中焦脾胃动转不利。治则：健脾胃，通中焦。**五味异功散**（**六君子汤**去半夏）治之。

肺气肿　煤气中毒

一、经方治疗思路选择

● 用**桂枝茯苓丸**加味治疗瘀血肺病屡屡得效。还有以咳喘为主的慢性阻塞性肺气肿，不明原因的肺动脉高压，或糖尿病导致的肺部出血，或者是支气管哮喘，或者是间质性肺病，或者是先天性心脏病。病虽不同，瘀血则一。临床表现面色暗红、唇舌紫暗、动则气喘、胸痛等。病在下者的便秘、腰痛、下肢水肿、抽筋、发冷以及两腿皮肤甲错发暗等（黄煌经验）。

● 对间质性肺病的肺纤维化，**桂枝茯苓丸**加川芎，长服一段时间，到症状消失为止。

● 常服凉药导致肺不能肃降水道，肾不能蒸动膀胱化气行水，水随气奔，充盈皮膜，时间长了，就会出现肿胀喘急而难卧。应复方加干姜、附子、肉桂等来扶阳抑阴，解救以前用药之误，可愈病。

2019 年 10 月 22 日上午，西安雁塔益群中医门诊，郝某，女，79 岁，某兵工研究所退休干部。主诉她确诊为间质性肺炎，咳嗽看了 4 年，每年必咳嗽半年多，住院治疗医生说很难治疗。吃了我上次开的中药咳嗽好多了，中医真的花费少效果好。继续守方**桂枝茯苓丸**加川芎、淫羊藿治疗。此患者 2020 年 9 月 22 日上午来门诊说，她一直坚持笔者中药调理间质性肺炎效果理想。

● 阻塞性肺气肿，**枳实薤白桂枝汤**治之，也治心绞痛。

● 阻塞性肺气肿，**桂枝茯苓丸**加活血化瘀，改善肺循环的川芎、丹参、鸡血藤坚持治疗一段时间效果好（黄煌）。

二、时方经验方治疗思路选择

● 肺气肿**百合固金汤**治之效佳。

● 间质性肺炎，慢性气管炎专方：制附子 3 克，细辛 6 克，干姜 6 克，人参 9 克，石膏 15 克，蜜五味子 30 克，水煎服，半月为一疗程，坚持治愈（国医大师张志远）。

● 气管炎专方（此方为 20 世纪 50 年代社会上流传之方）。处方：陈皮、青皮、当归、炒白芍、川贝母、杏仁、清半夏各 10 克，北五味 5 克，茯苓 20 克，桑白皮 15~30 克。记忆口诀：陈皮青皮桑白皮，当归白芍北五味，川贝茯苓光杏仁，半夏冰糖服之宜。

对慢性喘息性支气管炎效果尤佳。也可以治疗早期肺气肿与哮喘患者。加炒葶苈子、山萸肉、徐长卿、穿山龙。

● 咳嗽肺胀，五灵脂二两，胡核仁八枚，柏子仁半两，共研末，水丸，小豆大，每次用甘草汤送服 20 丸（《普济方》）。

● 煤气中毒急救方：急用白萝卜水煎服，佳效。

慢性支气管炎　肺心病　肺结节

一、经方治疗思路选择

● **二陈汤合小柴胡汤**，治疗慢性支气管炎，肺气肿效果比抗生素强。抗生素伤胃。

● **小柴胡汤**加石膏，治肺炎效果理想（胡希恕）。

● **排脓散**功效：清热解毒，消肿排脓。（枳实9克，芍药9克，桔梗6克）。用法：研末用米汤或酸奶调冲服，或当茶饮。每日3次，1次6克（《金匮要略》）。

现在多用于治疗慢性支气管炎、支气管哮喘、肺气肿、肺脓疡、胃痛、腹痛、消化不良、习惯性便秘。

药理研究：有平喘、稀释痰液、解痉、止痛。注意事项：贫血、食欲不振者慎用。

● **大柴胡汤**合**栀子厚朴汤**，治疗老年人肺部严重感染效果好，如果大便干燥，再加**小陷胸汤**，这是经方学家黄煌多年提炼之总结。

● 治肺部感染，**大柴胡汤**一定要加栀子、厚朴（黄煌）。

二、时方经验方治疗思路选择

● **百合固金汤**加减治之。慢性气管炎特点是：长期咳嗽，咯白色泡沫痰。

● 慢性支气管炎、支气管哮喘见咳声重浊、面黄而水肿者，**右归饮**加麻黄治之。

● **清燥救肺汤**功效：清燥润肺、解热、祛痰、止咳。主治：温燥伤肺。症见头痛身热，干咳无痰。咳吐涎沫，气逆而喘，鼻咽干燥，心烦口渴，舌干无苔，脉细数者。现代多用于秋季感冒、急性支气管炎、支气管扩张、肺气肿及肺结核。

清燥救肺汤为治疗燥热伤肺为要方。以干咳无痰，气逆而喘，舌干无苔为辨证要点。

临床治疗加减应用：①阴虚血热者加生地黄，以养血清热。②痰多者，**清燥救肺汤**加贝母、瓜蒌以清润化痰。③咳血者，**清燥救肺汤**加侧柏叶，仙鹤草以止血。④热较甚者，**清燥救肺汤**加犀角、羚羊角、牛黄、水牛角。⑤痰黄而稠者，**清燥救肺汤**加黄芩、蒲公英。⑥大便燥结者，**清燥救肺汤**加大黄。

● **苏子降气汤**功效：降气平喘，温化寒痰。主治：慢性气管炎、支气管哮喘、轻度肺气肿、肺源性心脏病咳嗽气喘、呼吸困难，属于痰涎盛，肾气不足者（药偏温燥，对肺肾两虚之喘咳，及肺热痰喘者，不宜用）。

苏子降气汤使用要点：用干姜，不用生姜。咳嗽口辣，肺气虚，干姜味辛，守而不走，肺主辛，以辛补辛，其力甚大，若用生姜，偏于表散，其效反不明显。

● 《保生方》曰："上气喘急，莪术15克，酒一盏半，煎服。"临床见咳喘肺胀气喘属肺络瘀血，表现为口唇乌紫绀色，为瘀血，复方中应加入活血的莪术有佳效。

● 冷风犯肺，出现气管炎加重，用**阳和汤**加止咳嗽药紫菀、款冬花、五味子效佳。

● 肺结节现临床为多发病，影像检查其肺内为密度增高之阴影，大小均为3厘米左右的圆形或不规则的可见病灶，但多为良性。现代医学目前内治无良方。中医认为是痰气凝结，闭阻肺络所致。当以化痰，散结救其急。重在补肺健脾益肾治其本。脾胃受损，影响精微上输养肺，会积湿成痰，贮存于肺，久之痰凝而成块为结节。治则：祛邪化痰，散结治其标。方用**阳和汤**、**桂枝茯苓丸**、**四物汤**重当归、川芎加减治疗。后用补肺益脾，润肺化痰补肾治其本。方用**百合固金汤**、**六君子汤**、**平胃散**、**桂附地黄丸**等加减治疗。

● 猫爪草，不但治疗颈淋巴结核效果好，同时复方中加入猫爪草对肺结核、肺结节尤效。

肺结核　肺积水　哮喘

一、临床治疗思路要点提示

哮喘诊治：是指喉中有痰鸣声。呼吸急促为喘，喉中有痰为哮，哮喘必有：哮、喘、咳三者为临床表现。哮的关键是治痰，分治疗急慢性。

哮病病理因素：以痰为根本，痰的产生是肺不能布散津液，脾不能转输精微，肾不能蒸化水液，以致津液凝聚成痰，伏藏于肺。遇气候突变、饮食不当、情志不调、劳累等诱因致气机逆乱而发作。生痰聚浊是引起哮病的诱因。

肺结核、肺癌，临床慎用黄芪、人参。因为，黄芪补表，表越实，皮肤排毒受阻，病邪就增加负担给肺脏了，肺结核在上气不接下气时，用黄芪、人参会加速病情更重。

另外，张锡纯说，小蓟单味善治肺结核，无论何期即奏效。

用中药白及加西药异烟肼治疗硅肺并发之肺结核有较好效果。单纯用西药效果缓慢（《中药学讲义》）。

二、经方治疗思路选择

● 凡临床见到肺积水，心包积水，胸腔积液，为真阳不足致阳不化阴，气化功能衰弱，升降失常。《黄帝内经》曰："升降废，则神机灭。"应拨云见日，引流入海之法治疗。用**苓桂术甘汤**、**真武汤**加土茯苓60克以上治之。

● 凡临床治疗咳喘，症见脉浮缓，有汗者，均可用**桂枝加厚朴杏仁汤**治疗，效佳。

● **桂枝汤**证兼有胸满腹胀、咳喘、痰多者，**桂枝汤**加厚朴、杏仁（名**桂枝加厚朴杏子汤**）。治疗哮喘效果非常好，厚朴内含有厚朴酚，它可以扩张气管，缓解痉挛。

桂枝加厚朴杏子汤：治疗闻到刺激性味道就过敏咳嗽一阵子，效果很理想。

另外，无论外感咳嗽或内伤咳嗽，只要咳嗽气喘，复方内加厚朴、杏仁治疗效果好。

麻杏石甘汤同**桂枝加厚朴杏子汤**治哮喘的区别：前者治疗热喘效佳，而后者治疗风寒束肺喘者效佳。临床应用时贵在区别，不是经方乏效，而是方证对机精准为要。

● 过敏性哮喘用他方无效时。用**栀子豆豉汤**（焦栀子15克，淡豆豉15克）。水煎服。每日1剂，贵在坚持守方2个月可望治愈。

● 哮喘，用**甘草麻黄汤**（麻黄10克，甘草6克）治之。

● 慢性支气管哮喘，面色黄、肌肉松弛、水肿者，**小青龙汤**合**玉屏风散**治之。

● 伤寒大家李克绍说，治疗喘有两个临床应用频率较高的好方子。一是经方**麻杏石甘汤**。二是时方《中医验方汇选》的**橘味麻黄汤**。**麻杏石甘汤**主要是麻黄和石膏配伍，清宣相合，既透热又平喘。**橘味麻黄汤**（橘红、炙麻黄各9克，蜜五味子5克，炙甘草6克），主要是麻黄和五味子配伍，一散一敛，调节肺气之开合。临床应用，治一般性支气管哮喘，石膏宜用9~15克。治肺炎喘促，则石膏量宜大到30克，而麻黄3~5克即可。如果要加减，就少佐苏子、苏叶。不要加减太杂乱。出现肺心病口唇紫绀，心肺瘀血，加莪术、黄酒煎服，莪术气血双理，哮喘乃气病，发绀为血病，莪术行心肺之气血，作为缓急治标之药很好。

● 无论治寒热哮喘，复方内均可加入椒目10克左右，寒哮用**小青龙汤**加入椒目治疗疗效好。

● **桂枝甘草龙骨牡蛎汤**《伤寒论》处方：桂枝10克，甘草6克，龙骨15克，牡蛎15克。

治支气管炎哮喘用他方不效者，可改用此方3剂，会明显见效果。

龙骨牡蛎治痰又治气，还治肝阳挟虚火上亢，能从上焦把人体的气机往下焦收。

● 肾阳衰微，脾阳不振，痰饮上泛所致之咳喘，吐稀水泡沫痰者，**真武汤**加五味子、细辛、干姜。若有呕吐者加干姜15克，附子减到1.5克。若小便自利，去茯苓。若见泄泻者，去白芍，加干姜。气短、咳喘重者加人参3克，杏仁9克，兼有外感者加麻黄3克。若单腹胀者加厚朴、草豆蔻、泽泻。

● **苓桂五味甘草汤**是古代平喘固脱方，适用咳逆上气、心悸、头昏、多汗为特征的疾病。

体质要求：消瘦，面部浮肿，或眼袋明显，乏力多汗，易气短，易咳嗽气喘、头晕、心悸、眼前发黑，频唾黏稠的痰浊物。

现代临床多用于支气管哮喘、慢性支气管炎、肺不张、肺气肿、肺心病、低血压、心脏瓣膜病、癔症、神经症（茯苓 20 克，桂枝 10 克，炙甘草 10 克，五味子 10 克）（水肿者不宜多用甘草）。

临床治疗加减应用：

羸瘦而咳逆上气、心悸、头昏、多汗、脉数者，加枣皮、龙骨、牡蛎、人参、麦门冬。

药理研究：扩张血管、改善循环、减轻心脏前负荷、消除肺瘀血与水肿。

● **越婢加半夏汤**临床辨证要点：咳逆上气，两目发胀或头痛者。临床治疗支气管哮喘、支气管扩张、肺心病等，主要依据咳逆喘急，目突如脱者。再审属内热外邪，内饮者，效佳。治以解外化饮，清热降逆，临床常加杏仁。

● **四逆汤**合**二陈汤**加麻黄、细辛，治疗咳喘。

● **过敏煎**与**麻桂各半汤**合用加减，治疗各种过敏性疾病，变态性疾病，如过敏性咳喘。

● 凡哮喘严重出现便秘，舌苔黄厚带黑者，服**大承气汤**，便通喘止。

● 顽固性哮喘多为有形痰热之邪，深伏气滞于肺，环境一变，就反复又发，令人咳喘胸痛胸满心烦难受。顽痰凝血致肺宣发肃降功能减弱是主要病机，它可随气候变化引起外邪内患痰邪狼狈为奸，阻塞肺道，使哮喘屡犯。治宜：清肺热以化顽痰，使肺道畅，经脉通利。应选用下热散结通瘀之力的**苇茎汤合桔梗汤**根据病情加减治之最为理想。**苇茎汤**（芦根、薏苡仁各 30 克，桃仁 10 克，冬瓜仁 20 克）。

三、时方经验方治疗思路选择

● 清泄肺热，平喘止咳。用**泻白散**（桑白皮 30 克，地骨皮 30 克，生甘草 15 克，粳米 30 克）治之。

● 呕咳气喘，阴气在下，阳气在上，诸阳气浮无所依从，故咳上气喘也。用**加减泻白散**（桑白皮 30 克，地骨皮 20 克，生甘草 15 克，粳米 10 克，陈皮、青皮、五味子、人参各 15 克，茯苓 18 克）（《医学发明》）。

● 《医学发明》曰：患者不得卧，卧则喘者。水气逆上，乘于肺，肺得水而浮，而使气不通流，其脉沉大，方用**神秘汤**（橘皮、紫苏叶、人参、桑白皮各 15 克，木香、茯苓各 10 克）治之。

● 预防遗传性过敏性哮喘，受孕 3 个月后，每日 3 次，连服 3 个月**六味地黄丸**。

● **定喘汤**功效：宣肺定喘，清热化痰。现在临床多用于：支气管哮喘、哮喘性支气管炎、急慢性支气管炎。

临床治疗加减应用：痰稠咯吐不利加瓜蒌、胆南星。胸闷较重加枳壳、竹茹、厚朴。肺热甚加石膏、鱼腥草。

● 治疗久咳虚喘时，复方加淫羊藿 30 克，能提高疗效。《本草新编》曰："人参定虚喘之神方，邪除胀之仙药。"

● 支气管扩张，肺结核咳血，可用功效：清肝宁肺，凉血止血的《丹溪心法》咳血方治疗。组方：青黛、诃子各 6 克，瓜蒌仁、海粉、炒栀子各 9 克。共研末，姜汁同蜜为丸，噙化服之。记忆口诀：海黛诃瓜子，蜂蜜姜汁丸。

● 临床见因蛔虫卵引起的过敏性哮喘。复方加槟榔、雷丸治疗。

● 上气喘急，莪术 15 克，酒一盏半，煎服（《小儿保生方》）（李克绍释：此是肺瘀血，如心源性哮喘）。

● 多年哮喘体实者，用莱菔子一合（约 150 克），研末，水煎服，神效（《罗氏会约医镜》）。

● 慢性哮喘怕吃汤药，乌贼骨、白砂糖各 300 克研匀，每次冲服 15~30 克，1 日 2 次。

● 行走喘息不止者。《本草纲目》论蛤蚧："口含少许，奔走不喘息者，始为真也。"临床证明口含尾上山一试效果更为明显，可见李时珍并非欺人也。

四、急性哮症治疗思路选择

1. 寒哮：临床表现：除喉中痰鸣外，兼呼吸急促痰多色白，口不发渴，遇凉即发，舌苔白滑脉缓而滑。表现特点：咳而上气，喉中水鸣声。治宜温肺散寒，化痰平喘。用寒哮代表方**射干麻黄汤**治疗，或**苏子降气汤**治疗。

2. 热哮：临床表现：除喉中痰鸣外，兼呼吸急促痰多色白，多色黄稠，口苦，舌苔黄腻或黄滑，脉滑数。治宜清热宣肺，化痰定喘。用**定喘汤**治疗。

五、慢性哮症治疗思路选择

1. 肺虚：临床表现：除喉中痰鸣外，自汗气短，易感冒，因劳累及气候变化诱发，舌淡苔白，脉细弱或虚大。

治宜补肺固表。方用**四君子汤**或**玉屏风散**治疗。另外，《中医藏象学》载：短气而喘，咳声低微，为肺虚喘，治宜补益肺气，敛肺定喘，用**生脉饮**合**四君子汤**加减治疗。

2. 脾虚：临床表现：除喉中痰鸣外，兼痰多气短，食少便溏，体倦乏力，面色萎黄，舌质淡，苔薄腻或白滑，脉细弱。 治宜健脾化痰。方用**六君子汤**治疗。

3. 肾虚：临床表现：除喉中痰鸣外，气短息促，动则尤甚，腰膝酸软，脑转耳鸣，阳虚者，畏寒，面色苍白，夜尿多，舌淡苔白，质胖嫩，脉沉细，阴虚者见五心烦热，口干，颧红，舌红苔少，脉细数。

治宜补肾摄纳。阳虚者方用**金匮肾气丸**（**六味地黄汤**加牛膝、车前子、桂枝）治疗。阴虚者方用**七味都气丸**（**六味地黄汤**加五味子）治疗。

六、实喘虚喘治疗思路选择

分证治喘：喘分喘促和短息。实喘者，气长而有余。虚喘者，气短而不续。

1. 风寒喘：临床表现：除呼吸促外，并有头痛，鼻塞，无汗，恶寒风寒表证，咳嗽，痰多稀白，口不渴，舌苔薄白而滑，脉浮滑或滑。治宜散寒宣肺平喘。病轻者**华盖散**治疗。病重者**小青龙汤**治疗。

2. 风热喘：临床表现：除呼吸促外，多兼发热，痰多黏稠色黄，胸中烦热，汗出口渴喜冷饮，苔黄，脉滑数。治宜宣清泄肺热。用**麻杏石甘汤**治疗。

3. 痰饮喘：临床表现：除呼吸促外，必见痰多，胸闷，若痰色白，口不渴，苔白腻或白滑，脉滑者，为痰湿。若口苦，痰黄稠，苔黄腻或黄滑，脉滑数者，为痰热。治宜化痰平喘。痰热者方用**桑白皮汤**治疗。痰湿者，方用**三子养亲汤**合**葶苈大枣泻肺汤**治疗。

葶苈子用量在 10 克以内，如用 30 克以上，有速效强心苷成分，大量会中毒，出现呼吸困难，四肢发冷，心率减慢等症状。故临床慎之。

七、虚喘治疗思路选择

1. 肺气虚：临床表现：除喘促短气外，有自汗畏风，易感冒，舌质淡红，脉细弱。治宜补肺益气。方用**生脉散**或**补肺汤**治疗。如果喘促短气外，口干，或咳血，舌红少苔，脉细数。肺阴虚，肺结核后期。方用补肺益气滋阴的**百合固金汤**治疗。

2. 肾气虚：临床表现：喘促短气，呼多吸少，动则喘甚，腰膝酸软，舌淡苔薄，脉微细或沉弱。偏肾阴虚者，兼盗汗，五心烦热。治宜补肾纳气。肾气虚为主方用**人参蛤蚧散**治疗（定喘止咳为蛤蚧最佳）。肾阴虚为主方用**七味都气丸**治疗。

八、顽固性哮喘治疗思路选择

哮证最为顽固，故，治疗从缓，发作期过后，必须治其脏，补其虚，化其痰。方用张景岳的**金水六君煎**治疗，或**二陈汤**加熟地、当归治疗，或**六君子汤**加熟地、当归治疗。

上方肺脾肾三脏均补，治疗慢性哮喘效果更佳捷。

九、腑实喘治疗思路选择

临床表现：气喘大便不通，口渴，舌苔黄燥。

治宜通其腑（肺与大肠相表里）。方用**凉膈散**治疗。或**宣白承气汤**（**白虎汤合承气汤**）。

十、瘀血喘治疗思路选择

临床表现：支气管哮喘持续发作时，口唇紫色发乌色，爪甲青紫。这是气滞血瘀，《黄帝内经》曰："血在胁下，令人喘逆。"治宜活血通腑。方用**大柴胡汤合桂枝茯苓丸**治疗。

体会：凡治咳嗽哮喘病，服药最好饭后服，一天分好多次内服，晚上咳嗽严重者，睡觉前频频服最好。这样会增加疗效！切记于心！本方也治高血压、脑梗死（胡希恕）。

第十六章　心脏疾病

心悸　心律不齐

一、经方治疗思路选择

● **炙甘草汤**临床应用：守方治疗一段时间是临床应用**炙甘草汤**的要点。

（1）治疗心悸，**炙甘草汤**桂枝多以 15 克以上量，治疗“气上冲”更大量者，可以增加到 20~45 克，对重顽疾病者，多合肉桂同用。

（2）心悸甚者，动则气促，心动过速者，**炙甘草汤**加龙骨、牡蛎、苦参、朱砂以镇心安神。

（3）脉细微**炙甘草汤**加五味子。

（4）水肿，**炙甘草汤**加茯苓、车前子。

（5）阳虚自汗，形寒怕冷，**炙甘草汤**加附子。

（6）食欲减退，**炙甘草汤**加山药、砂仁。

（7）消瘦乏力，**炙甘草汤**加天门冬。另外，出现胸闷，**炙甘草汤**加香附、郁金。冠心病出现心慌，**炙甘草汤**加红景天、银杏叶。

（8）恶心呕吐，**炙甘草汤**加制半夏。

（9）治疗冠心病时去火麻仁，血瘀者加丹参、红花。

（10）经方大师曹颖甫说：“伤寒脉结代，心动悸，**炙甘草汤**主之。此为仲景先师之大法，不可更变也。”临床遇到对证的心脏病，需要坚持守方 90 天才可治愈。这种心律失常，犹如黑夜里行走不平路，深一脚浅一脚的。结脉是心脏歇停没有规律性，三五不调地停一下，代脉是心脏的间歇有一定的规律性，或跳两下停一下，或跳三下停一下，非常规则。临床上见到的心脏二联律、三联律基本上可见到这类脉象。心脏有病，出现便秘，所以本方加火麻仁通便。

（11）**炙甘草汤**治疗心动过缓者，加附子、鹿茸。

治疗心动悸几个组方区别：**炙甘草汤**治心动悸，脉结代；**四逆汤**治厥逆下利，脉微细；**生脉散**治疗气短心悸则脉疾无力。

● 黄煌用**炙甘草汤**经验：脉虚无力，三五不调，消瘦、面容憔悴、舌苔薄或无苔、倦怠、动悸、虚烦、头昏、多梦、失眠、便秘。

● 名家对**炙甘草汤**的应用：均认为，**炙甘草汤**煎时必须用酒煎，或煎药滗出前 10 分钟加入少许酒再煎。认为酒乃熟谷之液，药力难行时，加之则获效快。生姜、大枣不可少，尤其大枣不少于 10 枚，否则药力弱疗效也差。又说，**炙甘草汤**中少用阿胶，则桂枝之辛温难制，患者服药后胸烦，必须减少桂枝之量。或用太子参代替阿胶最宜。以平柔润之性，能益气养阴，又能制桂枝之辛温。

● 心悸胆小到怕人大声讲话，有杂音就心跳难受。患者自己讲话声小疲倦，脉有规律歇止，良久复动，脉跳三四次停一次，有定数，为代脉。说明心血不足，心阳不振。用**炙甘草汤**倍人参治之可愈。

● “水心病”治疗之《伤寒论临证指要》经验：

1. 心悸气短者，**苓桂术甘汤**加生龙骨，生牡蛎。

2. 心悸气短，咳而痰多，胸满如塞，头重似裹、全身酸楚、纳差、舌苔白腻而厚，为湿性黏滞而腻，阻塞气机是以胸满，湿生痰浊，上阻于肺则咳多痰，**苓桂杏苡汤**治疗。

3. 胸中刺痛，扯牵后背，为血脉瘀阻不通所致，用**苓桂茜红汤**治疗（茜草、红花）。

4. 咳呕而欲吐，脉弦滑，舌苔白厚腻，为体内痰浊所引起，临床表现有失眠、眩晕。**苓桂术甘汤**加半夏、陈皮治疗。

5. “水心病”后背酸痛、脉沉、舌质淡、苔水滑湿，**苓桂术甘汤**加附子治疗效果好。

6. **苓桂术甘汤**旨在通阳治胸满心悸，**苓芍术甘汤**旨在和阴利水而治心下满微痛，利小便。

7. 上中下三焦水气凌心临床区别：

（1）上焦悸：心下逆满，气上冲胸，致心悸不安，脉弦，或动而中止为结，舌质淡，苔水滑。临床表现心阳虚而心律不齐。用**苓桂术甘汤**以温补心阳，利水降冲治疗。

（2）中焦悸：心下，当胃之上脘悸动不安，用手推按有水声，脉弦舌苔白。用通阳利水之**茯苓桂枝甘草生姜汤**治疗。

（3）下焦悸：脐下作悸，小便不利，或脐下上奔于心胸，使人憋闷呼吸困难，出现悸而紧张，恐怖欲死之感，脉弦而舌苔水滑，也称奔豚病。此种水气冲胸，阴来搏阳，令人心神不安，呼吸困难。用以利水降冲之**苓桂甘枣汤**治疗。

（4）水痞：本证心下痞满，小便不利，口中干渴，脉弦而苔水滑，多为脾胃气机升降失调所致。用通阳利水行气，消痞的**五苓散**选加生姜、枳实治疗。

8. 水阴之邪，变化多端，浩浩莫御，故临床多见：上冒清阳而为痫；上凌于心而成悸；中犯胃气而成痞；下注肠道而为泻。

- **柴胡加龙骨牡蛎汤**治疗心律不齐、心动过速。
- **真武汤**合**生脉散**治疗心悸。
- 心悸心慌心烦躁，令人惊恐，用**栀子豉汤**（栀子10克，豆豉18克）水煎服，治之效佳。
- 太阳病证出现心悸时，**小柴胡汤**加茯苓治疗。特征：脉象浮，发热怕冷。即外感病。
- 凡治疗心悸气短，阳虚怕冷，久病体虚，心脉不畅，懒言乏力，全身酸痛等。用**桂枝类方**、**炙甘草汤**治疗时，方中可加重制附子，以助真火壮阳，效必佳。
- 《医学传心录·病因赋》曰：“九种心疼痛在胃脘。”凡临床见患者出现心悸，自述心慌难受，排除心脏病后，应从十二指肠及胃溃疡处找病因。勿老在心脏病上打转转，这是临床经验。2020年6月3日下午，某男，55岁，画家。经人介绍来门诊主诉：患心脏病治疗半年多，左胸处隐痛又胀，影响睡眠，有时一阵子心悸心慌难受，胃胀痛不想吃饭，都有恐惧活不了的感觉了，去医院检查为心律失常，但用药没有效果啊！观舌苔厚而白腻，以舌中最明显，舌下有七八粒红色溃疡点，脉沉无力，腹诊心下痞硬，双手掌震位有明显横凹槽纹。便处方**小陷胸汤**合**平胃散**加焦三仙、茯苓。7剂水煎服。并建议去医院做胃镜排除十二指肠及胃溃疡。10日下午复诊时，患者高兴地说，服药第二天胃胀及左胸部处就不难受了，晚上睡觉也正常了，观舌苔白腻已退，腹诊胃脘处无压痛感了。患者说，以前总是怀疑中药治病疗效，没想到花钱又少又治病，并拿出医院胃及十二指肠溃疡、慢性胃炎胃镜报告单让笔者看。继用**半夏泻心汤**加减收工治疗而愈。

二、时方治疗思路选择

● 惊悸怔忡者，**四君子汤**加远志、茯神、石菖蒲、柏子仁、麦门冬、五味子、酸枣仁、山药、山萸肉。

心动过缓　心动过速

一、经方治疗思路选择

● 心动过缓：

（1）**麻黄附子细辛汤**加红参、淫羊藿可提高心率。

（2）**麻黄附子细辛汤**泡酒也可提高心率。

（3）**麻黄附子细辛汤**合**黄芪桂枝五物汤**，治疗心动过缓更安全、更好。

（4）临床证明，大量白芍可以提高心率。

（5）心动过缓，复方加附子、鹿茸提高疗效。

（6）若患者胸闷难受乏力、怕冷、脉迟、苔薄，心率每分钟40次，为心肾阳虚之证。用**四逆汤**、**桂枝汤**、**保元汤**三方合用，加丹参治之。也可用益肾精的**桂附地黄丸**、**二仙汤**、**保元汤**合并加减治之。

● 心动过速：

（1）阵发性心动过速。表现心悸大作，头晕目眩，全身颤抖动摇厉害。原文：“心下悸，身动，头眩，振振欲擗地。”临床急用**真武汤**加龙骨、牡蛎3剂治愈。

（2）心血管病，如窦性心律过速，**生脉散**合**甘麦大枣汤**治疗有效。

（3）心动过速，**桂枝加龙骨牡蛎汤**可以治疗。

● **桂枝甘草龙骨牡蛎汤**（桂枝、甘草、龙骨、牡蛎）用于心动过速，心动过缓，过早搏动，烦躁心悸等心功能病。

● 《金匮·惊悸吐衄下血胸满瘀血病脉症证治第十六》第13节曰：“心下悸者，**半夏麻黄丸**主之。”现在临床用于心动过缓。其麻黄能增快心率。而半夏是治疗偏寒的心动过速专药。故，此方也治疗心动过速。

二、时方治疗思路选择

● 心悸怔忡，**血府逐瘀汤**加龙骨、牡蛎。

● 心动过速方。养心宁神，定悸。适用于心动过速，心悸怔忡。同时，有稳定而持久的强心作用，调整提高血压。也治久咳伤肺之气阴两伤者。

心肌梗死

经方治疗思路选择

● 心肌梗死，或汗出、胸痛，**桂枝加术附汤**加川芎、葛根、红参治之。《灵枢·厥病》对类似心肌梗死、冠心病等心脏病描述：“真心痛，手足清至节，心痛甚，旦发夕死，夕发旦死。”《诸病源候论·胸痹候》曰：“寒气客于五脏六腑，因虚而发，上冲胸间，则胸痹。”胸乃清阳之府，胸阳不振，浊阴犯上，加之外寒乘入，即出现胸闷而痛。

心脏放支架后调理

经方治疗思路选择

● 心脏支架术后，配合服用**桂枝茯苓丸**，要比阿司匹林好。黄煌称赞此药为“东方的阿司匹林”。**桂枝茯苓丸**可以扩张血管，能防治血栓形成，有保护心脏作用，能稀释血液。

冠心病

一、经方治疗思路选择

● 心脏属火，为阳中之太阳。现今有的中医，受西医之影响，只知“心主血脉，诸脉系于心”所发生心血管瘀阻的心绞痛和冠心病。反而不知心的生理特点在于阳气。心位于胸属火，为“阳中之太阳。”心主阳为第一位，心主血脉为第二位。如果心阳之失，则就停止了搏动，血脉不行，神志消灭（刘渡舟）。

● **炙甘草汤**治心律不齐，冠心病效果好。正如赵锡武教授说，冠心病是胸中阳微，心血不足，血运失常，产生突然间胸痛，是一种因虚致实之病，是本虚标实之病症。

● 现代医学研究，甘草有强心作用，伤寒大家柯韵伯认为**炙甘草汤**中去火麻仁改为酸枣仁，加五味子，更能提高治疗心脏病之疗效。

● **苓桂术甘汤**对冠心病，近来颈旁之脉管胀痛为甚，有时跳动令人不安，服 7 剂痊愈。此类心悸气短者，多在夜晚发作，所奇者左颈大血管随心悸而憋痛不休。

2014 年 5 月 15 日，一位 40 岁张姓女士，在介绍人陪同下来门诊主诉：她左侧颈项发胀憋痛难受3个月左右,特别是一到晚上就更难忍受。到某医院做过颈动脉B超血流检测，检查没有实质性肿瘤之物，用药也不见效。怀疑自己是不是得了要命的病？笔者综合诊断后开了**苓桂术甘汤**（茯苓 30 克，桂枝 10 克，白术 20 克，炙甘草 9 克），7 剂。病愈后，患者还特意给我送了一个砂壶水杯表示感谢。刘渡舟教授赞此方治“水心病”独树一帜之王牌。药只四味，配伍精当，大有千军万马之声势，临床疗效惊人。

● **生脉散**是治疗冠心病良方。

● 冠心病、心绞痛，**小陷胸汤**加薤白、川芎。也可加杜仲、葛根，二者合用能扩张冠状动脉，增加血流量。

● **桂枝加龙骨牡蛎汤**加党参、黄芪治疗冠心病、心律失常。

● **苓桂术甘汤**治水心病，心阳不振时，面必见色素沉着之黑斑、水斑。7 剂即愈。刘渡舟此方用得非常神奇，根据“气上冲胸”记载，治愈了许多水气凌心的心脏病，把此类心脏病命名为：水心病。“水心病”而痰浊又多，令人咳、呕、不寐，头目眩晕不止。

望色：面色黧黑，称水色、水斑。在颧颊、鼻柱、唇周、下颏等处出现色素黑色水斑。

察舌：舌质淡嫩，苔水滑欲滴。

切脉：或弦，或沉，或沉弦并见，病重者见结代脉或沉弦不起。

辨证：

（1）有水气上冲之咽喉，患者感觉有一股气从心下上冲胸咽。

（2）胸痛胸闷，夜间为甚，遇寒加重，多伴有咽喉不利，似物梗阻。易误诊慢性咽喉炎。

（3）心悸，多发于晨起，夜卧，饮食之后，或伴有左侧颈部血脉胀痛。

（4）短气，表现为动则胸心发憋，呼吸不利，甚则冷汗自出。

● 心悸胸憋，右手五指麻木为甚。此“水心病”心阳不煦，血气不充，流行不利也。**苓桂术甘汤**，水煎服，10 剂而愈。

● “水气上冲”，水寒迫使肺之宣降不利，咳喘，面目水肿，小便少。**苓桂术甘汤**加杏仁 10 克。

● 心悸气短，咳嗽多痰，头重如裹，胸满似塞，周身酸楚，不欲饮食，小便不利为特点。**苓桂术甘汤**减白术、甘草。加杏仁、薏苡仁。

● “水心病”兼见胸中刺痛，痛及后背，血脉瘀阻不通。**苓桂术甘汤**减白术，甘草。加茜草、红花。若兼血压高者加牛膝 12 克。

● 《金匮要略·痰饮咳嗽病脉证并治第十二》讲：“夫短气有微饮，当从小便去之，**苓桂术甘汤**主之”。如一中年男子，讲自己气短多日，静脉输液好几天，也口服医院开的中成药**生脉饮**几盒，先后做过不少检查。笔者为其开了“**苓桂术甘汤**”4 剂，患者告知上午服了一次下午就不气短，不难受了，晚上再服一次就没有气短出现了。**苓桂术甘汤**培胃气以行水，故而效佳。

● 对心胃同病的慢性胃炎，伴有心肌缺血、胸闷、胃痞、舌质暗淡、时时呃逆。**半夏泻心汤**合**小冠心二号**（丹参、赤芍、降香）治疗。两方合用具有活血化瘀、理气止痛的作用。

● 冠心病出现水肿者，用助心阳的**真武汤**为主要方药，可使水去而阳不伤。治疗血瘀水肿的冠心病，用**真武汤**合**当归芍药散**治之（赵锡武）。

二、时方治疗思路选择

● **补中益气汤**治疗冠心病经验：中老年因心脾气虚，无力推动血行。若冠心病出现胸中刺痛，发作欲死时，加三七、丹参、郁金以活血行瘀。若心中痞气，胸满胁下逆抢心者，**补中益气汤**加瓜蒌、薤白、枳实、桂枝、厚朴以行气通阳。若出现胸膈满闷，咳唾短气者，**补中益气汤**加瓜蒌、薤白、半夏、白酒以消痰散结。四肢逆冷，唇青者，**补中益气汤**加附子、干姜、桂枝以温阳通脉（经方大家江尔逊）。

● **归脾丸**，治疗心悸等心脏病。

● **生脉散**功效：益气生津，敛阴止汗。古代的暑天保健用方，以脉弱、多汗、气短、头晕目眩为特征疾病。

临床表现精神萎靡，憔悴疲惫，汗出多，气喘吁吁，头昏眼花，心悸胸闷，口干舌燥。食欲不振，心下痞硬。脉虚弱，舌质嫩红。

现代多用于急性心肌梗死、心脏功能不全、心源性休克、中毒性休克、失血性休克、冠心病、心肌炎、发热性疾病后期虚弱、肺结核、慢性支气管炎、肺气肿、肺心病、神经衰弱、日射病（由于在阳光下暴晒过久，头部缺少防护，突然发生高烧、耳鸣、恶心、头痛、呕吐、昏睡、怕光刺激等现象）、高原病、高龄老人的食欲不振。还用于从事运动后的多汗症、高原作业人员的保健。

临床治疗加减应用：心悸加桂枝、甘草。气喘多汗加龙骨、牡蛎、山茱萸。

实验研究：提高心肌耐缺氧的能力，保护缺血心肌，改善微循环，促进肿瘤细胞凋亡，有促进机体缺氧、耐应激、抗感染、解毒，提高机体免疫力，促进肝细胞修复。

• 心肌肥厚性心衰（西医病名），用**鸡鸣散**治疗效佳。此种心衰可以导致肺循环和体循环功能减退。方中桔梗、苏叶能改善肺循环，苏叶、生姜能改善体循环，又能健脾开胃助消化，木瓜、槟榔、吴茱萸又可解痉，促使心脏舒张使血液回流。

• 王清任所创的**急救回阳汤**中，将附子、干姜与桃仁、红花配伍，实为回阳救逆法与活血化瘀法组方的典范，为治疗心力衰竭、挽救生命开拓了一条新路。

三、经验方治疗思路选择

冠心病**便秘双仁丸**验方：桃仁 10 克，杏仁 10 克。共捣碎水煎服。桃仁入血分走心肝二经，偏于活血；杏仁入气分，偏于降气，走肺与大肠经。桃仁滑肠活血行瘀。杏仁行气散结通便。二药伍用，一气一血，消肿止痛，润肠通便。

• **水蛭粉**，每次冲服 3 克，对风湿性心脏病、冠心病，脾脏切除后血小板增多症有效。

冠心病食疗方：核桃仁、桃仁适量，口嚼食用，常常服有效果。

心绞痛

一、经方治疗思路选择

• 治疗心绞痛，用**枳实薤白桂枝汤**。

• 出现心绞痛，每晚发作，用西药和中药活血化瘀无效时，用**炙甘草汤**合**瓜蒌薤白半夏汤**一剂即效。**瓜蒌薤白半夏汤**（全瓜蒌 30 克，薤白 9 克，半夏 15 克），黄酒半杯加入汤药内服。

• 心绞痛，用**桂枝茯苓丸**合**大柴胡汤**治疗。有热加石膏，心悸跳厉害加重桂枝、茯苓。

• 凡阴寒邪盛阳虚者，出现胸闷、心悸、咳逆、气短之冠心病，心绞痛者，为胸阳不振，可用扶阳祛阴之法。方用**桂枝去芍药加附子汤**疗效佳。陈修园说："胸为阳位似天空。"胸为心肺之宫庭，宽阔而清净，阳气足，自然健康无疾病。

• 患者主诉：心前区憋闷不适等症，用**桂枝甘草汤**调补心阳则愈。

二、时方治疗思路选择

• 冠心病、心绞痛，**血府逐瘀汤**加三七粉、血竭粉，宣痹通络治疗。

• 心绞痛，**血府逐瘀汤**加瓜蒌、薤白治疗。

• **宽胸丸**功效：温中散寒，芳香开窍，理气止痛。主治：冠心病、心绞痛。本方是冠心病、心绞痛不稳定的经典方。

• 《金匮要略》曰："心下毒痛，倍加川芎。"仲景倍用川芎治疗心绞痛，真心痛。**速效救心丸**中就是川芎和冰片。川芎既能治头痛，又能治疗肚子痛。冰片开窍醒神，清热止痛。

三、经验方治疗思路选择

• **心绞痛**（冠心病）验方：

（1）三七粉 20 克，人参（红参，太子参均可）9 克。共研末冲服，1 日 2 次，每次 3 克。

（2）三七粉单味，可治急性心肌梗死、心绞痛、顽固性头痛瘀血性血崩（1994 年 1 期《中医杂志》）。

（3）姜黄 30 克，桂枝 90 克，共研末，醋汤送服 3 克，治疗心痛难忍有理想疗效。

● 非药物心绞痛急救法：用牙签，或像牙签样尖东西，在心绞痛发作时，用尖物频繁点双耳轮脚正中处，一般点压两三分钟。点压时会出现刺痛感觉，酸痛感觉，症状消失后，每日可做点压保健，以维护疗效。

早搏

一、经方治疗思路选择

● **炙甘草汤**是少阴病的代表方，治疗早搏已成规律，疗效很高。若阴虚象显露，则不能全方合用。舌质偏红，或黄，表面阴虚有内热，决不可用。必须去温养阳气之参、桂、姜、枣，不然会出现助热化火，出现燥象，夜寐烦躁，口燥咽干等。后人吴鞠通看准阴虚的一面，故将原方去“参、桂、姜、枣”，**炙甘草汤**加养阴之品，更名为**加减复脉汤**，克服了原方温燥之弊，发展其养阴之长，并扩大其运用范畴，真可谓深得仲景之奥秘，是真正读懂读通了《伤寒论》的第一人，也是变通活用经方之楷模。原方生地用到 200 克，加水多一些，煎 5 小时就不腻了，不然会影响消化。这样治疗心脏病早搏效果很快的。笔者常用生地 30~50 克。生地滋阴养血养心充脉复脉，滋阴补肾，柔肝缓肝，及有统解诸经的功效。故本方应以生地为君药才对（中医学看来，治心律失常不仅用**炙甘草汤**，而且用**麻黄附子细辛汤**、**温胆汤**、**苓桂术甘汤**、**真武汤**、**黄连解毒汤**等）。

● **加减复脉汤**功效：滋阴养血复脉。适用于邪热伤津，阴血损耗，或发热日久，舌红光滑少苔，口干唇燥，烦躁不安，心悸脉促之证。记忆口诀：阿胶麻地麦草芍。

二、经验方治疗思路选择

● 单味苦参，治疗顽固性早搏、心律不齐、室性早搏有效。

心脏瓣膜病

经方治疗思路选择

● 胸闷气喘，心悸水肿，头晕失眠，心力衰竭，夜难平卧就出现心脏难受，西医检查结果为心脏瓣膜病者，用**芍药甘草汤**加莪术、石菖蒲治疗有理想效果。

风湿性心脏病

一、临床治疗风湿性心脏病思路要点提示

风湿性心脏病：临床大多表现：心慌、心悸、胸闷、气短不足息，面色青及苍白，形体消瘦，轻度水肿，双下肢慢慢水肿加重，至午夜双脚不能行走，膝以下至足底水肿，易感冒，背怕冷，夜不能平卧，纳差，脉沉细，间歇，舌质淡润，苔白秽腻。

二、经方时方治疗思路选择

● **苓桂二陈汤**功效：温阳化饮，理气化痰。可单独治疗风湿性心脏病。**苓桂术甘汤**加半夏 15 克，陈皮 10 克。为**苓桂二陈汤**。

● **二陈汤**合**苓桂术甘汤**，能单独治疗风湿性心脏病（陈瑞春经验）。

● **柴胡桂枝各半汤**是风湿性心脏病，年老体弱者，提高机体抵抗力之良方（陈瑞春经验）。

● 陈瑞春用**参芪真武汤**治疗风湿性心脏病。他说，从传统的说法，都把**真武汤**视为治疗肾阳虚衰，水邪泛滥的专方。又说，**真武汤**是温肾利水是主治功效，诸药组合是完备的。然而，肾阳虚是必然会引起肺气不足，方中缺少补气药，临床上选加黄芪、党参最为合适，完善了益气温阳利水使原方更加完善。**参芪真武汤**是风湿性心脏病属于心肾阳虚，肺气不足的主方之一。

● 治疗风湿性心脏病，症见心悸、气促、四肢微肿、关节疼痛、肢体麻木、小便不利、舌淡苔白，属气虚湿重者，**防己黄芪汤**可酌加桂枝、茯苓以温阳化湿利水。

心悸而胸中发空　气短

一、经方治疗思路选择

● 自觉胸中发空明显，为“水心病”心悸而胸中发空，似气不够用，老觉气短心发空。**苓桂术甘汤**加党参20克，7剂，水煎服，则心胸不觉发空，心悸心慌俱安。2002年8月10日下午门诊，李女，53岁，主诉近3个月感觉气短，胸中发空明显难受，去医院先后做检查并用药仍不见好转，都有惊恐心理负担了。便用**苓桂术甘汤**加党参20克，7剂，水煎服，病愈。称赞中医花钱少愈病快。

● 自觉气短不够用。少气者：气少不足以言。气短者：似喘非喘，不能相续。《金匮要略》曰：“夫短气有微饮，当从小便去之，**苓桂术甘汤**主之，**肾气丸**亦主之。”临床证明，往往1剂有效，3剂可愈。一证两方各有所主，**苓桂术甘汤**主饮在阳，呼气之短，益土气以行水；**肾气丸**（**桂附地黄丸**）主饮在阴，吸气之短。盖呼者出于心肺，吸者出于肝肾，养阳气以化阴。茯苓入手太阴，桂枝入手少阴，全是轻清之剂，治其阳也；地黄入足少阴，山茱萸入足厥阴，全是重浊之剂，治其阴也。两方皆能利小便，**苓桂术甘汤**以胸胁逆满为候，**肾气丸**以脐下不仁为候。总之，痰饮皆因机能不振，当以温药恢复其功能。两方全是温药而和之，饮为阴邪，得阳则化，是治痰饮的大法，临床表现短气，为气寒凝水，结有微饮，故两方皆用温药，令从小便去之。**苓桂术甘汤**治脾阳不足，不能利水，致痰饮停于心下，故形成短气。**肾气丸**是治肾阳衰微，不能化水，水停不化而形成短气。

● 少气无力，呼吸时气不够用，用**栀子甘草豉汤**（栀子9克，淡豆豉18克，炙甘草6克）主治效果理想。原方曰：“若少气者，**栀子甘草豉汤**主之。”成无己曰：“少气者，热伤气也，加甘草以益气。气为热搏散而不收者，甘以补之可也。”

二、时方治疗思路选择

● **升陷汤**功效：益气升陷，宁心安神。主治：胸中大气下陷，气短不足以息，或呼吸则喘，或气息将停危重顷刻。寒热往来，或咽干发渴，满闷怔忡，神昏健忘，脉沉迟无力而微弱，或三五不调者。**升陷汤**记忆口诀：芪母升柴梗。

临床治疗加减应用：

（1）气虚明显者，**升陷汤**加人参或山萸肉。

（2）出现大气下陷过甚，出现小腹下坠兼疼者，**升陷汤**宜将升麻加倍量。

（3）咳嗽、气短、胸闷，**升陷汤**加强心宣肺药，丹参、红参、麻黄、杏仁、甘草。

（4）临床遇到吐血患者，出现气短，脉沉弱症，**升陷汤**加生龙骨生牡蛎去升麻。生龙牡最能摄血之本源，吐血证最忌升麻。

（5）咳嗽气短，大汗淋漓者，**升陷汤**加山萸肉、生龙骨、生牡蛎可治愈。

（6）若出现受惊吓呼吸气短，心悸，《黄帝内经》曰："恐则气陷也。"**升陷汤**加龙眼肉 15 克治愈。另外，若常常抑郁或常发怒引起呼吸短气者，也可用**升陷汤**治愈。

- 因居住潮湿阴寒之地，造成肺气郁闭，不得宣发，症见胸闷气短、怕冷、憋气、乏力、善太息。《黄帝内经》曰"诸气膹郁，皆属于肺。"用**麻黄汤**治之即愈。
- 人精神少，短气，**补中益气汤**加倍量人参、五味子治之。

三、单方治疗思路选择

- 气短单方：枸杞子 30~50 克，水煎服。治气短效佳，也治虚人牙龈出血。

第十七章　胆囊及肝类疾病

胆囊（炎）结石　胰腺炎

一、经方治疗思路选择

● **小柴胡汤**加威灵仙15克，对胆囊炎引起的右上腹胀痛，痛引肩背，食肉，鸡蛋后加重病有佳效。疗效也稳定。治疗以后吃鸡蛋再没有不舒症状出现。

● **茵陈蒿汤**现代多用于治疗急性黄疸肝炎、暴发性肝炎、胆囊炎、胆囊结石引起的黄疸。

● 胆囊炎或寒热往来、胸胁苦满、默默不欲饮食、心烦喜呕者，**茵陈蒿汤**合**小柴胡汤**治疗。

● **大柴胡汤**加威灵仙10克，治疗胆结石、胆囊炎效佳。

● **大柴胡汤**重用白芍，治疗胆道蛔虫效佳。

● 胆道蛔虫，**四逆散**加乌梅、川椒治疗。

● 胆囊炎痛时用**大柴胡汤**效果更好，不痛不用。《黄帝内经》曰："泻而不藏。"肠道通畅，胃口才会大开消化好。

● 胆囊炎，**四逆散**加蒲公英30克，虎杖15克，7剂而愈。

● **大柴胡汤**应用1000多年了，治疗急性胰腺炎疗效高就是世界上最好、最新的方子（邓铁涛）。急性胰腺炎临床表现：饱餐后立即出现上腹痛，剧烈且持续，并伴有恶心呕吐。

大柴胡汤治疗胰腺炎、囊胆疾病也是百发百中，枳壳一定要用到30克，量小效差。若患者伴有发热，柴胡一定要用到30克，连翘一定要用到60克，这样药到病除（黄煌）。

● 胰腺炎、急性胆囊炎、急腹症发作时，**大柴胡汤**合**金铃子散**（川楝子、延胡索）治之。

胆囊炎、胆道感染、急性肝炎、慢性肝炎急性发作、妊娠期肝内胆汁淤积症、新生儿黄疸等，**栀子厚朴汤**合**茵陈蒿汤**治之。

二、时方治疗思路选择

● 江尔逊用**补中益气汤**治疗胆囊结石病。即使排石不出，也可减少复发，若见剧痛，腹胀满，便秘尿黄赤者，**补中益气汤**加大黄、茵陈、山栀子、厚朴、枳实、川楝子、郁金以疏肝利胆，通腑泄浊。若食高脂蛋类诱发者，**补中益气汤**加山楂、鸡内金、神曲、麦芽、茵陈以消积利胆疏肝。若受寒即发者，**补中益气汤**加苏叶、防风、藿香、香附、枳壳以畅解表。

● 急慢性胆囊炎、急性肝炎、慢性胰腺炎、急性胃炎，以及胆经湿热者，用功能清胆利湿，和胃化痰的《通俗伤寒论》**蒿芩清胆汤**治疗，本方主治：少阳病，邪热郁于胆经痰湿阻于中焦。组方：青蒿、黄芩、茯苓各12克，半夏、枳壳、竹茹各9克，**碧玉散**（滑石、甘草、青黛）9克，陈皮6克，水煎服。记忆口诀：竹茹芩碧玉，夏苓枳蒿陈。

● **胆道排石汤**（金钱草60，茵陈、郁金、枳壳、广木香、大黄各9克）加茜草（《天津方》）。

● **姜春华排胆石方**：枳实9克，制大黄9克，虎杖15克，郁金15克，金钱草30克，威灵仙50克。此方排小结石效果理想。排大石头会卡在胆道内时，出现疼痛剧烈，要及时送往医院。

● **黄连汤**治疗慢性胆囊炎，治愈率高，连服 20 剂（何任、陈瑞春）。

●《本草疏证》曰："五脏皆满，惟肺差空。六腑皆空，惟胆独满。五脏之精均相灌输，六腑之物均相传化，惟胆有汁，澄之不清，挠之不浊，故为木中之水。所以资木使生者，惟其为水木相连，斯上可以泄火气之昌炽，下可以定水气之凭陵，水火相济之源，实具于此矣。"

三、经验方治疗思路选择

● **慢性胆囊炎专用方**：柴胡、龙胆草各 10 克，生牡蛎 30 克。三味相伍，一升一降一和，专治肝胆之郁热，故临床疗效理想。

● 蛋黄油治疗胆囊切除后，引起右背常常麻痹不舒效果特好。笔者父亲生前信仰道教，他虽然不识几个字，但对道医孙思邈的治病经验方记的不少，常常给周围人推荐单方经验方治病。蛋黄油治疗胆囊切除后，引起右侧后背常常麻痹不舒效果佳。比如：2014 年春天笔者推荐此方治疗陕西蒲城县一位妇女胆囊切除后，引起右侧背常常麻痹难受，而且右背处还有一个比鸡蛋略大的包块，用药不效。笔者建议让煮熟鸡蛋两三枚，取出蛋黄压碎，大约放一勺油在锅内炸枯蛋黄，快速倒入准备好的一杯凉开水，尽量筛滗出蛋黄渣，趁热，饭后小口饮下即可，坚持服用 3 次。1 周后，患者来西安小寨雁塔藻露堂中医医院门诊高兴地对我说，她右背没有不舒服感觉了，奇怪的是连包块疙瘩也消失了。2018 年 7 月 11 日上午，湖北省咸宁市一位自称 76 岁的老翁打来长途电话，高兴地说他从笔者 2014 年 8 月编著的《新编皮肤病诊疗图谱》一书前言看到蛋黄油方介绍，治愈了当地一位胆囊切除后，引起右侧背常常麻痹难受的 82 岁老汉，又说，老汉一定要他打电话表示感谢。随后又发来手机电话短信表示感谢！凡笔者临床遇到右侧背不舒服的患者，用蛋黄油都有明显效果。但令笔者困惑的是，这么理想的小小高效验方究竟来源何处？

2018 年 7 月 19 日晚，笔者从儿子中医药大学本科毕业后，用物流运回来的一大堆中医书中，顺手抽出一本《彭子益医学全书》随意翻阅，当看到"**酸枣仁汤**证推论的意义"时，眼前一亮，这不正是蛋黄油通胆管的文字表述吗？真是踏破铁鞋无觅处，得来全不费功夫。现将原文抄录如下："鸡蛋黄油，最通胆管，最能活动身右一切痹着。饭后服之甚佳。用鸡蛋连壳煮熟，将蛋黄加油炒透，成老黄色，加水将油煮浮于水上，取油服之。能补相火，温暖胆经。其力非药力所能及。胆经寒失眠至实，清鱼肝油，补胆经相火，功力大而性平和，每饭后食半匙极佳。每日食海参一条，猪肉炖食极效。皆补相火之意。失眠由于相火虚者较多。"胆囊切除，右侧背部多见。总感觉不舒服，欲称痹着。曾有学者公开贬低《彭子益医学全书》是低层次中医著作，但此方笔者屡用屡效，胜于教材方药疗效。多年临床实践证明：经方有妙用，时方、验方、单方各有所长，应相互为补充，贵在对机对症中病，为医者应广泛涉猎搜集有用之方为患者服务。

● 胆囊类疾病患者，不要多吃甜瓜，以防止诱发胆绞痛发作。

● 慢性胆囊炎，单味威灵仙 30 克，水煎服，坚持 1 个月。

● 胆结石方：鸡内金、金钱草、海金沙各 30 克，郁金 20 克。水煎服。适合 2 厘米以内结石。

黄疸

一、临床治疗阳黄阴黄要点提示

1. 阳黄：钱潢曰："身黄如橘子色者，湿热之邪在胃，独伤阳分，故发黄也。实热实于胃，故以**茵陈蒿汤**主之。"

阳黄病因：阳明热盛，湿邪留滞，湿热蒸郁。症状：黄色鲜明。身热。口渴。腹满心烦。大便秘结不畅，小便黄赤不利。舌苔黄腻或黄燥。脉滑数或濡数。宜清热利湿治之。

2. 阴黄：钱潢曰："阴黄如烟熏之。"

阴黄病因：脾胃中阳衰弱，寒湿阻滞。症状：皮肤黄色晦暗。身无大热，或恶寒。口淡不渴，若渴也喜热饮。大便溏稀，小便自利或不利。脉沉迟，舌苔滑润。宜温阳化湿。

3. 陆久芝曰："无论阳黄阴黄，皆不离乎茵陈，而阳黄宜大黄、栀子；阴黄宜附子、干姜。"

4. 黄元御说，湿病重者，肝脾双陷，水谷不消，谷气瘀浊，化而为热，瘀热下流膀胱，小便闭涩不利，膀胱瘀热无路，熏蒸淫传周身，故黄疸也。又说，一感风邪，卫气闭阖，湿热不得外达，传于周身，是生黄疸。

5. 胆红素升高降不下去，说明患者肝脏解毒功能下降受损，炎症的反应特别强烈。如果继续用干扰素治疗，会导致肝衰竭，致患者死亡。

6. 黄疸肝炎多数鼻两侧发黄，舌两边肿大，即是肝肿大信号。

二、经方治疗思路选择

- 《伤寒论》第 262 条曰："伤寒瘀热在里，身必发黄，**麻黄连翘赤小豆汤**主之。"即原方为黄疸而设。伤寒瘀热在里，是指由表来的热邪，与胃中的湿邪相合，蒸郁而为黄。也可用**麻黄汤**加茵陈 15 克，水煎服，三五剂退黄即可。
- **小柴胡汤**加茵陈、滑石之类，治疗黄疸肝炎效果理想。
- 黄疸病，**五苓散**加茵陈治疗。
- 发热心烦身黄者，退黄用**栀子黄柏汤**（栀子 9 克，黄柏 9 克，炙甘草 3 克）治疗，此方妙在用甘草以扶正气为治则，比茵陈直接治疗更优。
- 阳明湿热发黄三种治则：一是内实腹满大便难，说明湿热偏结于里，用**茵陈蒿汤**治之。二是偏结于表，兼见寒热，身疼等表证者，用**麻黄连翘赤小豆汤**治之。三是湿热阻于三焦，不表不里，只见身黄发热者，用**栀子黄柏汤**治之。
- **茵陈蒿汤**是治疗黄疸病的专方（阳黄专用方）。黄疸病用大黄，是为清热活血，量要小，且用酒制大黄，制后泻下作用减弱。现代多用于急性黄疸肝炎，急性重型肝炎（暴发性肝炎），胆囊炎，胆囊结石引起的黄疸。
- **茵陈蒿汤**加减，治疗急性黄疸型肝炎，治愈率 95 %。愈后用**附子理中丸**巩固疗效。

临床加减治疗黄疸病：

（1）热重口渴，**茵陈蒿汤**加黄柏、龙胆草、石膏以清热止渴。

（2）恶心呕吐，食欲差，**茵陈蒿汤**加竹茹、神曲等消食止呕之品。

（3）大便秘结者，**茵陈蒿汤**加枳实，并重用大黄泻热通下。

（4）小便短赤，**茵陈蒿汤**选加车前草、金钱草、泽泻、滑石以增强清热利尿之效。

（5）黄疸、身热、皮肤痒，**茵陈蒿汤**合**栀子柏皮汤**。

（6）胆道感染，腹痛腹胀，**茵陈蒿汤**合**大柴胡汤**。

（7）胆囊炎或寒热往来、胸胁苦满、默默不欲饮食、心烦喜呕者，**茵陈蒿汤**合**小柴胡汤**。

（8）对常规用退黄药不效反而加深者，有湿从热化的征象，重用秦艽很快能退黄。

（9）白鲜皮、虎杖对黄疸久久不退者效果尤佳。

（10）山豆根是退黄要药，一般茵陈、栀子、黄柏效果不理想时，可在复方内加一味山豆根，3 剂必退黄（清末民国广东名医经验）。但山豆根有毒，不可量大，不可久煎。用量一般不能超过 10 克。

（11）茵陈配鸡内金退黄。赤芍退黄量要大。

● 肝病发黄或胆道感染发黄，或以黄疸为特征的疾病，如胆囊炎、胆道感染、急性肝炎、慢性肝炎急性发作、妊娠期肝内胆汁淤积症。**栀子柏皮汤**合**大柴胡汤**、**茵陈蒿汤**治之。

三、时方治疗思路选择

● 黄疸传染性肝炎、胆囊炎、谷丙转氨酶升高，以及水土不服，湿温时疫。用《续名医类案》**甘露消毒丹**治之。组方：滑石 15 克，黄芩 10 克，茵陈 11 克，石菖蒲 6 克，川贝母、木通各 5 克，藿香、连翘、白蔻仁、薄荷、射干各 4 克。研末，或制丸内服。记忆口诀：蔻母通滑射荷翘，藿香菖蒲芩茵陈（叩母通话射和桥，藿香菖蒲芩茵陈）。

脂肪肝　保肝　转氨酶高

一、经方治疗思路选择

● **五苓散**打粉治脂肪肝效果好。又有保肝作用，对脂肪肝、慢性肝炎、肝硬化均有效。

五苓散加茵陈，打粉，或同**当归芍药散**研末冲服，对乙肝有理想疗效。能帮肝脏排毒。

五苓散加重生白术 60 克，治肝病效果好，对肝病患者，血清白蛋白低下，它能升高血清白蛋白。白术俗称“天然的白蛋白。”（南京孟景春教授善重用白术保肝）。

二、经验方治疗思路选择

● 治疗转氨酶降低方：①**二至丸**。②蒲黄、骨碎补、水蛭、决明子。③《金匮要略》**下瘀血汤**（桃仁、大黄、土鳖虫）加五味子、垂盆草。

● 龙胆草、全瓜蒌，有明显降低谷丙转氨酶作用，复方可选加。全瓜蒌对黄疸有治疗作用。

● 临床治疗肝病，保肝等，复方加入乌梅效果好。清代名医刘鸿恩自号知梅学究，发现乌梅敛肝的奇特功效。著《医门八法》四卷60篇，后人不知它敛肝的奇特功能，传书甚少。《本草求真》曰：“乌梅酸涩而温，入肺则收，入肠则涩，入筋与骨则软，入虫则伏，入于死肌、恶肉、恶痣则除，刺入肉中则拔，故用于久泻、久痢。”现临床经验证实：乌梅敛肝舒脾，补肝气即是实脾胃也。乌梅敛肝远甚于白芍，且涩精气功同山茅肉。

● 五味子 30 克，丹参 15 克，研末冲服，对转氨酶增高者效佳。

● 天花粉 30 克，是降低转氨酶的专药，天花粉既止渴又保肝，又走少阳经。

肝脾肿大　肝囊肿

一、经方治疗思路选择

● 肝脾肿大，**小柴胡汤**加丹参、牡蛎、板蓝根、山楂。

● **桂枝茯苓丸**加减治疗肝囊肿疗效佳。加味处方：桂枝、芍药、茯苓、桃仁、丹皮各15克，**桂枝茯苓丸**加郁金、川楝子、皂角刺、大腹皮各10克，甘草4克。

临床治疗加减：

胁肋胀满，**桂枝茯苓丸**加柴胡、香附各10克。

肝区疼痛，**桂枝茯苓丸**加延胡索10克，白芍15克。

肝囊肿偏大或肝肿大，或扪及无痛性包块者，**桂枝茯苓丸**加浙贝母、莪术各10克。

脘腹胀满，**桂枝茯苓丸**加木香、荔枝核各10克。水煎服，每日1剂，28天为1个疗程。

● **桂枝茯苓丸**加大黄、牛膝，及加善入肝经的穿破石，治疗肝囊肿、胆结石。

二、时方治疗思路选择

● 肝脾肿大，**血府逐瘀汤**加丹参、青皮、郁金、鳖甲治疗。

● 肝腹肿大用**大鳖甲丸**治疗。

慢性肝炎　肝硬化腹水

一、经方治疗思路选择

● **柴胡桂枝干姜汤**治疗慢性肝炎、肝硬化、系统性红斑狼疮（刘渡舟、胡希恕）。

刘渡舟说，治疗口干、便溏、肝气不舒，**柴胡桂枝干姜汤**疗效佳。胡希恕说，**柴胡桂枝干姜汤**治疗低热、便秘效果好。

● **柴胡桂枝汤**的药理作用和临床实践总结出该方有清肝温脾的功效。故对于迁延型肝炎表现为胁疼控背，手指发麻，口苦尿黄，腹胀便溏，脉弦而缓者，常用**柴胡桂枝汤**治疗且屡用屡效（刘渡舟）。

● 祝谌予及日本学者用**柴胡桂枝汤**治疗慢性肝炎。慢性肝病变化中，并不完全表现为柴胡证，而是桂枝证，**小建中汤**、**桂枝加芍药汤**、**芍药甘草汤**应用的机会比较多。

● **四逆散**加丹参、黄精治疗慢性肝炎。凡慢性肝炎治疗病情稳固后，再重灸关元穴和中脘穴，可以强壮肝胆脾胃和肾功能。再用**附子理中丸**善后，治疗快而不易复发。

● **防己黄芪汤**治疗肝硬化腹水有效，但易反复，故要辨证加减才能取得佳效。

● **四逆散**合**小柴胡汤**加减治疗慢性肝炎、肝硬化、乙肝“三阳”，疗效稳定而有出奇之效。对肝病患者有健脾胃、振奋中焦之直接作用。治急性肝炎以**小柴胡汤**去姜枣，合**四逆汤**去附子，加郁金、青皮、陈皮、虎杖、金铃子、茵陈，对肝炎退黄快，转氨酶下降后，再用健脾胃药，不能早进补。

● 慢性肝炎，**附子汤**为主方，先用**当归四逆汤**、**通脉四逆汤**等方剂治疗疗效好。

● 黄疸性肝炎及胆道感染，**小柴胡汤**加枳实、白芍、茵陈、金钱草。

● **四逆散**加茜草、丹参、三七，治疗肝硬化。

● **四逆散**合**小柴胡汤**加郁金、鸡内金、大腹皮、川楝子、香附、青皮、生牡蛎、三棱、莪术、炒麦芽治疗肝硬化。

加减治疗应用：

1. 腹水明显者加茯苓皮、赤小豆、海桐皮。

2. 肚皮呈大而紫黑红色者，加活血化瘀药之益母草、丹参、赤芍、香附之类。

3. 腹中隐痛宜用桃仁、红花、土鳖虫破血之药。

4. 肚皮坚硬者加三棱、莪术。

5. 肝癌肝硬化腹水是慢性病，必须坚持服药 1~2 年，应以无毒治病为上策。若速求效果，反而有害。临床应禁忌用大猛之药。

● 面色发黄，易水肿，月经不调、腹痛、便秘或腹泻者，慢性肝炎、肝硬化、甲状腺疾病、风湿性多肌痛等免疫相关性疾病患者，用**小柴胡汤**合**当归芍药散**。

● **小柴胡汤**加黄芪、茯苓、土茯苓、贯众、丹参、女贞子治乙肝效果理想。

● **小柴胡汤**加白术 15 克、茯苓 15 克，主治：肝脾不调，胁胀隐痛，脘胀食少，大便稀溏，倦怠乏力。适用于迁延型肝炎、慢性肝炎有上述见证者。

● **小柴胡汤**加当归 15 克、白芍 30 克，主治：肝脾不调，胸胁痛，心烦食少，大便不畅，适用于迁延型肝炎、慢性肝炎有上述见证者。

● 肝肾功能不全，精神萎靡，腹胀、腹水者，**右归饮**合**真武汤**治疗。

● **四逆汤**合**五苓散**加茵陈、肉桂治疗肝硬化腹水。

● 精神萎靡、脉沉或肝硬化腹水、肾病水肿者，**五苓散**合**真武汤**治疗。

● **附子汤**（也称：**少阴附子汤**）主治：**附子汤**治疗慢性肾炎水肿，肝硬化腹水效果好。李克绍治疗肝硬化，迁延性肝炎，防止肝炎向肝硬化方面发展用本方效果好。

附子汤加商陆一味，治疗肝硬化腹水效果好。

● **十枣汤**（甘遂、芫花、大戟各等分，加大枣 10 枚）。功效：攻逐水饮。现代多用于各种胸腔积液、腹水而体壮实者，渗出性胸膜炎、肝硬化、慢性肾炎所致的胸腔积液、腹水或全身水肿。**十枣汤**大枣为君药，因大枣能使三味猛药作用缓解药力持久，药力慢慢发出，才能达到泻胸膈间水饮。**十枣汤**治肝硬化腹水，适宜体质壮实的患者。如果人虚弱，用甘遂猛药剂，会造成三焦之气全脱而加速患者死亡。

● 经方大师胡希恕改良**十枣汤**治疗胸腔积液，各种腹水经验介绍：选优质大枣 250~500 克，用水煎如泥状，除去枣皮及核。再加入甘遂、芫花、大戟各 6~9 克。水煎煮后挑出药渣，食枣泥饮药汤，每次从很小量开服用，慢慢适应，切忌多服后腹泻严重。此方笔者给一位 62 岁男性肝硬化腹水患者临床用过，效果十分理想。故介绍之。

● 肝硬化腹水，**苓桂术甘汤**加大腹皮、车前子、大枣、焦山楂治疗。

二、时方治疗思路选择

● **归芍六君子汤**功效：益气健脾，理养气血而柔肝。适用于气血不足，肝脾同病，症见胸闷腹胀，胁肋不舒，饮食减退。现代常用于治疗：慢性肝炎、早期肝硬化等病。

● **补中益气汤**，适用治疗于慢性肝炎。

● **逍遥散**去薄荷、煨姜，加海螵蛸、茜草、党参，再加量大白术，以加强和肝补脾作用。治疗慢性肝炎、早期肝硬化、消化不良。

● **一贯煎**治疗肝病、胃病、各种月经病、疝气。

三、经验方治疗思路选择

●《儒门事亲》**禹功散**（茴香5克，黑牵牛子10克）加芒硝10克研末，外敷于神阙固定，24小时更换1次，连用15天，适用于体虚胃功能弱的患者，对腹水效果理想。

●肝硬化腹水，用鲜猪苦胆一个，用点豆腐滤过卤豆腐水，一大碗，加温后徐徐饮下，无鲜猪胆，可用干猪胆温水泡开。其他病引起的腹水也有效（《中草药方剂选编》）。

● **李克绍验方**：肝硬化腹水是本虚标实之病，消水是当务之急。消水用淡渗之剂已经不起作用了，而攻劫的甘遂、大戟、芫花之类，虽有消水之效，但专泄真气。用猪苦胆治愈数人，临床疗效理想。

方法：鲜猪苦胆一个，或干猪胆用温水泡开。腐泔水一大碗（卤水点过豆腐成豆腐在筐内压榨时所过滤后的绿泔水）。注意：石膏点的豆腐泔水不能用，也无效。

用法：鲜猪苦胆汁，腐泔水一大碗。两者中和后饮用。《本草纲目拾遗》称豆腐泔水曰："通便下痰，通癃闭，洗衣去垢腻。"《本草经》称豆腐泔水曰："能下蛊毒。"《名医别录》称豆腐泔水曰："去五脏肠胃热结气，心下坚。"

胆汁生于肝，加之腐卤水有行宿水之功，而无攻却之弊，腹水消后。治本要养肝，兼以活血化瘀。养肝不能用于峻补，要用于酸温之品。如，乌梅、木瓜。疏肝不用柴胡而用生麦芽，因生麦芽有消积化坚之作用。化瘀不用桃仁而用生山楂，因其味酸而养肝，化瘀而不峻。再佐以养胃之品，以白扁豆、玉竹和胃，而不用苍术白术理脾。此服药量不宜过重，可久服而无害。

李克绍经验方：治疗各种慢性肝病，以作汤剂或丸剂均可。

处方：木瓜、三棱、莪术各6克，生麦芽、生扁豆、刺蒺藜各10克，生黄芪12克，乌梅、甘草各3克。水煎服，或丸剂。

治疗肝硬化，桃仁是主要药物。桃仁有改善肝功能，使肝质变软，结节减少，肝纤维减轻，肝结缔组织减少。纤维变松软。李克绍用上方治疗肝硬化、迁延性肝炎、脂肪肝、早期肝硬化，防止肝炎向肝硬化方面发展。

● **秘传肝硬化腹水方**：薏苡仁25克，白扁豆20克，茯苓15克，泽泻15克。

临床治疗加减应用：寒湿者，佐以附子、肉桂、干姜。湿热者，佐以黄连、黄芩、知母。

气滞者，佐以佛手、郁金、香橼。血瘀者，佐以元胡、赤芍、莪术。此方要久服才能见效治之。不可要求速效。

● **肝硬化腹水外用方**：阿魏、硼砂各30克，研末，装入猪膀胱内，同时装入煮沸的热酒12两，缚在脐部，可以取得暂时消水的治标功效。《李克绍中药讲习手记》摘录。

四、刘方柏治疗癌性肝腹水经验思路选择（乐山市中医院）

晚期肝硬化或晚期肝癌重度腹水指征：

具备以下五点即可使用：

（1）病机。肾气大伤，肾阴涸竭，气化无权，中焦壅滞。

（2）治疗史。利尿、行气、破滞、逐水、祛瘀、补脾等药遍用无效。

（3）必见症。腹大如瓮，脐眼外突，二便不通，短气不得卧，面色黧黑，形瘦骨立。

（4）或见症。腹壁青筋鼓怒，面颈胸部有红点血络，呕逆，腰痛如折，下肢水肿，吐血鼻衄。

（5）脉舌。脉迟细，或细数或虚大无根，舌淡、瘀斑、瘀点。

“五脏所伤，穷必及肾”——补下启中法：

壮阳和填阴两方：

（1）《张氏医通·卷十三》**启峻汤：**人参、黄芪、当归、白术、陈皮、甘草、肉桂、茯苓、干姜、肉苁蓉、沉香、附子。气滞硬满者，去黄芪加厚朴。

（2）南通名老中医陈自明一首绝妙方：熟地黄（120克）、枸杞子、山茱萸、肉苁蓉、何首乌、山药、龟甲。

（3）《温病条辨·卷二》**二金汤：**鸡内金15克，海金沙15克，厚朴9克，大腹皮9克，猪苓9克，白通草6克。

（4）**魏龙骧白术通便方：**生白术、生地黄、升麻。便不干而难下者，为阴结脾约，加肉桂、附子、厚朴、干姜温化，不必通便而便自爽。方中白术量最大40克，加生地润之，少佐升麻仍升清降浊之意。

临床发现，无论补真阳还是补真阴，关键的一药是熟地黄。原方熟地黄用至120克，陈老特别强调：“屡屡用之，并无中满泥膈之弊。”张景岳引王冰的话已做了明确的回答：“少服则资壅，多服则宣通。”因此，每以熟地黄120~150克为主药，以前列之补下启中汤为主方，视阴阳亏损之偏重而加用他药，每用必效。认识到陈老重用的熟地黄真乃填补肾精力宏、充泽真阴效专之神品。

刘氏病例一：患者，男，77岁。2006年2月23日就诊。半年前诊为肝癌，近1个月腹胀加重，渐至腹大如鼓，入某院住院数日，鼓胀日剧，至胀极欲寻死，自动出院，转诊于余。由两人搀架缓步来诊。面色黧黑，形瘦骨立，腹大如瓮，腹壁青筋鼓露，呕吐，气短难续，二便艰涩，下肢肿胀，呻吟不已。脉迟细，舌苔白。患者已做相关检查。CT：肝癌、大量腹水。

用**补下启中汤**合**二金汤**加味。熟地黄120克，枸杞子30克，山茱萸20克，炮附子20克，肉桂10克，仙茅12克，龟甲20克，厚朴30克，海金沙30克，鸡内金12克，土鳖虫10克，蝼蛄10克，红参10克，猪苓10克，生白术40克，鳖甲20克。水煎，每日1剂3月1日二诊。上方服完1剂，大便稀黑、腥臭，日排五六次，服第2剂起大便减至日二三次，色已不黑，腹胀明显消退，按之较软，呕仅于进食时小作，精神转好，不再呻吟，家人喜出望外。续前方5剂。3月6日三诊。自服中药以来，患者自行停用一切西药。现呕吐止，进食则胀，大便日二次，已不稀，口干，脉较前有力，舌质稍干。真阳已见回复，治宜酌增化气行水。前方去附子、肉桂、仙茅，加桂枝10克，猪苓10克，茯苓皮30克，泽泻30克，大腹皮30克，4剂。6月12日4诊。患者坚持服上方，每日或隔日1剂。腹胀已大消。B超探查：少量腹水。纳食接近正常，精神转好，能外出游玩。

8月23日五诊。B超探查：腹水全部消失。

刘氏病例二：2005年1月9日诊治宋某，男，64岁，有肝硬化宿疾多年。20多天前开始腹胀，腹水随之剧增，并大吐血。住某医院血止而腹胀无效，至腹胀满欲裂，自求速死。医院通知病危，家属已准备后事。经亲友推荐找到笔者。时值星期天，家属急迫中电话哭请处方，并即开专车来人取药。我随即赶回医院，处方如下：熟地黄130克，西洋参10克，龟甲15克，鳖甲15克，蝼蛄10克，水蛭10克，茯苓皮30克，大腹皮30克，桑白皮30克，海金沙30克，土鳖虫10克，生白术40克，鸡内金10克，厚朴30克。2剂。1月17日家属又来求方，云第1剂药服进困难，仅断续服进少量；第2剂能正常服药。药后肿胀见消，自觉较舒适，能少量进食。续上方4剂。1月28日，腹胀明显减轻，能较少进食，精神转好，每次小便量200毫升以上，大便带黑。主管医生和护士惊奇不已，跟同患者家属一起前来笔者诊室，惊叹疗效，索要处方。患者服药（随症小有加减）至3月11日肿胀全消，饮食接近正常，已能自由活动和打牌下棋而出院。

充分证明：这些年来经笔者治晚期肝硬化或晚期肝癌重度腹水患者资料较全者10余例，无一例无效。都在服药二三剂时腹水开始消退，服八九剂时腹水都能全消。这里特别要强调的是，是全消而不是减退。且随着腹水消退，肿胀亦消，其他症状均得以相应缓解。

在一定程度上，腹水的多少反映着病情的不同阶段：侧重在肝时，水不太甚；肝病戕脾，腹水渐增；至肾气大伤，则腹水严重。

沈金鳌《沈氏尊生》说："臌胀病根在脾……脾虚之极阴阳不交，湿浊相混，隧道不通。"提示对于此类隧道不通之大便艰涩，是万不可用下法而犯虚虚之戒的。然病情之急，又不可不下，怎么办呢？魏龙骧的白术通便方是最好的选择。原方由生白术加生地黄、升麻组成，用于脾虚气滞之便秘证。临床考察，单重用生白术40~80克也效。考白术长于燥湿利水，《本草纲目》谓其有益肾气、健脾胃、化痰涎之功，合用于"补下启中法"中能发挥通便泄浊而兼补肾脾之功，其作用显然可补前二方之不逮。

临床重用防己40克以上者，治疗肝硬化腹水及特发性水肿效果好。

"水满腹大如鼓，脉实者生，虚者死；洪大者生，微者死。腹胀便血，脉大时绝，极脉小疾者并死。中恶，腹大四肢满，脉大而缓者生，紧大而浮者死，紧细微者亦生"（朱丹溪《脉因证治》）。

笔者临床病例：2018年1月3日下午门诊，王某，男，32岁，肝硬化腹水如鼓样明显，脸色干黄，只见呼出喘气明显，脉搏长而洪大，全舌黄厚腻苔，双目下眼睑苍白似纸，口唇苍白。患者妻子右手伸出3个指头，对笔者小声说，某医学院下结论是肝硬化晚期了，只有3个月寿命，晚上睡觉靠着被子半躺着，腹胀难受，食欲极差。综合上述处方：熟地黄（先煎）60克，西洋参10克，龟甲15克，鳖甲15克，水蛭10克，茯苓皮30克，桃仁10克，大腹皮30克，桑白皮30克，海金沙30克，土鳖虫10克，蝼蛄10克，乌桕根10克，生白术40克，鸡内金30克，厚朴15克。5剂，水煎服。肝硬化腹水者，脉浮长有力，是真阴亏损。熟地量大是佳品。

1月8日、1月14日、1月22日分别在上方基础上变化加减：草果20克，防己30克，桃仁10克，茯神30克，焦三仙各30克。服药治疗。

1月29日下午，患者自己开车来门诊复诊。脉搏平稳，腹水全消。精神良好。

2020年3月10日、3月28日、9月13日，患者要求吃药调理。因只是感觉乏力，所以用**补中益气汤**加淫羊藿调理。

2021年5月2日下午，患者要求中药调理维护疗效。观其口唇干裂，双目下眼睑苍白色，综合诊断后，用**补中益气汤**加当归、阿胶调理治疗。

2021年5月16日、6月20日下午、11月10下午，患者多次复诊继续进行调理。病情稳定，身体健康。仍遵"损其肝者缓其中""见肝之病，知肝传脾，当先实脾"。用**补中益气汤**加减施方。

五、单方验方治疗肝硬化腹水思路选择

1. 乌桕根皮10克，大枣两枚撕开，水煎服，或打粉冲服。对肝脾肿大均有理想疗效。

另方，乌桕树皮根向东南者，取用。有效（《丹方精华》）。笔者临床验用之必效。

2. 水肿特效方。蝼蛄（地狗、土狗）7 枚，焙干，去头足为末，烧酒调下，自小便出，3 次全消。适应肝硬化轻度腹水。

3. 商陆适量，同葱白捣烂填肚脐处，1 日更换 1 次（《奇效简便良方》）。现临床应用适应于难服药的，各种肝硬化腹水、肾炎水肿、尿潴留等，南方患者可用鲜品治疗。

4. 芫花、甘遂各 2 克，沉香 10 克，研细末后同葱白扎捣，调敷肚脐处，1 天 1 次，5 天为 1 个疗程。适宜于顽固性腹胀腹水，严重腹水可配合汤剂治疗（朱良春）。

5. 商陆一味，水煎饮用，治疗肝硬化腹水效果好。

第十八章　胸部及血液类疾病

胸痛　胸痹　胸膜炎　胸腔积液

一、临床胸痹治疗要点提示

胸痹多由阳虚阴乘所致。胸为清阳之府，胸阳不振，则浊阴上扰，作闷作痛而为病。《诸病源候论·胸痹候》曰：“寒气客于五脏六腑，因虚而发，上冲胸间，则胸痹。”故，陈修园说：“胸为阳位似天空。”

胸痹虚而寒盛，痛势急剧者，用**乌头赤石脂丸**治疗。胸痹湿与寒俱盛者，用**薏苡附子散**治疗。胸痹水盛者，用**茯苓杏仁甘草汤**治疗。胸痹证阳虚盛者，用**理中汤**治疗。偏寒气痞结者，用**枳实薤白桂枝汤**或**橘皮枳实生姜汤**治疗。痰浊重而寒盛者，用**瓜蒌薤白白酒汤**或**瓜蒌薤白半夏汤**治疗。瓜蒌，能清热涤痰，还能活血化瘀，通痹止痛。故伤寒大家刘渡舟说，一见心胸疼痛，动手就是红花、桃仁、丹参、赤芍，弃瓜蒌不用，为临床一失，不知仲景用瓜蒌治胸痹胜红花之奥义。

二、经方治疗思路选择

● 患者主诉胸腔到咽喉下处老有发烧发热的难受感觉，为津液满而不下，**小柴胡汤**治疗之。2018 年 4 月 12 日上午门诊，某女，48 岁，左手摸着胸前主诉，从咽喉到胸口处常常有发烧灼热感令人难受，去医院分别做心电图、胸片检查都没有实质性病变，吃西药和输液以及中药也连续吃了 1 个月，也看了两次心理医生仍不见好转。便用**小柴胡汤**原方，7 剂，水煎服，症状消失而愈。

●《金匮要略》曰：“心痛彻背，背痛彻心，**乌头赤石脂丸**主之。”是一种牵引性的疼痛。组方：乌头（川乌或草乌代替）、赤石脂、干姜、制附子、川椒。

某男，50 岁，主诉：右胸及肋部疼痛抽扯右背痛苦难忍、气短，不想吃饭两月余，两家医院仪器检查肝胆心脏，均无实质性病变，用药乏效。观舌苔白腻，舌质淡。便开**乌头赤石脂丸** [川乌 9 克，制附子 10 克（先煎），赤石脂 12 克，干姜 9 克，川椒 3 克] 加薤白 30 克，川芎 10 克，茯苓 30 克，生白术 15 克，枳壳 15 克，独活 10 克，炙甘草 15 克。水煎服，7 剂症状消失而愈。

● 胸痹出现行气受阻必会胸痛，心下痞硬，按之患者有叫喊疼痛。方用**小陷胸汤**加川芎、薤白、枳壳治之以通，病愈。

● **四逆散**功效：透解郁热，调和肝脾。最善治疗胸胁腹部疼痛。如果胸胁处痛，兼有皮下发灼热感，临床表现胁痛、胃胀、口苦、苔黄、小便黄，用**四逆散**加芦荟末 2 克，治胸热烦闷，胸膈间热气效果理想。

● 脘胁疼痛者，**四逆散**加木香、五灵脂治疗。

● 胸膜炎，胸痛，**四逆散**加佛手、瓜蒌皮治疗。

● **小陷胸汤**合**四逆散**治疗胸胁痛甚，效佳。

● 呼吸道疾病使用**小陷胸汤**以胸痛、咳嗽痰黄黏、苔黄腻厚为指征。《张氏医通》曰：“凡咳嗽面赤，胸腹胁常热，惟手足有凉时，其脉洪者，痰热在膈上也，**小陷胸**

汤主之。”

呕恶，**小陷胸汤**加竹茹、生姜。痰稠胶固，**小陷胸汤**加桔梗。胸痛加枳实、枳壳。

胸痹患者，如果便秘了，就会胸闷加重，**小陷胸汤**中瓜蒌通便作用强，便一通，心悸头晕症状就会减轻。

● **瓜蒌薤白白酒汤**功效：通阳散结，行气祛痰。组方：瓜蒌30克，薤白15克，白酒适量。三药同煎服。主治：胸痹、胸中闷痛，甚至胸痛彻背，短气，喘息咳唾，舌苔白腻，脉沉弦或紧。对冠心病、心绞痛、非化脓性肋骨炎、肋间神经痛均可加减治之。薤白辛温，散结气，长于治胸痛。薤白为治疗胸痹要药。单味治疗胸痹效果就很好。清代名医张路玉曰："寸脉沉迟者，阳气衰微也；关上小紧者，胃以上有阴寒结聚，所以胸中喘息咳唾，胸背痛而短气。”又论本方："瓜蒌性润，专以涤垢腻之痰，薤白臭秽，用以通秽浊之气，同气相求也；白酒乃熟谷之液，上通于胸中，使佐药力，上行极而下耳。”注：临床应用时不能饮白酒者，可用黄酒，或桂枝代替之。

●《金匮要略》曰："胸痹不得卧，心痛彻背者，**瓜蒌薤白半夏汤**主之。”

功效：通阳散结，祛痰下气。组方：瓜蒌30克，薤白15克，半夏10克，白酒适量。四药同煎服。主治：胸痹。气结在胸，胸满而痛，甚或胸痛彻背，短气，喘息咳唾，气从胁下上逆抢心，舌苔白腻，脉沉弦或紧。

胸痹，若短气，喘息以至于不得卧，说明寒往上攻得更厉害了。喻嘉言说："胸痹者，阳不主事阴气在上之候也。《伤寒论》微则用薤白白酒以通其阳，甚则用附子干姜以消其阴，……世医不知胸痹为何病，……习用白豆蔻、广木香、诃子、三棱、神曲等药，坐耗其胸之阳，益增其困矣，故临床应以宣阳通痹来治疗胸痹为主法，用**瓜蒌薤白半夏汤**为宜。其瓜蒌开胸，宣痹通阳，薤白通阳宣痹，由于胸痹者多为胃浊上逆，故用半夏和胃以降阴逆，降阴逆也可间接来扶助心阳。”

●《金匮要略》曰："胸痹，心中痞气，气结在胸，胸满，胁下逆抢心，**枳实薤白桂枝汤**主之，**人参汤**（**理中汤**）亦主之。”前者是实证，后者是虚证，根据证的虚实选方。

枳实薤白桂枝汤是主治胸阳不振，痰浊中阻，气结于胸所致胸痹之实证常用方。临床应用以胸中痞满，气从胁下冲逆，上攻心胸，舌苔白腻，脉沉弦或紧为辨证要点。

临床治疗加减应用：

若寒重者，**枳实薤白桂枝汤**加干姜、附子以助通阳散寒之力。

气滞重者，**枳实薤白桂枝汤**重厚朴、枳实用量以助理气行滞之力。

痰浊重者，**枳实薤白桂枝汤**加半夏、茯苓以助消痰之力。

现代运用**枳实薤白桂枝汤**常用于治疗冠心病、心绞痛（胸痹不仅仅见于心脏病，而且也见于呼吸道性疾病）、非化脓性肋软骨炎等属胸阳不振，痰气互结者可用之。

理中汤是以温中补气为主的虚证常用方。其药力比丸剂效果好。胸痹中阳亏虚，胸阳受损而阴寒阻滞于胸中，气血不通，则为胸痹，临床表现：胸闷痛，甚则胸背相彻，又短气，喘息不得卧。

● 胸背闷痛，心下痞满。便秘，或干而难解。舌苔厚，舌面干腻，舌质暗或有瘀点。用**枳实薤白桂枝汤**治疗。

● 胸痛严重，**枳实薤白桂枝汤**加川芎、羌活、独活，止痛见效快，风药可以通经络。2021年1月5日上午门诊，仝某，男，62岁，主诉：左胸及肩膀处疼痛一年多，先后去两家大医院按心脏病检查用药治疗没有效果。经手诊及舌诊脉诊综合诊断后，遵“胸痹，心中痞气，气结在胸，胸满胁下逆抢心，**枳实薤白桂枝汤**主之。”处方：枳壳、瓜蒌各15克，厚朴12克，薤白、炒白芍、川芎各30克，羌活、独活、桂枝各10克，7剂，水煎，饭后服。1月19日患者来门诊复诊时高兴地说，左胸难受抽痛波及肩膀病痛症状已经全部消失了。

● **枳实薤白桂枝汤**治疗胸痹效果差时，选加三七、红花、丹参效果就快。也可看气候情况适当加温热药附子、高良姜之类。这是灵活应用该方之关键。

● 胸闷痛、舌暗者，**黄芪桂枝五物汤**加丹参、川芎治疗。

● 《金匮要略方论》原著序曰：“尝以对方证对者施之于人，其效若神……仍以逐方次于证候之下，使仓卒之际，便于检用也。”

2003年12月8日上午，一位老首长电话问我说，他老伴62岁，近几个月来老是感觉胸部难受，有气塞不通，气短，到3个大医院做过检查，基本都正常，但人难受得很啊？问我中医有没有绝招？我回答说没有绝招，但古人有“胸痹，胸中气塞，短气，**茯苓杏仁甘草汤**主之，**橘皮枳实生姜汤**也主之”。老首长又说，你别卖关子了，说一下是什么原因啊？我又回答说，是肺胃两脏阳气不宣，饮塞于胸。便开了以上两方合用水煎服，5剂。2004年春节期间，老首长见我说，没想到中药这么有用啊！你医术不错啊！花费又少又能治好病。我回敬说，弘扬中医药，弘扬张仲景，我只是拿来主义对证罢了。

● 刘渡舟经验：治肝气窜，妇女多见，患者自觉有一股气在胸脘腹甚至四肢游表窜行，气至之处则觉疼痛，去医院查无器质性病变，辨证多为肝气郁结，气血不和，用**柴胡桂枝各半汤**能疏肝调气兼和血脉，治之效佳。

● 爱用手揉捶胸部，以舒展气机缓解胸闷胸痛症状，无热象偏寒者，用**旋覆花汤**治疗（旋覆花10克，葱白4节，茜草或红花10克）水煎服。旋覆花降胸中之气，葱白通胸中之气，茜草活血为治肝着之要药。

三、时方治疗思路选择

● 胸中血瘀，血行不畅所致头痛，胸痛日久不愈，痛如针刺而有定处，或呃逆日久不止。用**通窍活血汤**治疗。

● 慢性胸痹有瘀血者，勿三天两天就想治愈，用**血府逐瘀汤**去生地、甘草，加薤白、瓜蒌、丹参、鸡血藤要坚持守方，有望治愈。

● **血府逐瘀汤**医胸中痞满效果好。《活人书》曰：“治胸中痞满，用桔梗、枳壳取其通肺利膈下气也。”

● **颠倒木金散**治疗胸痛、老痰胸痛效佳。郁金、木香研末，每次6克，酒水调服。气郁痛者，倍木香为君，血郁痛者，倍郁金为君，虚者，加人参服之（《医宗金鉴》）。

● 胸中刺痛，牵扯后背，为血脉瘀阻不通所致，用伤寒大家刘渡舟的**苓桂茜红汤**（茯苓、桂枝、茜草、红花）治疗。

● **瓜蒌椒目汤**水煎服。1日1剂。主治：胸腔积液。对严重胸水症（胸腔积液），复方重加炒葶苈子15~30克。

● 对顽固性深层胸腔积液，用药不效，用**控涎丹**（甘遂、大戟、白芥子各等分，自制丸药），坚持服用1个月可愈。

● 心胸心腹刺痛，胃脘疼痛、少腹急痛，**失笑散**（五灵脂、炒蒲黄各6克）。研末兑酒服用。

• 《四圣心源》治心胸痛之方**柴胡桂枝鳖甲汤**（柴胡、桂枝、鳖甲、芍药、茯苓、半夏各 9 克，甘草 6 克），水煎服。全方降胃敛胆，令停滞的胆木往下通行，心胸自然不痛。记忆口诀：**柴胡桂枝鳖甲汤**，芍苓半甘草。

• 血瘀性胸痛，内服中成药**西黄丸**治疗效果好。

四、经验方治疗思路选择

• 治胸痹心痛甚效方（妇人尤效）：炒荔枝核一两二钱（36 克），木香七钱（21 克），共研细末，米汤或温开水送服。服数次可除根（《医学从众录》）。

• 治嘈杂（指胃中空虚，似饥非饥，似辣非辣，似痛非痛，不可名状，时作时止的一种病症）。胸中割痛。用白术 120 克，黄连 120 克，陈皮 15 克，研末，用神曲糊为丸。临睡前送服 30~40 丸，3 剂即愈（《医学精言》）。

肋间神经痛

一、经方治疗思路选择

肋间神经痛，**四逆散**加郁金 9 克，一般 3 剂而愈。

右侧肋下疼痛几年用药不效，发作时疼痛剧烈，经常发作，屡治不效，因脉证属于寒实，用**大黄附子汤**加金钱草 30 克，每日 1 剂，连服 3 周，疼痛病愈。

• 胁下偏痛发热，脉紧弦，为寒，以**大黄附子汤**温药下之治疗。

二、时方经验方治疗思路选择

• 肋间神经痛，**柴胡疏肝散**治之，方中芍药就是为了治疗胸胁疼痛诸证而设。**柴胡疏肝散**合**越鞠丸**治病之妙，贵在香附川芎配伍。《本草正义》曰："香附颇浓，皆以气用事，故专气结为病。"《药品化义》曰："川芎使血统气行，为血中之气药。"

• 非化脓性肋软骨炎，中成药**西黄丸**，坚持服用治愈。

• 久治不愈之肋间神经痛，**延年半夏汤**治疗效果好。而外伤血瘀胁痛用**血府逐瘀汤**治疗。

• 肋间神经痛，肋软骨炎，跌打损伤，瘀血留于胁下，痛不可忍或血瘀气滞者，可用功效：活血祛瘀，疏肝通络的《医学发明》**复元活血汤**治疗。组方：柴胡、天花粉、当归、桃仁各 9 克，红花、穿山甲、甘草各 6 克，酒大黄 12 克。水煎加酒内服，中病即止。记忆口诀：将军归天山，柴红草桃仁（将军归天山，彩红炒桃仁）。

• 胁痛，或胁下缩急，**补中益气汤**重柴胡，加芍药治疗（《医贯》）。

• 腋下肿痛，为少阳湿热留之，则腋下肿痛，方用**小柴胡汤**加川芎、枳壳治之。实人，方去人参，加龙胆草治之，肥人痰盛者，加白芥子治之。

• 胁下痛苦如锥刺，手不能触，诸药乏效，为食积胁寒，流于胁下所致，或肩背一片冷痛，背脊椎骨疼痛，方用《和剂局方》**神保丸**治之（张璐）。

• 左胁疼痛，为木气实，用朱丹溪主治胁痛的**抑青丸**（黄连半斤研末蒸饼为丸）治之。火盛者，佐金丸从治之。有瘀血明显致痛者，**复元活血汤**治之（张璐）。

• 右胁疼痛，胀满不食，用《仁术便览》**推气散**（姜黄、肉桂各 15 克，炙甘草 6 克）治之。如果左右胁疼痛，为悲伤肺气所致，用**推气散**加桔梗，或用川芎、枳壳二味，水煎服治之（张璐）。

●胁下刺痛，小茴香 30 克，炒枳壳 15 克，共研细末，盐酒调服均可，每次内服 6 克，1 日 2 次（《袖珍方》）。

白细胞减少症　嗜酸性粒细胞增多症

一、经方时方治疗思路选择

●已故来春茂教授用**当归生姜羊肉汤**加黄芪，治疗白细胞减少症，处方：羊肉 1000 克煮熟捞出，再入加当归 30 克，生姜 60 克，生黄芪 100 克，水煎后食肉饮汤。坚持 1 周后临床治疗的患者久泻成形，食欲增加，1 个月后白细胞增至正常，其他病症也消失。《黄帝内经》曰：“形不足者，温之以气，精不足者，补之以味。”弘扬张仲景，点赞云南来老不拘一格地用经方。

●白细胞减少症，**六味地黄丸**连服 2~4 个月。

●**血府逐瘀汤**加虎杖，调整细胞功能。

二、经验方治疗思路选择

●嗜酸性粒细胞增多症，用霜柿叶 60~100 克，水煎服，1 日 1 剂。临床表现，发热、盗汗、连续咳嗽、胸痛、皮肤瘙痒等（《中草药方剂选编》）。

●白细胞减少症，黄精 30 克，大枣 3 枚，水煎服，坚持守方治愈。

血虚　再生障碍性贫血

一、经方时方治疗思路选择

●再生障碍性贫血，用**桂附地黄汤**加鹿茸、犀角治之效佳。桂附温肾阳，六味滋阴生血，鹿茸血肉有情之物，是肾不燥，犀角清心解心热。此方临床用之效尤（《黄河医话》）。

●再生障碍性贫血，**四物汤**加白术、黄芪、党参、炒苍术、炙升麻治疗效果好。本方妙在加入炒苍术，它可防止补血药物滋腻难吸收，让血象稳步上升比输血效果还好，无论有无消化障碍表现，临床均可加入苍术（颜德馨经验）。

●肾气之亏损，直接影响骨髓之功能，血之生成，虽然根源于肾，但又资生于脾，患者内服药物及饮食后，都要靠脾胃来运化为精微后，再化生血液，所以，先天后天之间，重在后天。故，医界有句名言：吃五谷压百病。

●血虚发渴者，**二陈汤**去半夏，合**四物汤**加贝母治疗。

●血虚有热者，以清热凉血，**四物汤**加黄芩、栀子、丹皮。熟地改为生地。

●血虚有寒者，**四物汤**加肉桂、炮姜。李东垣曰：“血不自生，须生阳之药，血自旺也。”

●腹痛甚者，**四物汤**加倍白芍（血虚腹痛）。

●**八珍汤（四君子合四物汤）**再加黄芪、肉桂、生姜、大枣。为**十全大补汤（丸）**治疗。

●**人参养荣汤（丸）**。十全去川芎，加五味子、远志治疗。

●**归脾丸**治疗出血性贫血效果好。

●治疗再生障碍性贫血，西医用雄激素，中医用含有雄激素的海马、海狗肾、淫羊藿、鹿茸。所以，临床见有这样的患者建议长期口服**鹿茸口服液**来辅助治疗。肾脏分泌的激素可促进骨髓造血，故补肾有效。

二、经验方治疗思路选择

● 再生障碍性贫血，老鹳草 30 克，冰糖 15 克，水煎服，每日 3 次，30 天为 1 个疗程。效果好（《验方新编》）。

● 凡治疗缺铁性贫血者，复方加入紫河车（胎盘）6~10 克冲服，疗效十分理想。

第十九章　乳腺疾病

乳腺增生　乳腺囊肿　乳腺纤维瘤

一、经方治疗思路选择

●**小建中汤**对瘦弱女性小叶增生有效，乳房胀加用麦芽，不胀不用。

●经前乳胀痛。**四逆散**加麦芽、郁金、合欢皮、青皮、王不留行、白术等肝胃双调。胀痛明显甚者，用麦芽30~60克，生发舒肝，消散之功。若伴有结块者，**四逆散**选加橘叶、橘核、海藻、穿山甲。海藻伍甘草，软坚散结，消瘤除块有良效。连服2~3个月周期可愈。

●乳房增生肿块，**四逆散**加蒲公英、僵蚕。或**附子理中丸**坚持2个月，不用破血药可愈。

●**桂枝茯苓丸**加大黄、牛膝，及善入肝经的穿破石治疗乳腺囊肿。

●中年女性月经来之前，上身比较饱满乳房胀，内有结块更加厉害，为**大柴胡汤**体质。乳脂内有囊肿，用**大柴胡汤**合**桂枝茯苓丸**治疗。

二、时方治疗思路选择

●**阳和汤**治疗乳腺增生效尤，选加夏枯草、三棱、莪术、香附、黄芪、浙贝母。皂刺必须60~90克。若痛减，肿不退加三棱、莪术、穿破石30~50克。

●**阳和汤**用于阴疽，阳证忌用。阴虚有热及破溃者不可用，乳腺癌破溃者千万不可用。

●乳腺增生，**逍遥散**加橘络、橘核、橘叶。乳房胀痛明显加橘核10克，疼痛加延胡索20克治疗。

●乳腺增生，口服中成药**西黄丸**治疗有效果好。

三、经验方治疗思路选择

●重用陈皮汤治疗乳腺增生（陈皮80克，夏枯草30克，王不留行30克，丝瓜络30克）。随证加减治疗乳腺增生效果佳（王吴启）。

●**苏忠德医师十六味流气饮方**（记忆口诀：二陈三物苏芪防，青槟枳梗乌木香）。

处方：**二陈汤**（半夏、陈皮、茯苓、甘草、乌梅、生姜），三物（白芍、当归、川芎）加青皮、槟榔、枳实、乌药、桔梗、木香。

主治：一切恚怒气结作痛，无名恶肿，奶岩，漫肿木闷无头，气毒湿莓，流注遍身攻肿。

●**十六味流气饮**（《医学入门》）。

处方：人参、桂枝、当归、川芎、芍药、桔梗各3克，黄芪、白芷、防风、厚朴、木香、槟榔、苏叶、枳壳、乌药、甘草各2克。服用方法：研成粗粉，水煎服。1日1剂。

主治：多种外科，皮肤科的重要方剂。《六科准绳》论：治一切恶肿、痈疽及瘿瘤、人面疮。现代临床用于治疗乳腺增生、乳腺癌、气滞型肝癌、甲状腺肿瘤、颈部淋巴肿块、顽固性皮肤病以及慢性眼病，以及囊肿、结节、子宫肌瘤、息肉等病。

●临床调查发现长期熬夜，压力大，郁闷而强压怒气，易流泪。此类女性乳房内易生结节，易患乳腺癌症。

丰胸

一、经方治疗思路选择

• **温经汤**加炒菟丝子 50 克，还可加沙苑子、木瓜、白僵蚕、葛根、龙眼肉、橘络，有丰胸作用。一定要用炒菟丝子，因为生菟丝子量大令人恶心呕吐。

二、时方治疗思路选择

• 丰胸经验：**四物汤**（当归、赤芍各 15 克，熟地、川芎各 10 克）加香附、柴胡各 10 克，葛根、炒菟丝子、白芷、沙苑子、刺蒺藜、木瓜、橘络、路路通、党参各 30 克，白僵蚕 15 克，水煎服。

• 乳头破裂，黑、白芝麻各 20 克炒黄，同川贝母 10 克，研末，香油调成糊状，涂患处效佳。

女性乳头流水　泌乳素增高症

一、经方治疗思路选择

• **五苓散**加怀牛膝 30 克，治疗高泌乳素血症有效，对减少体毛，抑制乳头渗液有佳效。

• 妇科泌乳素增高症，属内分泌失调病，该病或见乳汁自溢，甚至没有结婚生孩子就分泌乳汁，严重者伴有闭经。因乳头属于阳明经所过，若阳明有热，逼迫津液外泄，在外为汗出，在下为大便泄泻，在乳就表现为乳汁自溢，泌乳素升高。故像《伤寒论》的**白虎汤**、**葛根芩连汤**等清阳明热的方剂，都可治这些疾病，我曾用**葛根芩连汤**或**白虎汤**，或二方合用治泌乳素增高症，有确定疗效，伴闭经可加一些补肾、通经活血的药。

二、时方经验方治疗思路选择

• **丹栀逍遥散**加旱莲草，治疗乳溢病（邓铁涛）。

• 乳头短时间溢出血，应积极治疗，多为生气动怒引起，用凉血止血，清肝火的**丹栀逍遥散**加凉血清热下行的白茅根 30~60 克治疗（应排除乳腺导管炎及导管瘤）。

• 乳头溢液，或剖腹产后溢乳，生薏苡仁 60 克，水煎服。每日 1 剂。守方 30 天可愈。

急性乳腺炎

一、经方治疗思路选择

• 治疗急性乳腺炎，**小陷胸汤**加蒲公英效果佳。

• 治疗急性乳腺炎，**芍药甘草汤**（赤芍 50 克，甘草 20 克），对急性乳腺炎红肿早期效果好，化脓后勿用。

二、时方治疗思路选择

• **仙方活命饮**或者**五味消毒饮**加减治疗效果理想。

三、经验方治疗思路选择

• 丝瓜络 45 克，烧灰存性，三等分，黄酒送服。每日 1 次。连服 3 天。适宜于乳腺炎初期效果理想。

● 丝瓜络 30 克，橘核 30 克。或全瓜蒌 30 克，丝瓜络 15 克，水煎服。每日 1 剂，分 2 次饭后内服。适宜于发病早期 4 天内红肿热痛期乳腺炎，化脓后无效。

● 早期乳腺炎肿块，用生僵蚕研末，食用醋调成糊状，外敷治疗效果好。

● 乳头裂外用方：选裂开老茄子，烧灰调涂治疗乳裂效佳（《本草衍义补遗》）。

缺乳

一、临床治疗缺乳要点提示

产妇缺乳，是由气血虚弱，经络不调所致。乳汁是气血所化生，血虚则乳源不充，乳汁不多，其乳母之精神、营养，以及健康状况直接影响乳汁的分泌和质量，这时，不顾医理单独用下奶药物疏通，无效。必须在补养气血药中加一两味行血通乳药即可效。气血足，化源生，才能乳汁自增多。通乳药有：丝瓜络、王不留行、路路通、通草、穿山甲；生麦芽舒肝通乳。炒麦芽健脾回乳。凡给通乳方内加入 2~3 克胎盘粉冲服，通乳更佳

二、经方治疗思路选择

● **附子理中汤**加茯苓。适应体胖营养好而运化差，对缺乳的产妇有十分理想效果。

● 西药吗丁啉的副作用就是催乳效果好。黄煌称**大柴胡汤**是天然的“胃动力剂”，比吗丁啉好。故催乳可以用**大柴胡汤**合**四物汤**加王不留行、通草，水煎服，效果理想。

三、时方治疗思路选择

● **当归补血汤**或**四物汤**加王不留行、穿山甲、菟丝子、白芷、皂刺，以补通为主，效佳。

四、经验方治疗思路选择

● 增乳验方（以下适应经济条件差，营养气血缺乏的产妇参考选用）。

（1）当归 15 克，黄芪 15 克，白芷 9 克。同猪蹄炖食饮汤。食后俯卧。

（2）最好选母猪蹄 1 对，通草 10 克，炖熟，食肉饮汤。连服 5 天。

（3）猪蹄 1 对，黄豆 60 克，炖熟，食肉饮汤。连服 5 天。

（4）猪蹄 1 对，鲜虾肉 50 克，炖熟，食肉饮汤。连服 5 天。

（5）多饮大米米汤，上层滚浮稠浓成泡沫形状之浓汁，即是最佳下乳米饮。

（6）乳汁不通，丝瓜、莲子烧灰存性研末，黄酒送服 6 克，盖被出汗（《简便方》）。

（7）布包山羊粪 50~100 粒，红糖 50 克，水煎开 15 分钟。布包滗出内服，下乳快速胜于药方。此方要在生产后 10 天之内服用才有好疗效（甘肃民间方）。

（8）产后无乳，用萵苣三五枝，煎服，立下（《串雅内编》）。

● 产妇乳头破裂，小儿吸奶时非常痛苦。用猪油在乳头上外贴。小儿吸奶时凉开水洗净，吃完奶后再敷猪油，两三天后即愈。

● 乳房肿痛，乳汁不下或少，鹿角霜 9 克，水煎加黄酒后送服（《中医药文摘汇编》）。

● **通乳汤**（生黄芪 30 克，当归、白芷各 15 克，猪蹄 1 对），共煮汤去浮油，煎服，俯卧而睡，即而乳，坚持服用 3~5 剂（《妇女玉尺》）。

回乳

一、回乳经验方治疗思路选择

（1）炒麦芽 30 克，红花 9 克，桃仁 10 克，泽兰 10 克，当归 12 克，怀牛膝 12 克，川芎 6 克，赤芍 15 克。水煎服。1 日 1 剂，连服 3 剂。

（2）当归尾 10 克，红花 10 克，赤芍 9 克，川牛膝 9 克。水煎服。1 日 1 剂，连服 3 剂。

（3）炒麦芽 50~100 克，水煎频服。若乳房胀痛加柴胡 10 克、青皮 10 克。红肿加蒲公英 30 克。

（4）回乳临床用焦麦芽作用不大者，应去药店购买生麦芽，轻轻炒黄，但用量必须 200 克，水煎浓服，2 剂即可回乳。

● 用麦芽（微炒 60 克）回乳的机制：抑制促乳素，促使月经来，如果精血上灌于乳，就不能下注于子宫血室。现代医学发现，麦芽含有麦角固醇，故回乳。回乳时再加用川牛膝 60 克引血下行，月经来就自然回乳了。

二、外用回乳经验方治疗思路选择

芒硝 50 克，冰片 0.5 克，乳香、没药各 1 克。上药研末，布包固定乳房上，芒硝见热化水流出，擦去即可。1 日 3 次。连用 3 天。该方对乳腺炎也有治疗作用。

男性乳房结肿

时方治疗思路选择

● **青皮归芍地黄丸**（**六味地黄丸**加青皮、当归、白芍）。主治：男子乳房结块肿痛。男子乳疖。男女乳房不同，男子乳头属肝，乳房属肾。以肝虚血燥，肾虚精亏。故结肿痛。

第二十章　胃肠疾病

急慢性胃炎　胃溃疡　十二指肠溃疡　胃肠水响声

一、临床治疗胃病要点提示

● 凡治疗肠炎、胃病、消化不良、胆囊病、肝病、心脏病等，效果不理想时，应考虑从心脏方面用药论治，因为，心脏有力量，推动肠胃才强大。同样，胃好才能给心脏提供血液。二者相互依赖，互为因果关系。其实，五脏六腑是一个和平相处的和谐系统，是一个整体，一脏有病自然会累及他脏。

● 凡久患胃病之人，认为需要长期服药，这种想法大错特错，结果越服药越感觉胃难受。因为，药也要靠胃气来运转，久服药会给胃带来负担。2012 年 3 月 5 日下午，一位 56 岁女性教师，来西安小寨藻露堂中医医院门诊，拿出七八样中西药药盒子，诉说她胃病三四年了，长期服各种治胃药，但胃就是难受，做胃镜检查，没有什么大问题。我观眼诊、耳诊、手诊、腹诊及脉诊后，建议她尽量保持心情愉快，停止服用一切中西药物一个月感觉一下。中秋节那天下午，她带朋友来门诊找笔者给看带状疱疹时，说她听我建议停止服用所有治胃药后，胃反而不难受了，到现在也没有胃不舒服感觉。

● 纵观《伤寒杂病论》在治疗上首重“扶正祛邪”。几乎每方中都佐有姜枣以保护脾胃。故，陈修园研究《伤寒杂病论》数十年后，悟道：“长沙室，叹高坚，存津液，是真诠。”认为仲景治法处处重视固本，固什么本？存真液是也。所以，毛主席说：“只有理解了的东西才能更深刻地感受它。读书是学习，使用也是学习，而且是更重要的学习。”

● 魏征《谏太宗十思疏》曰：“求木之长，必固其根本；欲流长远者，必浚其源泉。”脾胃在中焦，在五行中属土，为承载，恢复中土枢转的生气，是治之根本。周慎斋曰：“诸病不愈，必寻到脾胃之中，方无一失。”“诸病不愈，寻找到脾胃而愈者甚多。”“人以为气为本，脾胃以伤百病由生，故，久病之人，虚人，诸药难效时，惟从益胃补肾入手，方是正途。”类此方剂：**四君汤**、**保元汤**、**六君子汤**、**理中汤**、**平胃散**等。

治胃病方区别：**四君汤**、**平胃散**为治胃的阳药。**益胃汤**、**沙参麦门冬饮**为治疗胃的阴药。

● 治肠胃病时，饭后易出现饱胀，方中加防风，对肠道有疏风助消化的作用。

二、经方治疗思路选择

● **白虎汤**清解肺胃之热。《温病条辨》**白虎汤**解：“石膏清肺胃之热，知母清金保肺而治阳明独胜之热。”《素问·平人气象论》曰：“已食如饥者，胃疸。”就是说，刚刚已食又立即觉得有饥饿感，说明是胃热，是胃疸病。

● **四逆汤合三黄泻心汤**，治疗久治难愈胃炎。凡治病，首先要护脾胃，脾胃不足，就是“脱气”，脾胃坏了，病就难好，药力是靠脾胃气来运转的。

● **四逆散**临床治疗加减应用

（1）食滞者，**四逆散**加麦芽、鸡内金。

（2）挟瘀者，**四逆散**加丹参、蒲黄、五灵脂，祛瘀止痛，兼发黄疸者。

（3）**四逆散**加茵陈、川楝子、青皮、郁金以清热利湿退黄。

（4）气滞盛者，**四逆散**加香附、郁金，以行气解郁（胃胀痛者，闭结不通，多为实，痛而不胀无闭，多为虚。胀痛为主又伴嗳气，或痛处走游不定，多气滞）。

（5）胃部向外胀满痛撑明显，说明肝气被郁，发则太过，病为脾胃差肝气过之，用**柴胡疏肝散**（**四逆散**中枳实改枳壳、加香附、川芎、陈皮）治之效佳。

（6）凡治疗虚证疼痛，如头痛、胃痛、胁痛、四肢痛尤以夜间为甚者，临床**四逆散**加酸枣仁 30 克以上，效佳。因酸枣仁有止痛镇痛的作用。

● **连理汤**（**理中汤**加黄连）。治疗**理中汤**证兼见烦躁心下痞痛，舌红苔黄腻，唇暗红者。慢性胃炎、慢性肠炎、口腔溃疡等多见此证。

● 胃及十二指肠溃疡、慢性肝炎、神经衰弱、再生障碍性贫血、功能性发热，及白血病属于气血两虚，发热不退者，均可用**小建中汤**加减治疗。

● 白及能止血，白及粉遇到水能黏稠，能对溃疡面起保护作用。凡胃出血或大面积胃溃疡用白及粉 9 克冲服，坚持几个月可愈。再坚持服用**黄芪建中汤**，大面积胃溃疡，贵在坚持守方治愈。胃溃疡好发于胃体小弯、胃窦部位。而十二指肠溃疡好发于球部。

● 慢性腹痛为主要症状的胃及十二指肠溃疡、慢性胃炎、胃肠神经症，用**黄芪建中汤**加减治疗。

● 胃神经症（肠易激综合征：包括腹痛、腹胀、排便习惯和大便性状异常、黏液便，持续存在或间歇发作，而又缺乏形态学和生化学异常改变的症候群）**半夏厚朴汤**治疗。

● **柴胡桂枝汤**治疗胃及十二指肠溃疡、胆囊炎、胆石症、慢性结肠炎、胰腺炎效果好。

● 现代急慢性胃肠炎、十二指肠溃疡、胃溃疡、慢性胆囊炎、慢性浅表性胃炎、萎缩性胃炎、胃窦炎、反流性食道炎、反流性胃炎、肠炎、腹泻、消化不良、肠易激综合征、失眠、心律不齐、饮酒过量、口臭。**半夏泻心汤**加蒲公英、金果榄。效果十分理想。

附方：**生姜泻心汤**、**半夏泻心汤**减干姜用量，加生姜而成。功效：同上方相似，只是增加了降逆止呕的力量。刘渡舟：生姜必须重用为 15 克，若只用 3 片，难以奏效。此方加茯苓 30 克，弥补了此之不足。

● **半夏泻心汤**加厚朴花、代代花、佛手花，三花具有辛香开胃、健脾化湿的功效。治疗慢性胃炎，湿热阻中，气机不利，引起胃脘不舒，时时胀满，尤以午后为甚，或伴有呃逆，舌面有淡淡白腻苔，脉象沉滞者。

● **五苓散**治疗自觉胃里有水在咕咚作响，临床效果理想。1990 年 2 月 10 日上午，来一个患者，主诉：胃总感觉有水，身体一倾斜就听觉有水响声，几次去医院检查治疗仍然没有效果，又说，会不会是什么怪病？某大医院医生说我是心理作用，我都抑郁了，会不会死呀？综合诊断后给开**五苓散**原方，水煎服 5 剂，病愈。

只要辨证分析准确，处方用药剂量准确效果自然满意。剂量不准确的经方不能称为经方，也无法揭开经方疗效之秘。**五苓散**临床应用泽泻量必须大于其他药量，泽泻量小没有效果。比例：二五三三（桂枝二泽泻五，白术猪苓茯苓各三）。《脾胃论》曰：“君药分量最多，臣药次之，使药又次之，不可令臣过于君，君臣有序，相与宣摄，则可以御邪除病矣。”明代何伯斋说，“君臣佐使，大抵药之治病，各有所主，主治者君也，辅治者臣也，与君相反而相助者佐也，引经药及治病之药至病所者，使也。”《成方切用》曰：“主病者，对证之药也，故谓之君也。”

● **桂附理中丸**（**附子理中汤**加肉桂），多一味桂枝或肉桂，更能大补元阳，对于脾胃虚弱，脾阳不足，脾胃虚寒者更佳。对自觉胃肠鸣响也有佳效。

• 凡湿热证热积于胃中，人善食又饥饿，为火之因，用**白虎汤**加**人参汤**治之。

• 门诊见胃脘痛，双手喜抱腹，倦怠懒言，舌淡，脉弱，用温中健脾的**附子理中丸**最佳。

• 凡胃脘部怕风，胃怕吃冷食物的胃病，大便干燥者。方用**遇仙丹**（黑丑、槟榔、三棱、莪术、木香、皂角、大黄）。或者用：**大黄附子汤**等泻下作用之方剂，治疗效佳。

• 溃疡病，**小柴胡汤**加枳实、白芍、延胡索、乌贼骨治之。

• 心中痞满热尤甚，**小柴胡汤**加枳实、桔梗治之。

• 烦热而心下痞，下利，**小柴胡汤**加黄连治之。

• 柴胡证而胃胀、食少者，**小柴胡汤**加焦山楂 20 克，神曲 15 克治之。

• **小柴胡汤**加陈皮 12 克，茯苓 15 克，主治：肝胃不和，胸胁发胀，恶心嗳气，食少吐涎。适用于慢性胃炎、妊娠恶阻有上述见证者。

附子泻心汤合**五苓散**治疗慢性胃炎，胃及十二指肠溃疡、慢性肠炎，老年伤食，上消化道出血，胆囊炎，急慢性痢疾，复发性口腔溃疡，消化不良。

附子泻心汤证如下：①心下痞、或上腹部胀痛、大便不通或里急后重、心烦乱甚昏厥、舌苔黄腻。②恶寒汗出或额上冷汗、手足肢冷、脉沉微弱或血压下降。

临床治疗加减应用：

（1）大便不成形，舌胖大，**附子泻心汤**加干姜、甘草。

（2）便秘，附子泻心汤加重大黄用量。

（3）有烦躁不安，出冷汗者，**附子泻心汤**加肉桂。

• 患者总感觉胃内有水响声，好像有水来回晃动。说明水渍入胃，用**茯苓甘草汤**治之。

• **茯苓甘草汤**是治疗水饮性胃病专方。患者伸出舌头时，舌面上尽是水，严重者水往下流。

茯苓甘草汤：桂枝 6 克，炙甘草 3 克，茯苓 6 克，生姜 3 片（生姜量要大）。

《伤寒论》第 356 条："伤寒厥而心下悸，宜先治水，当服**茯苓甘草汤**，却治其厥，不尔，水渍入胃，必作利也。"是治疗胃虚水停的有效方，凡是水饮停胃的各种胃病，均有佳效。

水饮型胃病：患者自觉有水、浅表性胃炎糜烂性胃炎、幽门螺旋杆菌感染、消化道溃疡。

• **桂枝甘草汤**是治疗胃虚水停的专方（生姜性温热，入胃和胃开胃解表，故治胃水之疾。临床再加藿香、佩兰芳香化湿）。

• **苓桂术甘汤**是治疗脾虚水停的方（白术入脾，健脾燥湿）。

• **黄连汤**功效：平调寒热，和胃降逆。主治：伤寒证，胸中有热，胃中有寒，寒热相夹，所致腹痛，欲呕吐，或脉弦滑而数，舌苔白兼黄腻。现代多用于慢性胃炎、急性胃肠炎、溃疡病、慢性腹泻、胆囊炎。

黄连汤方证是：上热下寒，上热则欲呕，下寒则腹痛，故用黄连清上热，干姜、桂枝温下寒，配半夏和胃降逆，参枣草补虚缓急，全方温清并用补泻兼施，使寒散热清，上下调和，升降复常，腹痛、呕吐自愈。

另外，临床对黄连过敏及畏黄连之苦者，可用麦门冬、大贝母合而代之。

• **理中汤**功效：温中祛寒，益气健脾。古代治疗霍乱胸痹等病常用方。是治疗里虚寒证的消化道疾病的主要方剂，里指脾胃即消化吸收功能。

主治：脾胃虚寒证。**理中汤**主要用于脾胃虚寒所致的吐、泻、腹痛，泄泻清稀，呕吐食少。腹痛绕脐。

临床治疗加减应用：①呕吐者，**理中汤**加半夏。②黄疸者，**理中汤**加茵陈。③脐下动气者，**理中汤**加桂枝。④心悸眩晕者，**理中汤**加茯苓。⑤腹痛者，**理中汤**加木香。

● **栀子厚朴汤**（栀子15克，厚朴15克，枳壳15克）经典方证：心烦、腹满、卧起不安者。

治疗：急性食道黏膜损伤、食道炎、急慢性胃炎、慢性支气管炎、支气管哮喘、胆囊炎、胆道感染、急性肝炎、慢性肝炎急性发作、鼻出血、多汗症、麻疹。

注意：栀子久服能使眼圈周发黑，停药后可消退。对栀子服后出现皮肤过敏者，应慎用。

● 治疗胃寒性胃炎、慢性肠炎、便溏、腹隐痛，以及肠系膜淋巴结炎症，**理中汤**加附子、吴茱萸、干姜各10~15克，均可提高疗效。因为附子、吴茱萸同用，温里助阳之功能合力大增。

● 用多种方药乏效的顽固性慢性胃炎，只要观舌苔呈厚而积粉状，为湿气重，口角易长疱疹疮。咽炎用**达原饮**加除湿的薏苡仁、茯苓治之效果好。

三、时方治疗思路选择

● **连朴饮**功效：清热化湿，理气和中。主治：上吐下泻，胸脘痞闷，心烦躁扰。急性肠胃炎，肠伤寒。组方：制厚朴6克，川连、石菖蒲、姜半夏各3克，豆豉、焦栀子各9克，芦根60克，水煎服（《霍乱论》）。记忆口诀：菖半芦厚连豆栀子（厂办楼后连豆栀子）。

● **泻黄散**功效：泻脾胃伏热。治疗口燥唇干，口疮口臭，烦渴易饥及脾热弄舌者。

● 疣状胃炎，中成药：**西黄丸**。坚持口服1个月可治愈。

● 胃溃疡，中成药**西黄丸**研末，拌米饭服用，治疗效果好。

● **全真一气汤**功效：滋阴降火。主治：阴分焦燥，上实下虚，上热下寒，阴竭于内，阳越于外，斑疹热极烦躁，上喘下泻，中风大病，阴虚发热，吐血，咳喘，一切虚劳重症。组方：熟地15克，人参10克，麦门冬15克，制附子10克，五味子15克，白术10克，牛膝10克，水煎服（《冯氏锦囊秘录》）。

对久病重病出现的脾肾阴阳皆虚，证候错杂者很有临床实际意义。立方医理：阴阳互根，水火同源，脾肾为先天后天之本。配方有“水中补火之法，土内藏阳之火，为土金水一气化源之药也”。此方实为升降出入和太极之法旨意，冯兆张非常强调医德说，医家应有济人之心，必须具有救人之术。

● **参苓白术散**主治：脾虚夹湿证。饮食不化，胸脘痞闷，肠鸣泄泻，四肢乏力，形体消瘦，面色萎黄，舌淡苔白腻，脉虚缓。也适应于咳嗽多痰症。

《古今医鉴》一书**参苓白术散**方，比《和剂局方》载方多一味陈皮。

注意：凡治一切阴证、阳证的疾病，上策就是在中焦上思考，不是单纯脾胃，应在人的阴阳上下功夫。

● **资生丸（资生健脾丸）**功效：益气健脾，和胃渗湿，消食理气。主治：妊娠3个月，阳明脉衰，胎元不固。也治脾胃虚弱，食少便溏，脘腹作胀，恶心呕吐，消瘦乏力等症。

清代名医罗美《古今名医方论》曰：“**资生丸**既无**参苓白术散**之滞，又无**香砂养胃丸**之燥，能补能用，臻名**保胎资生丸**，与以保胎，永无滑胎，丈夫服之，调中养胃。名之资生，信不虚矣。”

● **健脾丸**功效：补脾益胃，理气消滞。主治：脾胃虚弱，食积内停，此方补大于消。

● **归脾丸**功效：健脾益气，补血养心。是健脾养心，益气补血高效方。主治：消化不良。

● 用**归脾汤**治疗胃溃疡时，减去刺激胃黏膜的远志，加倍量甘草保护胃黏膜，加乳香没药来愈合胃溃疡面。

● **保和丸**功效：消积健脾，清热利湿。主治：食积停滞。

临床上用**保和丸**，患者有郁热可以用连翘，没有即可不用。

连翘解热作用还可以帮助解除胃中食物不化的积热，**保和丸**中的连翘，就是用于解除这种积热的。张锡纯："连翘用一两必能出汗，且发汗之力柔和，又甚绵长。"

● **保元汤**功效：补气温阳。主治：衰竭。现多以此方为扶正培本的基础方。

● **异功散**（**四君子汤**加陈皮）功效：益气健脾和胃。用于脾胃气虚见脘腹胀闷，运化不良。

临床经验：加陈皮量要小，意在推动药力，量大抵消党参、白术之功。

党参用量应在 15 克以内，如果不是脾虚者，最好不用。有位朋友偷吃优质党参 50 克左右，结果下唇出现了灼热肿胀外翻难忍好几天。正常人勿多食用党参。

● **六君子汤**（**四君子汤**加半夏、陈皮）功效：益气健脾，和胃化痰。症见：咳嗽痰多，痰白清稀，气短者。多睡者脾胃倦而神昏。脾胃倦，则怠惰嗜卧。神思短，则懒怯多眠。

● **归芍六君子汤**（**六君子汤**加当归、白芍）功效：益气健脾，养血柔肝。主治：气血不足，肝脾同病，症见胸闷腹胀，胁肋不舒，纳差。现多用于治疗慢性肝炎、早期肝硬化。

● **香砂六君子汤**（**六君子汤**加木香、砂仁）功效：健脾和胃，理气畅中。适用于脾气胃气虚弱，胸胁痞闷，脘腹胀满，呕吐腹泻，舌苔白腻，慢性胃炎，溃疡。临床出现胃寒加丁香、藿香。

● 痞满气壅正气虚，**四君子汤**加陈皮、当归、木香、砂仁治之。

● 呕血皆因胃火炽，脉来洪数呕连绵，**二陈汤**加枳实、竹茹、姜汁、炒黄连治之。

四、时方经方治疗胃虚痛几首名方思路选择

（1）十二指肠溃疡临床表现：饥饿时胃痛，饭后胃痛暂安。**归脾汤**加炮姜治之。此法为陈修园主张的归脾法，二阳旨的**归脾汤**主之。二阳旨即《黄帝内经》二阳之病发心脾之旨也。

（2）胃溃疡，临床表现：饭后半小时到 1 小时发作饱时痛。用秦伯未提倡的**黄芪建中汤**治疗。方中桂枝最能动血，便血吐血尽量慎用。应加炮姜止血，去桂枝。

（3）心虚过度，把心神阴血收下去，用**归脾汤**。劳力过度乏力，把气力提上来，用**补中益气汤**。

（4）温中止痛法：用**理中汤**选加良姜、肉桂、吴茱萸、草豆蔻。

（5）建中养胃止痛法：用**当归建中汤**。

（6）对胃怕吃冷食物的胃病，复方加干姜。对胃脘部怕风的胃病，复方加白芷。

● 治疗胃痛胃炎，十二指肠炎验方：金铃子、延胡索、荔枝核各 15 克，食用醋拌匀，炒后，水煎服。此方看似简单，但效果好。相传为叶天士传授方。

● 胃痉挛出现剧烈疼痛，用岳美中所倡的**延年半夏汤**治之。其临床应用指征：胃部疼痛剧烈，并疼痛往往波及左胸及肩部。患者喜屈上体抵压痛处来缓解。疼痛时发时止。多嗳气欠伸，呕吐后疼痛可减轻均可用本方治疗。西安市长安区一位 34 岁小伙，胃痛发作时坐在地上双手抱胃部处转圈圈，脸色口唇色发青，病史有 3 年之久，用**延年半夏汤**，两次后明显缓解，但后来没有见患者再复诊，不知痊愈还是另求他医。

● 2020 年 12 月 22 日上午益群中医门诊，马某，男，31 岁。主诉：胃痛大半年了，

先后去几家医院看过，也做过仪器检查无什么问题，但就是持续性胃痛不间断，也看过几位名中医，观舌质淡红、苔淡，双手十指甲无白色月眉，触双手冰凉，脉沉细。便处方：**当归四逆汤**加黑附子，7 剂。12 月 29 日二诊时，主诉：胃痛有明显缓解，手足冰凉明显改善，在上诊基础上，处方：**良附丸**合**补中益气汤**加炒白芍 30 克，7 剂，水煎服。2021 年 1 月 5 日上午门诊，主诉：胃痛彻底没有任何感觉了，效不更方，7 剂，并建议忌口生冷及过饱，养大于用药以固疗效。10 日下午患者发微信说："前天下午吃个麦当汉堡，晚上也吃多了，又胃痛了。"再次回复：养胃重于用药。

● 纯粹养胃用**叶氏养胃汤**为最理想。处方：麦门冬、沙参、桑叶、甘草、扁豆、玉竹。

功用：清平甘润，滋阴养胃。记忆口诀：冬沙桑草豆玉竹。叶天士曰："人知饥不能食，胃伤也。曰太阴湿土，得阳始运，阳明燥土，得阳乃安，故创**叶氏益胃汤**（麦门冬、玉竹、沙参、桑叶、扁豆各 9 克，炙甘草 3 克）。同仲景甘药调之之义合。"

五、时方经方治疗胃热疼痛几首名方思路选择

（1）《张氏医通》主治胃脘痛久，脉数有火者的**清中蠲痛汤**（炒栀子、炮姜、川芎、黄连、橘红、制香附、苍术、神曲）。

（2）《医学统旨》主治火热内蕴之心痛，胃脘痛的**清中汤**（黄连、炒栀子、陈皮、清半夏、草豆蔻、甘草）。

（3）《万病回春》主治胃中郁热，胃脘疼痛的**清热解郁汤**（黄连、炒栀子、炒枳壳、川芎、炒香附、炮姜、陈皮、苍术、甘草）。

（4）《金匮要略》的**瓜蒌薤白半夏汤**、**枳实薤白桂枝汤**。两方药性平和无副作用，不仅仅是治心绞痛的专方，也是对痰饮痹阻类的胃痛照样效果理想。

六、胃溃疡灵验方治疗思路选择

● **西药中药**：连服痢特灵 6 天。第 1 天 4 次，每次 2 片，第 2 天 3 次，每次 2 片，第 3 天 4 次，每次 1 片，第 4 天 3 次，每次 1 片，第 5 天 2 次，每次 1 片，第 6 天 1 次，上午服 1 片。第 6 天下午开始服中药：黄芪、玄参、薏苡仁、香附、桂枝、槟榔各 15 克，白芍 20 克，大枣 6 克，生姜、蜂蜜各 50 克，水煎服，2 天 1 剂，分 3 次服。看病痛情况坚持服药。

● **胃溃疡**（幽门螺杆菌）。西药治疗：四环素（或土霉素）、痢特灵（呋喃唑酮）。按说明剂量配合坚持服用 15 天。临床应用证明两种老抗生素药物效果优于最新抗生素。

● 凡胃炎及十二指肠溃疡，有幽门螺杆菌者，复方加蒲公英、紫花地丁、败酱草、枳壳，其中蒲公英是抗菌最有效药。

● **胃溃疡验方**：

（1）生怀山药 100 克，白及 15 克，共研极细末，每日空腹两次，温开水冲服 6 克左右，坚持 1 个月效果佳。二者有收敛黏液作用，加速溃疡面愈合。

（2）代赭石研末内服，能收敛肠胃壁，保护黏膜面（《中药学讲义》）。

（3）瓦楞子煅透，甘草等量，共研成细粉，做成水丸，或散剂，每次饭前温开水冲服 3 克，每日 2~3 次，治疗十二指肠溃疡，胃溃疡疗效佳。

（4）治疗十二指肠溃疡，胃溃疡。甘草、海螵蛸等分分别研成细末装瓶备用。甘草粉日 3 次，每次 1 克，饭前 15 分钟内服。海螵蛸粉每日 3 次，每次 2 克，饭前 30 分钟内服。李克绍摘录《福建人民医院内部经验方》。

● 顽固性胃痛经验方：**红花瓜蒌甘草汤**（红花3克，瓜蒌10克，炙甘草10克，加醋五灵脂15克，生栀子10克，炒连翘6克，川芎9克，干姜9克）。水煎服。

● 顽固性胃脘刺痛拒按者，脉涩而沉，为瘀血之证，用**失笑散**合**金铃子散**治疗。**失笑散**（炒蒲黄、醋炒五灵脂各等份）；**金铃子散**（延胡索、金铃子各等分）。

七、时方平胃散临床治疗加减应用思路选择

● **平胃散**功效：燥湿健脾，行气和胃。主治：寒湿积滞，阻于中焦所致的脘腹胀满，嗳气吞酸，不思饮食，恶心呕吐，大便溏泄，肢体倦怠（现代按比例加减多做汤剂服用）。

方意：**平胃散**辛香苦温，为燥湿健脾的代表方，脾阳不运，寒湿阻滞，治宜运脾除湿，振奋被困之脾阳，温化中焦之寒湿（胸满用枳实，腹满用厚朴）。对腹胀较重者，厚朴重用80克以上，选加阿魏，炒莱菔子。

平胃散苦辛温燥，易耗伤阴血，故对阴血不足及孕妇不宜使用。

张元素曰："厚朴能治胀，若元气虚弱，虽腹胀宜斟酌用之，寒胀是也。大热药中兼用，结者散之，乃神药也。误服脱人元气，切禁之。"

李东垣曰："厚朴苦能下气，故泄实满。"

叶天士曰："厚朴多则破气，少用则通阳。"

尤在泾说："食欲停在胃脘，用消导药时，必须加人参9克，才能以胃气推动药力，效果才会好。"

脾胃虚弱，用药宜小剂，每日不过三钱，丸药也可以煮取饮之，着眼保护胃气，守方可愈，这是中医调理脾胃之法度。人以胃气为本，药以胃气运转。

舌苔腻是**平胃散**临床应用取效之特征，不可忽视。

凡治胃病时，舌苔黄厚腻者，复方加入草果效果尤佳。

临床治疗加减应用：

（1）食少停止不化为实证，**平胃散**加神曲、麦芽以消食化滞。

若胃虚寒，要以火暖土，**平胃散**加肉桂治之。须知，胃的动力来源于心脏。

（2）食滞腹胀便秘者，**平胃散**加槟榔，莱菔子以消导积滞。再加乌梅30~60克。《黄帝内经》曰："泻而不藏。"肠道畅通胃口才会好。

（3）若见热象，但又不渴者，**平胃散**加黄芩、黄连以燥湿清热。

（4）若兼脾胃寒湿者**平胃散**加干姜、肉桂以温化寒湿。

（5）临床见纳差者，**平胃散**加焦三仙治之。

（6）本方加蒲公英，可用于慢性胃炎、胃及十二指肠溃疡、胃肠神经官能症。

（7）因饮食不节伤了脾胃，**平胃散**加香附、砂仁、枳实、木香治之。

（8）因食积伤脾胃，**平胃散**加炒麦芽、炒神曲。

（9）因肉积伤脾胃，**平胃散**加山楂、草果。

（10）因生冷瓜果伤脾胃，**平胃散**加干姜、青皮。

（11）因酒伤脾胃，**平胃散**加黄连、葛花、乌梅。

（12）脾胃不和引起呕吐者，**平胃散**加丁香、乌梅、藿香、半夏。

（13）热积便秘者，**平胃散**加槟榔、枳实、大黄。

（14）出现冷积难消化者，**平胃散**加干姜、肉桂、莪术、三棱。

（15）若出现异乡水土不服者，**平胃散**加香附、砂仁、藿香、半夏。出现呕吐下泻者，选加茯苓、白术、炒薏苡仁、山药、乌梅。

（16）出现湿热相蒸口作酸者，**平胃散**加香附、砂仁、炒黄连、吴茱萸、栀子、枳实。兼出现嘈杂者，**平胃散**加川芎、白芍。

（17）出现腹泻物有谷水不化残渣，**平胃散**合**五苓汤**。

（18）出现饮食后腹起胀饱时，为脾虚，**平胃散**加香砂，合**异功散**（**四君子汤**加陈皮）。

（19）出现霍乱吐泻时**平胃散**合**藿香正气散**。

（20）临床出现肠胃病引起腿转筋者，**平胃散**加木瓜。

（21）临床肠胃病引起腹冷痛时，**平胃散**加干姜、肉桂。

（22）临床肠胃病引起腹痛时，**平胃散**加白芍、木香。

（23）食结如硬块在腹，**平胃散**加青皮、枳实。

（24）肠胃病引起干呕，**平胃散**加香附、砂仁、木香、枳壳、肉桂、藿香、干姜、紫苏。

（25）腹中坚痛硬痛，或心烦加槟榔、山楂。腹中坚痛硬痛就用生石膏治之（胡希恕）。

（26）胃寒呕吐者，**平胃散**加丁香、肉桂、干姜。

（27）出现虚汗，口唇发青，四肢不温而冷者，**平胃散**加制附子、小茴香。

（28）一切食积，为痞满，为癥瘕，为下利，**平胃散**加山楂、奏效甚捷。

（29）**平胃散**加鸡内金，治疗咳嗽时伴有恶心呕吐，“五脏六腑皆令人咳，非独肺也”“脾咳不已，则胃受之，胃咳之状，咳而呕”。此类咳嗽者，因食生冷食物，湿阻中焦，使脾升降失常，故，**平胃散**加鸡内金运脾化湿，行气和胃，咳嗽则止。

（30）莪术既有开胃化食，又有助于脾胃功能恢复。治疗胃病时，以莪术为君，与消食和胃之品配伍治胃病效果佳。

八、经验方治疗胃痛思路选择

1. 艾叶30克切细，鸡蛋2枚，加油炒半熟，加水煮熟后食用。

2. 艾叶10克，香附10克，大枣5枚。水煎服。治胃痛胃寒，呕吐清水，大便稀溏。

3. 凡消化不良，腹胀痛，复方加能消食、行气止痛的鸡矢藤30克，能提高临时疗效。

呃逆　泛酸

一、临床治疗要点提示

● 呃逆，嗳气，病机由胃气上逆而成，治则：理气和胃，降逆平逆。

● 泛酸，《黄帝内经》曰：“诸吐酸水，皆属于热。”肝胃相关，酸乃肝味，所以应从肝论治为本。

● 热证泛酸：症见咽干口苦，纳差，舌苔黄，舌尖及边红，脉弦滑。为肝郁化热，上逆犯胃所致。治则：泄肝和胃之法。

● 寒证泛酸：症见酸水清稀，纳差脘闷，饮食稍不注意，泛酸加重，胃部喜按喜温，乏力倦怠，大便溏稀，四肢不温，舌苔白滑，舌质淡，脉细弦。为脾胃虚寒所致。治则：温中健脾，抑肝和胃。

● 胃酸多，舌润暗红。

二、经方时方治疗思路选择

● 呃逆，**四逆散**加柿蒂、木香。

● 治疗呃逆用丁香柿蒂汤不效时，按西医原理膈肌痉挛，用缓急止痉的**芍药甘草汤**。实证**芍药甘草汤**加佛手10克。虚证，**芍药甘草汤**加五味子10克，或炒酸枣仁30克。效果良好。

● **旋覆代赭汤**合**丁香柿蒂汤**：治疗顽固性呃逆。若口干加石膏、知母之类。再加白芍、甘草更助药力。

另外，丁香、柿蒂为治疗呃逆之专药。柿蒂研末，再以丁香、人参、生姜汤冲服，方可治呃逆有效。否则效差。此乃几代人经验相传耳。

● **旋覆代赭汤**治疗呃逆临床应用：

顽固呃逆半年以上者，用**旋覆代赭汤**合**半夏泻心汤**加味治之，一般2个月可愈。

旋覆代赭汤临床治疗加减应用：

①胃气不虚者，可去人参、甘草、大枣。②湿重痰多者加厚朴、茯苓、陈皮。③夹食滞者加焦三仙、鸡内金。④兼热者加黄连、黄芩、麦门冬。⑤胃寒甚者，改生姜为干姜。⑥胃痛者加丹参、木香、草蔻。⑦便秘者加大黄。⑧舌苔黄者加黄连。⑨**旋覆代赭汤**治疗反胃打嗝效差时，加公丁香6~9克，能提高疗效。

另外，**旋覆代赭汤**加白茅根或芦根，清胃生津，止呕止呃，对温病呃逆有效。

如果呃逆严重，**旋覆代赭汤**加枇杷叶、竹茹、龙骨、牡蛎、牛膝。或加乌贼骨60克，水煎服用，效果好。乌贼骨咸入肾，有收敛之功，治吐血，鼻出血，足见有降逆之功效。

代赭石是治胃炎胃气上逆之妙品。重用代赭石50~100克，治疗胃气不降，胃气上逆，则可出呃逆、嗳气，甚至而致吐血呕吐等。

● 用**旋覆代赭汤**治疗顽固性嗳气病时，病机重点在胃，应重用生姜健胃化痰消痞，而代赭石不宜量大，以免石重直走下焦，而影响疗效。

● 进食后腹胀嗳气反流、心下按之满痛者，**桂枝茯苓丸**合**大柴胡汤**治疗。

● 临床经验：胃中泛酸多湿热，也有胃中痰火而有酸味上泛的泛酸。复方治疗后必须要长服**左金丸**巩固疗效，煎剂无效。中途服用时不可停顿，每日2~3次，每次从3克开始，慢慢加到30~60克，重患者可增加到120克。只有长服可望治愈才能巩固可靠。

● 胃酸反流，咽喉不适，或食道痉挛，吞咽障碍，呕吐，均可用**半夏厚朴汤**治疗。

● 慢性胃炎伴有泛酸、呕恶者，**半夏泻心汤**加吴茱萸或肉桂治疗。

● 进食后呃逆频频，**半夏泻心汤**加生麦芽、谷芽、稻芽治疗，有疏肝健脾、开胃进食之功效。见胃脘及两胁胀满，精神疲惫者，多有疗效。

● 胃泛酸、胃脘隐痛、消化性溃疡之烧心，**半夏泻心汤**加乌贝散（乌贼骨、贝母）治疗，具有燥湿制酸作用。泛酸烧心严重，复方加30克败酱草，能引胃中浊热下行肠道就不烧了。胃有溃烂面加白及。另外，胃酸过多，还可以加30%以上抑制胃酸的要药瓦楞子。

● 胃脘隐痛、泛酸、烧心，**半夏泻心汤**加黄芪、三七粉治之。三七粉可祛瘀血生新血，冲服为宜，两味合用，可促使消化性溃疡愈合。

● 胃虚呃逆，呕哕咳逆者。《金匮要略》曰："哕逆者，**橘皮竹茹汤**主之。"（橘皮、竹茹、人参、生姜、大枣、甘草）治之。记忆口诀：橘皮竹茹三人参。

病因：中焦气虚，谷气不宜，郁而化热，虚热上逆，故见哕逆。临床见呃逆、干呕，虚烦少气，舌红嫩，脉虚数，现对妊娠呕吐，幽门不完全性梗阻，膈肌痉挛及术后呃逆不止者尤效。

● 用他方治疗呃逆无效者，选用**血府逐瘀汤**治疗。王清任曰："无论伤寒，瘟疫，杂症，一见呃逆，速用此方，无论轻重，1 剂即效，此余之心法也。"又论"饮水即呛，乃会厌有血滞，用**血府逐瘀汤**极效。原理：桔梗、枳壳有通肺利膈下气之功。

● 黄元御论反胃：反胃者，阳衰土湿，下脘不开也。脾阴旺而下窍常闭。中气健旺，则胃降而善纳，脾升而善磨。反胃根源在于脾阴旺，故应以干姜温阳，茯苓利湿燥土，以治本。**姜苓半夏汤**治之（干姜、茯苓、半夏、人参各 9 克，白蜜半杯）水煎化蜜趁温服。

● 反胃致人倦怠乏力，难受如死，用人参 10 克，加生姜两片，水煎频服，寒者佐肉桂，附子少许，为下焦寒，不能生土，故食之反出。另外，反胃初愈，切不可以饮粥，当每日与人参煮汤服之，加炒陈米，不时煎服。每日方后可小试稀糜，往往即食饭者，多致病复而危（张璐）。李东垣曰："反胃有三：气，积，寒。"

三、经验方治疗呃逆思路选择

（1）砂仁 3~5 克，口嚼慢慢咽下，对呃逆效果理想。坚持 3 天口嚼。

（2）顽固性呃逆：用复方效差时，可在锅内用文火炒韭菜籽 30 克左右，放凉后研末，每次饭后 10 克，温开水送服。药完呃止。

（3）炒蔓荆子 10 克，水煎后当饮料样服用。治呃逆效果理想。

（4）顽固性呃逆："姜蜜饮，治呃逆久不愈，连连四五十声，用生姜汁半盅，加蜜调匀，热服。"（《不知医必要》）。

（5）无论何因引起顽固性呃逆：找完整鲜花椒叶 7~10 片，嚼碎，用患者能接受的白酒送服即可。此方效果十分理想。

（6）呃逆不止，川椒 125 克炒后研末，面粉调糊为丸，梧桐子大，每服 10 丸，醋汤下，神效（《经验方》）。

（7）《蜀本草》云："丁香疗呕逆甚验。"

（8）《十便良方》云："胃冷呕逆，母丁香三个，陈皮去白，水煎热服。"清代名医罗国纲云："丁香有两种，小者力小，大者名母丁香，力最大。"

（9）伤寒呃逆，枳壳 15 克，木香 3 克，为末，每服 3 克，效佳（《普济本事方》）。

（10）治呃逆，专取柿蒂之涩，以敛内蕴之热，丁香、生姜之辛，以散外郁之寒，深得寒热兼济之妙用（《本经逢原》）。

（11）云南名医吴佩衡云：服了使君子仁后，致呃逆频频，用使君子壳，水煎服可解。

（12）治呃逆，硫黄点烧冒烟，嗅之立止（《本草纲目》）。

（13）顽固性呃逆，点燃艾条，让患者闻几分钟，即可。

（14）韭菜籽小火炒黄研末，温开水冲服 3 克左右，对各种呃逆及肿瘤患者伴呃逆有效。

（15）顽固性呃逆发作时，可以自我点按，或刮痧颈项侧部，结喉旁的手阳明大肠经穴的扶突穴。本穴有利咽消肿、理气降逆之功。

（16）芫荽籽研末，温开水冲服 3 克左右，对各种呃逆有效。

● 大病愈后，唯呃逆不止，多方医治不愈，妙用粳米煮汤一小碗，拌西洋参两三片研末，送服，坚持 1 周可望治愈。米汤养人，西洋参扶胃阴。

● 胃泛酸烧心验方：

（1）煅瓦楞子30克，败酱草30克，金钱草30克。水煎服。或单用金钱草60克，水煎服，或单用败酱草30克，水煎服，对泛酸胃烧心比**乌贝散**效果好。

（2）胃痛泛酸又烧心，及胆汁反流性胃炎，金钱草100克，水煎后当茶水饮料一样饮用，每日1剂，坚持症状消失即可，花费少而效果好。

（3）生石膏、寒水石各30克（先煎），生地15克，黄连6克，儿茶3克（布包）。水煎服，每日1剂。

● 反胃吐食，用柿子2~3枚连蒂捣烂，酒送服甚效（《本草纲目》）。

奔豚病

一、临床治疗奔豚病要点提示

《难经·五十六难》曰："肾之积名曰贲豚，发于小腹，上至心下，若豚状，或上或下无时。"《金匮要略·奔豚气病脉证治》曰："奔豚病从少腹起，上冲咽喉，发作欲死，复还止，皆从惊恐得之。"黄元御《四圣心源》论奔豚根源之本最详："土败胃逆，君相不降，肾水寒凝。水邪既聚，逢郁则发，奔腾逆上，势如惊豚，腹胁心胸诸病皆作。轻者惊悸，重者奔豚。"

区别：心悸，为心中剧烈跳动，发自于心；奔豚，乃上下冲逆，发自少腹。气从小腹上至心，宜用**桂枝加桂汤**。发汗后，阳虚卫泄，寒邪乘入，加桂枝意取升阳散邪，固卫补中散寒。脐下悸，欲作奔豚，宜用**苓桂甘枣汤**（仲景为水寒之气上逆，预防奔豚立此法）。

二、经方治疗思路选择

● 临床见到"奔豚病"，发作时以剧烈的气从少腹上冲心胸处为特征的自我神经症，过后和好人一样。无论是经典的针灸发汗造成津液损伤引起的病因病机，还是练气功出偏，以及神经症、冠心病、心律失常、室性期前收缩（早搏）等，均可以用"**桂枝加桂汤**"治之，即**桂枝汤**再加重桂枝量。桂枝是治疗气上冲最有力的药物。本方重用桂枝治疗奔豚病的医理是奔豚逆气是由胃或肾功能失调，使向上升发路径不畅。而桂枝既有提升人体的生理性之正气，又有降逆病理性逆气的双向作用。桂枝的双向作用是前贤以《伤寒论》为主体所考证得出的。《神农本草经》曰："桂枝治上气咳逆，结气。"《本经逢原》曰："桂枝上行而散表，透达营卫，能解肌。"《药征》曰："桂枝主治冲逆。"《古方药议》曰："桂枝能发泄，通达气血，有解肌表之邪气。"张锡纯又补充说："桂枝能升胸中宗气（大气）。降逆气。如冲气，肝气上冲之类。"还有，患者颜面发烫难医，不明医理者认为是激素性皮炎，盲用激素压制无效使病久宕不愈，其不知是肺胃内逆结之气上逆所致。故吴鞠通"以**白虎汤**保肺清金，峻泻阳明独胜之热，使不消铄肌肉。单以桂枝一味，领邪外出，做向导之官，得热因热用之妙。"《金匮要略》第40条曰："若面热如醉，此为胃热上冲熏其面，加大黄以利之。"此属阳明胃气盛则面热如醉，是胃气之热上熏，故加大黄以利之。

● 外感表不解出现的奔豚病，就用**桂枝加桂汤**治之。

● 奔豚病机，人体心脾阳虚，使心阳不能坐镇于上，脾土不能守护于中，下焦水寒之气就会蠢蠢欲动，而表现为脐下悸动。故应以**苓桂甘枣汤**来温阳伐水降冲而治之。

● 奔豚患者出现下肢冰冷，少腹兼痛，**桂枝加桂汤**中加上味厚力强的肉桂能提高疗效。

● **苓桂甘枣汤**为古代奔豚病的专方，有安神定悸的作用，适用于以胸腹部有明显悸动感为特征的疾病。治水饮病也很好。奔豚，形容似小猪在跑的样子，因为猪只会向前不会转脖子，所以这样比喻，但更形象地说奔豚应该像海里的海豚只向上顶才准确。凡奔豚病症，是一种功能失调性疾病往往阵发性发作。发作时从小腹部向上奔跑，跑到那儿，那儿会出现相应病状。跑冲到头部，就会出现眩晕，严重者会昏晕倒。跑到腹部就会出现腹胀如鼓。跑到胸处就会出现心慌、胸闷、气短、甚至有恐怖感。跑到咽部，会出现哽噎不利难受。以上这些发作一会儿可自行缓解。患者常常去医院做了许多仪器检查，检查不出什么具体病症。就会出现恐慌的表现。而中医有两个方子是治疗奔豚病的最佳方。即**苓桂甘枣汤**、**桂枝加桂汤**。

苓桂甘枣汤治疗寒水上冲的即将发作的奔豚。因心脏阳气不足，临床常常出现脐以下有跳动的感觉，小便排出不畅。水从下焦上冲，当寒水冲上时，就会出现脐下跳动，小腹发凉胀，出现小便不利。虽然药少，但上、中、下并治。故，治水气上冲良也。而名方“**苓桂甘枣汤**”是治水气从中焦上冲的奔豚病。伤寒大家尤怡曰：“桂枝得茯苓，则不发表而反利水。”二者之间，起到了相互依赖的作用。

苓桂甘枣汤体质要求：患者多瘦弱，易心悸脐跳，头晕、舌质多淡红、肿大而有齿痕，脉虚缓。

苓桂甘枣汤适应于神经衰弱、失眠、癔症、心血管神经症、消化不良、胃肠功能紊乱、胃液分泌过多、耳源性眩晕、更年期综合征、心源性水肿。

临床治疗加减应用：

（1）呕吐清水、腹中辘辘有声，**苓桂甘枣汤**加白术。

（2）咳逆上气而头晕眼花者，**苓桂甘枣汤**加五味子。

（3）消瘦、心悸明显，状如奔豚者，**苓桂甘枣汤**加重大枣。

苓桂甘枣汤的药理研究：扩张血管，改善循环，减轻心脏前负荷，消除肺瘀血与水肿。

多年来，笔者用**苓桂甘枣汤**和**桂枝加桂汤**，临床治愈了不少西医认为是心脏类的疾病。有的患者患奔豚病治疗无效，来门诊诉说都有出现恐惧和轻生的念头。

2017 年 8 月 1 日上午，我在西安含光路南端益群中医门诊上班时，经人介绍，陕北有位 52 岁姓杨的女老板，诉说：为治疗自己的心脏病，各种检查都做过，吃药也没有效果。曾坐飞机也去过北京、上海求医，都按心脏病治疗，就是找不到原因，我胸部难受得都不想活了。当我诊断后说她是奔豚病时，她半信半疑说，怎么没有听说过这个病？ 8 月 9 日下午，她带来自己两个女儿，让我分别给中药治疗消化不良和月经不调时说，没想到中医花钱不多，竟然治好了我的怪病。笔者用千年古经方，治愈了不少疑难病，说明人类的体质几乎没有大的变化，也说明古方能治今病，值得发展推广。

2018 年元月 5 日上午，我在仁医堂门诊上班时，一位 64 岁男性患者，诉说他气老上不来，治疗了多次无效果，又说，他心脏发痒，就是心窝处地方里面老发痒难受。把脉诊断后认为是奔豚病，开**苓桂甘枣汤**合**桂枝加桂汤**加防风 10 克，枳实 15 克，7 剂，水煎服。二诊时诉说，七八个月了，胸部从来没有这么舒服过。继续守方 5 剂。建议隔天服药 1 剂。3 月 20 日随访后病再也没有难受过。

●《金匮要略》曰：“奔豚，气上冲胸，腹痛，往来寒热，**奔豚汤**主之。”组成：黄芩、芍药、当归、川芎、甘草各 6 克，半夏 12 克，葛根 15 克，甘李根白皮 9 克，生姜 3 片，水煎服。

方中甘李根白皮是治疗奔豚不可少的药物。《本草易读》《长沙药解》曰："味涩，性寒，入足厥阴肝经。下肝气之奔冲，清风木之郁热。"即把上冲之肝气（木气）扯下来。临床时无药，用川楝子代替甘李根白皮。口诀：**奔豚汤**草李根皮，芎归芍葛夏姜芩。

胸腹部搏动感、上冲感、易惊恐不安、失眠、自汗、盗汗者，**桂枝加龙骨牡蛎汤**。

患者由胖变瘦后，出现肚脐下有悸感，为痰饮者多见。说明水邪为患而动于下，出现吐涎沫，为水逆犯于上，人虽瘦，而病实为水，方用**五苓散**主之。《金匮要略》第31条原文："假令瘦人脐下有悸，吐涎沫而癫眩，此水也，**五苓散**主之。"而《伤寒论》用**苓桂甘枣汤**治疗奔豚之心悸，有欲作奔豚自我感觉，为阳虚。

●《本草崇原》发挥《神农本草经》论羌活治奔豚曰："奔豚乃水气上奔，土能御水逆，金能益子虚，故治奔豚。"《本草疏证》曰："奔豚水气也，土能制水，白术补土健脾，横截于中，令水气不下冲心耶？土能防水，能防其下泄，不能防其上涌，心下逆满，气上冲心，脉沉紧，脐下悸，用**苓桂甘枣汤**，旋即以枣易术。"

心下痞硬　积食

一、经方治疗思路选择

● 上腹胀满之痞满，为上腹部的气机痞塞不通所致。此乃心脏阳虚见证之一，上虚而气不降所以为中满也，凡心脏病之心下痛与痞满而误为胃脘病者，临床所见较多，医者不可不察也（刘渡舟）。

● **大柴胡汤**、**小陷胸汤**，对心下痞者治疗好。《金匮要略》曰："按之心下满痛，此为实也，当下之，宜**大柴胡汤**。"《伤寒论》曰："小结胸病，正在心下，按之则痛，脉浮滑者，**小陷胸汤**主之。"上腹部，胸胁痞痛、拒按，胸脘疼痛是**小陷胸汤**必见证。

小陷胸汤方中瓜蒌润燥开结，荡热涤痰，为胸膈热郁之圣药，其性濡润，滑肠则可，可代大黄作为下药之用。

● 心下痞、恶心呕出，**葛根芩连汤**合**半夏泻心汤**治疗。

● 烦躁、心下痞者，**大柴胡汤**合**三黄泻心汤**。原文："按之心下满痛，此为实也，当下之，宜**大柴胡汤**。"

黄煌说，**大柴胡汤**是天然的"胃动力剂"，比吗丁啉好，能利胆消炎。是治疗食积宿食良方。胆囊炎痛时用**大柴胡汤**效果更好，不痛不用。《黄帝内经》曰："泻而不藏"。肠道通畅，胃口才会大开消化好。

● 凡按患者心下满痛，这是张仲景**大柴胡汤**的客观指征。凡治疗肺部感染，**大柴胡汤**一定要加栀子、厚朴（黄煌）。

● 自觉胸口处有堵塞感，上下不通，有时打嗝，脉濡滑，说明胃气很虚，影响脾土运转升降，方用**半夏泻心汤**守方治愈。

● **厚朴三物汤**证：满痛在大腹。**大柴胡汤**证：满痛在胸胁，延至下腹部。**大承气汤**证：痛满在绕脐部。临床用时应区别。

二、经验方治疗思路选择

●治疗积食经验：《古今医彻》《袖珍方》云：因饮食不当伤胃，肉伤后用山楂消之，面类豆类伤后用莱菔子消之，蛋类伤后用陈皮消之，粉类伤后用杏仁消之，凉米面及诸果伤后麦芽消之，饮酒后伤之用鸡内金配葛根（葛花）消之。临床见病侧重用其为君，他药为佐治之。《医贯》：“山楂化肉积，凡年久母猪肉，煮不熟者，入山楂一撮，皮肉尽烂。”

● 食羊肉成积，栗壳煮汤饮之立效。壳用外层有毛刺者……栗能令羊瘦，羊系栗下，食其壳则羸瘦，出杂志中，本草所无也，乃知单方亦有来历。《医学精言》摘录《白云集》。

● 治疗胃脘痛，红花 2 克，大枣 10 枚，加水两小碗，煎至枣熟，去花，饮汤食枣，连服 20 日，永远除根（《外科证治全生集》）。

● 积食及消化不良时，患者自己点压，或艾灸，或刮痧双下肢足三里穴位有理想疗效。其治疗机制：人在胚胎发育时，脊神经分为两支，一支支配内脏，一支支配皮肤肌肉，中枢都在脊柱上。下肢是靠脊神经控制，针灸或点穴足三里时，它传出的神经冲动可以支配肠道的运动（《中医生理学》）。

胃下垂　腹胀

一、经方治疗思路选择

● **乌梅丸**加减治疗胃下垂。胃下垂临床表现腹胀，饭后加重，伴胃痛。用**补中益气汤**乏效时，可用**乌梅丸**加减治愈。胃下垂为胃膈韧带和胃肝韧带松弛下垂而无力托胃，韧带为筋，肝主筋，应从肝论治，**乌梅丸**寒热刚柔补泻升降并用，泻厥阴，和少阳，护阳明面面俱到，**乌梅丸**重用乌梅 40 克，敛肝以泻肝，合桂枝平肝。**乌梅丸**加重能兴奋胃肠平滑肌，有升提胃下垂之作用的炒枳壳，再加能和胃降浊运脾敛精而增燥的炒苍术 30 克。

● 余国俊说，**乌梅丸**确是治疗调节肝胃不和证候的最佳复方。治疗顽固性腹胀疗效出人意料。余治疗各种腹胀、胁胀、小腹胀、肩背胀痛等诸多胀症。即不用**乌梅丸**，也必在方中加重乌梅 30~60 克，效捷。《神农本草经》谓乌梅能下气。《肘后方》谓乌梅可救心腹胀痛。《本草纲目》谓乌梅治梅核膈气。

● **桂附地黄丸**加红参，治疗胃胀，因脾胃动力弱。因红参能强大心脏功能，调心肾功能。

● 《伤寒论》第 79 条曰：“心烦腹满，卧起不安者，**栀子厚朴汤**主之。”即栀子、厚朴、枳实。

另外，临床经验：胸满用枳壳（实），腹满用厚朴。

● 焦虑、腹满胀气者，**大柴胡汤**合**栀子厚朴汤**。或**温胆汤**合**栀子厚朴汤**治疗。

● 单腹胀者，**真武汤**加厚朴、草豆蔻、泽泻治疗。

● 对腹坚拒按之实性腹胀，病因为食积或秽滞，舌苔黄或黄厚腻，用**小陷胸汤**等消导之剂治之。

● **桂枝茯苓丸**合**五苓散**治疗少腹胀满难受效果好。《素问・阴阳应象大论》曰：“清气在下，则生飧泄，浊气在上，则生胀。”

● 阴盛生寒腹胀者，**吴茱萸汤**加厚朴、白术、陈皮、肉桂、川椒、生姜治之。

● 腹胀，按之有力坚满，复手压之，觉胸腹肌肉发热，如循装有热灰的囊袋，渐应掌心而觉烙手，所谓无大热者，及**白虎汤**之腹证也（《腹证奇览》）。

● 脾阳虚腹胀。《伤寒论》第 66 条曰：“发汗后，腹胀满者，**厚朴生姜半夏甘草人**

参汤主之。”按腹柔软或痛或微痛，舌苔稍淡白，脉沉细弱无力，病因为正气虚损，脾阳虚不运，食物浊气残留分解而产生中气虚，壅滞塞于胃中所致之虚胀。临床也适用于慢性胃炎所致之腹胀。对脾阳虚甚者，再加白术补消治之。用方原则：厚朴、生姜量要大，参草量再小，不然会出现胀满难除（厚朴24克，生姜24克，甘草6克，半夏9克，人参3克）。

● 腹满心烦，卧不安，昼轻夜重，脘腹气胀如物梗阻，脉弦数，舌尖红，根黄，小便黄，为胸膈火郁，胃脘不和之证。用**栀子厚朴汤**主之（栀子9克，厚朴12克，枳实9克）。

● 患者蒸蒸发热，腹胀满者，用调**胃承气汤**治疗。

●《素问·腹中论》曰：“有病心腹胀，旦食则不能暮食，名为鼓胀，治之以**鸡矢醴**（现用鸡矢藤，即此药泡酒），一剂知，二剂已。其有复发者，何也？此饮食不节，故时有病气聚于腹也。”

● 顽固性胃胀难受，饭后尤甚。西医检查慢性胃炎，经中西医常规治疗乏效时，只要见怕冷，小便清长，脉沉迟细而无力，纳差。遵《黄帝内经》异法方宜论：“脏寒生满病”，说明是元阳虚损而阳气衰惫之体。用**人参四逆汤**加肉桂，以及化湿醒脾、行气温中的炒砂仁，和下气除腹胀的厚朴治之。体会：中医治病，以西医病名作为指导依据思路，即中药西用效果往往不理想。

二、时方治疗思路选择

● **补中益气汤**加炒防风30克，治疗胃下垂效佳。或**补中益气汤**加枳壳50~100克，治胃下垂效佳。**补中益气汤**证为劳倦内伤，损伤中气。乃补脾升陷之名方。中气虚弱，脾虚不能升举所致的脱肛、子宫下垂、胃下垂、吐血、便血、久泻、痢疾、久疟、崩漏、气虚引起的小便频急。

● 治疗腹胀兼痛用厚朴、莱菔子、大腹皮、炒栀子、枳壳、木香等宽胸消导之药及常规治疗无效时，只要患者出现有心情不悦，易烦，失眠，面色萎黄白，苔滑，脉也有力。可考虑为肝脾两经气血双亏而脏寒生满所致腹胀痛。用**人参养荣汤**加倍大补元气之人参，再加大温散寒止痛之附子1剂煎服，必效。后用**补中益气汤**加白芍收工（清《潜村医案》）。

2003年5月初，在北方某地出差的一天下午。某大学男教授，52岁，主诉，腹胀痛又怕冷难受，经常腹部要缠绕布带保暖，夏天乘地铁也要保暖带缠腹，医院检查一切正常，腹胀痛常常引起烦躁，每晚靠吃安静片才能入睡，先后用西药、汤药、中成药、艾灸、按摩治疗效果均差，又说这病已经折磨他多年了，腹部难受得想排气又排不出来。便用“心烦腹满，卧起不安者，**栀子厚朴汤**主之”“腹满时减，此为寒，当与温药”及**大柴胡汤**加肉桂、制附子、莱菔子，分别治疗3剂、5剂，但两次有效而仍然感觉腹胀兼痛有游走感。1周后在宾馆大厅见面，诉说他自己腹诊时腹部柔软，感觉深层有隐痛感移动，面色白，脉沉细，苔嫩滑。认为病经多年误治必是致虚之证，只顾温而清利疏导止胀痛乃井蛙之识。肝脾两经气血双虚而脏寒生满所致腹胀痛才是病机病因。治则应温通补之。处方：人参15克（另煎），炒白术10克，茯苓15克，熟地10克，当归10克，炒白芍30克，黄芪15克，五味子9克，炙远志9克，陈皮10克，肉桂10克（后下），炙甘草10克，大枣2枚，生姜3片，制附子15克（先煎），2剂。次日中午，教授回复说：“服药后，腹部基本就没有再胀痛，尤其是昨晚第一次喝完药后，腹部内好像有一个小火炉在烤，像小太阳灯在照，丹田温热舒畅，20多年了，腹部没有这么舒服过，睡觉也很好，谢谢！”久恙之疾，服药一次如此奏效，可见中医对证用药辨证之重要。方中制附子有雄壮之热，温散止痛而暖肠胃，走而不守通十二经，肉桂守而不走，散寒止痛同大补元气之人参，及炒白术炒白芍等药为伍，除去阴寒湿结，止腹胀痛神速功不可没。另外，治疗慢性病要以守方为主，要效不更方，若随意改变方向反而对愈病不利，读山西名医刘绍武医案，就有治疗慢性病需要坚持服用百剂药的经验建议。现举中医泰斗岳美中治疗一例慢性腹痛胀气病例：余曾治 1 例已 30 余年，每年均反复发作的腹痛胀气，大便溏薄，日三至五行的脾胃虚寒患者（西医诊断为：慢性胃炎，溃疡性结肠炎），用**理中汤**加木香、焦三仙，水煎服，17 剂痊愈，再进 15 剂巩固疗效，后改为丸剂，连服 2 年，观察 4 年，虽经各种诱因，仍未见复发，原因就在于病情治疗守方，由量变达到质变。

● **厚朴温中汤**《内外伤辨惑论》曰："治脾胃虚寒，心腹胀痛及秋冬客寒犯胃，时作疼痛。"现临床主治寒湿气滞。以脘腹作痛，舌苔白腻，脉沉弦为证治要点。组方：厚朴、陈皮各 9 克，茯苓、草豆蔻仁、木香、甘草各 5 克，干姜 2 克。用法要求：水煎时须加生姜，以加强散寒止痛之功。记忆口诀：木厚草姜豆茯皮。现用于慢性胃炎、肠炎，胃溃疡。

● 治浊气在上，见泄腹胀，**木香顺气丸**治之。

三、经验方治疗思路选择

● 治疗胃黏膜脱垂，**四君子汤**加黄芪 30 克，配枳壳 3 克为佐，一升一降，升多降少，临床用后效果理想（邓铁涛）。

● **腹胀八味汤**：厚朴炭 15 克，枳壳炭 15 克，槟榔炭 9 克，干姜炭 9 克，肉蔻炭 6 克，木香炭 6 克。主治：顽固性腹胀效佳。腹胀胃肠组织有腐面，炭能吸收水湿，防腐烂，易于恢复功能。用法 : 水煎服，7 剂。

张锡纯云：莱菔子生炒皆能顺气开郁，消胀除痛。故复方可选加之。

腹胀胃胀难受，用走窜力强的冰片 2~3 克，温开水冲服，可快速增加胃动力。

● 单方：炒苍术 3 克，水煎常服。治胃下垂效佳。量不宜大。

急腹症　腹痛

一、临床治疗要点提示

● 《黄帝内经》曰："升降废，则神机化灭。""升降出入，无器不有。"通，是治疗疾病和养生的最高境界。《金匮要略》曰："五脏元真通畅，人即安和。"《黄帝内经》曰："一息不运，则针机穷。"以上说明人体内的阴阳气血，各个脏器，都是以通为贵。故百病惟求是一通。《吴医汇讲》曰："升降出入，为百病之纲领。"就是健康人身体似风箱之理。

● 肉桂气味浓烈，性热守而不走，擅长治疗腹中冷痛及心悸不寐等病。临床经验之谈。

● 《四圣心源》曰："腹者，土之所居。土湿而木气不达，则痛在于腹。"

● 《金匮要略》曰："病者腹满，按之不痛为虚，痛者为实。"

二、经方治疗思路选择

● 肠中实热结滞之急腹症，用**大承气汤**治疗，大黄可以用到 60~120 克，不会有任何副作用。风寒外邪，自表入里，寒变为热而胃实满，宜**大承气汤**下之（芒硝，是矿物芒硝经煮炼精制而成。主要成分是硫酸钠，内服后其硫酸离子不易被肠黏膜吸收，存留肠内成为高渗溶液，使肠内水分增加，引起机械刺激，促进肠蠕动。中医称为软坚润燥）。

大承气汤峻下热结，承顺胃气下行，使塞者通，闭者畅，故名为“承气”。是传统的急 救方，几千年来，**大承气汤**不知救治了多少危急重症，在高热神昏，四肢厥冷的时候，在腹满腹痛，烦躁欲死的时候，在身热如焚，舌苔焦黑起刺的时候，在种种危急重险关头，**大承气汤**往往是名医手下的回春妙药，诸般危证，每能一下而愈。

无论出现什么病，也无论何种病因，只要临床表现腹痛腹胀满难忍，便秘，身热有汗，舌红苔焦黄等，即：“胃家热”“胃中有燥屎”。后世称为“阳明腑热”。这种里实热证，治疗方法是基本一致的。故，急性肺炎和身热喘息，急性胰腺炎的腹痛、呕吐、精神失常的烦躁发狂，急性菌痢的里急后重，流行性出血热的腹满少尿等，均可用**大承气汤**治疗，即是中医的“异病同治”。

刘某，男，55岁。2013年8月12日下午。来西安藻露堂中医医院门诊，脸色灰暗，鼻尖发青，弯腰抱腹，主诉：腹胀痛难忍一天多，去某医院检查是肠梗阻，陪同家属并拿着医院开的住院证，医院检查单子及拍片单子。患者害怕灌肠等治疗。问中医能否治疗？笔者问他发病前吃什么食物？回答说吃凉拌黄瓜喝酒引起腹痛的。给开了**大承气汤**原方2剂。晚上8时20分，患者打电话说他排气连连，大便已通，腹胀痛几乎消失了，并称赞中药神奇。

● 腹痛拒按，大实痛，应调和太阴气血，兼泻阳明瘀滞，**桂枝加大黄汤**主之。沈金鳌说，寒实疼痛，痛必温苏，切不可补气，以气旺不通，则反甚之。而虚寒痛者，应温补同行治之方可。

● 阑尾炎、肠梗阻、肋间神经痛、胆囊炎。**大黄附子汤**温阳祛寒，用于通便止痛治疗。**大黄附子汤**峻烈，多用于疼痛重症。普通疼痛不易用。

临床治疗加减应用：

（1）腹胀满者，**大黄附子汤**加厚朴、木香。

（2）气血虚者，**大黄附子汤**加党参、黄芪、当归。

（3）寒疝者，**大黄附子汤**加肉桂、茴香、桂枝、白芍、神曲。

（4）细辛宜用6~9克，细辛附子合用，使久已处于呆滞状态的肠管活动起来，大黄才能起到泻下作用（李克绍）。

（5）无论身体哪个体部，只要是一侧偏痛者，大多属久寒挟瘀所致，无论是痛在胁下或腹部，或左右腹痛，管它发热不发热，只要脉沉弦、沉紧，按之有力，大便秘结，患者不呕，确诊为寒而实，就完全可以大胆临床用之，必效佳。伤寒大家李克绍说，治疗寒实腹痛，效果远胜于孙思邈的**温脾汤**。**温脾汤**只适用于寒实腹的肠道疾病，而**大黄附子汤**则不论是腹痛、胁痛用之较多，均获显效。李克绍用此方治疗久治不愈消化道溃疡病最多。

1996年6月26日上午，自述新城区某干部，男，52岁，经人介绍提着医院检查结果及以前病历来门诊，主诉：只要一吃凉食物，就很快腹痛难受好几天，病有两年多了，医院仪器检查没有什么病，西药吃了不少，也吃过几位名中医开的汤药，也服用过**附子理中丸**、**桂附地黄丸**、**保和丸**、**健脾丸**等中成药，就是能缓解一下，大便无力难下。观舌苔白嫩，脉弦紧，腹诊时说腹内有轻微压痛感。寒气盛则痛痹。四诊合参后，认为是腹内寒阴积聚缠绵而致腹痛见凉就易复发。治则：既要大温又要给寒邪积聚出路必导之。用**大黄附子汤**（制附子15克，细辛6克，生大黄9克），5剂，水煎服。患者从药房拿来药笑着说，就这么一丁点药能治病？以前吃中药都是好大一包药啊！二诊时，患者高兴地拿出自己从医书上抄写的一段话念："大黄是专攻心腹胀满，肠胃有积热蓄热，积聚痰实，热淫内结开导阳邪。"你说腹痛是寒积，为什么给我用大黄反而效果特别好？答：大黄功效苦寒攻下，但附子大热补火助阳，细辛也是辛温祛风散寒止痛之药，善开结气，宣泄郁滞。三药为伍温而导邪治病无误，是治人无数千年经方。建议平时勿过饥过饱，忌生冷而保养无须再服药。无巧不成书，两年后，在一次聚会餐桌上他认出了我，说他病愈后再没有犯过，称赞说中医花钱少但真能治病。

● **大建中汤**（川椒 6 克，人参 6 克，干姜 9 克，饴糖 30 克）。适用于脘腹部冷痛等证。治疗慢性胃炎、胃溃疡、胃肠神经症、胃扩张、胃下垂、胆道蛔虫、肠粘连、肠梗阻等。邓铁涛：治疗麻痹性肠梗阻有奇效。

● **大建中汤**治疗腹中寒盛，腹痛不可触。

● **黄龙汤**功效：扶正攻下。主治：里热实证虚弱者，腹痛拒按，大便干结，倦怠无力。舌焦黑或黑苔，脉虚。

腹痛用温药不愈者，改用"附子、干姜、肉桂" 应再加佐以升发之麻黄宣之即愈。

● 少阳病证时，若出现腹痛，**小柴胡汤**加白芍，除去黄芩。若胁热腹痛，**小柴胡汤**加黄连、炒白芍。痰多时**小柴胡汤**加贝母、瓜蒌。

● 太阳病证出现胁下硬痛时，**小柴胡汤**加青皮、牡蛎。

● 太阳病证出现胸痞、胸胁胀满时，**小柴胡汤**加牡蛎、干姜。

● 腹痛，肝郁气滞，**四逆散**合**良附丸**（香附、高良姜）。《本草正义》云："真阴虚而脐腹疼痛不止者，枸杞子量大有神效。"

● 上腹部不适疼痛者，**泻心汤**合**大柴胡汤**治疗。

● 心悸腹痛者，**理中汤**加**桂枝人参汤**治疗。

● 腹痛者，**理中汤**加木香治疗。

● 脉沉细腹痛，**理中汤**治之，干姜性热，于土中泻水，以为主也（《医贯》）。

● **柴胡桂枝汤**改善自汗、胸闷、腹痛、食欲不振、精神抑郁等症状均有效果。

● 顽固性多年心腹疼痛难忍不愈者，用**柴胡桂枝干姜汤**调节少阳能使邪高痛下的疾痛止。**桂枝汤**能和营安中，调节脾胃枢机，使得机体，上下通畅而治腹痛。再加善治脘腹诸痛的**芍药甘草汤**，三方团结一致使邪痛自除。

● 少腹满感按之痛，四肢冷，小便清白，是冷结膀胱，用**当归四逆加吴茱萸生姜汤**治疗。

● **小建中汤**，擅治虚寒性痉挛腹痛，胃痛疗效确切。**芍药甘草汤**擅治腹部四肢肌肉痉挛性疼痛。

● 腹中痛、恶寒，脉弦，为木克土，**小建中汤**主之，芍药味酸，于土中泻木为君（《医贯》）。

● **当归四逆汤**擅治四肢冷痛、头痛。

● **四逆散**加减治疗胃肠炎腹痛：①舌苔黄，**四逆散**加黄连、黄芩、木香。②舌紫暗，**四逆散**加赤芍、红花、桃仁、丹参。③舌光无苔，**四逆散**加麦门冬、石斛。④腹痛肿块，**四逆散**加赤芍、桃仁、丹参、三七。⑤腹痛恶心呕吐者，**四逆散**加生姜、半夏。

● 动悸腹痛，**四逆散**加桂枝。胸闷腹痛**四逆散**加薤白。便秘加芒硝、大黄。

● 腹痛及腰腿痛，特别是左少腹按之疼痛，下肢皮肤干燥，舌暗者，**葛根汤**合**桂枝茯**

苓丸。

● 热结少腹，是里实热证，少腹急结，为少腹拘急疼痛，按之更甚。**桃核承气汤**治疗。日本汉方学者认为，少腹急结的体征：左下腹部剧烈压痛，按压时患者因痛屈左下肢，有时按压可以能触及深部有压痛及索状柔软抵抗物，有患者左腹股沟处也有明显压痛。

● 左侧少腹针刺痛，为瘀血腹痛拒按。**桃核承气汤**合**失笑散**（五灵脂、蒲黄），2 剂可愈。

● 腹痛者，**桂枝茯苓丸**加当归、川芎治疗。

● 腹痛、四肢冷，**桂枝茯苓丸**合**四逆散**治疗。

● **芍药甘草汤**治腹痛如神。芍药用量一般为 10~20 克，若疼痛较剧时，可用至 30~45 克。止痛的方剂大多含有**芍药甘草汤**。故医家赞**芍药甘草汤**为止痛之“吗啡”。对人体上下内外的一切之痛，只要配方合理，止痛效果好。

● **芍药甘草汤**是治疗各种腹痛之方。后医家称赞是《伤寒论》复阴妙方，治腹痛如神。

临床治疗加减应用：

（1）夹热者、腹痛便血者，**芍药甘草汤**加黄芩。

（2）夹寒者、腹冷痛者，**芍药甘草汤**加肉桂、干姜（腹痛甚复方加肉桂是经验之谈）。

（3）四肢冷、胸胁苦满、腹胀者，**芍药甘草汤**加柴胡、枳壳。

（4）泌尿道结石急性发作，疼痛难忍者，**芍药甘草汤**加柴胡、当归、枳实、川芎、牛膝。

（5）腰扭伤，疼痛剧烈者，**芍药甘草汤**加麻黄、桂枝、细辛。

（6）凡小腹痛者，有气郁者，宜用青皮（《罗氏会约医镜》）。

（7）**芍药甘草汤**治疗寒腹痛加桂枝、肉桂。治疗热腹痛加黄芩。

（8）此方主治痉挛性疼痛，张元素说，治腹痛神效，夏季少佐加黄芩。芍药是治疼痛要药。

以上是常法，原理是：芍药有除痹，散恶血的缘故。

● 凡是平滑肌的脏器，所出现的疼痛，**芍药甘草汤**均可起到止痛的作用。止痛机制：一是芍药除血痹，故能止上述各脏器的疼痛。若临床出现上腹部跳动，以夜间明显为痉挛之表现，用白芍 60 克，甘草 15 克，缓解痉挛，效速。

● **芍药甘草汤**加乌梅、花椒、使君子仁治疗蛔虫腹痛。

● 临床见到小腹刺痛积块者，用**桂枝茯苓丸**合**血瘢丸**（血竭、当归、赤芍、蒲黄、桂枝、延胡索），治之。**血瘢丸**源于《医宗金鉴》。

● 小腹压痛、脸红、小腿皮肤干燥、舌暗等瘀血证候者，**大柴胡汤**合**桂枝茯苓丸**。

● 腹胀、呕吐、反流、心下按之满痛者，**黄连解毒汤**合**大柴胡汤**。

● **黄连汤**以调和肠胃为主，腹中痛，欲呕吐，因为寒热失调者多用之。

● 太阴脾经受伤，腹满时痛者，**桂枝加芍药汤**治疗效果好。芍药要倍量于桂枝才行。

三、时方治疗思路选择

● 周二上午门诊，某男，34 岁，主诉：患有腹痛半年之久，奇怪的是近月余白天不痛而每夜必发，影响睡眠，中西医均医治多次，有效而不能持久。胃镜检查提示：胃溃疡、慢性胃炎。舌下有数枚红色溃疡点，面白，双目下眼皮内膜苍白。思考后，认为胃溃疡也致贫血。用消肿生肌，收敛止血的白及，以及行气止痛散瘀定痛，消肿生肌的乳香没药共捣碎，配大补气血的**黄芪四物汤**，水煎服，7 剂，腹痛消失。

● 《四圣心源》治少腹痛方之**姜苓桂枝汤**（桂枝、芍药、茯苓、干姜、甘草各 9 克），水煎服。全方升脾达肝，变不通为通，木气通达则疼痛止。如果少腹疼痛严重，手足冰凉，说明脾土湿寒很重，大量木气郁被阻挡而郁陷，故，疼痛严重。

● 腹中痛者，**补中益气汤**加白芍。恶心寒冷痛加肉桂。恶热喜寒热痛加黄连。脐下痛，乃是大寒也。**补中益气汤**加熟地。如不已，更加肉桂。凡小腹痛，多属肾气奔豚，惟桂泄奔豚，故，**补中益气汤**加之（《医贯》）。

● 肠系膜淋巴结核，腹膜结核引起腹痛，用**阳和汤**治疗效果好。

● 《证治准绳》腹痛证治辑录：

《难经》云：脐上牢若痛，心内证也。脐下牢若痛，肾内证也。脐右牢若痛，肺内证也。脐左牢若痛，肝内证也。

中脘痛者，太阳也，**理中汤**、**小建中汤**、草豆蔻丸之类主之。

脐腹痛者，少阴也，四逆姜附，御寒汤之类主之。少腹痛者，厥阴也，**正阳散**、**回阳丹**，**当归四逆散**之类主之。**正阳散**[制黑附子 30 克，皂荚一条去皮炙黄去子，干姜 9 克，炙甘草 9 克，麝香 3 克（麝香现可用白芷、石菖蒲代替或冰片、樟脑代替）]，共研细末，每服 6 克。**回阳丹**（川乌、草乌各 10 克，地龙 3 克，醋五灵脂 3 克，制胆南星 3 克，樟脑、麝香各少许，共研末制蜜丸内服）。

腹痛时痛时止，热手按而不散，其脉洪大而数者，热也。宜**二陈汤**、**平胃散**，炒黄芩，炒黄连，或**黄连解毒汤**、**金花丸**、**神芎丸**、**四顺清凉饮**之类。

若腹中常觉有热而痛，此为积热，宜**调胃承汤**。

若食积作痛，痛其欲大便，痢后痛减，其脉必弦或沉滑，宜**二陈汤**、**平胃散**，加山楂、神曲、麦芽、砂仁、草果、木香、槟榔丸、**保和丸**、**枳术丸**之类。

若气滞作痛，痛则腹胀，其脉必沉，宜**木香顺气散**主之。

若死血作痛，痛常处而不移，其脉必涩或芤，宜**桃仁承气汤**（桃仁、甘草、芒硝、大黄）。

若虚劳，里急腹中痛，**小建中汤**主之。

● 疫疹腹痛，或左或右，或痛引小腹，乃毒火冲突，发泄无门，若按寻常腹痛分经络而治之必死。如初起，只用**败毒散**或**凉膈散**加黄连，其痛立止（《疫疹一得》）。

四、经验方治疗思路选择

● **胃痛散**：香附 15 克，延胡索 15 克，高良姜 15 克，木香 9 克，九香虫 9 克，干姜 6 克，冰片 1.5 克。共研末。取**胃痛散** 15 克，用黄酒少许调和糊状，敷于神阙穴胶布固定。每日换药 1 次！直至疼痛消失。

● 胃痛食疗单方：食用不当或胃镜检查胃壁结石症引起胃痛。可大量饮用**可口可乐**治疗化蚀解之。1988 年腊月 28 日下午，笔者见本单位王某（周至县人），在传达室一边和同事聊天一边吃烤红薯和柿饼。劝阻说，这两个相克不能一起吃，会在胃中形成硬块胃痛，话音刚落，几个同事哈哈大笑，王某不但不听劝说，反而左手拿着正吃的烤红薯，右手拍拍肚子说："我今天就把它两个加倍当晚饭吃，看看胃痛不痛！"晚上 12：40 分左右，王某开始双手抱着胃部，屈膝弯腰虾卧在床上，半夜 3 时左右胃疼痛叫喊难受，其他同事用三轮车把他送往附属一医院急诊科，诊断为急性胃炎柿石症。输液两瓶后，胃痛仍然未减。次日凌晨 6 时许，陪同王某的同事回单位找我笑着说，王某叫你给诅咒准了，胃痛在医院急诊科，折腾了一晚上还胃痛得很，医院说让住院治疗，可马上就要过年了啊！我笑了一下说，不听老人劝，吃亏在眼前，去外面小卖部买几瓶**可口可乐**使劲儿喝就会慢慢地好了。上午10：30分许，王某病情好转，从医院回到单位。问我为什么？答：红薯有淀粉，柿饼内含有果胶物质，二者相容会结块粘牢在一起造成柿石症，使人胃痛。其实，临床胃痛做胃镜确诊为胃结石症者，都可以服用**可口可乐**慢慢化蚀开来。如果读者有疑虑，可用烧鸡腿骨头投入**可口可乐**瓶内观察，2个小时后取出来就可以看到被**可口可乐**渗蚀的样子了，大家知道，**可口可乐**主要含碳酸有发酵助消化作用，这也是我每次在聚餐桌上要饮用**可口可乐**或雪碧饮料一两杯的原因。

阑尾炎　自觉腹部狭窄

一、经方治疗思路选择

● **芍药甘草汤**加蒲公英、蛇舌草治疗阑尾炎效果好。

● **当归芍药散**合**补中益气汤**，适应治疗妊娠妇女突然患有急性阑尾炎发作。

● 急性阑尾炎属湿热内蕴者，用《金匮要略》**大黄牡丹散**（大黄18克，芒硝10克，牡丹皮10克，冬瓜仁30克，桃仁12克），水煎服，坚持治愈。记忆口诀：军销桃牡冬瓜仁。

● 慢性阑尾炎，**薏苡附子败酱散**（薏苡仁30克，制附子12克，败酱草30克），坚持治愈（阑尾炎成脓期用**大黄牡丹散**，收口期用**薏苡附子败酱散**治疗）。

● 慢性阑尾炎，**四逆散**加连翘、金银花、紫花地丁、金铃子治疗效果好（《名老中医成功之路》）。

二、时方治疗思路选择

● 若肥胖人自觉腹中窄狭，为湿痰流注脏腑，气不升降，燥饮，用**二陈汤**加苍术，香附行气治之。若瘦人自觉腹中窄狭，为热气熏蒸脏腑，用**二陈汤**加黄连、苍术治之。以上虽说不常见，但临床的确有这样的患者，只要见到有这种患者主诉，用上方必效症状解除，这也是笔者学习前贤《寿世保元》《证治汇补》的经验体会。

三、经验方治疗思路选择

● **急性阑尾炎方**：红藤120克，败酱草30克，赤芍30克，枳壳15克，生甘草15克。水煎服，每日1剂。

肚脐周围疼痛　脐下跳动

一、经方治疗思路选择

● **四逆汤**加吴茱萸、生姜治肚脐左右旁疼痛病症。或加艾叶、苏叶各15克，水黄酒各半煎服，治小腹寒及脐周疼痛。陈修园《时方妙用》曰：“冲脉当脐左右，若寒气所凝，冲脉之气不能上行外达，则当脐左右而痛。”

●脐中常绵绵喜温喜按隐痛，用他药效乏，用**真武汤**加胡卢巴30克服用。此法极妙，不复发（江尔逊之师陈鼎三经验）。实践证明，胡卢巴治疗脐周疼痛之要药。

● 某日下午，某大学一位43岁男老师，电话咨询，说他吃了凉菜以后出现肚脐部位疼痛难忍又冰凉，让开个中药方子？便遵黄元御杂病解中“中气颓败，木邪内侵，则不上不下，非左非右，而痛在当脐，更为剧也”。用**麻黄附子细辛汤**加肉桂、柴胡、大黄，1剂痛止。

●《伤寒恒论·少阴》第15条曰："少阴腹痛，小便不利者，寒结于下，不能化下焦之阴也。"又曰："学者不可固执，总在扶阳驱阴为要。"**真武汤**治疗。

●腹寒出现脐周疼痛，脐侧并有硬块，影响工作，多方治疗无效，**麻黄附子细辛汤**温化寒积之块，加倍大黄攻之硬块可愈。

●肚脐下面有明显跳动搏动感，即腹主动脉跳动。另外，皮下跳动，肌肉跳动，眼皮跳动，说明里面有水，用**五苓散**治之。茯苓最擅长治疗这种肌肉跳动。

●如果脐下小腹跳动明显难受，用**桂枝甘草龙骨牡蛎汤**治疗。

●**半夏泻心汤**加木香、九香虫，主治：湿热阻中，胃气不降，郁而作痛，木香可以醒脾祛湿，九香虫善于散郁止痛，两味配伍，又有通络开窍之效，有人用此二者代替麝香，用于脑中风有效，也是经验一得。

●无论男女，凡肚脐左侧小腹常常出现隐隐约约疼痛，或有压痛明显者，兼舌面有瘀斑，脉涩，或脉实，或大便燥结者，说明下焦瘀血所致，大胆用《金匮要略》**抵当汤**治疗。清咸丰年间名医汪近垣在《金匮要略阐义》中说："不利下者，经水虽行不能通利而下，明是积瘀阻碍致新血从旁而溜下耳。破血逐瘀，主以**抵当汤**，且别无他病，故攻之不嫌其峻。男子膀胱急满，审其为瘀者，亦当去瘀，故兼主之。"**抵当汤**（水蛭、虻虫、桃仁、大黄）。临床药难配齐时，笔者常用中成药**大黄䗪虫丸**，或**少腹逐瘀汤**代替也获佳效。

二、时方治疗思路选择

●**良附丸**功能：温中散寒，行气止痛。治疗胃痛有效。组方：高良姜、香附各等量。

●**温脾汤**主治：寒积腹痛。便秘腹痛，脐下绞痛，绕脐不止，手足不温（脾阳不足，寒积中阻所致）。

●**解急蜀椒汤**《外台秘要》功效：解结逐寒。主治：寒疝气，心痛如刺，绕脐腹中尽痛，自汗出，困急欲死者。记忆口诀：川椒三夏附粳米。"三"指生姜、红枣、甘草。

三、经验方治疗思路选择

●"肚腹皮麻木不仁，多煮葱白食之"《浮溪单方选》。

●《食疗本草》曰"脐下绞痛，木瓜三片，桑叶七片，大枣三枚，水三升，煮半升，顿服即愈。"

●沉香与木香功用相似，沉香尤善治脐腹疼痛。又云：檀香治上，在胸膈之上，善调膈上诸气，沉香达下，降逆气，纳肾气，木香行气止痛，理三焦，无所不及（《李克绍》）。

腹泻　五更泻　结肠炎

一、临床腹泻治疗要点提示

●《素问·风论》曰："久风入中，则为肠风飧泄。"

●《难经》曰："胃泄者，饮食不化，大便色黄。脾泄者，腹胀满，泄注，食即呕吐逆。大肠泄者，食后急欲泻，大便色白，肠鸣飞割样痛。小肠泄者，小便就想大便，大便伴脓血，少腹痛。大瘕泄（肾虚泄泻）者，腹中急迫欲便，肛门重坠似痢疾，登厕频繁却不能爽利排便，腹中痛。"

●"中气不足，溲便为之变，肠为之苦鸣"（《灵枢·口问》）。

二、经方治疗思路选择

● 便溏者，**麻黄附子细辛汤**加白术、茯苓治疗。

● 脾虚湿盛的泄泻，**苓桂术甘汤合平胃散**治疗。

● 临床出现腹泻日久医治难缠，日泻少则五六次，多则八九次，常常稀水便样，偶夹食物废渣，泻时前后腹胀，肠内有明显的“咕咕噜噜”声，并伴有下坠感，泻后肚子舒服一阵子，后又复始，其脉多沉紧，苔滑。其人因久泻消瘦，又诉坐蹲后起立时眼前晕花一阵欲倒。单纯用汤药，大热药治之乏效。应遵“其人素盛今瘦，水走肠间，沥沥有声，谓之痰饮”“起则头眩，脉沉紧，身为振振摇者”。以用**苓桂术甘汤**为主方，合**平胃散**选加健脾利湿药，守方一段时间，可望治愈。这就是“方证对应病机”愈病之密，也是经方之魄力生命力所在。

● 每天下午发生腹泻，数月不愈。**小承气汤**治愈。“阳明病欲解时，从申至戌上”是说，凡阳明病，无论在经在腑，必乘其旺时而解。申、酉、戌，阳明旺时也，经气旺，则邪气自退，故解也。申时：15—17 时。酉时：17—19 时。戌时：19—21 时。

● 急性腹泻似水状，无发热，腹痛，长期饮酒者，泄后乏力，为寒象，用**理中汤**加赤石脂 30 克包煎，石榴皮 30 克治疗。

● 凡大便头硬而干，后为溏泻者，俗称“鞭头泄”。这种大便不可攻之，为脾虚不运，形成水谷不别的初硬后溏。应用**理中汤**加减治之。

● **理中汤**加益智仁、肉豆蔻对久泻伴有恶心泛酸，四肢不温等脾胃虚寒证有效。

● **附子理中汤**加益智仁 10 克，治脾肾阳虚的腹泻、肠鸣。临床验证：中成药**附子理中丸**是中老年人真正的理想保健药。

● 腹泻水泻重者，**理中汤**加重炒苍术治疗，可显神效。或用**理中汤**加黄芪治疗腹泻效果好。

● **四逆加人参汤**，用于阴气虚脱，危在顷刻之证。也多见于小儿或老人腹泻。

● 对肠炎吐泻等胃肠病，用**四逆汤**加减治疗。

说附子有毒，其实附子性走而不守，不会像金属类有毒性药会沉积于人体内而后患。把握好用量及煎熬方法，放心大胆用之。凡治疗严重阳虚阴盛的患者，无论发热与否，只看有神无神，脉搏有力无力，把脉求实后，重用**四逆汤**方 3 个月，可望治愈疾病。病轻者，10 余剂即可。

● 对老年人阳虚不固的五更泻，通过扶阳、温下、暖中，用**真武汤**加砂仁治疗。或**附子理中汤**加吴茱萸、砂仁都能取得很好的效果。

● 五更腹鸣，便溏频者，**半夏泻心汤**合**吴茱萸汤**治之。另外，治疗五更泻一定要在临睡前服药才能收到理想之效果。

阴盛者，扶阳为急；阳盛者，扶阴为先。此乃是治病的指南，救人之法宝。

● 临床发现，**乌梅丸**又是治疗腹泻的最高效方剂。临床表现：大多水样稀便，每日五六次，进行性消瘦。有后重肛热，别处无发热表现。

● 急性肠胃炎，食物中毒引起的吐水腹泻水，用**五苓散**粉剂，米汤送服，均立即见效。服汤剂还会吐，所以服散剂最好。是治疗水泄的良方高效方。

● **五苓散**，可以治脂肪肝大便不成形的腹泻，以及饮酒后发生腹泻。

● **五苓散**治疗的腹泻，是粪水分离样稀水腥臭。

● 腹泻如水，而小便短少不利，肠鸣而不腹痛，口渴欲饮水，饮后则泻，泻而复饮，舌苔水滑，脉则弦细。为水湿内盛，脾不运，致清浊失调，津液不化，清阳不升，而水走大肠。故口渴饮。用健脾渗湿利水分清的**五苓散**加苍术治疗。

● 鸭便泄，即大便似水又有结粪，清稀如鸭便。《黄帝内经》曰："诸病水液，澄澈清冷，皆属于寒。"此人为中寒，糟粕不化色如鸭便，澄澈清冷，小便清白，脉沉迟，畏寒，方用**附子理中汤**选加茯苓、车前子、橘红、升麻治疗。

● 遇到患腹泻用"温脾温肾，固涩，清利"疗效差时。**麻杏石甘汤**治疗效果佳。麻黄要用三钱（12克）。

● 大便频繁，影响工作多日，按肠激综合征等多方治疗乏效。可遵"肺移热于大肠"之理，投**麻杏石甘汤**治愈。2008年4月4日上午，经咸阳海通公司董事长王飞鹏先生介绍，门诊来了一位35岁男性。主诉：春节期间因饮酒多及肥厚食物，出现腹泻后转成大便溏泻至今，大便频繁得饮一口水，吃几粒瓜子就想去厕所，而且去卫生间就有来不及的感觉，吓得都不敢坐几个小时路程的长途汽车，中西医分别看了好几次也没有治愈，肠镜检查也正常。正思考困扰时，突然间想起夜间上网读民国时期浙江名医范文虎医案，有类似病案。便仿用**麻杏石甘汤**，5剂，水煎服。为了保险还加了煅赤石脂研末，配合每次冲服5克。五一放假期间，介绍人王飞鹏先生来西安见我说患者服完药就病愈了。并说我治病很神！我回答：其实治病很难，我只是白天上门诊，晚上读书碰巧看到罢了。

● 腹泻乏力者，**四君子汤**加白芍、炒泽泻治疗。

● 太阳病证出现时，出现胃虚弱，大便溏者，**小柴胡汤**加白芍、猪苓治疗。

● 口渴、多汗、腹泻、水肿者，**黄芪桂枝五物汤**合**五苓散**治疗。

● **桂枝人参汤**（**理中汤**加桂枝），治疗上消化道溃疡、慢性肠炎、过敏性肠炎、腹痛、腹泻、低热、自汗均可治之。**桂枝人参汤**证如下：①**理中汤**证。②发热自汗，或腹痛，心下痞硬。③舌质淡或嫩红，脉浮大。

● 慢性胃肠炎，湿热阻中，寒湿下注，痞满，泄泻，并见腹部隐隐作痛，舌苔白腻而滑。**半夏泻心汤**合**四神丸**治疗。

● **葛根芩连汤**（葛根、黄芩、黄连、甘草）。主治：热性腹泻。是治疗热性泻痢的良方，适宜各种急、慢性肠炎，凡大肠有热用之即效。

大肠有热，大便是黏稠糊状，粘便盆，或拉清水，臭秽异常，舌苔厚腻。或热邪下注大肠，肛门口像抹上辣椒的发热感觉，用**葛根芩连汤**治疗最理想。

如果肠炎有寒，大便松散不成形，气味虽腥不臭，甚至是吃啥拉啥，多是寒证。用**理中汤**治疗。

黄连清热燥湿，善于清除肠胃中的湿热，又能保护大肠的传导功能。所以，黄芩、黄连是"消炎"药，能够清除肠内炎性物质又不损害肠胃。葛根有升阳止泻的作用，是肠道、消化系统的常用药。

● 饮酒或者吃刺激食物引起腹痛腹胀腹泻时（肠激惹综合征），中医称为"酒泄"，说明大肠湿热的较重。均可用**葛根芩连汤**治疗。

● 凡过敏性结肠炎腹泻者，复方内加金银花、野菊花、白芍治疗效果理想。

● 便溏，腹泻恶臭，兼高热不退，为夹热下利，**葛根芩连汤**治之效佳。

● **黄芩汤**（黄芩、芍药、甘草、大枣）。治疗热性腹痛泄泻。**黄芩汤**与**葛根芩连汤**一样有大便黏泻，肛门灼热，不同是**黄芩汤**治热利腹痛主症比较明显，是因大肠热是从肝胆而来，气机壅滞较明显，故芍药与甘草相配，是缓解平滑肌及神经痉挛的有效方剂，**黄芩汤**一边用黄芩清除胆热、大肠热，一边用**芍药甘草汤**缓解大肠痉挛，故大便前腹痛明显的热性泄泻用**黄芩汤**较好。

黄芩与黄连、黄柏并称为“三黄”，可以清两种热，一种是火热，一种是湿热，但三者的作用有所不同。治火热时，黄芩偏于清肺热、胆热，黄连偏于清心热、胃热，黄柏善于清肾中虚热；治湿热时，黄芩偏于清上焦湿热，黄连偏于清中焦湿热，而黄柏偏于清下焦湿热。

● **黄芩汤**加黄连治腹泻。“热者清之”这种腹泻，大便时肛门有灼热感，屁响声连连，便酸臭难闻深黄，小便赤短。汪昂称**黄芩汤**为治痢之祖方（《医方集解》）。

● 一碰到紧张激动，就想上卫生间大小便，俗称“虚拉虚尿”。**四逆散合半夏厚朴汤**治疗。

● **黄芩汤**适应治疗痢疾、急性肠炎、溃疡性结肠炎、克罗恩病、直肠炎、肛裂、痔疮、子宫内膜炎、盆腔炎、附件炎、月经过多、痛经、胎动不安、先兆流产。

● **甘草泻心汤**适应疾病：复发性口腔溃疡、口腔扁平苔藓、手足口病、白塞病、红斑狼疮、子宫颈炎、克罗恩病、溃疡性结肠炎、直肠溃疡、直肠炎、胃溃疡、精神病。

临床治疗加减应用：①腹痛拒按者加制大黄。②腹泻、烦热者加黄连。③出血多者加阿胶。④呕吐者加半夏、生姜。

药理研究：具有抗炎、抗病毒、解热镇痛、缓解平滑肌痉挛。

克罗恩病——又称局限性回肠炎、局限性肠炎、节段性肠炎和肉芽肿肠炎等，克罗恩病原因目前不明，好发于末端回肠和右半结肠。腹泻、腹痛、发热、腹部硬块、便血及恶心、消瘦、贫血等是克罗恩病的主要症状，西医治疗常采用激素及手术，在此推荐首选的治疗方法为中医疗法。康硬尔大夫采用经络疏通法治疗克罗恩病，好的疗效受到患者的一致好评。本病还可伴有皮肤、眼部及关节等部位的肠外表现。克罗恩病虽为良性疾病，但病因不明，至今仍缺乏十分有效的治疗手段。

三、时方治疗思路选择

● **四神丸**功效：温肾暖脾，涩肠止泻。温补命门以生土，暖脾固肠止泻。

四神丸合理中汤加肉豆蔻、石榴皮两药，治疗腹泻收效快捷。

四神丸加益智仁，治疗五更泄泻。不效脉弦滑，加白芍、茵陈、蒲公英泻其肝热，尤其有效。

四神丸合**四君子汤**治脾胃两虚久泻。

晨泄服**四神丸**无效者，腹部怕冷，少腹坠胀，为肾阳不足，肝气虚寒，**四神丸合暖肝煎**双管齐下治之。善治肝者，以五更为风木司令，阴盛阳衰，故肝木难以升发，阳气无以用事，所以，令患者痛泄难受。另，肝脏郁热下迫者，**痛泻要方合葛根芩连汤**治疗效佳。

● **香砂六君子汤**功效：健脾和胃，理气畅中。适用于脾气胃气虚弱，胸胁痞闷，脘腹胀满，呕吐腹泻，舌苔白腻，慢性胃炎，胃溃疡。临床出现胃寒加丁香、藿香。组方：**六君子汤**加木香、砂仁（《和剂局方》）。

● 夏季酷热，常因吃生冷瓜果诱发腹泻，临床上叫时行腹泻，习惯用**藿香正气水**治疗。因其治有发散太过之嫌。

应该用**桂枝汤**加藿香、木香、厚朴，则有健脾胃，振奋中焦，则发中有收为最宜。其效果优于**藿香正气水**。临床加减时，腹痛腹鸣腹泻，**桂枝汤**加炒白术、茯苓。泄泻比较重，**桂枝汤**加神曲、木香。若兼有呕吐，**桂枝汤**加陈皮、半夏。

● 夏季伤于寒凉，或饮水过多腹泻之证，用**茯苓丸**（茯苓、肉桂）治之（《和剂局方》）。

● 溃疡性结肠炎。连服**六味地黄丸** 1 周。

● **真人养脏汤**功效：补虚温中，涩肠固脱。主治泻痢日久，脾肾虚寒，滑脱不禁，腹痛喜按喜温。

● 凡慢性腹泻患者，主诉泻后肛门有坠感明显，腹也胀闷，说明是中气下陷，阳气不足，不能温脾胃之阳。参遵"久泻不能专责脾胃，皆由命门火衰"之理。或出现遗尿者，用**补中益气汤**加制附子、干姜、肉桂，坚持守方治愈。

● 排粪胶黏，排气味恶臭，用《医宗金鉴》**大黄黄连汤**治之。

● **六一散**：滑石 180 克，甘草 30 克。功效：清暑利湿止泻（《伤寒标本》）。

● 久泻为脾胃损伤而难愈，病根为湿，关键在脾，湿由脾虚而恋，致使腹泻缠绵日久不愈，治法之秘贵在健脾疏导运土，以增强疗效，防止反复，病变虽说在肠，而降浊功能失调，清者不升所为也。

● **胃关煎**功效：温脾健中。主治：慢性泄泻。见凉就拉肚子（腹泻）。专治脾肾虚寒导致的日久泄泻。高明之处用熟地可以起到从阴转阳的作用，阴得阳升而泉源不竭。

临床治疗加减应用：

（1）泄泻严重者加肉豆蔻 15 克，或补骨脂（破故纸）15 克。

（2）腹痛者加当归 12 克，痛严重者加木香 10 克，或厚朴 15 克。

（3）腹部冷者加肉桂 10 克，或制附子 15 克。

（4）滑脱不禁加五味子 15 克，或乌梅 30 克。

（5）气虚严重者加党参 15 克，或黄芪 15 克。

另外，笔者临床验证，腹泻单纯用**胃关煎**原方效果差。需加减才能提高疗效。病重者加煅赤石脂 10~20 克包煎（量大增加到 60 克），或研末 10 克同汤药冲服能起到速效。

● 痛泻要方功效：泻肝补脾，缓痛止泻。主治：肝旺脾虚所致的肠鸣腹痛，大便泄泻，泻必腹痛。临床腹泻特点：表现腹泻前兼有痉挛性腹痛腹泻，痛一阵，泻一阵，脉弦。

《医方考》曰："泻责之脾，痛责之肝；肝责之实，脾责之虚，脾虚肝实，故令痛泻。"治宜补脾泻肝，止痛止泻。白术健脾燥湿和中，白芍平肝缓急止痛。

水泻者，**痛泻要方**加炒升麻，以升脾止泻。

现代多治疗慢性结肠炎。如腹痛久泻不止者，**痛泻要方**加升麻。

《张聿青医案》曰："命门火衰微，暴注而不痛，肝病而木旺克。"

赵绍琴说："腹痛即泻，泻后痛减，明是肝木克土之证。故当疏调木土为治。岂可一味温补兜涩耶。虽久泻未必皆虚，凡泻势急暴、出黄如糜、肛门灼热者虽无腹痛，亦作肝郁火迫看，不可妄投补涩。"

● 久泄勿忘血瘀，王清任说，泻肚日久，常三五年不愈者，病不知源，百方不效，凡肚腹疼痛，总不移动，是血瘀。方用**膈下逐瘀汤**治之（五灵脂、川芎、赤芍、丹皮、乌药各 6 克，桃仁、当归、红花、甘草各 9 克，枳壳、香附、延胡索各 3 克）。

● **升阳益胃汤**功效：补脾升清，和胃降浊，泻敛阴火。临床治则健脾祛风，升阳益胃。

临床发现：**升阳益胃汤**是治几十年腹泻不愈的最高效方剂。临床应用时，遇到阳虚证时，去黄连，加干姜治之。

临床表现：泄泻肠鸣，腹中隐痛，倦怠易饥，皮肤灼热。泄泻时有：面热、心烦、身热现象，或面似火燎，身无定处发热感，目红等。

临床辨证：元气不足，谷气下流，阴火僭越，脾失健运。人体元气的功能就如同磁铁一样，可以将散落的铁屑吸住而不散落。

阴火：是一代宗师李东垣独创的一个概念。阴火概念是本方确立的思想基础。方中风药羌活、独活、防风能让大肠水湿，遇风能令水干的用意，风药有鼓动胃气上升的作用，胃气一升，就不拉稀泄泻。如同巷子有水湿，一吹小风就可以被空气流通而风干。但对身体虚弱之人，风药量不宜太大，以防伤身而损肾气。这种便，大多稀便中夹有气体，泻下有泡沫，排便时连续有排气样声响。因为有气体，病因归于风，治疗时须用治风药物。胃寒肠热，腹胀而且泄。胃寒则气收不行为胀，肠热则水谷不聚而泄。

● 止泻方中加入肉豆蔻、石榴皮二药收敛止泻药，肉豆蔻治本，效慢，石榴皮治标收效快，二药同加收效快速。

● 顽固性腹泻多年，日数次，脉沉无力，纳差，舌淡苔白，面色晦暗，为脾肾阳虚，水湿不化，火不生土，张景岳云：久泻之人无火，多因脾肾虚寒。**四逆汤**加肉桂、茯苓治疗。

● 食物残渣性腹泻。李时珍治疗一位皇宫的军人，腹泻清稀，夹杂食物残渣，肠鸣腹痛，脉弦缓。多位名医用止泻类药物治疗乏效。李氏“法当升扬之”，用《千金要方》扶正祛邪的**小续命汤**投之一剂而愈。鼓荡遏下之阳气上升，使病而愈。

● “肠鸣幽幽”之慢性腹泻者，**参苓白术散**加桔梗治之。肺经之气郁在大肠，宜桔梗开之，为“提壶揭盖”之意。《神农本草经》载桔梗曰：“味辛微温。主胸胁痛如刀刺，腹满肠鸣幽幽，惊恐悸气。”

● **枳实导滞丸**功效：消积导滞，清利湿热。主治：湿热积在肠内发热。治慢性结肠炎，糜烂性结肠炎。湿热阻滞肠中致发热多日，大便黏滞便池。

● **资生丸（资生健脾丸）**，此方改为散剂，临床用于治疗溃疡性结肠炎效果好。

● 溃疡性结肠炎，中成药**四神丸合西黄丸**内服效果好。

● 中成药**礞石滚痰丸**治痰泻（粪便带有黄痰一样黏物）。

● 赵锡武教授临床遵《难经》57 难，将泄泻分下归几种类型用经方时方治疗：

胃泄：面黄，饮食不化，**人参汤（理中汤）**治之。脾泄：呕吐，腹胀注泄，食后饮满，泻后即宽，**香砂六君子汤**治之。小肠泄：溲涩，便脓血，少腹疼，宜先下之，继用清利。先用**木香槟榔丸**，后用**葛根芩连汤**加滑石治之。大肠泄：食已窘迫，大便色白，肠鸣切痛，用**五苓散**加木香治之。肝泄：木旺侮土，腹痛兼胀。脾虚致泄，肝旺致有胀痛，与伤食不同，伤食腹痛得泻即减，今泻而痛不止，故责之土败木贼，故宜泻肝培土，方用**异功散**加延胡索、川楝子治之。肾泄：五更即泄，足冷腹痛，方用**四神丸**加人参、沉香，甚者用制附子、茴香、川椒。痰泄：胸满泄泻，甚则呕吐，脉弦滑，其人神必不瘁，色必不衰，时泄时止，复又作泄，腹中觉冷，隐隐微痛，方用厚朴**二陈汤**治之，肥胖者滑泄多属痰，脉滑责之痰，不食不饥也责之痰，方用《奇效良方》**青州白丸子**治之（南星 60 克，白附子 60 克，川乌 30 克，制半夏 210 克），现有中成药售。食泄：泻下腐臭，噫气作酸，腹痛而泻后痛减，用**香砂胃苓汤**或**保和丸**加砂仁、豆蔻治之。大瘕泄：痢疾样泻，里急后重多次入厕，而不能便，茎中痛，乃寒湿化为湿热。此泄似痢非痢，故下皆是粪水，方用**八正散**加木香、槟榔治之。伤酒泄：晨起必泄，为嗜酒而积，经年不愈，用《兰室秘藏》**葛花解醒汤**或**理中汤**加葛根配合**香连丸**治之。暑泄：夏月暴注水泻，脉虚细而口干烦闷，为肠胃之暑湿。凡夏月泄泻干葛为要药。暑火泻者加黄连，兼腹胀者加厚朴、苍术，兼虚者加白术、扁豆，暑食泻者加神曲、木香，暑湿泻者，苍术、泽泻、金银花炭。小便赤涩加木通，兼烦加栀子、竹叶，或加黄芩炭，兼呕吐加半夏、厚朴、竹茹、藿香，伤暑而又伤生冷宜**连理汤**治之。

● 老年人久泻者，主要是肝气亏虚，治以补益肝气扶脾，用**补中益气汤**加倍量黄芪，佐酸收之乌梅、石榴皮，健脾之鸡内金、谷芽，再加平肝降火之龙骨牡蛎、黄柏治之。

四、经验方单方治疗思路选择

● **腹泻高效验方**（陈皮、茯苓、薏苡仁、扁豆、佩兰、木香、藿香、肉豆蔻）。功效：芳香化湿，醒脾理气，止泻。记忆口诀：陈苓薏扁佩二香肉。木香有行三焦之滞气之功。

经多种祛湿，温阳，健脾止泻，效果不理想时，应抓住“脾困”特点，遵《黄帝内经》“治之以兰，除陈气也”的理论治疗，用醒脾的芳香化湿健脾药物，祛除湿邪，健运脾气，以治疗脾为湿困，运化无力的病症，会出现“柳暗花明又一村”的效果。若舌苔黄厚，加黄连，疗效较好。2016年4月2日上午。陈某，男，37岁，西安人。来门诊诉说，腹泻十几年，也看了十几年，先后在南京、北京等地出差时也求医治疗过数次，严重时日腹泻五六次。每次腹泻时小腹内好像手拧样绞痛。肠镜等检查都找不出病根。如此难缠之腹泻，估计常规方都用过了。便遵“治之以兰，除陈气也”方法，处方：陈皮10克，茯苓30克，炒薏苡仁30克，炒扁豆30克，肉豆蔻10克，佩兰15克，木香10克，藿香10克，沉香6克。水煎服7剂。8日上午来门诊高兴地说，十几年了，他从来大便没有这么舒服过，腹痛几乎感觉不到，大便也有成形样子出现了。2021年1月1日下午，他来门诊看肾结石时，说他慢性腹泻病情一直稳定没有犯过。此病例坚持守方加减用药6个月左右治愈。

用中医来讲，脾病湿盛是导致泄泻发病的主要原因。慢性泄泻以脾虚为主，因脾虚而生湿浊。《景岳全书》曰：“泄泻之本，无不由于脾胃。”《医宗必读》曰：“无湿不成泻。”临床注意：治泄泻时用大量苦寒药会伤脾。用大量甘温补虚药会助湿。泄泻初期忌用大量补涩药，以防闭留邪气。久泻者不能分利太过，以免重损阴液，分利就是过多用利尿药让大便变干。《医学琐言》曰：“水湿之病，多见于太阴，脾水湿也。火燥之病，多见于阳明，胃火就燥也。故万病能将火湿分，劈开轩岐无缝锁。”明代医学家周之干在《慎斋遗书》阴阳脏腑文中说：“凡人生病处，皆为阴为火，总因阳气不到，阳气不到之处，断无生病之理”。临床辨证：元气不足，谷气下流，阴火僭越，脾失健运。人体元气的功能就如同磁铁一样，可以将散落的铁杂吸住而不散落。《内经》曰：“气化则能水出矣”。像**升阳益胃汤**中的风药羌活、独活、防风能让大肠水湿，遇风能令水干的用意，风药有鼓动胃气上升的作用，胃气一升，就不拉肚子泄泻了。如同巷子内有水湿，一吹小风就可以被空气流通而风干一个原理。所以说，中医治病不仅是治那个病，是解决一个人的整体，这就是中医治病“自然与人体一理”的根本思维方式。中药治病，不是靠化验中药成分来治病，也不是直接针对什么病毒细菌，主要是靠中药的四气五味，升降沉浮及药的性质来纠正人体内的偏差，来提升人体抗体与衰退的自我调节平衡机能，使体内环境稳定而协调，以达到适应内外环境，即可愈病，如果人体出现偏差就会导致气机不畅，就会出现痰饮水湿内生之类情况。

● **五更泻验方**：茯苓、炒白术、石榴皮各100克。研末，每日3次空服冲服，服完愈。

五更泻特点：脾胃虚寒，四肢发凉，大便清稀似鸭粪样，在天明时按时腹泻，为肾阳不足，命门火衰。俗称“鸡鸣泻”。慢性腹泻，只要有一两个阳虚的症状出现，方药中就加入温补肾阳药物，量大骨碎补20克，益智仁60克，才能收到理想疗效。

• **食疗慢性腹泻方**：大苹果像烤红薯一样烤熟，每次1个空腹食用，每日2次。效佳。

• **腹泻经验方**：笔者十几年前去厦门开手面诊健康知识讲座时，听到一位学员介绍说，慢性腹泻，她们当地人用干荔枝大约30枚，水煎服，坚持30天，一般可以治愈，特别对老年人五更泄泻效果好。后查阅《中医食疗学》等资料，干荔枝能暖补脾胃，温补肝血，功同龙眼肉（桂圆）。经临床给患者指导应用后，疗效确切，故荐之。

• **单方治水泻**(便稀似水。病在小肠，小肠不能泌别水分下出膀胱，直走大肠而致水泻)。

（1）车前子10克，研末，入稀饭中服用即可。

（2）炒白术30克，车前子15克，水煎服。

（3）治水泄方中加入一味萆薢渗水利小便，效同车前子。

（4）煅赤石脂60克研末，饭前冲服6~10克，每日3次内服速效，连服3天。煅赤石脂有收湿胃肠黏膜之功，无论胃肠病史多久，赤石脂有镇逆，涩以固脱，以土补土，无论大人小孩，临床用之效果理想。

（5）《串雅全书》治水泻方，白术30克，车前子15克，水煎服。

（6）五更泻，五味子30克，水煎服。

（7）五更泻，用**四神丸合真人养脏汤**等方不效者，用五味子60克，吴茱萸15克，炒香研末，每日3次，每次6克，米汤送服。

• 食下腹鸣，响鸣而泻，一食即泻，诸药不效，以生红柿核，纸包水湿，炭火烧熟食之，3~4枚即愈（《寿世保元》）。

• 过敏性结肠炎，菊花一味，每次30克，每日2次，水煎服可愈。

• 泄而腹胀，诸药不效，益智仁60克，煎服（《浮溪单方选》）。

• 慢性腹泻经验方：补骨脂、炒神曲、炒泽泻各9克，水煎服，效佳（刘惠民）。

• 腹胀忽泻，日夜不止，诸药不效者，气脱也，益智仁60克，煎浓服(《危氏得效方》)。

• **蜡匮巴豆丸**治（多年吃生冷及肉类形成）泻者。处方：巴豆一味。

制作：用蜂蜡滚巴豆为丸药衣皮，药服胃中，不刺激胃，走到肠中才能化开，巴豆为热性泻药，对顽固冷积多日无效时，**蜡匮巴豆丸**能发挥良好的作用。

• 腹泻治疗期间，一定要慎食水果、凉菜，忌口感凉食物，忌生冷食物以及对自感食后有影响病情的食物。须知：治病在医生药物，养病在自己，养之不善，病会缠绵。

• 泄泻食物，脾泄日久多年，完谷不化者，用柿饼烧红后放在土地上，用碗盖住，冷后研末，每次米汤调服6克左右，即可。此方法临床疗效好（《奇效简便良方》）。

• 尤怡治溏泻时腹痛验方：炒薏苡仁、炒山药各30克，泽泻20克，诃子10克，败酱草15克。水煎服。也治慢性肠炎、肠易激综合征。

痢疾　肠息肉

一、经方治疗思路选择

• 烦渴泻痢热又增，**小柴胡汤合四逆散**治疗。

- 泻痢下重者，**四逆散**加薤白 12 克，2 剂而愈。
- **桂枝汤**加大黄，适用于桂枝体质的习惯性便秘，腹部手术后排便不畅，伴有里急后重腹痛的痢疾。
- **葛根芩连汤**治疗湿热下利，热表现在肛门灼热，且喷出来的稀水臭秽难闻，腹痛，舌黄腻，脉数。
- **芍药甘草汤**加芜荑、石菖蒲、山药治疗痢疾。

芜荑药理作用：芜荑醇提取物在体外对猪蛔虫、蚯蚓、蚂蟥皆有显著杀灭效力；芜荑浸液对红色毛癣菌、奥杜盎氏小芽孢癣菌等十二种皮肤真菌有不同程度的抑制作用；本品具有抗疟作用。

- 泻痢重者，**芍药甘草汤**重用白芍，加大量的当归治之。
- **白头翁汤合甘草芍药汤**加刘寄奴 30 克，治疗细菌性痢疾效佳。

白头翁汤（白头翁、黄连、黄柏、秦皮）治热性痢疾。《伤寒论》曰："热利下重者，**白头翁汤**主之。"热利，热性的下利，主要指因大肠湿热导致的痢疾，《伤寒论》里，腹泻、痢疾统称为"下利"。腹痛时急欲大便，跑到厕所大便时又拉不出来，肛门处下坠感、灼热感。**白头翁汤**，常作为治疗细菌性痢疾、阿米巴痢疾的首选方剂。如果大便后肛门灼热感或肛门瘙痒，用**白头翁汤**治疗（记忆口诀：白头翁秦连柏）。

二、时方治疗思路选择

- **香连丸**（黄连、木香、吴茱萸）主治：腹痛、腹胀、里急后重、痢下黏臭或脓血。舌苔黄腻、舌质暗红。
- **真人养脏汤**功效：涩肠固脱，治疗泻痢日久。
- 赤白痢腹痛不止者，复方加乳香，能很快提高疗效。

三、经验方治疗思路选择

- 细菌性痢疾。胖大海 15 克，沸水 200 毫升，把胖大海泡开，红色痢疾加白糖 15 克，白色痢疾加红糖 15 克，服汁并食胖大海肉。一般 1~3 剂可愈。李克绍摘录 1987 年 9 月《中医杂志》三门峡候平年介绍方。
- 民间方：治赤白痢严重多日，用药无效，肛翻出一二寸，用干柿饼一枚，去蒂把，在锅内烘热，加 3 克左右蜂蜡烊化，煎至如荷包蛋状，待热食之，每日 2 次。大约 15 天后病愈，脱肛也收。名医张赞臣《临床心得集》。
- 久痢不止，茄子根烧灰，石榴皮等分共研末，以白砂糖调水送服效佳（《简便方》）。
- 肠息肉适用药：扣子七（也称竹节三七）、红藤、蝉蜕、败酱草、生白术、猪甲、乌梅。

另外，肠道息肉主药：乌梅、红藤、山慈姑、皂刺。胆道息肉主药：乌梅、威灵仙、桑树枝。声带道息肉主药：乌梅、桔梗、虎杖。目睛息肉（胬肉）主药：败酱草。子宫息肉主药：乌梅、小茴香、艾叶。皮肤息肉主药：蝉蜕、乌梅、生白术。直肠息肉主药：猪甲、乌梅、生白术。

老年脾胃病

经方经验治疗选择思路

- 黄建华：治老年脾胃病，**补中益气汤**加枳壳、佛手、大腹皮、香橼以助其通降。

● 老年人及小儿腹胀消化不良者。用《伤寒论》**厚朴生姜半夏甘草人参汤**治之效佳。方中人参改用太子参。适用于实多虚少之腹胀者。如果脾虚加合用**四君子汤**。积食明显加焦三仙。便秘者加枳实、大黄。

● 食疗单方：老年体弱泄泻缠绵日久，用药乏效时可用其性温补，又能益血补肾，壮阳疗萎的海参。方法：泡软后，再煨烤食用，坚持治愈（《本草从新》《五杂俎》）。

● 治老年人食冷不化，用生姜、紫苏叶煎浓汤，揉胸腹法，药寻常而其效甚速（缪仲纯）。

各种呕吐

一、临床治疗呕吐要点提示

1. 发热恶寒呕者，为太阳。寒热往来而呕者，为少阳。不恶寒，但恶热而呕者，为阳明。无寒不热而呕者，为中焦。

2. "呕家不可用建中，以甜故也"（《伤寒论》）。

3. "呕家不可用建中之甘，即服甘药微觉气阻气滞，更当虑甘药太过，令人中满"（喻嘉言）。

4. 呕吐含有隔餐或隔日食物，多为幽门梗阻时呕吐食物之特点。

二、经方治疗选择思路

● **四逆加人参汤**，治疗大吐、大泻、大汗及大出血者。

● 《伤寒论》第 243 条："食谷欲呕，属阳明也，**吴茱萸汤**主之，得汤反剧者，属上焦也。"就是说吃了东西就想呕吐，虚则不能纳谷，寒则胃气上逆，是阳明胃家虚寒而浊阴上逆之呕证，所以用温中健胃，散逆止呕的**吴茱萸汤**主之。此方是虚寒作呕最理想的首选方。如果服药后呕吐反而加重了，说明胃中有热或者热邪之病在上焦了，上焦指胸膈而言，胸膈有热，也令作呕，这种上焦热呕。明代王肯堂在《证治准绳》中明确指出：上焦作呕，用《伤寒论》第 33 条中的**葛根加半夏汤**治之（**葛根汤**加半夏）。呕吐是胃气不降之证，王肯堂用此方和胃降逆以上呕。

笔者治疗一位 7 岁男孩，因饮食不当引起每次食后即呕，西药服用无效，又服用中药 18 剂，仍然不见病愈。览前名老中医处方，是**平胃散**合**补中益气汤**加焦三仙等消食药物。后笔者遵**吴茱萸汤**原方 4 剂病愈。孩子奶奶说，4 剂药，共四味，每剂药合起不满一手把掌，竟然治好了病。这就是经方的妙处。孩子父亲来门诊自称说他是某大学物理学教授，对我说：中医的五行学说，不就是一个相生相克的平列平面图吗？诊断就靠单一的望闻问切，没有西医多种检查项目诊断，中医经验方、秘方虽然能治好病，但没有实际意义上的医学道理，其经验医术方，最多是让人扔来接去的一个接力棒罢了！我回答说，能让人类扔来接去几十年、几百年、上千年的棒子，它肯定不只是一个不锈的、生命力很长的简单的棒子！五行是以土为中心论，五脏皆禀气于胃。

● 《伤寒论》第 309 条："少阴病，吐利，手足逆冷，烦躁，欲死者，**吴茱萸汤**主之。"伤寒大家柯琴说："吴茱萸配附子生姜佐干姜，大寒始去。"故临床可加减应用。

● 《金匮要略·呕吐》第 8 条："呕而胸满者，**吴茱萸汤**主之。"胃阳不足，寒饮凝聚，阴浊散漫于胸间，故胸满。寒则胃气上逆则呕。临床见慢性胃炎、胃酸过多、胃扩张、胃弛缓等有呕而胸满之证，皆可用**吴茱萸汤**主之。

● 临床见头痛伴恶心或呕吐涎沫及清水者，用**吴茱萸汤**均可治愈。即使复发，用**吴茱萸汤**即可获佳效。原文："干呕，吐涎沫，头痛者，**吴茱萸汤**主之。"头乃诸阳之会，上焦有寒，阴寒之邪上逆而痛，故**吴茱萸汤**能散阴气而益阳气头痛愈之。这就是方证方机对应。

药理研究：有调节神经系统功能、止痛、止呕、改善肠胃功能。

● 吐水、眩晕，**吴茱萸汤**合**小半夏汤**加**茯苓汤**（茯苓、白术各 15 克）。

● 临床以虚寒引起的呕吐为主时，手足厥冷，用**吴茱萸汤**，生姜量一定要倍于吴茱萸量。如果不倍生姜，吐虽止，但定会出现胸满不舒症状，这是经验之谈。切记。

● 精神萎靡，形体消瘦，面色萎黄，食欲不振，时有腹痛，大便难解，胃反，呕吐涎沫。**大半夏汤**（人参 10 克，姜半夏 15 克，白蜜 15 克）治疗。区别：**小半夏汤**和**大半夏汤**都是止呕剂，而**大半夏汤**是一种"朝食暮吐"的呕吐。食道痉挛、食管癌、胃肠神经官能症、幽门梗阻等，体虚弱，及久病年龄大者多见。

● **五苓散**可以治疗急性胃肠炎呕吐，酒后呕吐。

● 晕车晕船前，肚脐贴风湿止痛膏，口含生姜片防止出现呕吐。也可以服**五苓散**治疗。

● 上呕下泻的霍乱病，用**四逆加人参汤**，服后 1 小时即可止泻，后服中成药**理中丸**善后恢复。如果吃药不方便，可针刺委中穴放血，吐泻速愈。

《伤寒论·霍乱》曰："呕吐而利，名曰霍乱。"八字提纲，直截了当。

● 恶心、呕吐、头痛者，**当归四逆汤**合**吴茱萸生姜汤**治疗有效。

●《金匮要略》**大黄甘草汤**："食之即吐者，**大黄甘草汤**主之。"（大黄 12 克，甘草 3 克）。两味药治疗火逆呕吐特别有效（火逆呕吐特点：口干欲饮，饮后则吐），舌质红，苔黄少津，胸处发热为主要特征，兼有头晕，乏力，面色黄，脉滑数，为胃热导致脾气之闭，用**大黄甘草汤**泻实和中以开脾气，4 剂治愈。功效：通腑泄热，和胃止呕。但不能久服。

● **半夏厚朴汤**治疗早晨刷牙时，或看到脏物及大便时，精神会出现反射而出现恶心发呕吐、神经性呕吐。

● **旋覆代赭汤**加丁香 3~9 克，治疗幽门不全性梗阻患者呕吐、嗳气不止者，大大提高了本方功效。

● 对顽固性呕吐，用**旋覆代赭汤**效果差者，为胃中气虚相搏，致胃气上返而呕吐，脉濡滑，舌苔黄薄腻。用**半夏泻心汤**一般 5 剂可愈之。

● 多年呕吐致消瘦，为阴虚呕吐。阴虚呕吐的特征：舌红无苔、口渴、心烦、便秘。**麦门冬汤**合**益胃汤**加乌梅、竹茹治疗。

● 水入即吐，通阳利水**五苓散**治之。5 种药共研末，米汤慢慢送服即愈。临床用到呕吐、腹泻、水泻。多见于急性肠炎，食物中毒。张仲景曰："渴欲饮水，水入即吐者，名曰水逆，**五苓散**主之。"临床证明，**五苓散**汤剂没有散剂效果好。这是古人的智慧，切记!

●《本草疏证》曰："脾胃为升降之枢，脾提肾肝之气以升，胃曳心肺之气而降。故治阴之不升，必兼治脾。治阳之不降，必兼治胃。是于**黄连汤**，又可参黄连为心胃之剂。呕吐为胃病，故后世治呕用黄连，其效最捷。"

各种呕吐 15 种经方治疗区别：

1. 口不渴，呕逆或头痛。用**小半夏汤**（姜半夏 12 克，生姜 10 克）治之。

病因：胃寒干呕，吐涎沫者。胃中有饮邪，故口不渴。若饮邪吐尽，胃阳得复，故口渴。

2. 反胃呕吐，朝食暮吐，心下痞硬。用**大半夏汤**治之。

病因：胃虚有饮，宿食不化而呕吐。

3. 呕而胸满，或头痛，吐有涎沫者。用**吴茱萸汤**治之。

病因：胃中有寒，气上冲而满。

4. 呕而肠鸣，心下痞者。用**半夏泻心汤**治之。

病因：上热下寒之因，才见呕而肠鸣。

5. 干呕，吐逆无物，只吐涎沫者，唯独无胸满闷头痛。用**半夏干姜散**治之。

病因：胃中有寒饮之逆气不下所致。乃厥阴寒气上逆。

6. 自觉心胸烦闷甚而恶心，似喘不喘，似吐不吐，似哕不哕，心中愦愦然而无奈何。用**半夏生姜汤**治之。

病因：为寒饮与正气相互搏击于胸中所致。

7. 干呕，下利清稀，下利有黏液。**黄芩加半夏生姜汤**（黄芩、半夏、芍药、甘草、生姜、大枣）治之。

病因：干呕者，胃气逆；下利清稀者，邪热下迫肠寒；下利有黏液，肠中有热。

8. 呕吐而小便不利，吐后思水，饮水多又复吐。用《三因极一病证方论》的**三物猪苓散**（猪苓、茯苓、白术等分）治之。

病因：胃中停饮，溢于膈上，故而呕吐清水痰涎。用**猪苓散**健脾逐水，以防呕吐续犯。

9. 呕而脉弱，小便反多，身微热，四肢厥冷。用**四逆汤**治之。

病因：呕而脉弱，为脾肾阳衰脉弱，阳衰阴盛，胃中阴寒上逆而呕吐；脾肾阳衰，气不利水，小便多。阳衰故而四肢厥冷。身微热者，为阴寒内盛重病难治。

10. 呕而发热。用**小柴胡汤**治之。

病因：呕而发热是有表也，病因在少阳之经，**小柴胡汤**和解少阳必解其邪乃正法也。

11. 大便秘结，食之即吐。用**大黄甘草汤**治之。

病因：阳明病，胃肠实热，胃气不降，火热之邪上逆致胃热上冲呕吐。

12. 口渴而呕吐者。用**茯苓泽泻汤**治之。

病因：胃虚停水，上气上逆故呕吐。脾虚不能运化，津液不能蒸之腾达，故口渴反复饮水，更助饮邪，以致停水越多，呕吐更甚。

13. 呕吐后口渴，贪饮而烦热明显者。用**文蛤汤**（文蛤、麻黄、杏仁、石膏、甘草、生姜、大枣）治之。记忆口诀：**麻杏石甘汤**合**越婢汤**加文蛤。

病因：呕吐之后水去热存，伤阴损胃，胃阴伤而阳热内盛，故贪饮。

14. 干呕，纳差，手足厥冷者。**橘皮汤**（橘皮 6 克，生姜 12 克）治之。

病因：胃阳被阻，气逆于胸，不行达于四肢末端，故手足冰凉。

15. 干呕，想吐又吐不出来。《金匮要略》曰："哕逆，**橘皮竹茹汤**主之。"（橘皮 96 克，竹茹 15 克，人参 3 克，甘草 15 克，大枣 10 枚，生姜 24 克）。

病因：胃气虚，寒固矣呃逆。有属寒的，有属热的。橘皮、生姜和胃散逆，竹茹除热止哕，人参、甘草、大枣益虚安中，胃气足，胃阳生，浮热不必留意也。临床应用本方加半夏治疗干呕为妙。

三、时方治疗思路选择

- 呕吐苦水不止者，为胆汁上返，用**温胆汤**加炒酸枣仁、代赭石治之立效。
- 凡呕吐声势涌猛，脉见洪数，症多烦热，说明为里热实证。此为张景岳临床发现，并创立**太清饮**（知母、生石膏、石斛、木通）。方用量都小，木通导热从小便出，石斛生津。

- 夏季呕吐，《和剂局方》**藿香正气水**（记忆口诀：藿香正气有二陈，苏叶桔术厚芷皮）（方用土炒白术、半夏曲）治疗。

- 夏秋肠胃感冒、受凉、饮冷、内伤于湿、出现呕吐、头痛头重，或腹泻、舌苔白腻，脉浮。用《和剂局方》**香薷散**治疗。组方：香薷 30 克，炒扁豆、姜制厚朴各 15 克。研末服用，每服 9 克。功效：祛暑解表，和中化湿。

四、经验方治疗思路选择

临床治呕吐几味药物的运用：

1. 生姜、半夏两药之配能治呕吐。二药配伍能把胃的上冲降下去，把胃的痉挛之性缓解开，降逆和胃止呕。二者为温性药，最适宜于胃中偏寒的呕吐。

2. 芦根是治疗热呕吐的特效药，临床表现，小便赤黄，口黏口渴以外，手心脚心发热明显。热季热呕多，中西药止呕不明显时，芦根一味煎熬饮之即可。妊娠恶阻，胃热上冲，任脉上逆引起的呕吐，用芦根 30 克，水煎服效果特别好。治疗急性脑膜炎呕吐用**苏连饮**（苏叶、黄连、竹茹）。

3. 苏叶、黄连配合主治湿热呕吐，即患者舌苔又黄又黏腻，或者呕出酸苦黏液。这种呕吐，多有慢性胃炎，**二陈汤**加苏叶、黄连。一般苏叶用 10~15 克，黄连用到 5~9 克。

4. 早晨起床干呕，或热郁上焦肺胃者，用黄连、射干、枇杷叶各 1~4 克之间，沸水泡服，效佳（顾丕荣经验方）。

5. 单味石菖蒲 15~20 克，水煎服，或食盐、白豆蔻研末，2 克入胶囊送服，对神经性呕吐效佳。

6. 治疗热呕酸苦并用，用乌梅和黄连治疗。

7. 治疗寒呕酸辛并用，用乌梅和干姜治疗。

8. 凡治患者有呕出现，忌用苍术，苍术其味不醇而动呕也（张景岳经验）。

9. 临床证明，凡治呕吐患者，建议处方内忌用桃仁、杏仁、柏子仁、瓜蒌仁、莱菔子、苏子等油脂药物及寒凉伤胃药，以防呕吐加重。前贤张景岳经验云：瓜蒌仁气味恶劣，令人恶心呕吐，中气虚弱者不可用之。

10. 灶心土（伏龙肝），其性本质沉重，性能下降，气香性温，暖脾温胃，在胃气太虚，水药不进，服用别的药入口速吐情况下，灶心土有立竿见影之效。若服灶心土药水后口味有香味，说明脾胃太虚弱。

11. 仲景云：呕多虽有阳明证，不可攻之，况干哕者乎（三阴者，脾也）？故单用生姜，宜散必愈。若呕有声有物，邪在胃系未深入胃中，以生姜、橘皮治之；或藿香、丁香、半夏投之必愈（《医学发明》）。

五、单方治疗思路选择

对严重性恶心呕吐者，可以用 2% 的利多卡因加适量温开水，让患者饮下止吐，再配合口服开胃药。此方法也适应于严重晕车者，无副作用。

第二十一章　肾脏疾病

急慢性肾炎

一、临床治疗急慢性肾炎要点提示

蛋白尿顽固不消失者，不可用补药和固摄药。尿中红细胞长期存在者，忌用温补肾药和耗血动血药。

临床见尿频、尿急、尿痛的患者，只要摸其脉为中间无而两头有的芤脉，应建议检查排除肾炎、膀胱炎等病。

二、经方治疗思路选择

- **桂枝加龙骨牡蛎汤**加益母草、丹参、黄芪、川牛膝，对延缓肾功能恶化有积极作用。
- 治疗慢性肾炎、风湿性关节炎，以及心脏病水肿，属于湿重，小便不利者，用**防己黄芪汤**合**五苓散**加减应用。
- **五苓散**加减治疗急性肾小球肾炎。**五苓散**治肾盂肾炎，加瞿麦15克，桉树叶10克，效果好。桉树叶有杀灭金色葡萄球菌之功。再临床加白檀香、半枝莲效果更佳。为西安名医麻瑞亭经验用之捷效。无论病急慢性，急者10余剂，慢者20余剂病愈。
- 2013年9月11日下午，西安生物学院一位藏族女大学生，名叫央宗，18岁，在两位同族同学陪同下，来西安小寨藻露堂中医医院门诊。她拿着某附属医院病历及化验单，双眼睑水肿，小腿及双脚极度水肿明显，穿着拖鞋，尿少一周。腰痛也加重，食欲差，化验单显示尿常规蛋白4个加号，白细胞2个加号，红细胞2个加号。皮肤手感冰凉。舌质淡，苔白滑，舌边有明显齿印，脉尺沉紧，关脉滑。病历诊断：急性肾小球肾炎。

患者诉说医院要求住院治疗。入院预交押金5000元。由于患者经济困难，要求中医治疗。用**五苓散**合**麻黄附子甘草汤**7剂，水煎服。

2013年9月20日下午，患者来门诊复诊，小腿和足部水肿消失。继续减量服5剂后，恢复正常，饭量也增加，去医院尿常规化验全部正常。

2014年4月1日，患者来门诊看痤疮时，说她双下肢水肿服药后没有复发。

- **防己黄芪汤**合**三仁汤**化裁治疗慢性肾炎。

处方：黄芪30~60克，白术12克，茯苓15克，杏仁15克，薏苡仁20克，桔梗10克（桔梗代白蔻宣畅肺气，助黄芪补脾气，不可缺少），法半夏10克，厚朴12克，通草10克，滑石15克，白茅根30克。

临床治疗加减应用：蛋白尿经久不消者加玉米须、谷精草各60克，生山药30克（平时用玉米须，谷精草煎汤代茶饮）。舌苔厚腻者加藿香、桔梗、佩兰各15克。腰脊酸痛明显者加杜仲15克，菟丝子、续断各12克（江尔逊）。

- **麻黄附子细辛汤**，现代多用于急慢性肾炎之水肿、慢性气管炎。**麻黄附子细辛汤**能把水寒从肾里气化开来到津液散流全身。
- 治疗紫癜性肾炎，**麻黄连翘赤小豆汤**加紫草、茜草、益母草治疗（王琦）。
- **麻黄连翘赤小豆汤**治疗急性肾炎，一方到底，稍有加减，不必易方，疗效可靠（陈瑞春）。

● 慢性肾功能不全或急性肾炎，出现尿蛋白，**麻黄连翘赤小豆汤**加紫苏叶、防风，可降尿蛋白。

● 慢性肾炎引起上半身肿胀为主者，用**麻黄连翘赤小豆汤**合**五皮饮**守方治疗消肿为止。

● 现代对急慢性肾炎水肿，心源性水肿而因于脾肾阳虚者，或慢性结肠炎、肠结核、梅尼埃综合征、高血压等病，而属于阳气衰微，寒水内停证型者，**真武汤**加减治疗。

● **麻黄附子甘草汤**功效：助阳解表。适应于阳虚之体，感受风寒，发热怕冷，脉沉者。

组方：麻黄 6 克，附子 9 克，炙甘草 6 克，水煎服。

原文："少阴病，得之二三日，**麻黄附子甘草汤**微发汗。以二三日无里证，故微发汗也。"释：**麻黄附子甘草汤**所主病症与**麻黄附子细辛汤**证候性质相同，但有轻重缓急之别。证轻病轻且缓，故去细辛之散走窜之性，而加炙甘草之甘缓是欲其温经解表，而不欲其辛散太过。

● 水肿（急性肾炎）用**麻黄附子甘草汤**。

临床治疗加减应用：

（1）胡卢巴、白茅根为治疗尿蛋白的对药。

（2）重用蝉蜕 20 克能让尿蛋白从 3 个加号，改变为 2 个或 1 个，好转。

（3）石韦 30~60 克，治顽固性尿蛋白、肾炎、肾盂肾炎、泌尿系感染，服 1 个月效果好。

（4）肾炎水肿，复方加益母草 30 克，有"洁净府"利尿消肿快，多服也无不良反应。善学医者，应善察物性才对，肺乃水上之源。麻黄在本方有"开鬼门"作用，如同城市购房讲究南北要通透一个道理。须知，通是治疗和养生的最高境界。

另外，慢性肾炎的主要病理指标就是尿蛋白，尿中蛋白流失会导致患者水肿。目前，无论中医、西医对尿蛋白都没有见效快的药物。中医往往以凉血化瘀为主，忌口，适度运动，尽量避免体力消耗工作，须守方坚持，可望治愈。

● 慢性肾炎多虚，脉虚，出现血尿、尿频，**猪苓汤**（各药 30 克守原量）加山药，坚持治愈。

三、时方治疗思路选择

● **六味地黄丸**加土茯苓，冲服全蝎粉，治疗尿蛋白 3 个加号长期不愈，效果理想。

● **六味地黄丸**治疗慢性肾盂肾炎、慢性肾炎、功能性子宫出血。

四、经验方治疗思路选择

● **急性肾炎方**：功效：清热利湿。组方：地肤子 15 克，荆芥、苏叶、桑白皮、车前子、蝉蜕、瞿麦、黄柏各 10 克。水煎服，每日 1 剂（1975 年 5 期《新中医》）。

● 《李克绍中药讲习手记》摘录 1960 年 4 月刊《山西医学杂志》云：白茅根利尿消肿作用显著，可加速急性血管球性肾炎的痊愈，效果满意。患病用药期间应卧床休息，少盐。每日干白茅根半斤（250 克），水 1000 毫升，文火煎至 500 毫升左右，早晚 2 次内服，连服到病愈。

● 凡治肾病，《黄帝内经》曰："胃者肾之关也。"故治男性病及肾病时以补肾为先，必先调脾胃，如同建房之基础。人常说，吃五谷压百病。方中必加白术、山药、鸡内金、焦三仙。

● 顽固性尿蛋白不退，即慢性肾炎愈后，患者稍微劳累或外感就会出现水肿，尿蛋白长期不愈，起伏无常，无法根治。岳美中仿《冷庐医话》**黄芪粥**加减成一方（生黄芪、生薏苡仁、糯米各 30 克，赤小豆 15 克，鸡内金 9 克，金橘饼 2 枚）。用法：先煎生黄芪 20 分钟去渣，次加生薏苡仁、糯米煮半小时，再投入鸡内金、糯米煮熟成粥，每日 1 次，分 2 次内服。服后食用金橘饼 1 枚（北方购不到金橘饼，可用陈皮 6 克代替，但没有金橘饼效佳）。此方法需要坚持 2~3 个月以上才能巩固理想疗效。

● **民间肾炎验方**：牵牛子 8 克，槟榔 4 克，茵陈 5 克，白术 3 克，苏木 2 克，三棱 3 克，砂仁 9 克，猪牙皂角 1 克，葶苈子 5 克。研末，醋糊为丸，内服。

● **慢性肾炎单方**：玉米须，每日 50~100 克，水煎当饮料一样饮用。必须坚持半年以上才会显效痊愈。若治病心切，自认无效，乱投医，效安从来？最好提前准备 12 千克备用。此方是中医泰斗岳美中临床经验，也是秘方。

● 单方：治疗顽固性尿蛋白，化验出现有 3 个加号，用五倍子研粉（1~1.5）克，冲服。每日 2 次。一般 2 周后化验有明显效果，3 周可望尿蛋白消失。现代研究表明：五倍子含有没食子酸，对蛋白质有沉淀作用，与皮肤，黏膜的溃疡面接触后，其组织蛋白质即被凝固，造成一层被膜而呈收敛作用；腺细胞的蛋白质被凝固引起分泌抑制。2016 年 9 月 6 日门诊，李某，女，28 岁，主诉：长期患尿蛋白化验有 3 个加号，治疗多次仍无法消失。用上方配合**麻黄附子甘草汤**加减治疗 28 天，化验尿蛋白加号全部消失。后建议勿劳累过度，服 1 个月**六味地黄丸**以固疗效。后再没有见患者发病来门诊医治。

● 肾炎等病引起的水肿，用利尿方药效差时，尿蛋白也不降，观舌苔白腻，脉滑数，说明实质为湿热郁滞而邪气不除，使正气难复，可用清化湿热之法会出现明显疗效。祛湿须先化气，化气为首要是宣肺，人体气机畅通，营卫自调，气化通畅，湿热消失肿自退。

尿毒症透析

经方治疗思路选择

● **大黄附子汤**（大黄 6~10 克，附子 10~15 克，北细辛 3~10 克）。治疗肾衰竭常用方，对尿毒症阶段没有钱做透析的患者，**大黄附子汤**治疗效果好。

这里提醒的是：细辛有小毒，古有“细辛不过钱，过钱命相连”的古训。这是前贤的经验教训。细辛安全量是 1~3 克，散剂是 0.5~1 克。但量少有时达不到目的（教材规定量为 3~5 克）。但有人水煎服 10~15 克没有任何不良反应，有人 4~6 克，就会出现恶心呕吐、头痛腹痛、心跳加快、多汗等副作用。特别是现在用密封机器熬药，细辛樟醚无法挥发出去。所以，谨慎过量，或根据临床需要从小量逐渐开始增加。如果治病心切而盲目增量，给患者造成惊慌，同时，也给自己带来不必要的麻烦和医疗口舌之争。笔者治疗西安一位 82 岁老翁，双手颤抖无法用筷子吃饭，诊断后，用**补肝汤**合**黄芪桂枝五物汤**加葛根、鸡血藤、白头翁、麻黄、细辛。其中细辛量就是从小量逐步增加到 9 克，水煎服，1 日 1 剂。守方加减坚持治疗 1 个月后，患者能用筷夹吃花生米了。然而，2011 年由人民军医出版社出版，河北省名老中医刘沛然教授所著的《疑难病证倚细辛》一书中，善用细辛，动辄 30 克、60 克、90 克、120 克，治疗动脉栓塞性脉管炎一病用细辛 150~200 克，而且还是后下煎熬，的确有胆有识，艺高人胆大。

● 肾功能不全，**桂枝茯苓丸**加大黄、牛膝，有效。但一定要让患者泻，泻了以后情况才会好转。黄煌称之为尿毒症的“经方透析法”。

● 糖尿病肾病引起肾功能不全，**桂枝茯苓丸**合**黄芪桂枝五物汤**加牛膝、石斛（黄煌）。

赵绍琴说：“尿毒症当以清热化湿，凉血化瘀为主。而糖尿病则以益气养阴，扶正补虚为主。”

肾结石　尿路结石

一、经方治疗思路选择

● **猪苓散**加冬葵子、鱼脑石、治肾结石，对膀胱炎也有效。方中滑石有清热攻下的作用，故临床用于产妇乳难下，以及结石引堵的小便困难，癃闭。滑石性甘寒，光滑无药能比，故肾结石和一切泌尿系结石皆可用之。方中阿胶以防结石排出时划伤尿道而用于止血，可见仲景立方之妙。

● **芍药甘草汤**合**三合汤**治疗肾结石，效果佳。**芍药甘草汤**解痉缓急，**三合汤**化石消石，两方合用，相得益彰。**三合汤**（炒鸡内金 10 克，金钱草 15 克，海金沙 15 克），临床加滑石 15 克，白茅根 20 克，牛膝 10 克，郁金 10 克。

● 泌尿系结石有积水疼痛者，或泌尿系统感染伴有尿频、尿痛、血尿者，**四逆散**合**猪苓汤**。

猪苓汤合**金铃子散**[柴胡 12 克，枳壳 15 克，白芍 60 克，金铃子 10 克，延胡索 6 克（研末冲服）生甘草 20 克]。疏肝行气泻火。治尿路结石，腹痛腰痛。

临床表现：肾及尿管结伴有感染者，突发腰部绞痛，小腹拘急，尿痛尿频，排尿中断或尿血。临床加减：发热加青蒿 15 克，金银花、紫花地丁各 30 克。呕吐加旋覆花包煎 60 克，生代赭石 30 克，竹茹 15 克。尿血加小蓟、白茅根各 30 克，三七粉 3 克冲服（江尔逊）。

● 治疗尿管结石，**五苓散**加金钱草、海金沙。

二、时方治疗思路选择

● **补中益气汤**治疗肾结石病。中老年人反复发作，当大补其气，气旺自消，水自行，即“大气一转，其气乃散”。

若尿血涩痛者，加滑石、大蓟、小蓟、琥珀、海金沙。

若腰痛者加乳香、没药、白芍、牛膝。

若肢冷、夜尿多、尿失禁加补骨脂、菟丝子、桂枝、制附子（江尔逊）。

● 尿路结石时间长，或劳累后加重原来病症，或久服通淋化石方药无效者，可以考虑中气不足，用**补中益气汤**，使中气健而能升降，易排出结石（“中气不足，溲便为之变。”《灵枢·口问》）。方中黄芪量可以从 30 克增加至 100 克。

口渴、夜热者，**补中益气汤**加生地、石斛治疗。

胁肋或小腹隐痛者**补中益气汤**合**逍遥散**治疗。

尿血者，**补中益气汤**加白茅根、三七粉冲服。

腰痛者，**补中益气汤**加杜仲、续断、怀牛膝，同时吞服：琥珀、海金沙、鸡内金、炒车前子各等分冲服，早晚各 6 克。炒车前子吞服比生车前子效果好。

●《方剂学》**三金方**（金钱草 60 克，海金沙 30 克，鸡内金 9 克，冬葵子 12 克，瞿麦 12 克，石韦 12 克）。治疗：泌尿系结石。

三、经验方治疗思路选择

● 食疗：坚持常常饮柠檬茶水。有消肾结石作用。《千金要方》曰：“以食治之，食乃不愈，然后命药。”

● 金钱草、威灵仙各 30 克，水煎当饮料样饮用。

● 食疗排泌尿系结石，胡核肉 120 克，用香油炸酥，后加入白糖 120 克，共研末，两天服完，此样循环食用，坚持病愈。儿童减半食用（《中医药文摘汇编》）。

● 肾结石卡在尿管引起腰痛剧烈，倒立法治疗最妙。对这种患者，笔者临床均建议采用倒法可很快排出石头。2020 年 8 月 4 日黄昏 18 时 43 分，渭南某村王书记电话说，他患肾结石引起腰痛，石头卡在尿管下不来，腰痛难受，并微信发来医院仪器检查结果照片，电话问诊其人中皮下有青黑色斑块。电话及微信留言建议多饮水的同时，让其靠着墙壁后，叫几个人扶住倒立几下，再做跳绳运动，小便时石头就下来了。20 日 18 时许，王书记打电话诉说：腰痛得要命好几天了，尿憋得我小腹痛呀。笔者问：让你倒立你倒立了没有？回答说，没有倒立，又说医生说花 900 元钱碎石，自然就排出来了啊。便建议做保护性倒立后再做跳绳运动。21 时 01 分，王书记高兴地打电话说倒立方法救了我啊！说石头有小花生米那么大，并微信发来排石照片。24 日 18 时 11 分，王书记同朋友专门开车来西安到笔者家楼下，并把用火柴盒保存的石头送来让笔者看。建议我把这个方法有机会写入书中提倡患者使用。回答：此方法笔者在以前手诊书中写过，也在全国各地健康讲课时都讲过。

第二十二章　男性及泌尿系统疾病

阳痿　阳强　阴茎病　不射精

一、经方治疗思路选择

• **桂枝加龙骨牡蛎汤**对男性功能障碍的遗精、阳痿、早泄、不射精阴冷、男子不育加味治疗有效。治梦遗失精，生龙牡补涩，**桂枝汤**调和营卫是关键。对遗精多年常以补肾治疗无效者，**桂枝加龙骨牡蛎汤**加制附子 10 克，白薇 10 克治之。

黄元御用药心法：肾水下寒，遗精泄利，加附子、川椒治疗。肝血左郁，凝涩不行，则加桂枝，牡丹皮以疏肝。心火上炎，会心悸烦乱，加黄连、白芍清心火。肺气右滞不降，呼吸痞闷不通，加陈皮、杏仁，理气通滞。

• **四逆汤**加肉桂、阳起石等治疗阳痿。肾虚可累及心脏，心肾不交，能导致阳痿病。

• **桂附地黄丸**加川椒 10 克，水酒同煎服，或川椒煎汤冲服丸药，治阳痿效佳。

• 心因性勃起功能障碍（什么是心困性勃起功能障碍？心因性勃起功能障碍俗称阳痿，是以阴茎不能勃起，或勃起不坚，或坚而短暂，不能性生活为主要表现的疾病），**半夏厚朴汤**治疗。

• 对男性精神压力大，引起性功能差者，用**柴胡加龙骨牡蛎汤**，振奋欲望作用明显，能治阳痿。如果盲目用伟哥短时间维护使自己春心不减，等于自残。

• 阳痿，**麻黄附子细辛汤**戏称是中国的“伟哥”。有心脏病、高血压患者不能用。附子大温大热，守而不走，暖命门而振奋已衰之元阳。

2014 年 5 月 14 日下午，门诊来了一位 38 岁小伙子，主诉：在矿区地下室干抽水工作几年后，慢慢形成阳痿了，双下肢也冰凉。综合诊断后，用**麻黄附子细辛汤**合**四逆汤**原方：麻黄 6 克，制附子 15 克（先煎），细辛 6 克，干姜 15 克，甘草 20 克。7 剂，水煎饭后半小时服，1 日 2 次。24 日下午小伙子来门诊复诊时高兴地说，没想到简单的几种药这么有效，方子也没有以前在别处治疗用的海马、鹿茸、菟丝子之类壮阳药。

• 久居阴冷潮湿之地，引起腰痛，肢体畏寒，又有阳痿之苦恼者，用补肾药乏效者，可改用**吴茱萸汤**治疗。改原方辛散的生姜为温中回阳的干姜守方治愈。如果患者怕干姜辛辣味，可改成量大的炮姜。

• 不射精症，**四逆散**加香附、牛膝、急性子、威灵仙、穿山甲、王不留行、路路通治疗。其中穿山甲、王不留行、路路通均有启肾门，而通精之窍之作用。1996 年 4 月 12 日上午门诊，马某，男，34 岁，主诉：同房 3 小时也不射精，十分痛苦，也多次治疗乏效。用**四逆散**加减守方，21 剂治愈。

• **小柴胡汤**加麻黄，治疗功能性不射精症。另外，麻黄有开通九窍之功，把麻黄研末敷肚脐中，也可治愈。

• **桂枝加龙骨牡蛎汤**加怀牛膝，治男性功能不射精症。

• **四逆散**加蜈蚣，治疗阳痿效果好。

• 正常房事时，青年男性突然受到惊恐，形成阴茎间断性胀大多日，并出现阴茎疼，睾丸胀，心烦，治疗不见效。用**四逆散合三仁汤**加减治疗可愈。

《黄帝内经·举痛论》曰："惊则心无所倚，神无所归，虑无所定，故气乱矣。"又曰："恐则气却，却则上焦闭，闭则气还，还则下焦胀，故气行矣。"《灵枢》曰"忧愁者气闭塞而不行"所致。由以上经典指导思路用药治疗，病愈。

● **四逆散**合**小柴胡汤**能治疗阳痿，其医理是，肝经主边缘平滑肌系统，血管痉挛用二方，能使阴茎交感神经兴奋勃起时，使阴茎海绵体血管扩张充血而达到治疗目的。

● 阳痿多属于寒，用**黄芪建中汤**加补肾之杜仲、淫羊藿、肉苁蓉，固精之锁阳，添精之菟丝子，振发阳气之枸杞子治疗效果好。

● 对上身发热，下身发凉，夏天还穿秋裤的阳痿患者，舌苔黄腻，便秘，每天早晨起床眼屎多。用壮阳药热药治疗没有明显效果，应遵"火逆郁上。升降出入无器不有。"通是治病的根本。用**升降散合龙胆泻肝汤**加减治疗效佳。

二、时方治疗思路选择

● 阴茎挈而抽痛，挺胀不缩，治疗技穷时，用**甘草黑豆汤**（甘草梢60克，黑豆250克）甘草梢能直通茎中，水煎频饮。坚持治愈（《医方集解》卷二）。

● **控涎丹**治疗肥胖男性阳痿，因为**控涎丹**能把体内痰湿排掉。

● 阳强（男性生殖器勃起，胀痛难受不倒）**知柏地黄汤**加龙骨、牡蛎各30克，重用白芍100克，酸枣仁30克，服1周治疗可愈。

临床上出现阴茎长时间勃起不倒，为邪火病症，**六味地黄丸**可治愈。**六味地黄汤**是针对"邪火伤阴"而设立的方药。不是针对"坎中阳旺"而设立的。动辄说阴虚火旺，用**六味地黄丸**治疗是不正确的盲从。

● 阳痿从肝论治：年轻人身体强壮，不应轻易用补药，应疏通，**逍遥散**加蜈蚣3条，淫羊藿30克，仙茅10克，葛根15克，加通肠胃之药，加强心脏之药就可以了，不必加大补肾阳之鹿茸，海狗之类。

● 阳痿从湿热论治：凡见青壮年患阳痿者，面红光，舌质红，苔厚腻，乏力倦怠，脉滑而弦者多，切勿盲目投用补肾壮阳药治疗。此为湿热蕴郁，三焦气机不畅所致。湿热以除病可愈也。用**龙胆泻肝汤**等清热除湿方药加减治愈为佳。

三、经验方治疗思路选择

● 阳强者，精流不止，时时似针刺，捏之则痛，乃肾滞漏疾也。韭菜子、补骨脂各30克，为末，每服9克，水煎服，每日3次（《经验方》）。

● 临床复方加量大炒菟丝子，对心虚、日夜梦精频泄者，疗效好（《本草新编》）。

● 阳痿不起，蜂房烧灰，夜卧敷阴上即热起，无妇不得敷之（《千金要方》）（临床用时将灰入布袋，苫盖在生殖器上，再用热水袋暖之）。

● 仙茅是补肾温阳专药，与巴戟天、淫羊藿功用相似，但功力猛于二者(《本草正义》)。凡发现肥胖人患有阳痿不起，若高血糖，应先降糖，不然用药乏效。

● 酒方治疗阳痿处方：艾叶250克，白酒三斤（1500克），浸泡15天，每晚睡前约饮50毫升左右，连服1~2月，治疗男性性欲下降，阳痿。

● 阳痿验方：淫羊藿、炒菟丝子等量研末，每日内服5~9克，每日2次，坚持服用30天。

●《本草新编》治阳痿方：蛇床子、熟地各50克。或蛇床子、黄芪各50克。或蛇床子、当归各50克。或蛇床子、杜仲各50克。或蛇床子、白术各50克。水煎服。

● 不射精症，酸枣仁 30 克，细辛 60 克，研末，人参须 6 克，水煎送服 3~6 克，每日 2 次，治疗效果理想。

● 龟头感染发炎，溃疡，红肿热痛，威灵仙 30~60 克，水煎温洗几天，胜于抗生素膏。

● 患者常常自我点压揉按双脚内踝尖与跟腱之间凹陷处有太溪穴，对治疗阳痿有效果。

遗精　梦遗　滑精　早泄

一、经方治疗思路选择

● 梦遗，倦瘦面色白，潮汗者，**四君子汤**加煅龙骨、煅牡蛎、莲须治疗。

● 太阳病证出现时，出现阴虚遗精者，**小柴胡汤**加牡蛎、知母、黄柏治疗。

● 治疗顽固性遗精、梦遗，用补药百剂无效，以**礞石滚痰丸**通窍利痰治愈。

● 《金匮要略》曰："夫失精家，少腹弦急，阴头寒，目眩，发落，脉极虚芤迟，为精谷亡血，失精，男子失精，女子梦交，**桂枝加龙骨牡蛎汤**主之。"失精家就是频繁失精。阴头寒就是前阴，阴头这个地方营养成分不充分了。用**桂枝加龙骨牡蛎汤**加制附子治之。

● **桂枝加龙骨牡蛎汤**加五味子、芡实、莲须，治疗遗精，早泄，一般 3 剂汗止寐安，连续服 30 剂而愈。青年人吃回阳药治遗精，反而加重一两次遗精。不必惊慌，那是淫贪瘀阻的败精流出，属正常范围。坚持用药至愈。

● 2013 年 5 月 3 日下午，门诊来了一位 23 岁、面色蜡黄、身材消瘦的小伙子，主诉：遗精 1 年多，多次治疗未愈，又说他只要看见漂亮姑娘就滑精。导致身体虚弱无法工作。综合诊断后，用**桂枝加龙骨牡蛎汤**加金樱子 45 克，再加通窍活血散瘀的鱼鳔胶 10 克，重用龙骨牡蛎收敛浮阳。加炒刺猬皮 60 克研末 14 等分，同 7 剂中药冲服，药完病愈。

● **桂枝加龙骨牡蛎汤**选加莲子心、远志、石菖蒲、芡实、金樱子、滑石、桑螵蛸、锁阳、黄芪、鸡内金、升麻、菟丝子、覆盆子，治遗精及早泄。治则："多责在心，非独责在肾。"

● **理中汤**治早泄效果好，健脾胃，腰部收敛效好。为临床治本之要略。1993 年 5 月 3 日上午，一位 32 岁的小伙子来门诊主诉：患早泄近一年，经过中西医用药多次，仍然没有明显效果，十分痛苦。问诊：喜唾便稀。望诊：毛发枯燥，面色黄，舌苔淡白，双手肌肤疲软，掌纹杂乱无序，目诊双目下正方如钟表 6 点处有明显向上弯曲血管。脉沉细又缓。综合诊断后，认为是严重的脾胃虚寒证。使用（党参 12 克，白术 30 克，干姜 12 克，炙甘草 10 克）。患者一见处方只有四味药说："我以前吃的都是鹿茸、巴戟天、海马、枸杞子、益智仁、锁阳等补肾药都不行，就这四味药能行吗？"为了迎合满足患者心理，方中加了炒鸡内金 15 克，水煎服，让其坚持吃药两周来复诊，服药期间忌同房，忌生冷食物。25 日下午，患者来门诊复诊时说，没有想到药味少又便宜又能治病，前两天同房真的没有早泄了。患者又说："我回家查了中医书，也找了两个中医大夫看了处方，是**理中汤**，处方没有补肾固精药反而效果好，是什么原理啊？"回答："培土制水而实脾，方可敛腰才强肾；五行学说就是指导中医临床的精髓"。

二、时方治疗思路选择

● 精藏于肾，主宰于心。滑精，**六味地黄丸**以枣皮为君治之效果好。

● 梦遗滑精，用大补肾阳药，或**知柏地黄汤**乏效时，多为相火旺。须知：水能滋木，水升而本火自息。用**六味地黄丸**治之即可。

● **六味地黄丸**加远志、石菖蒲，治疗精子少，前列腺增生，效果理想。

● **三才封髓丹**功效：泻火坚阴，固精封髓。治疗阴虚火旺，相火妄动之梦遗精，失眠多梦，腰膝酸软，五心烦热，口舌干燥等。治疗遗精早泄、糖尿病、口腔溃疡、口腔病综合征。

● 前贤何梦瑶治疗遗精归纳为：固涩，泻心，升阳。李克绍临床体会：固涩不愈，宜通精窍；泻心不愈，宜泻相火；升阳不愈，宜敛浮阳。组方：人参9克，天门冬6克，熟地15克，黄柏6克，砂仁3克，甘草3克。

● 性功能失常，**血府逐瘀汤**中生地改为熟地。加紫石英、蛇床子，为**益肾活血汤**治疗。

● 对遗精频繁，致心悸气短者。主要特征是观舌苔厚腻，说明湿邪内停。用其他方药效果不理想时，用黄元御《四圣心源》的**下气汤**（记忆口诀：陈苓夏为母杏草药），组方：陈皮6克，茯苓9克，清半夏9克，五味子3克，贝母6克，杏仁9克，甘草6克，芍药6克。加煅龙骨、煅牡蛎、芡实各30克，厚朴、砂仁各15克，治疗。**下气汤**是胃气不降的和胃理气方，气滞湿阻的除湿方，祛邪降浊方，同时也是疏肝方。所以西安麻瑞亭名老中医生前用**下气汤**灵活加减，临床治疗50余种疾病。

● 阴虚火旺所致的遗精盗汗耳鸣，骨蒸劳热，用中成药**大补阴丸**降阴火，补肾水治疗。

● 遗精频繁者，用收涩补肾法乏效时，用**六君子汤**加藿香、小茴香、炒砂仁以补后天之本，7剂，可出现理想之效果。

● 小便多，便后常出现滑精者，用**补中益气汤**合**缩泉丸**治疗。

三、经验方治疗思路选择

1. 遗精，用荷叶研末，酒送服9克，极验（《罗氏会约医镜》）。

2.《医林改错》曰："刺猬皮一个，瓦片上焙干，为末，黄酒调服。治遗精梦遗，不梦而遗，虚实皆效。"此小方笔者临床加入复方应用极其灵验。刺猬皮味苦，能降泄，刺性走散，通窍行滞，炒炭有收涩作用，用黄酒送服少量即可。

3. 治疗遗精，砂仁30克，黄柏90克，炙甘草25克，共研末做蜜丸内服(《医学从众录》)。

4. 精子成活率低下者，用鱼鳔胶加入复方，或单方坚持半年必有效果。也可以在复方中加入生麦芽、泽兰叶提高精子成活率。

5. 五淋诸症，极难见效，怀牛膝一两，入少许乳香，煎服数剂即安。性主下行，且能滑窍，梦遗失精者，在所当禁，此千古秘奥也（《本草通元》）。

6. 韭菜子治疗男子遗精，妇女白淫白带，小便频数效果好（《本草纲目》）。

7. 男性阴茎头冷寒，复方必加阳起石治疗效果好。

8. 遗精盗汗，鹿角霜60克，煅龙骨30克，煅牡蛎各30克，酒糊为丸，梧桐子大，每次淡盐水送服40丸（《普济方》）。

9. 男子虚劳尿精，鹿角胶60克，炙为末，酒2升，和温服（《外台秘要》）。

10. 核桃木（果隔），水煎常常服，对遗精、尿频有效。

11. 鹿含草酒浸泡服，治疗梦遗神效（《卫生备要》）。

12. 治疗早泄必用黄连清相火，淫羊藿补真阳，真阳复，相火自平而安。这是经验之秘谈。

13. "山萸肉涩精，又不闭精，为补精之独绝"（《本草新编》）。

14. 龙骨得韭菜子，治疗夜睡即泄精（《岳美中医论集》）。

疝气　睾丸病

一、临床治疗要点提示

疝气分为腹中攻撑作痛，与小腹痛引起睾丸肿痛。张子和根据前人理论综合临床后分为以下几种：

1. 寒疝：寒气入腹或寒冷时涉水，致阴寒凝聚于内，成为寒疝；症见阴部清冷，结硬似石，或睾丸疼痛，宜温经散寒；用**暖肝煎**加吴茱萸、黑附子、干姜治疗。

2. 水疝（鞘膜积液）：水湿之气，聚于囊中，酝酿化热，水不下行，致而成水疝；症见阴囊肿胀，色红溲赤（用手电筒光照透明而红），宜清利湿热，用**大分清饮**（茯苓、猪苓、泽泻、车前子、枳壳、木通、炒栀子）加黄芩、黄柏、龙胆草治疗。如果肿胀大而较重，少腹按时有声，应行水消肿，用**禹功散**（黑丑、小茴香）加减治疗。

3. 气疝：多为劳累劳力过度或久站，或久悲忿怒使气失疏泄而致，易致气疝；症见气坠少腹，下及阴囊，睾丸偏坠作痛，治宜疏肝理气，用**天台乌药散**治疗。

4. 狐疝：气虚不能固摄，睾丸时时上下，乃成狐疝。症见卧则上升入腹，行立则下入阴囊，治宜补中升陷，用**补中益气汤**治疗。

5. 癞疝：湿伤于下，留而不去，气滞血瘀，易成疝；症见阴囊肿缒如斗大，不痛无痒，治宜行气消坚，用**济生橘核丸**（橘核、海藻、昆布、桃仁、海带、金铃子、厚朴、木通、枳壳、延胡索、肉桂、木香）加减治疗。

二、经方治疗思路选择

● 双下肢泡冷水，或吃生冷之后引起腹剧痛，或引睾丸疼痛者，用**真武汤**坚持治愈。

● **桂枝加龙骨牡蛎汤**加五味子、芡实、莲须，治疗青年人前列腺炎、睾丸疼痛。

● **四逆散**加小茴香，川楝子治疗疝气。疝气是因元气亏损，失去提摄功能致小肠坠下而挤压阴囊，用回阳药物或灸关元穴，使元阳元气恢复入小肠“打道回腹”达到治愈。

● **吴茱萸加附子汤**（**吴茱萸汤**加附子）功效：温阳暖肝，祛寒止痛。适应于寒疝，腰痛牵引睾丸，尺脉沉迟（《医方考》）。临床加巴戟天，巴戟天主少腹及阴中相引痛。

● 少腹痉挛之寒疝，手足不仁，一身尽痛，宜温经散寒，用《圣济总录》抵当**乌头桂枝汤**（乌头、桂心、白蜜）治之。

● 《温病条辨》卷三第53条曰：“寒疝脉弦紧，胁下偏痛发热，**大黄附子汤**主之。”第54条曰：“寒疝少腹或脐旁，下引睾丸，或掣胁，下掣腰，痛不可忍者，**天台乌药散**主之。”

三、时方治疗思路选择

● **暖肝煎**功效：温补肝肾，行气逐寒。主治：肝肾阴寒，少腹冷痛。疝气，阴囊坠胀。现多用于治疗精索静脉曲张，鞘膜积液（水疝）。

● **导气汤**《沈氏尊生》治疗：小肠疝气，少腹胀痛（记忆口诀：**导气汤**内用木香，川楝吴萸小茴香）。

● **解急蜀椒汤**功效：解结逐寒。主治：寒疝气，心痛如刺，绕脐腹中尽痛，自汗出，困急欲死者。

● **疝气睾丸疼痛特效方**《止园医话》主治：睾丸肿痛难忍，疝气疼痛。

处方：制附子、延胡索、生大黄、青皮、橘核、荔枝核、木香、小茴香各10克，川楝子、焦山楂各15克。记忆口诀：《止园医话》疝气方，附索将军楝青皮，二核二香焦山楂，疝气睾丸特效方。

岳美中谈《止园医话》文中说："本方主药为附子、大黄，大热大寒配伍，可起激化作用，攻邪之力雄猛，舍此，止痛效力当即逊色。"二药的配伍是治疗疝气汤药中的骨架，其余都是疏肝散结，理气解郁。

● **一贯煎**治疗肝病、胃病。各种月经病、疝气。

● **天台乌药散**《医学发明》功效：散寒理气止痛。主治：小肠疝气，小腹痛引睾丸。处方乌药、木香、川楝子、槟榔、高良姜、小茴香、青皮、巴豆。记忆口诀：**天台乌药**香楝槟，良姜茴香青巴豆。

● 疝气日久，疼痛牵引腰痛，脉沉细无力，为元阳受损，用大补气血而温化下焦湿浊之法，湿滞缠绵，用**八珍汤**加小茴香、黄芪、川楝子、肉桂、橘核、吴茱萸治之守方必愈。

● **固真汤**功效：温补回阳。主治：两睾丸冷，前阴痿弱，阴汗如水。小便后有余滴，尻臀并前阴冷，恶寒而喜热，膝下亦冷。记忆口诀：柏母泻龙胆，羌活升柴草。

● 男性外肾冷，双环跳穴部位阴汗，前阴痿弱，阴囊温痒臊气，用**柴胡胜湿汤**治之。

● 小便涩滞，茎中痛，为肝肾湿热所致，**龙胆泻肝丸**治之。

● **龙胆泻肝汤**治疗急性睾丸疼痛。1996年3月30日下午，王某，22岁，大学生。主诉：左侧睾丸疼痛10余天，引起双腿酸痛、小便黄、大便秘结、阴囊有潮湿瘙痒感、肋部胀感明显、口苦、舌根苔厚黄腻、心情烦躁又郁闷。7天前去附属一院诊断为附睾炎，青霉素连续输液7天，不见好转。又说，他两小时前去附属一院复诊，医生说脓流不出来，需要住院手术切开引流，他打电话从宁夏吴忠叫他妈按医院说的费用带了13 000元，临时住在罗家寨民房里，说他春节回家正月初三晚上，同北京上大学的女朋友发生性关系，是女朋友给他传染上了病。观左侧睾丸肿大，脉洪数。诊断为肝胆湿热型睾丸疼痛。**龙胆泻肝丸**10小袋（6克），按说明内服。

4月4日下午，患者同他母亲来门诊复诊时，主诉：睾丸已经无疼痛感，但稍有胀感，大便仍然干结，因受凉后现咽喉有痛感。舌根苔黄腻几乎已经消退。综合诊断后，**龙胆泻肝汤**加大青叶、板蓝根、王不留行、白芍、土茯苓。5剂，水煎服。

5月2日下午，患者带同宿舍同学看鼻炎时，高兴地说他睾丸疼痛病愈了。

睾丸疼痛病因有外感，内伤之别，病位在肝和肾之不同，病性也有寒热虚实之分。肾病多虚，肝病有实也有虚，实则病急，疼痛剧烈，多由外感和情志所伤，虚则病长，发病慢，痛而不剧多隐痛。《医林绳墨》曰："睾丸寄肾所生，属肝而不属于肾。"就是说，睾丸是肾所生，又为肝经所络。所以，肝肾两脏病变是引起睾丸疼痛的主要病机。睾丸病患左侧者，痛多肿少，患右侧者，痛少肿多。《医宗必读》疝气论中，在子痛（睾丸疼痛）鉴别的同时，还应搞清楚是肝经湿热型、寒滞肝脉型、肝气郁结型、肝肾阳虚阴精亏虚型、外伤损络型、热毒积盛型中的哪种型。只有辨准睾丸疼痛病因病机，用药才会收到理想效果。

四、经验方治疗思路选择

● **睾丸炎秘方**：无论年龄大小，专治一侧或双侧睾丸炎用之皆效。**木香蜈蚣散**（木香30克，蜈蚣10条）共研末。成人每日3次，每次3克，小儿每日3次，每次2克。服完即可病愈（四川陈教授方）。此方笔者临床应用疗效好。

五、偏方治疗思路选择

1. 治偏坠，鸡蛋1枚，打一小孔去清留黄，小茴香研末6~10克，食盐适量，投入鸡蛋内搅均匀，用纸封口，后用泥土包鸡蛋，用火烧成焦黑色，去泥，将鸡蛋研成细末，黄酒送服，一般2~5次即愈。

2. 治腹股沟疝，白蔹30克，水煎后，加红糖调服，效佳。

3. 小茴香15克，食盐3克左右，拌匀炒焦研末，加入鸭蛋煎饼，每晚睡前用温开水适量兑黄酒食用，连服4天停2天，如此循环坚持治愈，适用于成人儿童疝气，鞘膜积液水疝。无小茴香时，可用功效相近的八角茴香代替。

4. 治心痛小肠气，用荔枝核，慢火中烧后存性，研末，酒调适量服用（《本草衍义》）。

5. 小儿冷疝气痛，阴囊水肿，川楝子去核20克，吴茱萸8克，研末，酒糊丸，高粱米大小，每次用淡盐水送服20~30丸（《金幼心鉴》）。

6. 偏坠肿痛，苏木二两，好酒一壶，煮熟频饮，立好（《集简方》）。

7. 疝气，一种因肺气不化，膀胱为热邪所滞，而小便不通，小腹与睾丸肿胀，沙参，大剂煎服，肺气化而小便通，1剂即愈。但小便不闭者不可取（李克绍摘《张氏医通》）。

8. 葛洪云：沙参主卒得诸疝，小腹及阴中相引，痛如绞，自汗出，欲死。沙参研末，酒调服方寸七（3毫升），立瘥。

9. 包皮水肿单方：芒硝20~50克，沸水化开，待温泡10分钟左右，1日1次，2日可愈。适用成人小儿包皮水肿。

10. 贯众60克，水煎早晚分服。适用于急性睾丸炎。

男性不育

一、经方治疗思路选择

- **四逆散**加蜈蚣治疗阳痿效果好。蜈蚣、生麦芽，能提高精子成活率。
- **葛根汤**有兴奋作用，对男性有提高精子成活率及种子作用。
- 精子成活率差或阳痿者，用《金匮要略》能脾肾双补，温阳增精的**天雄散**（天雄或附子、桂枝、白术、生龙骨）治之。清末名医莫枚士称此方为阳虚失精之祖方。陆渊雷称天雄、乌头、附子实为一物。笔者临床常用**天雄散**合**五子衍宗丸**加淫羊藿、巴戟天、生麦芽、泽兰叶等取得了满意疗效。

二、时方治疗思路选择

- 精子减少症，临床有：头昏、倦怠、消瘦者。**补中益气汤**治之效佳。
- **六味地黄丸**加党参、太子参，治疗不育症（邓铁涛）。

三、经验方治疗思路选择

- 淫羊藿具有促进精液分泌的作用。故，复方加之能提高疗效。
- 男子精冷不育者，鹿茸研末，每次冲服3克，或黄酒送服效佳。
- 陈某，男，27岁，来自安徽界首市。结婚3年无生育，检查结果：精液不液化，色黄稠，精子成活率0.4%~0.7%。观患者脸色及耳均为深红色，手摸双耳发热，问诊后得知，长期吃鹿茸等大温之类补药所形成。笔者以经典病机十九条的“水液浑浊，皆属于热”以及“化郁排浊，瘀浊阻滞”为指导思想，拟处方：生地30克，生石膏（微炒）30克，丹参30克，生麦芽30克，柴胡10克，生山楂15克，黄柏9克，生大黄10克，知母10克。7剂，水煎早晚分服。患者父亲在一旁看了处方说，怎么没有以前当地医生给开的海马、鹿茸、覆盆子、枸杞子一类壮阳药啊？答：运动员跑步比赛是穿着短裤背心跑？还是穿着棉衣再裹着大衣跑步？精液黄稠不液化，再吃大热补药，如同蝌蚪在一盆水中运动，抓几把面粉扔进去，再在下面加热，让它如何快捷行动？患者及父亲点了点头。

二诊：生地30克，生麦芽60克，泽兰叶15克，丹参30克，柴胡10克，黄柏9克，知母10克。水煎日早晚分服。

三诊，化验结果为：精子成活率37%，精液色度正常。又开处方7剂：丹参15克，生麦芽60克，生山楂10克，泽兰叶15克，马鞭草15克。水煎日早晚分服。药后其妻子怀孕，后产一女婴。

精液不化属“精浊”范畴，外观多为黄稠凝块。精液质量的产生同前列腺、精囊腺及睾丸有直接关系。“水液混浊，皆属于热”“化郁排浊，化瘀排浊”，故方中用柴胡引生地，石膏入肝经清热祛火，知母黄柏泻肾中之热。丹参、马鞭草、大黄等活血解郁排浊。这一病例使笔者体会到，熟读经典，用经典指导临床每每能取得意想不到的效果。

小便尿道发热及类病

一、经方治疗思路选择

• 小便时尿道发热，复方中加清热解毒凉血的白头翁30克以上，水煎服，效佳。《伤寒论》曰：“热利下重者，**白头翁汤**主之。”

• 尿路感染伴发热，**猪苓散**合**小柴胡汤**治疗。

• 患者小便时腹痛，大便也坠胀难受，用**五苓散**重术桂，加升麻治之速效。

二、时方治疗思路选择

• **八正散**功效：清泻热火，利水通淋。主治：湿热下注，热结下焦，发为热淋、石淋。症见小腹急满，小便混赤涩痛，淋漓不畅，甚或癃闭不通，咽干口燥，舌红苔黄，脉实而数。现临床常用于尿道炎、膀胱炎、急性前列腺炎、泌尿系结石、急性肾炎、急性肾盂肾炎，属于湿热实证者。注：本方加入柴胡，五味子效果更佳。

临床治疗加减应用：

1. 热毒甚者，高热寒战者，**八正散**加柴胡、金银花、紫花地丁、蒲公英、菊花。
2. 尿血者心移热于小肠所致，**八正散**加大蓟、小蓟、白茅根、旱莲草。
3. 若砂淋、石淋者，**八正散**加金钱草、海金沙、琥珀。
4. 浮肿者，**八正散**加白茅根、车前子、泽泻、茯苓。
5. 高血压者，**八正散**加牛膝、夏枯草、石决明。
6. 黄带多者，**八正散**加**二妙散**（黄柏、苍术）。
7. 伴白带者，**八正散**加乌贼骨。
8. 小便时尿道发灼热难受。加清热解毒凉血的白头翁30克，效果理想。
9. 二便不通，《黄帝内经》谓三焦约，约者不行也，以长流水煎**八正散**治之（《医意》）。

• **龙胆泻肝丸**功放：清利肝胆湿热，或清泻肝胆实火。

治疗：急性胆囊炎、结膜炎、中耳炎等属于肝经实热者及双目胀痛，或急性肾盂肾炎。

膀胱炎尿道炎、急性膀胱炎、外阴炎、睾丸炎等湿热下注的白带多有臭味。

● 临床出现遗浊者，**四君子汤**加益智仁、陈皮、黄芪、熟地、当归、升麻治疗。

● **六味地黄丸**加萆薢、芡实，是治疗白浊的要药。

● 虚寒白浊，小便频数白如米泔，似膏糊如油，舌淡苔白，脉沉，应温暖下元，利湿化湿，用《丹溪心法》**萆薢分清饮**（益智仁、萆薢、石菖蒲、乌药各 9 克），水煎服。记忆口诀：益乌萆石菖蒲。

三、经验方治疗思路选择

1. 肝火脉洪尿血，龙胆草一味煎服治之（《类证治裁》）。

2. 尿后流鲜血，柿子 3 枚，烧灰，陈米煎汤调服，因柿性涩故也（《寿世保元》）。

3. 临床用白茅根治疗尿血，复方或单用时，必须要用 50 克以上才行。

《素问·痿论》第 44 条曰："悲哀太甚，则胞络绝，胞络绝则阳气内动，发则心下崩，数溲血也。"就是说，悲哀太过则心系急，心包之络脉阻绝不通，则阳气不能外达而鼓动于内，致使心下崩损，络血外溢，时常小便尿血。

4. 乳糜尿，即尿色呈乳白色，似乳汁，豆浆泔水一样。说明局部淋巴管炎症损害，致淋巴动力的改变，淋巴液进入尿路才发生乳糜尿，也常见于丝虫进入淋巴管，成淋巴管损害出现乳糜尿。临床用陈皮 15 克，水煎服，效果理想。

5. 乳糜尿，用白茅根穗或白茅根叶适量，水煎后加白糖，常服可治（《中药学讲义》）。

6. 不便不利，审是气虚，**独参汤**少加广陈皮如神（《张氏医通》）。

7. 小便不通，可用全瓜蒌 50 克，水煎后待热坐浴即可排尿液。

8. 蒲公英为通淋妙品，诸家不言治淋，试之甚验（《本草备要》）。

9. 小便常常出现白色混浊物。用萆薢 15 克，芡实 30 克，水煎服。

10. 单方治疗尿路感染，炒菟丝子 30 克，水煎服，效果好（生菟丝子量大令人呕）。

遗尿　尿频　血淋尿血

一、经方治疗思路选择

● 无论成人儿童，尿失禁、神经性尿频者，多方治疗无效者，**芍药甘草汤**加暖肾固精缩尿的覆盆子、山药、益智仁、鸡内金，及温阳化阳化气的桂枝可治愈。

● **五苓散**加芡实 20 克，肉桂、益智仁各 10 克，治老年遗尿。

● **桂枝加龙骨牡蛎汤**加金樱子 45 克左右，治疗遗尿、尿崩症效果理想。

● 顽固性尿床，用他方乏效者，说明肾阳虚，固摄无力所致。用**缩泉丸**合并**桂附地黄丸**加鸡内金、淫羊藿，坚持守方治愈。

● 小便不利，癃闭，**五苓散**加人参，或加大量黄芪，少佐甘草。或者患者因憋尿时间长憋出尿频，遗尿等症状，人又有虚象，用《医方集解》**春泽汤**（**五苓散**加人参）治之。

● 进入老年尿频，用**四逆汤**，能使真阳发动，增强了收摄作用。小便频，腹泻，为下焦阴邪盛而真阳虚，阴阳失调，**四逆汤**治疗。或重灸关元穴即可。

● 老年尿频，大便干时，**真武汤**效果好。附子配利尿药，治疗小便频数。小便正常津液恢复了，大便自然就不干了。

● 神经性尿频，用**半夏厚朴汤**治疗效果好。

● 泌尿系感染，**小柴胡汤**加扁蓄、车前子、海金沙治疗。

● 皮肤发黄小便赤，**小柴胡汤**加黄芩、黄连、知母、黄柏治疗。

● **小柴胡汤**加金银花 30 克，金钱草 30 克，海金沙 30 克，鸡内金 12 克。治尿路感染和尿路结石。

● **桂枝加龙骨牡蛎汤**加萆薢、芡实治疗尿白浊。二者是治疗尿白浊要药。

● 看见水龙头流水就想小便，临床多见尿频腹痛者，用**四逆散**治疗效果理想。

● 小便不利，**苓桂术甘汤**加砂仁、白蔻仁。或用**桂苓丸**加丁香、胡椒这些通阳药。再加附子暖下，治疗佳效。

● 出现尿频，紧张性尿频，用补肾补阳药无效者，**柴胡加龙骨牡蛎汤**加减治之。

● **麻黄附子细辛汤**特点是：又维护里虚的阳气，又能解表之邪气，为助阳解表法的最好方。如果一个人感冒后小便数频，用抗生素无效者，用**麻黄附子细辛汤**治之速效。上焦外感之气不宣，则下窍不利，麻细两药宣畅肺气，疏通水道，可似提壶盖一样肺得以宣，膀胱得畅，小便自然会利（肺乃水上之源。肺气一宣，膀胱得畅，小便自利）。

二、时方治疗思路选择

●《诸病源候论》曰："遗尿者，此由膀胱虚冷，不能约于水故也。"《仁斋直指》曰："下焦虚寒，不能温制水液，则尿出不禁。"故，治疗小便过多或遗尿病，应以**六味地黄丸**加附子、桂枝温摄法治之。

● 临床若用补肾固精收涩之药治尿频不效者，应另辟思路。用能让气上升之升麻、黄芪、柴胡、人参等药加在复方中，遗尿效果理想。

● **血府逐瘀汤**加白蚕壳治愈 17 年未治愈之遗尿。

● 小便频数，或尿如米泔水，或遗精心神恍惚，健忘，舌苔淡白，脉细数。用调补心肾，涩精止遗的《本草衍义》**桑螵蛸散**治疗。组方：桑螵蛸、人参、当归各 9 克，龟板、龙骨各 15 克，远志、石菖蒲各 6 克，茯神 12 克。共研末，夜前冲服 6 克。记忆口诀：神龙龟板志人菖螵蛸。

● **小蓟饮子**功效：凉血止血，利水通淋。主治：血淋尿血，尿中带血，赤涩热痛，舌红，脉数。组方：生地 30 克，小蓟、滑石各 15 克，炒蒲黄、藕节、淡竹叶、栀子各 9 克，木通、当归、炙甘草各 6 克。水煎服（《严氏济生方》）。记忆口诀：栀子地黄六一节，通竹小蓟归。

● **缩泉丸**功效：温肾祛寒，缩尿止遗。主治肾虚尿频，老人小儿遗尿。用法：水煎服。加一味小茴香 20~30 克。治尿频效果更好。

加减：乌药 6 克，山药 9 克，益智仁 10 克，加炙麻黄 9 克，桑螵蛸 9 克，肉桂 6 克，通草 3 克。水煎服。桑螵蛸为治尿要药。

● 治疗精神方面的西药**氯氮平**所致遗尿：**六味地黄丸** 3~6 周为 1 个疗程。

● **六味地黄丸**加怀牛膝，治疗泌尿系感染，尿频、尿急、尿涩痛效果好。

● **益智地黄丸**（**六味地黄丸**去泽泻，加益智仁）。主治：小便频数。

● **六味地黄丸**以泽泻为君，治疗小便淋涩。

● **六味地黄丸**加怀牛膝，治疗泌尿系感染，尿频、尿急、尿涩痛效果好。

● **六味地黄丸**加益智仁，治肾虚小便失禁。

● 丹方五子丸治老年及体虚之人，夜尿频繁。用炒小茴香、蛇床子、炒韭菜子、炒菟丝子、益智仁、桑螵蛸各150克，肉桂50克。研末，制水丸，用水中加少量酒送服9克。1日2次（《世医得效方》）。此方有效理想，为笔者临床常用方。原方中无桑螵蛸、肉桂。

三、经验方治疗思路选择

1. 小便数多，白矾水煮山药，同茯苓等分做丸，每日米汤内服6克（《儒门事亲》）。

2. 夜间小便次数多，益智仁24枚捣碎，入盐少许同煎服，有神效（《汤液本草》《本草新编》）。

3. 羊肺一具，羊肉少量，洗净放盐炖肉吃。适应用下焦虚寒小便过多者（《奇效简便良方》）。

4. 鹿角霜100克，五味子50克，共研细末，每晚温开水或黄酒冲服6克。坚持服完治小儿、老年遗尿效果理想。

5. 老年人尿失禁吃中药不方便时，白芷20克研末，每次2克左右，内服，坚持服完有效。

6. 石菖蒲15克，人参10克，黄芪30克，水煎服，有效（《本草新编》）。

7. 复方加龙骨配桑螵蛸，治遗尿效果理想。

8. 尿崩症：地榆50克，或者葶苈子50克，水煎熬后，当饮料一样服效佳。或复方加入。

9. 鸡肠一具，洗净放佐料炒后，饮少许适量酒，一起食用，治疗尿频效佳(《名医别录》)。

慢性膀胱炎　膀胱下垂

一、经方治疗思路选择

● 老年人膀胱下垂，怕冷，打喷嚏，极度疲劳，**麻黄附子细辛汤**加肉桂、干姜、大枣。肉桂不但是温性，还能防止**麻黄附子细辛汤**的副作用。膀胱下垂又是麻黄使用的指征。

● 慢性膀胱炎或小便带血，用**猪苓汤**加炒栀子治疗。

二、时方治疗思路选择

● 慢性膀胱炎，长期尿血不愈，久治尿道感染不愈而尿后小腹坠胀难受者，用**补中益气汤**加盐炒黄柏、盐炒知母，或根据临床加三七、血余炭、藕节治之。

三、经方治疗思路选择

● 慢性膀胱炎，阿胶10克，猪苓、茯苓、滑石各30克，水煎7剂服用。

前列腺疾病　癃闭

一、前列腺疾病临床治疗要点提示

● 治疗前列腺炎，勿盲目乱投苦寒之药，以损伤阳气及脾胃，以防“粗工凶凶，以为可攻。故病未已，新病复起”。临床应考虑肾阳不化，肺失肃降，脾不转输等正气因素用方治之。同时，应采用多种，如坐浴、按摩、鹿功等多项联合治疗。

● 治疗前列腺疾病，在补肾，活血化瘀，利气化痰为基本治则上，勿忘与肺息息相关。前贤有“肺主行水，肺乃水上之源”。《证治汇补·癃闭》曰：“一身之气关于肺，肺清则气行，肺浊则气壅，故小便不通。肺气不能宣布者居多，宜清金降气为主，并参他症治之。”临床复方选加开宣肺气之桔梗、紫菀等，以达到“下病治上”之西医打吊瓶留排气孔处事同理。

● 小便不通为癃闭，上侵脾胃而为胀，外侵肌肉而为肿，泛及中焦则为呕，再及上焦则为喘。治宜温阳益气，利水降逆，用**济生肾气丸**治之。

二、经方治疗思路选择

● **桂枝茯苓丸**加怀牛膝、败酱草治疗前列腺炎及前列腺增生效佳。

● **桂枝加龙骨牡蛎汤**加五味子、芡实、莲须，治疗青年人前列腺炎，连续服 1 个月可愈。

● **真武汤**加减治疗前列腺炎（卢崇汉：“**真武汤**为少阴阳虚，水湿内停而设，临床用于中老年前列腺肥大，效果理想。”卢认为前列腺病，是人到中年以后体内的阳气衰减而气化不利所致）。

处方：制附子 75 克（先煎 2 小时，口尝不麻时，再投入其他药），生白术 18 克，茯苓 25 克，淫羊藿 20 克，生姜 60 克。3 剂。

二诊时，**真武汤**加桂枝 25 克，以增加排尿力度。

三诊时，**真武汤**加砂仁 15 克，意在纳五脏之气归肾。

卢氏在原方中去白芍，加淫羊藿，意在引阳入阴，启阴交阳，通利血脉，解除筋束的挛急，从而达到畅通水道，使壮阳之力更专，泌浊之效更宏。

大热附子壮阳以沸腾肾水，以使其阳气旺盛，真阳之气旺盛，肾与三焦气化才能正常，浊阴才会消散。生姜以温胃散寒，又能开宣肺气而启上闸，达到肺为水上之源的目的。

白术以运脾除湿，使水得到正常的制约。茯苓淡渗利水，通调三焦，以导浊外出。人体内气血津液流动正常，舌苔也正常。①若舌有齿痕，为水湿壅滞的一个铁的指征。②若舌苔白滑，为阳失于温化的一个表现。③舌苔白腻，为体内阳虚寒湿阻滞于下焦的一个表现。④舌苔罩黄，即舌苔表面罩着一层黄腻苔，为阳郁日久所致的化热。注意：虽然化热，但它的本质是阳虚不足。

● 前列腺增生者，**芍药甘草汤**加猫爪草效果好。

● 治一怪病，患者，女，68 岁。只要有尿必速解，稍一憋尿，双手掌心到手腕处就胀痛。《灵枢·胀论》曰：“心手少阴之脉……心所生病者……掌中热痛。”认为是水气凌心，**五苓散**化气利水，解决膀胱之水，为速效，加通心脉止痛的丹参 30 克，10 剂药就病愈了。

病因：水气凌心证。手少阴心经到少冲穴，手厥阴心包经到中冲穴，均经过手掌心。肾者水也，心者火也，水气上泛致发病（熊继柏）。

三、时方治疗思路选择

● 前列腺增生，癃闭而不能小便者，**血府逐瘀汤**加穿山甲、皂刺、白芥子、败酱草治之效捷。遵痈疽瘤初起，用活血通络，化瘀消散的原则（癃闭有多种，常见有湿热的，有瘀血的，有气虚的）。

●《张氏医通》曰：“若寸脉独大，小便点滴而下者，此金燥不能生水，气化不及州都，**生脉散**去五味子，量大紫菀，可服而愈。”寸脉独大，正是与肺密切有关。真乃“肺为水之上源”之理。

● 癃闭，复方配合中成药**西黄丸**效果理想。或单用成药也效。

● 前列腺增生，用**八正散**加败酱草 30 克以上，取其腥臭，陈腐直趋下焦，入肝经达阴器，破瘀消肿通浊，祛败精而窍道畅利。

● 治疗慢性前列腺炎，**八正散**加风药效果好。因为风药上行能调动人脏腑的活力，有生发之气（风药有防风、藁本、羌活等）。

● 癃闭，用**八正散**加麻黄、杏仁效果佳。“提壶揭盖”法之意。

● 因肺气痹阻，引起的癃闭，**三拗汤**（麻黄、杏仁、甘草）治之效佳。“提壶揭盖”法。

● 张锡纯治疗前列腺炎。治则：凡下焦之气化失职，病位在膀胱，宜通利之法。

一是阳虚型（脉无力者阳分虚）。

方用宣阳汤：党参 15，威灵仙 4 克，麦门冬 20 克，地肤子 4 克。方中重用人参或党参，大补阳气，少量地肤子，以治阳虚之癃闭。

二是阴虚型（脉数者阴分虚）。

方用济阴汤：熟地 30 克，生龟板 15 克，白芍 15 克，地肤子 4 克。方中重用熟地大滋阴液，用少量地肤子以治阴虚之癃闭。

● 进入老年，往往出现小便不利，便自购利尿药来缓解症状，出现小便更加困难时，说明利尿药损伤肾气所致，用提升清气的**补中益气汤**，3 剂改变症状，守方至愈。

四、经验方治疗思路选择

● 中医有取象比类治病的思维学问。2008 年 7 月末一天上午，一位 68 岁老翁，因肾结石排尿不出，用药不效，患者痛苦不堪，建议去西安郊外田野找大蚯蚓七八条，洗净放碗内撒适量白糖，待渗出水后，一次饮完。次日家属电话告知小便通畅了，称方法真神奇。《本草纲目》云：“小便不通蚯蚓捣烂，浸水滤取浓汁，半碗服，立通。”2011 年 2 月 12 日读宋·朱佐撰《类编朱氏集验方》时，书中就有“老人尿闭，白颈蚯蚓、小茴香等分，杵汁饮之即愈”的记载。《张氏医通》也有云：“热病小便不通，以蚯蚓泥升许，以水澄清，渴即与饮。不应，用活蚯蚓数条，同芦根捣汁饮之。”《本经逢原》曰：“蚯蚓体虽卑伏而性善穴窜，利小便，通经络。”中医有取象比类治病的思维学问。《劝学》云：“蚯蚓无爪牙之利，筋骨之强，上食埃土，下饮黄泉，用心一也。”现在很多年轻人不相信中医，排斥中医。其实，中医本身就是中国传统文化哲学范畴的一个重要组成部分。

● 凡小便不利及尿血者，紫菀 50 克水煎服，立效。此乃“肺为水之上源”之理。也称“提壶揭盖”法。肺为华盖，如同壶水倒不出来，取掉盖子后，气机不闭塞了，水道就自然畅通了。张山雷云：尿不下者，多有气化不宣，惟紫菀疏泄肺气，则上窍开下窍亦泄。

肺为水上之源，肺气的宣发和肃降对体内水液的输布、运行和排泄起着疏通和调节的作用。《素问·经脉别论》：“饮入于胃，游溢精气，上输于脾，脾气散精，上归于肺，通调水道，下输膀胱，水精四布，五经并行。”肺气开发于上，则膀胱气化行也。

● 前列腺增生，穿山甲 60 克，肉桂 40 克，共研末，每次冲服 9 克，每日 2 次，20 天为 1 个疗程。坚持治愈。

● 前列腺增生，单味三七粉，每日 2 次，每次温开水冲服 6 克，坚持服用疗效可靠。

五、单方治疗思路选择

1.《本草通元》云：“小便不通及尿血者，服紫菀一两立效。”此方法临床灵验。

2. 点按肚脐下 2.5 寸处经外奇穴（利尿穴）速治疗尿潴留、癃闭。2020 年 9 月 10 日上午 10 时许。一位 73 岁老翁，因一周前做痔疮手术引起无法排尿一天憋痛难忍，说用毛巾热敷一会儿能滴几点尿，家属电话问我中医有无妙方？因患者及家属拒绝再次插尿管导尿。建议去中药店购生紫菀 50 克，水煎服（因药店无生品，用蜜制紫菀代替）。下午 6 时许，患者仍没有排尿憋痛难忍，去医院挂急诊人多排不上号。便电话让回家中，见患者叫喊胀而难受，让躺在沙发上给点按揉压利尿穴五六分钟，患者说想小便。去卫生间后出来说尿了有一碗尿量样子，一下子腰直了起来，说轻松了。全家人笑呵呵表示感谢！次日下午4时12分，有医生知道后电话问我，你用中医点穴简单的方法能解决问题，但就是没有科技含量，为什么医院要那么让人痛苦又复杂插管子呢？答：这就是中医“大道至简”智慧生命力长的原因。10月15日下午6时许，路过患者家门口街道时，碰见患者时，患者说点穴后病就好了。

3. 尿闭不出，或外伤小肚引起。蟋蟀1枚，水煎服立验（《虫类本草·养素园集验方》）。

4. 无论男女小便不通，痛胀不止，蟋蟀1枚，阴阳瓦焙干为末，温开水送服。小儿减半即通（《集验方》）。

5. 癃闭使小腹胀痛难受，找活蚯蚓五六条洗净，放碗内在上撒白砂糖化出水后，冲服焙干的蟋蟀2枚，1日2次，效果好。此方极妙。

6. 小便不通，用猪胆汁投入酒中，服之立通（《寿世保元》）。

7. 通草利小便，去泻气滞。故东垣云：症见胸中烦热，口燥舌干，咽嗌亦干，大渴引饮，小便淋沥，或塞不通，胫脚热，此通草主之（《医学发明》）。

第二十三章　妇科疾病

闭经　痛经　倒经

一、临床治疗要点提示

1. 痛经腹痛在经前或行经时，舌质暗紫，为少腹气血凝滞瘀阻所致，在行经前1~2天，到停经期间服药治疗，方宜**少腹逐瘀汤**。如果经来后少腹痛，量少，手足冰凉，脉沉，舌质淡，说明气血虚弱，为阴寒凝滞所致，方用**小建中汤**加减治疗。

2. 月经不调、痛经，建议经前及经期忌口生冷，和口感凉食物，应以清淡为主，勿过肥腻。因为，阳明胃经与冲任经脉相联。以防伤及脾胃运化而损身体。

3. 下肢穿衣一定要注重保暖。须知：百病从寒起，寒从脚底生。痛经女性，建议平时穿衣尽量保暖下肢。忌露肚脐，肚脐是人体五脏六腑之窗户。风寒湿暑之四维相代易入体内作祟，造成痛经腹痛腹泻等病。

4. 五脏六腑通过代谢后，富余的气血下注胞宫，月经才正常来，闭经说明摄入的能量不足，无富裕的气血充养胞宫，如果闭经三年内不能纠正，就会破坏损伤卵巢，会导致不孕症。

5. 月经提前多为热，月经推后多为寒。

二、经方治疗思路选择

● 月经不调、水肿者，用**麻黄附子细辛汤**合**当归芍药散**治疗。

● 月经不调，腹痛，用**五苓散**合**当归芍药散**治疗。祝谌予说，凡腹中绞痛，皆可用**当归芍药散**治疗。

● 单独用**当归芍药散**治疗痛经效果好，临床证明，如果用汤剂反而效果差。这是古人的智慧发现，切记谨记！

● 青年女性闭经，发热食少，消瘦多汗，用**归脾汤**加鹿茸治疗。

《黄帝内经》曰："二阳之病发于心脾，有不得隐曲，女子不月。"

张锡纯云：女性闭经，多为经络瘀滞，加量大善化瘀血，能催月经速下于行的炒鸡内金30克，量大生白术30克于药方中，能强大脾胃消积，化经络之瘀滞而必效。黄元御云："血者，木中之津液，木性条达血流，木气郁陷，生发不遂，则经血凝滞闭经。"

● **当归四逆汤**合**温经汤**治疗痛经时，当归可以用到45克。

● **温经汤**为妇科主治多种疾病之经典方。几乎涉及所有月经病，如，闭经、月经不调、月经过多过少、不孕。辨证要点：一是虚，二是寒，三是瘀。病机是虚、寒、瘀三者为因果。用药从温字着手，温可通瘀。故，张仲景宁可重用麦门冬一升以制燥，也不减温药。**温经汤**有治疗多囊卵巢及无排卵型子宫出血效果好。

● 后世盗仲景**温经汤**方多也，如，《寿世保元》的小**温经汤**、《古今医鉴》的大**温经汤**、《竹林女科》的加味**温经汤**、《女科旨要》的**八物温经汤**、《妇人良方》的**加减温经汤**。以上根本上不及仲景**温经汤**面面俱到临床效果好。

另外，临床应用**温经汤**时，不要枉己比仲景智慧，胡乱加减改桂枝为肉桂，阿胶改为蛤粉之类，如此自然不能达到经方的疗效。**温经汤**立方之法度后人多难理会。

• 陈修园在《女科要旨》云："**温经汤**一方无论阴阳，虚实，闭经，崩漏，老少，善用者无不应手取效，能统治一切月经病。原因是，方中吴茱萸驱阳明中土之寒，麦门冬滋阳明中土之燥，姜去秽而胃气安，半夏降逆而胃气顺，余药皆相铺而成温养之用，中土安而经自调也。"

陈修园在《金匮要略方歌括》云："月经不来者能通之，月经过多者能止之，少腹寒而不受胎者并能治之，统治带下三十六病，其神妙不可言矣。"

陈元犀回忆父亲陈修园患重病米水未进十几天，家里已经准备后事。中秋节后半夜，陈修园稍微清醒了一些，每天早晚能饮少许水和吃点食物。便对儿子元犀说，为父这几年写的书不完备，比如霍乱、吐泻这两条要重新改写，应采用张仲景的**理中汤**，孙思邈的治中汤，以正群言之失，亦可见古人立法之纯。这件事告诉我们，陈修园治学十分严谨，临终前还不忘中医学，其精神值得后人学习。

• **温经汤**临床运用：

1. 若小腹冷痛者，**温经汤**可去丹皮、麦门冬，**温经汤**加艾叶、小茴香，或去桂枝，**温经汤**加肉桂以增强散寒止痛之功。

2. 若气滞者，**温经汤**加香附、乌药，以理气止痛。

3. 漏下色淡不止者，去丹皮，**温经汤**加炮姜、炒艾叶、熟地，以温经补血止血。

4. 若气虚甚者，去丹皮、川芎、吴茱萸，**温经汤**加黄芪以补气。

5. 若经少痛经者，**温经汤**加桃仁、红花、益母草。

6. 若腰痛者，**温经汤**加杜仲、怀牛膝、续断。

7. 若白带多者，**温经汤**加龙骨、牡蛎、海螵蛸、山药、茜草。

8. 若带黄者，**温经汤**加苍术、黄柏、薏苡仁。

9. 骨蒸潮热者，**温经汤**加秦艽、鳖甲、地骨皮。

10. 出血者，**温经汤**加生地、大黄。

11. 大便干，皮肤粗者，或消瘦女性闭经，**温经汤**加桃仁、麻黄。麻黄兴奋调经通窍。

12. 闭经，体温低，**温经汤**加鹿角胶、附子，为了改善服药苦味可以加用大枣。

• 痛经、闭经者，**芍药甘草汤**加卷柏治疗。

• 闭经或月经后期，水肿者。**葛根汤合当归芍药散**。

• 消瘦憔悴女孩的痛经，**小建中汤**加当归治疗。出血多，再加生地黄、阿胶。疼痛剧烈，再加川芎。

• 痛经出现少腹冰冷又拒按，脉沉，舌色淡。用**桂枝茯苓丸**、**当归芍药散**、**温经汤**治疗效果不佳时，复方加制附子、高良姜、川乌之大热之品，才能速化阴寒而提高疗效。

• 肥胖，及肥胖闭经者，**桂枝茯苓丸**合**桃核承气汤**加麻黄治疗效果好。

• **核核承气汤**治疗闭经、癥瘕确有疗效。

• **桃核承气汤**对瘀血痛经、便秘、便干效佳。

• 青年女性，每月便一次血，乃是子宫内膜异位到大肠，不明医生以为是痔疮，其实是妇科病，用**桃核承气汤**治之（魏龙骧）。外行看了这句话，会用解剖结构去推理挖苦中医，其实，是子宫之瘀血月经必寻有出路，逼迫从相邻大肠渗出而排泄。

• 肝气不舒引起痛经，**四逆散**加延胡索、当归治疗。

• 严重体寒闭经者，**四逆汤**可以祛寒振阳，真阳一动，体内瘀自然就化，单纯活血药效差。

• **桂枝加龙骨牡蛎汤**治女性月经不调、性冷淡、梦交、焦虑、恐惧有效。

• 体寒，尤以下焦寒引起闭经者，**桂附地黄丸**加川牛膝治疗。

• 治女性倒经，用**麦门冬汤**加丹参 9 克，生桃仁 6 克，生白芍 9 克（张锡纯）。

• **葛根汤**治疗不同体质的痛经效果都理想，**葛根汤**量越大，止痛效果越明显。

• 身体结实的女性闭经，**葛根汤**治疗效果好。用阿胶之类会失败。若身体好的女性服了**葛根汤**会兴奋得睡不着。

• 腹痛经闭下**瘀血汤**（桃仁、大黄、土鳖虫）。

三、时方治疗思路选择

• 月经过期不来，用《医宗金鉴》能活血调经的**过期饮**治疗。临床表现腹部胀痛月经延期不至。**过期饮**（**桃红四物汤**加莪术、木通、香附、木香、甘草、肉桂）。记忆口诀：**桃红四物汤**，莪术通二香草肉。

• **温清饮**（**黄连解毒汤**合**四物汤**）日本著名汉方。主治：**黄连解毒汤**证兼见出血倾向，女性月经不调者。

• **五积散**治疗月经不调，闭经。

• 五烛散（**大承气汤**合**四物汤**）。治疗妇人经闭腹痛，形瘦善饥。

• 痛经，月经不调闭经，**血府逐瘀汤**加葛根治之。若兼便者，**血府逐瘀汤**加鸡矢藤治疗。

• 痛经，少腹胀痛，月经不调时，若气滞甚者，**逍遥散**去白术，加香附、青皮、乌药等，行气止痛。

• 血虚血滞之痛经，行经不畅，少腹作痛，**四物汤**加香附、延胡索治疗。

• 因接触冷水或受风寒，引起痛经剧烈严重，用大温的**四逆汤**合**少腹逐瘀汤**。坚持 1 个月治愈。**少腹逐瘀汤**功效：活血祛瘀。温经止痛。记忆口诀：少腹姜胡没当官，灵蒲芎芍香。《本草从新》云：五灵脂行血生用，止血炒用。

• 人瘦经血闭者，**四物汤**加桃仁治疗。凡服用此方出现消化不良者，应稍加气味香窜的川芎量，虽说川芎是耗血燥血动药，但可以防止熟地之腻。

• 妇人月经突然来，症状似疟疾，用**四物汤**合**小柴胡汤**治疗。

• 气阻痛经者，**四物汤**加香附、莪术、三棱治疗。

• 治疗闭经，**四物汤**加水蛭治疗。

• 月经紫黑及先期，**四物汤**加黄芩、黄连、丹皮治疗。

• 小腹受寒瘀血痛经者，**四物汤**加桃仁、乌药、香附治疗。

• 闭经。多囊卵巢综合征闭经。用傅青主**益经汤**（熟地 30 克，白术 30 克，山药 15 克，当归 15 克，白芍 9 克，生酸枣仁 9 克，丹皮 6 克，沙参 9 克，柴胡 5 克，杜仲 3 克，人参 6 克）。加水蛭 15 克，连服 5 天。水煎服。记忆口诀：**四物汤**去芎丹皮，杜柴山枣人沙术。

• **理冲汤**（张锡纯）处方：黄芪 9 克，党参 6 克，白术 6 克，山药 15 克，天花粉 12 克，知母 12 克，三棱 9 克，莪术 9 克，鸡内金 9 克。方中重用三棱、莪术、鸡内金用以化瘀消瘀通冲脉之功，用补药鼓舞化瘀通冲脉动。

• 倒经患者，脉象微弱，呼吸自觉气短者，用**升陷汤**治疗气短，倒经愈，气短愈。

• 黄元御治痛经之大法：

一是经前痛经：其根源就是土湿木郁不达。治则以温燥水土，疏木通经，肝血自能和缓而顺畅注入血室。用**苓桂丹参汤**（茯苓、桂枝、丹参、丹皮、干姜各9克，甘草6克），水煎服。全方燥土疏肝，使肝血注入血室，佐丹参通经而畅，腹痛自止。

二是经后痛经：其为血虚所致。月经来后，血就下行，肝血自去助充血室，这样就会出现血虚肝燥，肝木失荣，枯燥既而生风，自会伤于脾胃之土，故而经后血虚出现腹痛。治则补血燥土而升达于木，木达风自散，痛止。用**归地芍药汤**（当归、地黄、何首乌、芍药、茯苓、桂枝各9克，甘草6克），水煎服。全方大补肝血，燥土达木以清风，风止腹痛自止。

四、经验方治疗思路选择

● **虚人闭经不孕验方**。处方：胎盘30克，阿胶15克，鹿茸12克，龟甲15克，鹿角胶15克，鸡内金10克，当归尾10克，生黄芪20克，西洋参15克。用法：以上共研末。每日分2次，每次3克左右冲服。也治经量少，男性肾虚以及脑萎缩症。

● 青年女性出现血分有热，出现倒经情况。如鼻出血、吐血、咳血、牙龈出血。用牛膝、郁金各15克，水煎服，1日1剂，早晚各1次。

●《本草纲目》：茜草50克，水酒煎服，治妇人月经不通一剂甚效。

● **青春期闭经食疗方**：生山楂50克，水煎后，加入红糖两勺化开，饭后内服，每日2次。

● 青年女性工作压力大，熬夜劳累后，气血耗损多，出现闭经，怕苦不愿意喝中药。可用怀山药100克左右，打粉，水煎服。

● 点穴、针灸选承山穴治疗痛经效果好。

● 痛经，在足太阴脾经，三阴交至阴陵泉的脾经络连线上，找到皮下压痛点，用点穴刮痧有效。

月经量过多　崩漏

一、《女科经论》集前贤崩论摘录

1. 经论血崩属悲哀热气在中：“悲哀太过则心系急，肺布叶举，而上焦不通，热气在中，故血走而崩也”（《素问》）。

2. 经论血崩属悲哀阳气内动：“悲哀太过，则胞络绝，胞络绝则阳气内动，发为心下血崩，数溲血。”即尿血（《素问》）。

3. 经论血崩属阴虚阳搏：“阴虚阳搏谓之崩”（《素问》）。

4. 经论血溢属劳力伤肠胃络脉：卒然饮食则肠满。起居不节，用力过度，则络脉伤。阴络伤则血内溢，血内溢则后血。肠胃之络伤，则血溢于外（《灵枢》）。明代医家周慎斋注：血崩有得之悲哀者，七情伤心之崩也。有得之劳力者，内伤倦之崩也。

5. 经论血崩属于热：“少阴司天，热淫所胜，民病血泄。少阳在泉，火淫所胜，民病便血。岁金不及，炎火乃行，民病下血。”（《运气学说》）。《医学纲目》注曰：“是火炎助心，血盛而血下也。”

6. 经论血崩属于寒：“少阴司天，寒淫所胜，血变于中，民病血泄。太阳之胜，血脉凝泣，感为血泄。阳明司天之气，民病便血，治以诸热。”（《运气学说》）。《医学纲目》注曰：“是寒攻心，血虚而下血也。”

7. 经论血崩属于风：“少阳司天之政，初之气，风盛乃摇，候乃大温，民病血崩。”（《运气学说》）。明代医家周慎斋注：妇人血崩漏之属火热风寒，外感为病也。血崩固属内伤不足证，而火热风寒客邪之感，亦间有之。但血崩为妇人前阴病，属内因。而《运气学说》说是血泄、便血，是言大肠下血，属外因。

8.《金匮要略》论血崩属三焦绝经："寸口脉微而缓，微者卫气疏，疏则其肤空，缓者胃弱不实，则谷消而水化。谷入于胃，脉道乃行，水入于经，其血乃成。荣盛则其肤必疏，三焦绝经，名曰血崩。"

9.《金匮要略》论血崩属虚寒相搏："寸口脉弦而大，弦则为减，大则为芤。减则为寒，芤则为虚，虚寒相搏，此名曰革，妇人则半产漏下。"明代医家周慎斋注释：以上二条，妇人血崩漏本属于三焦绝经，而芤减之脉，为虚寒相搏之病也。

10. 血崩有瘀属恶血未尽："血大至曰崩。大凡血之为患欲出未出之际，停在腹中，即成瘀血，以瘀为恶，又知瘀血之不为虚冷。瘀而腹痛，血行则痛止。崩而腹痛，血行则痛止。**芎归汤**（川芎、当归）加姜附，止其血而痛止。"（明代医家戴元礼论）

11. 血崩属涎郁胸膈：朱丹溪曰："有涎郁胸中，清气不升，故经脉壅遏而降下。非开涎，不足以行气。非气升，则血不能归隧道。此论血泄之义甚明。盖以开胸膈间之浊涎，则清气升，清气升则血归隧道而不崩矣。其证或腹满如孕，或脐腹痛，或血结成片，或血出则快，止则闷，或脐上动。治宜开结痰，行滞气，消污血。"

周慎斋注：血崩之属污血痰涎，实邪为病也。凡病先明虚实寒热，如崩漏证，有虚有实，有寒有热。虚者主于血虚气虚，阴虚阳虚。实者主于污瘀恶血，痰涎郁滞。虚则为寒为冷，实则为火为热。此证之不可不先辨者也。

12. 崩漏属冲任血虚不能约制：《圣济总录》曰："妇人崩漏病，经血淋漓不断是也。由血虚气衰，不能约制，又有瘀血在内，因冷热不调，使血败，其色或赤如豆汁，黄如烂瓜，黑如衃，青如蓝，血如脓，五色随五脏，虚损而漏应焉。"

13. 崩漏属冲任气虚不能约制：朱丹溪曰："崩下，由脏腑伤损，冲任二脉血气俱虚故也。若劳伤过极，冲任气虚，不能约制经血，故忽然而下，谓之崩中暴下。治当大补气血，升举脾胃之气，微加镇坠心火之药以治心，补阴泻阳而崩自止。"

14. 血崩属阳虚不足：赵养葵曰："血崩之疾，当分阴阳而治。一升一降，循经而行，无崩漏也。若阳有余，则升者胜，血出上窍。阳不足，则降者胜，血出下窍。总之，血随阳气而升降。阳气者风也，风能上升，然必须东方之温，风始能升，故用**益气汤**加风药。凡气虚不能摄血而崩者，其人必面白，尺脉虚大，食饮无味，久病者有之。"

15. 血崩属热为阳脉有余病：张子和曰："女子血崩，多因大悲哭甚，则肺叶布，心系为之急，血不禁而下崩。经曰，阴虚阳搏谓之崩。阴脉不足，阳脉有余，数则内崩，血下流。世有以虚损治之，莫有知其非者，可服大剂**黄连解毒汤**。"

16. 血崩属阳乘于阴为阳邪有余病：经云，阴虚者，尺脉虚浮。阳搏者，寸脉弦急也。是为阴血不足，阳邪有余，故为失血内崩证。用奇效**四物汤**，即**四物汤**加阿胶、艾叶、黄芩。医曰，心主血，血得热则行，得寒则止。故漏下属热兼虚者，**四物汤**加黄连。凡妇人感热，血脉妄行，病曰热崩，以**抑气散**倍加生地。

17. 血崩属阴虚火逼妄行关心肾二经：马玄台曰："经云，阴虚阳搏谓之崩。盖尺脉既虚，虚则血已损，寸脉搏击，虚火愈炽，谓之曰崩，由火逼而妄行也。妇人血崩，是从胞络宫来，血久下行，已为熟径，则本宫血乏，十二经之血，皆从此渗漏矣。然胞络下系于肾，上通于心。故此证实关心肾二经，宜有阴虚阳搏之脉也。东垣用十二经引经之药，使血归十二经，然后用黑药止之。若徒用黑药，不先服领血归经药，病亦难愈也。”

18. 血崩属真阴虚不能镇守包络相火：张洁古曰：“崩者，倏然暴下也；漏者，淋漓不断也。将息失宜，劳役过度，喜怒不常，大伤于肝，肝为血府，伤则不藏血，而为崩中漏下。或悲思忧恐太甚，阳气内动，真阴虚，不能镇守包络相火，故血走而崩，宜养血安神为主。或因脾胃气虚下陷，肾与相火相合，湿热下迫而致，宜调脾养血为主。或大小新产，遽触房事，皆作崩漏。或经水未绝，欲炽而伤血海，亦致崩漏，皆宜养血镇守为上。”

19. 崩漏属脾胃虚火乘心包：李东垣曰：“女子漏下恶血，或暴崩不止，多下水浆之物。皆由饮食不节，或劳伤形体，或心气不足，致令心火乘脾，脾土受邪。夫脾土滋荣周身者也，心生血，血主脉，二者受邪，病皆在脉。因脾胃虚，而心包乘之，故漏下血水不止，当除湿去热，用**升阳除湿汤**。此药乃从权衡之法，以风药胜湿，为胃气下陷而迫于下，以救其血之暴崩也。若病愈，经血恶物已尽，主病虽除，后必须以黄芪、人参、甘草、当归之类，数服以补之。若经血恶物下之不绝，尤宜救根本，当益脾胃，退心火之亢甚，是治其根蒂也。”

20. 崩漏属心火亢甚肝实不纳血：虞天民曰：“妇人崩漏不止，先因心火亢甚，于是血脉泛溢，以致肝实而不纳血，出纳之道遂废。经曰，子能令母实，是肝肾之相火，挟心火之势，从而相煽，所以月水错经妄行无时而泛溢也。若不早治，渐而崩中，甚则为血枯发热劳极证，不可治矣。”

21. 崩漏日久化寒主升举论：李东垣曰：“圣人治病，必本四时升降浮沉之理。经漏不止，是前阴之气血以下脱。水泻不止，是后阴之气血又下陷。圣人立治法云：湿气大胜，以所胜助之，用风木上升是也。经云，风胜湿，是以所胜平之，当和调胃气而滋元气。如不止，用风药以胜湿，此之谓也。”

22. 血崩服寒药变寒用热治法：薛立斋曰：“有妇人患崩，过服寒药，脾胃久虚，中病未已，寒病复起，烦渴引饮，粒米不进，昏愦时作，脉洪大，按之微弱。此无根之火，内虚寒而外假热也。**十全大补汤**加附子，崩减，日服**八味丸**，愈。又有久患崩，服四物凉血剂，或作或止，有主降火。如腹痛，手足俱冷，此脾胃虚寒所致，先用**附子理中汤**，次用**归脾汤**、**补中益气汤**，崩顿愈。”

周慎斋注：崩漏有实有虚，有热有寒，寒热虚实之辨明，而治法可以不忒矣。

23. 崩有阴阳以五色分五脏属虚冷所致：齐仲甫曰：“受热而色赤者，谓之阳崩。受冷而色白者，谓之阴崩。五脏皆虚，五色随崩俱下。一脏虚，随脏见色而下。其色白如涕，知肺脏之虚冷也。其色青如蓝，知肝脏之虚冷也。其色黄如烂瓜，知脾脏之虚冷也。其色赤如绛，知心脏之虚冷也。其色黑形如肝血，知肾脏之虚冷也。五脏俱虚，五色相杂，谓之五崩。”

24. 崩漏有阴证阳证之分：龚云林曰：“崩漏之证，有阴阳。若妇人年五十后，经止数年，忽然又行，兼腹痛，或身热口渴者曰崩，此阴证也。若妇人年三十四十后，经行三十日，涌暴不止者曰漏，此阳证也。”

25. 血崩心痛名杀血心痛：陈良甫曰：“妇人血崩心痛，名曰杀血心痛，由心脾血虚也。若小产去血过多而心痛者，亦虚也。用乌贼骨炒末，醋汤下**失笑散**。”

26. 血崩心痛属血虚心无所养：薛立斋曰：“血崩兼心痛者，心主血，去血过多，心无所养，以致作痛，**十全大补汤**倍参、术多服。如瘀血不行者，**失笑散**。阴血耗散者，**乌贼丸**收敛之。”

27. 治崩漏先调其气：许叔微曰："治下血不止，成五色崩漏，香附是妇人仙药，醋炒为末，久服为佳。"又曰："女人以气血为主，不知因气不先理，然后血脉不顺，即生崩带诸证。**抑气散**、**异香四神散**，大有奥理。"

《医方论》**抑气散**：香附 120 克，陈皮 62 克，茯神、炙甘草各 30 克，研末，每服 6 克。《仙传济阴方》**异香四神散**：香附子（去毛，炒）250 克，乌药（炒）125 克，炙甘草 30 克。

28. 崩与漏有分证治法：李太素曰："崩为急证，漏为缓病。崩必是大怒伤肝，冲动血海，或火盛之极，血热沸腾而然。漏则房劳过度，伤损冲任二脉，气虚不能约制经血，或其人平素多火，血不能安，故不时漏泄。崩宜理气、降火、升提，漏宜滋阴、养气、养血，或兼制火。"

29. 治血崩有初中末之三法：方约之曰："血属阴，静则循经荣内，动则错经妄行。故七情过极，则五志亢甚，经血暴下，久而不止，谓之崩中。治法，初用止血，以塞其流；中用清热凉血，以澄其源；末用补血，以复其旧。若止塞其流，不澄其源，则滔天之势不能遏。若止澄其源，而不复其旧，则孤阳之浮无以上，不可不审也。"

30. 治崩漏宜调脾胃为主：薛立斋曰："人以脾胃为本，纳五谷，化精微。清者入荣，浊者入卫，阴阳得此，是谓橐龠（风箱的意思）。人得土以养百骸，失土则枯四肢。东垣以饮食自伤，医多妄下，清气下陷，浊气不降，乃生胪胀。所以，胃脘之阳，不能升举其气，陷入中焦，当用**补中益气汤**，使浊气得降，不治自安。若因饱食后致崩漏，是伤脾气，下陷于肾，与相火相合，湿热下迫所致。宜甘温之剂，调补脾胃，则血自归经。若误用寒凉，损伤胃气，则不能摄血归经。"东垣曰："凡下血证，须用**四君子汤**收功，厥有旨哉。此皆从脾胃本源病治，不可不知也。"

31. 妇人血崩服**四物汤**问：王海藏曰："妇人月事不至，是为胞闭，为血不足，宜服**四物汤**。妇人崩者，是为血有余，亦服**四物汤**何也？曰：妇人月事不至者，内损其原，不能生血，故胞闭不通，是血不足，宜服**四物汤**，是益原和血之药也。崩中者，是血多也。暴损其原，是火逼妄行，涸竭为根，亦宜**四物汤**，乃润燥益原之药也。"

32. 崩漏属虚热用药之法：朱丹溪曰："崩漏有虚有热，虚则下溜，热则宣通，气虚血虚，皆以**四物汤**加人参、黄芪。因劳力者加升麻，热加黄芩，寒加干姜。又曰：漏下乃热而虚，**四物汤**加黄连。崩过多者，先用五灵脂一服。紫色成块者，血热也，**四物汤**加柴胡、黄连，后用**四物汤**加黑姜。"

33. 崩漏分诸证用药之法：薛立斋曰："治疗之法，脾胃虚弱者，**六君子汤**加芎、归、柴胡。脾胃虚陷者，**补中益气汤**加白芍、山栀。肝经血热者，**四物汤**加柴胡、山栀、苍术。肝经风热者，**加味逍遥散**，或小柴胡加山栀、白芍、丹皮。若怒动肝火，亦用前药。脾经郁火者，**归脾汤**加山栀、柴胡、丹皮。悲伤胞络者，**四君子汤**加升、柴、山栀。故丹溪、东垣云，凡下血证，须**四君子汤**收功，斯言厥有旨也。若大去血后，毋以脉诊，急用独参汤。"

34. 血热崩漏用**荆芥四物汤**论：武叔卿曰："血藏于肝，肝气不升，则热迫于下，故血不能藏而崩也。况厥阴之经环阴器，廷孔、前阴皆属之。荆芥升肝气，香附理肝气，条芩除内热，**四物汤**养血凉血，故能收功也。"

35. 热崩用**凉血地黄汤**论：武叔卿曰："**凉血地黄汤**，治妇人血崩不止，肾水阴虚，镇守包络相火，血走而崩。夫阴者，从阳而亟起也。血属阴，阴不自升。故诸经之血，必随诸经之气而后升。若气有所陷，则热迫血而内崩矣，故用黄柏以清下焦胞络之火。心者，火之主也。故以生地、黄连，治火之原；知母、黄芩，滋水之母；当归尾破瘀，红花生血，所谓去故生新也。川芎行血海之余，蔓荆凉诸经之血，升、柴、防、羌、本、细辛诸风药，皆所以升诸经之气也。”

36. 虚寒崩漏用**丁香胶艾汤**论：武叔卿曰：“**丁香胶艾汤**，治妇人崩漏不止。盖心气不足，劳役及饮食不节，其脉两尺俱弦紧而洪，按之无力。其证自觉脐下如冰，求浓衣被以御寒，白带白滑之物虽多，间下如屋漏水下，时有鲜血不多，右尺脉时微洪。屋漏水暴下者，是弦急脉，为寒多。洪脉时见，乃热少。合而言之，急弦者，北方寒水多也。洪脉时出者，命门胞络之火也。黑物多，赤物少，合现房漏水之状也。以**四物汤**加丁香、阿胶、生艾。”

37. 虚寒崩下用**鹿茸丸**论：武叔卿曰：“**鹿茸丸**治经候过多，其色瘀黑，甚者崩下，吸吸少气，脐腹冷极，则汗如雨，两尺脉微小，由冲任虚衰，为风冷客胞中，气不能固，可灸关元百壮。夫丹溪以紫黑为热，此言瘀黑者，乃下焦气寒血凝而黑，各有治法。然女子气海在上，血海在下，故下焦温而后气升血行。如鹿茸以血成形，由气而长，血随气上而成角，故入血分以生升。又以附子、艾叶佐而温之，以赤石脂、禹余粮镇而固之，柏叶清之，归、地、续断补之，诚下元虚寒之全方也。不加人参，岂无意焉，而灸关元之意可想矣。”

38. 虚寒崩漏用**伏龙肝散**论：武叔卿曰：“**伏龙肝散**，治劳伤冲任脉虚，非时崩下，或如豆汁，或成血片，或五色相杂，或赤白相兼，脐腹冷痛，经久未止，令人黄瘦，口干，饮食减少，四肢无力，虚烦惊悸。如脐腹疼痛者，下元气寒也，以艾叶温之。黄瘦食减无力者，中焦之寒也，以干姜暖之。伏龙肝有火土相生之妙，君以川芎，有扶肝行浊之能，肉桂、甘草和荣卫而通调血脉，麦门冬、熟地益金水而治虚烦口干，石脂、当归补血以固脱。通之、涩之、温之、濡之，诚治久脱脏寒之良方也。”

39. 劳伤崩漏用**当归芍药汤**论：武叔卿曰：“东垣**当归芍药汤**（当归、芍药、黄芩、熟地、生地、白术、陈皮、甘草、苍术、柴胡），治妇人经脉漏下不止，其色鲜红，先因劳役，脾胃虚弱，气短气逆，自汗不止，身热闷乱，恶见饮食，四肢倦怠，大便时溏。东垣制此方一服后，诸证悉去。大抵因劳役下血，若拘血热之说，用**四物汤**加黄芩则不愈矣。盖血虚须兼补气，譬之血犹水也，气犹堤也，堤坚则水不横决，气固则血不妄行，自然之理也。黄芪最多，白术次之，**四物汤**兼生熟地，以陈皮、甘草、柴胡佐之。俗医不达此理，专用凉药，不知凉药伤胃，服久则正气愈弱，血安得固，故特表而出之。”

40. 火郁崩漏用**升阳除湿汤**论：武叔卿曰：“**升阳除湿汤**，治女子漏下恶血，或暴崩不止。夫土陷则湿，故怠惰嗜卧。木郁则热，故气上冲。”

二、经方治疗思路选择

月经来量过多，**温经汤**加炒黄芩、海螵蛸。月经淋漓不尽要排除宫外孕，异位妊娠多数都有瘀血证。对崩漏证，**温经汤**加入量大桑叶能迅速见效。

- 月经淋漓不尽功能性出血，**温经汤**加五倍子 6 克，7 剂，血止后再守原方固疗效。
- 出血量过多**黄连阿胶汤**加生地，治疗月经过多效果十分理想。腹痛拒按加制大黄。小腹痛加牡丹皮。方中黄连等泻热药如《血证论》曰：“泻心即是泻火，泻火即是止血。”
- 对用止血清热，补虚摄血不效者，用**乌梅丸**（汤）加贯众炭，棕榈炭能治愈。

也可加，量大白芍60克止血效果好，或加量大竹茹，桑叶来止血。如同新青竹子砍下后，上端火烤，下端可出竹水一样。故采取下病上取，上面的寸脉降下来，心肺火降，月经自然会止而停。

● 如果青年女性每逢月经期就腹泻后带血，或月经临床表现大便后拉血多者。治疗效果差，用**黄土汤**治疗。《金匮要略》原文："下血，先便后血，此远血也，**黄土汤**主之。"

黄土汤主治阳虚便血。先便后下血不止最宜。或衄血吐血，月经崩漏不止，血色暗淡，四肢不温，面色萎黄，舌淡苔白，脉沉细无力者。凡因脾阳不足所致的各种出血**黄土汤**均可治疗。用**黄土汤**时无灶心土，可用赤石脂代替。陈修园曰："以赤石脂一斤代黄土如神。"黄土最少量要用 60 克，但要先煎开后 20 分钟后再澄清，煎其他药。黄土配生地阿胶止血力强，黄芩治出血人烦热之标，附子恢复人的机能。

● 黄煌说，舌苔黄厚，脉滑数的火热型体质，月经过多者，用**黄连解毒汤**或**泻心汤**治疗。

● 《黄帝内经》方：乌贼骨、茜草二药，专治肝肾受伤，妇人崩漏时下血。

● 凡月经余淋不尽者，为子宫内膜增生或者不是短时间内脱落，延长余淋不尽，出现有黑色血块者，说明有瘀，用活血化瘀药促进子宫收缩，使血管窦加快闭合而血止。方用**桂枝茯苓丸**加收涩的五味子，止血的炒蒲黄治之。

三、时方治疗思路选择

● **丹栀逍遥散**，又称**加味逍遥丸**（**逍遥散**加丹皮、栀子）。

功效：疏肝解郁、泻火调经。

治疗：头痛目涩，潮热颧红，自汗盗汗，口干或月经过多，崩漏，少腹作痛，小便涩痛。

● 凡妇女突然间因暴怒或大喜，或受到惊恐引起的经血崩漏，忌用受寒思路治疗，若用大热之药会加重病情，切记！应用**黄连解毒汤**以清上焦之热。后用**四物汤**加白茅根、棕榈炭等凉血止血和经药治疗。

● **生化汤**用以治疗产后恶露不尽神效。岳美中说，尤以初产妇用之为好。黄酒或童便同煎。门诊常常见有人拿着**生化汤**处方，诉说是月子中心给你方子，抓几服中药为了分娩后备用，说这个方能治疗产后多种病。其实，若不是停瘀而误用之，反而会让外邪入于血室，产妇中气受伤而危害健康，切不可盲从。

● 辨证后，治脾不统血之崩漏，用**归脾丸**加侧柏叶、白芍。用白芍量要大止血效果才好，功能性子宫出血，**归脾丸**加蒲黄炭、五灵脂炭、荆芥炭治疗效佳。

● 绝经中年妇女出现血崩，用药不效。多为心脾两虚，脾不统血，**归脾汤**加白茅根 60 克，桑叶 30 克，白芍 60 克，2 剂血止。**归脾汤**方加白茅根止血目的，是为了热去瘀自散。《内经·阴阳别论》曰："阴虚阳搏谓之崩。"就是说，阴气内虚，不与阳和，阳气搏击，阳搏于内，则阴虚阳盛，故曰谓之崩。绝经之年，天癸将尽，肾水不足，加之日久出血，阴液更加亏损，阴不足则阳有余，阴虚生内热迫血妄行。**归脾汤**加白茅根去其虚热，热去血自不出。

● **解毒四物汤**（又名**温清饮**）**四物汤**合**黄连解毒汤**各 6 克，加生地黄 6 克。水煎服。主治：崩漏引起面黄腹痛（《女科玉尺》）。

● 治疗一位 51 岁大学女教授，绝经几年了，离异 20 年后未找。春节期间偶遇前男友，适酣之兴未控，而后便出现崩漏未止，翻双目下眼皮内膜苍白明显。先后去医院做过清宫，吃中药 3 个月血仍然淋漓不尽，人倦困乏力，脉沉细弱，纳差，压力大，脸色白，双下肢无力。看了她几张手机存的前面中医处方照片，几乎全是凉血止血化瘀，补脾摄血方药。既然乏效，需另寻出路。辨证后，想起与傅青主的年老血崩病案十分相似。仿用**当归补血汤**（当归9克，黄芪30克）加霜桑叶30克，三七粉3克冲服，5剂。二诊时告知血止。双下眼皮内膜已发淡红色。再用**桃红四物汤**加炒苍术、炙升麻、炙五味子，7剂。三诊告知病愈。后用中成药**归脾丸**维持1个月。后病彻底未犯。

● 女性月经量过大，出血又多，十几天才干净，使人乏力消瘦，一吃凉食物就易拉肚子。**归脾丸**治疗。另外，突然崩漏，严重时人昏闷感明显，如果寸脉微迟，为上焦有寒，会出现衄血吐血。如果尺脉微迟，说明下焦有寒，会出现崩血便血，治则以调补脾胃为主。

● 对阴阳两虚、不固其气、血崩缠绵难愈者，应回阳固气，用**人参养荣丸**加柴胡、炙升麻提升治疗。再加煅龙骨、芡实固涩治疗。血止后，**人参养荣丸**善后2~3个月维持疗效。

● **四逆汤**加艾叶、黄芪、阿胶治疗子宫出血。用此方加减治疗，正如《长江医话》载前贤两诀言：一是“失血都传止血方，生军六味作主张，甘寒一派算良法，并未逢人用附姜。”二是“血水如潮本阳亏，阳虚阴盛敢僭为，人若识得升降意，宜苦宜辛二法持。”

● 瘀血崩漏者，**桃红四物汤**治之。若临床上遇到青年女性月经来时量大，且小腹有包块，发低热，去医院先后两次清宫，也无明显效果，这时用**桃红四物汤**加党参、生水蛭，水煎服。临床效果会出现流出血块而烧退病愈。“瘀血不祛除，新血不生”。光靠止血药无效。10多年前，笔者治疗北京王安平先生电话介绍的西安南郊的一位33岁女士，服药1剂就出现奇效。当时患者面色、双手掌及双眼下皮内膜均苍白，纳差，口臭，连坐起来的力量都没有，服药后约6小时，流出一大块黑血块。患者说，这药有清宫作用。第二天笔者见到患者时，能坐起来并下床了。

崩漏顽疾，病因复杂，临床瘀血常见，凡用凉血止血之法后反而出血量更大，医患双方更不能有心慌之惧，说明病机为瘀血所阻造成的，血不归经是主要原因。每次发病惯用凉血止血药来堵，也会致瘀而阻滞冲任，使血不归经而发崩漏。故，临床可在**四物汤**等柔肝调经方剂中，用通因通用之法加活血化瘀血的桃仁、红花、蒲黄、香附、艾叶、阿胶、莪术等药，来以通络、攻补、扶正、温经而治疗止血，方可收效。

● 脾气虚弱，月经量过多，崩漏，心悸气短，舌淡，脉微弱者。功效：益气健脾，固冲摄血的《医学衷中参西录》**固冲汤**治疗。组方：棕榈炭6克，炒白术30克，山茱萸、煅龙骨、煅牡蛎各24克，生黄芪18克，白芍、海螵蛸各12克，茜草9克，五倍子1.5克。水煎服。记忆口诀：棕倍龙牡芍茜草，三海黄芪山茱萸。三海（海螵蛸、龙骨、牡蛎）。

● 崩漏经水不止，手足心热，腰膝酸软，舌红，脉弦数。功效：滋阴清热，固经止血的《丹溪心法》**固经汤**治疗。组方：龟板、白芍、炒黄芩各15克，椿根皮12克，炒黄柏、香附各6克。研末，酒糊丸，每服6克。记忆口诀：香附芍黄柏，芩板椿根皮。

● **心动过速方**（**生脉饮**加磁石、大枣、甘草、淮小麦）加煅龙骨、仙鹤草、益母草治崩漏，在寒冷时段可取得很好疗效。

● 血崩漏引起气陷者，应先补胃气为先为主。甘能生血。用东垣**益胃升阳汤**（**补中益气汤**加黄芩、炒神曲）治疗。

● 《墨宝斋验方》**血崩方**原文：“治血崩百药不效者，1~2剂即病愈。多不过五六剂。”

组方：荆芥穗12克，白芷12克，升麻9克，柴胡12克，当归12克，川芎12克，水煎服。加减：根据病情选加棕榈炭、艾叶炭、炮姜、贯众炭、地榆炭、赤石脂等。记忆口诀：穗芷麻，柴归芎。

● 月经崩者，来势凶猛而出血多；漏血者，血淋缓慢余淋不尽。二者病因十分复杂。故，

《薛氏医案》曰："崩漏为患，或因脾胃虚损，不能摄血归源。或因肝经有火，血得热而下行。或因肝经有风，血得风而妄行。或因怒动肝火，血热而沸腾。或因脾经郁结，血伤而不归纳。或悲哀太过，胞络伤而下崩。"

四、经验方治疗思路选择

● **血崩经验方**：白茅根 30 克，棕榈炭 30 克，贯众炭 30 克，地榆炭 30 克，竹茹 30 克，桑叶 30 克。水煎服。血止后，再用**归脾汤**善后调理。地榆炭收涩止血力强。白茅根除伏热止血，竹茹通行脉络，使其血行通畅无阻。崩漏出血量大者，止血方内加量大生地 60 克，阿胶 15 克，炮姜 20 克，止血效果好。笔者 2015 年 5 月 11 日下午门诊，治疗一位 34 岁女性，因月经余淋不尽半年之久，经某制药厂医药代表王兴辉先生介绍，专程从浙江来西安门诊求治，用上方加减 5 剂血止，继用中成药**归脾丸**坚持一段时间善后。患者说她中西医花费 16 000 多元都没有治好，没有想到中药花钱少而愈病。并让她父亲画了一幅骏马图赠予笔者表示感谢中医药!

●《妇科证治准绳》曰："血见黑即止。"故，凡吐血，妇女崩漏者，可在复方中选加炒黑的地榆炭、艾叶炭、炮姜止血。炮者，存其性，即止血又有行血之妙功。

● **滋荣汤**：当归、川芎、白芍、柴胡、防风、升麻，水煎服。主治：余淋不止，日夜无度，面黄乏力。饭前服（《女科万金方》）。

● **凉血地黄汤**：生地、当归、川芎、黄连、黄柏、知母、苍术、升麻、柴胡、羌活、防风、细辛、荆芥、红花、蔓荆子、甘草，水煎饭前服用。主治：血崩不止，阴虚不能镇定，胞宫落如奔而走（《女科万金方》）。

● **血崩方**：诃子 6 克，地榆、紫苏各 3 克，乌梅 15 克，水煎服（《女科万金方》）。

● **血崩不止方**：川芎、当归、白芍、熟地、白术、茯苓、白芷、厚朴、阿胶、甘草、葱白三茎，水煎服（《女科万金方》）。

● 妇女动怒引起崩血日久不愈者，面色青黄或赤，为肝本制脾土血虚也，用**小柴胡汤**合**四物汤**以及清肝火生肝血，又用**归脾汤**或**补中益气汤**，以益脾气生肝血而愈（《济阴纲目》）。

● 妇女因大怒而崩血者，用**养血平肝散**：当归、白芍、香附各 6 克，醋制青皮、柴胡、川芎、生地各 6 克，甘草 4 克，水煎服（《妇女玉尺》）。

● 崩漏有虚有热，虚则下溜，热则通流。血虚气虚者，皆以**四物汤**加黄芪；因劳者，**四物汤**加升补之药；因寒者，**四物汤**加干姜；因热者，**四物汤**加黄芩；漏下乃热而虚，**四物汤**加黄连。崩血过多者，先用五灵脂末 1 剂，当分寒热，盖五灵脂能行能止。紫色成块者，血热，**四物汤**加黄连、柴胡之类（《济阴纲目》）。

● 妇女崩漏初起，不问虚实，服之立止。用**荆芥四物汤**（当归、川芎、炒白芍、生地、荆芥穗、炒黄芩、炒香附各 6 克），水煎服。若血不止，加防风、升麻、白术、蒲黄、地榆尤效（《济阴纲目》）。

● **如圣散**：棕榈、乌梅肉、干姜各 30 克，烧灰存性，每次 6 克，每日 2 次，淡醋水或黄酒水送服，治疗崩漏久病不过 3 剂，血止病愈（《妇人大全良方》《济阴纲目》）。

● **血崩屡效方**：当归、白芍、干姜、棕榈各等分，煅存性为末。淡醋水送服，每次 6 克，饭前服（《妇人大全良方》《济阴纲目》）。

● **柏黄散**：黄芩 35 克，侧柏叶、蒲黄各 30 克，伏龙肝（赤石脂可代替）30 克，水煎服。

主治：崩漏不止，有结作血块，碎烂如鸡肝色（《济阴纲目》）。

● **当归散**：当归、煅龙骨、炒香附各6克，棕榈炭15克，共研细末，每服9克，饭前送服，每日2次。忌油腻，鱼鸭鸡肉等发物。也可用棕榈炭30克，煅龙骨6克，共研末，饭前黄酒水每服9克，2剂立止崩漏（《济阴纲目》）。

● **立效散**：香附90克，当归30克，赤芍、高良姜、五灵脂各15克，共研末，温酒水送服，每次6~9克。主治：崩漏脐腹疼痛（《妇科玉尺》）。

● 从肺论治慢性崩漏经水法：1999年10月8日上午，门诊来了一位面黄身瘦的36岁李姓少妇，诉说："赵医生，上次来找你看咳嗽，不但咳嗽好了，没想到把我顽固的功能性子宫出血给止住了，当时不好意思说这个老毛病，因为一咳嗽就会有一股子血水流出来，病虽然好了，但是什么道理呀？"立即翻阅门诊记录，处方：**止嗽散**与**三子养亲汤**合方，7剂，水煎服。思索后给解释：处方药是治疗咳嗽化痰的两张名方，古人有"上焦开发"肺主宣发又主肃降，其二者是相反相成的矛盾运动。肺又是水上之源，通调行水道。同时，肺应天而主气，为一身气之纲领，又统辖全体之气，无经不到，无脏不传，肺于以换气传血，肺气不断肃降，可使人体水液源源下输，肺的宣发和肃降，对人体内水液输布及运行排泄起着疏通调节作用，肺主节正常，人体的升降运行就正常，若失其治节，则一身之气机就会因塞滞益冲犯肺经而紊乱使肺气耗散，正不胜邪而致病，气中有血，血以涵气，血中有气，气以统血功能失调，使瘀血下坠，崩漏经水余淋不尽。

2009年11月7日晚，医友卫朝丰兄长来笔者租住处，翻阅笔者整理的医案说，用**三子养亲汤**治崩漏，他好像在哪本书上看过，但没有注释医理。又说笔者用中医理论解释有一定道理。事后，卫兄长查阅是《南方医话》一书报载：汪其浩老中医20多年来用**三子养亲汤**治疗崩漏不下300例的成功案例，汪氏用法：紫苏子、白芥子、莱菔子各10克，共炒黄黑研末，水冲服，大多1剂见效，若2剂不止，应视无效，须进一步检查。

由此可见，崩漏经水过多而长时间难愈者，可从肺脏思路加减治之取效，但适应于经水夹杂多而余淋不尽者。

五、崩漏验方偏方治疗思路选择

1. 生黄芪60克，炒地榆30克，棕榈炭15克。水煎服，服时冲三七粉5克，1日2次。饭前半小时内服。也可单用地榆炭30克，水煎后加红糖或蜂蜜饮用，止血效佳。

2. 崩漏不止，夏枯草研末，每次用米汤调服，每次6克（《圣惠方》）。

3.《李克绍中药讲习手记》摘录1965年3月刊《浙江中医杂志》云：生地榆60克，醋水各半煎剂，1日1剂，一般3~5剂，治疗妇女下焦瘀热的子宫出血。此方适宜于下焦血热久崩之证效果好。热不清，血难止。强迫用止血药，会致热邪内阻而闭，血热不清，徒劳止血，郁热越愈烈，更难止而出血。

4. 漏血不止，炙水蛭研末，酒服3克，1日2次，恶血消即愈（《千金要方》）。

5. 血崩过多者，五灵脂或蒲黄半炒半生，酒服，能行血止血，治血气刺痛甚效（朱丹溪）。

6. 崩中漏下五色，蜂房焙干研末，1.5克，温酒送服，甚效（《妇科临证集要》）。

7. 米醋200毫升，煮33克地榆后，冷服，治疗崩漏，2剂血止，效佳（蒲辅周经验）。

8. 五灵脂炒到烟尽为止，研末，加当归酒内服，治血崩不止。也治产后恶血，心腹痛不可忍，其效如神，真救急之良方也（明代医家武之望经验）。另外，《梅师方集验方》

也载有：临产后血不下。蒲黄 150 克，水煎三升，取一升，顿服。

9. 崩漏用灰药治经验：气陷者，用升气药灰止之，如夏枯草、荆芥之类。血热者，用凉血药灰止之，如黄芩、槐花之类。气滞者，用行气药灰止之，如醋炒黑香附之类。血污者，炒**失笑散**（蒲黄、五灵脂）之类。血寒者，用热药灰，如桂心（刮去肉桂外粗皮）、干姜之类。血脱者，用涩药，如棕榈炭、白矾、百草霜之类（《医学纲目》）。

10. 瘀散血自止。经血崩漏不止，用归肝经，能止血化瘀的莲房炭末，每次用温开水加黄酒，或热米汤送服 6 克。莲房炭（取莲房处理干净，切碎晒干，置入煅锅内密封，火煅后放凉研末，入瓶密封备用）。临床应用也可以拌入等量荆芥穗炭冲服。此方笔者惯用效果好值得普及。

11. 民间方：黑豆 100 克左右，炒后加红酒一起炖 30 分钟左右，饮用，止血崩效果好。

12. 血崩，月经过多，针灸治疗：刺大敦穴、隐白穴，收到立竿见影之效果。隐白穴是足太阴脾经的足大拇指末节内侧甲根角侧，为血崩漏的要穴，但对血虚体弱者止血乏效。

13. 子宫功能性出血，复方加入肉苁蓉能提高疗效。

14. 妇人月经过多，血伤漏下不止，用蒲黄（微炒）、煅龙骨各 150 克，艾叶 50 克，上三味，捣为末，炼蜜和丸，梧桐子大，每日 29 丸，煎米饮下，茶汤下亦得，日再。现临床应用炼蜜为丸，重 9 克，每日 2 次，每次 1 丸（《圣济总录》）（六盘水秦小淞善用此方）。此方治疗月经余淋不尽，崩漏日久不愈或频犯者，用汤剂（微炒蒲黄 30 克，艾叶 20 克，煅龙骨 30 克，大米或粳米一握手把掌量。山药 15 克可代替大米），水煎，滗出药汤，趁温热加蜂蜜一两勺，服用，每日 2 次，一般 3~5 剂血止。乍看此方医理难明，其实是温经摄血、扶正、削瘀之力合作愈病。此方费用小而见效快，值得临床推广应用。2020 年 10 月 23 日上午 9:37 分，惠州手诊面诊学员温伟平先生微信说："赵老师您好，12 岁小女孩月经来了不停，上次来了 40 天，然后 10 天后又来了，现在 20 天了还止不住，请问老师有没有好方法？"回信告知让用上方治疗。11 月 5 日下午 3: 34 分，温先生发微信："老师您好，小女孩吃了 6 剂药止住了，代小女孩表示感谢！"并告知崩漏日久，证多属虚，用中成药**归脾丸**或**补中益气丸**等健脾补肾，养血填精之药善后。

15. 月经余淋不尽高效方：用能收缩子宫的益母草 30 克，川芎 10 克，丹参 12 克，桂枝 5 克，白茅根 15 克。水煎服。一般 3~5 天血止而愈。

16. 荆芥穗烧灰为末，每次用黄酒服 3~9 克。治妇女崩血连日不止（《妇人大全良方》）。

17. **独圣散**（防风不拘多少研细末，酒煮，白面清糊调下 6 克，每日 2 次，饭前服用，也可酒水送服，极验）、**五灵脂散**、**荆芥散**、**独圣散**皆是祛风之药。然风为动药，冲任经虚，被风所伤，致令崩中暴下。《伤寒脉歌》曰："脉浮而大，风伤荣。荣，血也。"用此药，方悟古人见识深奥如此（《妇人大全良方》）。

18. **神应散**（桂心不拘多少，煅存性为末，每次米饮，或黄酒水送服 3~9 克），主治：妇人崩血不止（《妇人大全良方》《济阴纲目》）。

19. 夏枯草为末，米饮送服 6 克，每日 3 次。主治：崩漏不止，小腹痛（《妇人大全良方》）。

20.《济阴纲目》杂方：①荆芥穗、莲房各等分，烧灰存性为末，每次饭前米饮送服 6 克。②益智仁炒黑为末，饭前盐水米饮调下，每次 6 克。③桃仁烧灰存性研末，饭黄酒水调下，每次 6 克。

21. 民间治崩漏，功能性子宫出血方：优质食用醋泡（微炒乌梅 500 克，焦山楂 100 克，焦麦芽 30 克）约 3 小时后，再加水盖住约高出药两指，文火煎熬待水分蒸发快完，续加入食醋盖住药两指高，小火煎至用筷子试成稠浓汁状为宜，放凉备用。服用时挖出汁药四五小勺，兑沸水加糖拌匀小口滗饮药水。一日 2~3 次，坚持服大多三四天血止病愈。此简方有酸甘敛阴之妙，见黑血止之功，强脾统血之能。

22. 五灵脂炒到烟尽为止，研末，每次温黄酒送服下。主治：妇人血崩，不省人事，以及丈夫脾积气。也兼治解药毒，以及蛇蝎蜈蚣咬伤，涂之处立愈（《妇人大全良方》《济阴纲目》）。另外，《医学精言》载有：五灵脂炒到烟尽为末，每次温黄酒送服 3~5 克。

23. 崩漏，闭经验方：乌贼骨 30 克，阿胶 6 克，茜草 9 克，水煎服。乌贼骨收敛止血，阿胶补血止血，茜草活血止血。三药为伍效佳。

24. 崩漏简易方：当归 15 克，阿胶 15 克，三七粉 3 克，冬瓜仁 10 克。水煎服，3 剂血止。再以**归芍六君子汤**调理可愈（清・鲍相璈《验方新编》）。

25. 单味木贼 30 克，水煎服，止血好，故治疗崩漏时，复方多加入能提高崩漏疗效。

月经量少　席汉综合征

时方经验方治疗思路选择

● 月经过期，月经量少，**四物汤**加酒黄芩，倍熟地治疗。

● **四物汤**补血大法：熟地，当归量较大，白芍次之，川芎又次之。在不用熟地时，白芍量重于当归。这是用**四物汤**平补血虚的大法。血瘀者，白芍改用赤芍。血热者，熟地改用生地。川芎量小为当归一半，地黄为当归两倍。

● **补肝汤**功放：养肝补肝。主治：女性月经量少，血不荣筋，肢麻，小腿抽筋，瓜甲不华，头晕眩（月经量少的原因，一是多为腿部穿衣服过于单薄，使下肢又受凉致膀胱、肠道收引难通而不能上下对流升清降浊所致。二是现在女性工作压力大，熬夜气血消耗过多所致）。**补肝汤**（**四物汤**加枣仁、木瓜、炙甘草）（《医宗金鉴》）。

● 肥胖妇女月经色淡，为瘀痰，**四物汤**合**二陈汤**煎服治疗。

● **黑逍遥散**功效：养血和营，适用于阴血虚甚者（**逍遥散**去生姜，薄荷，加生地）（《医略六书・妇指要》）。

席汉综合征，紫河车单用有效果。

席汉综合征，**八珍汤**加淫羊藿、仙茅坚持治疗效果好。

席汉综合征，中成药：**乌鸡白凤丸**、**河车大造丸**。

子宫肌瘤　卵巢囊肿

一、经方治疗思路选择

● **桂枝茯苓丸**合**当归散**加海藻、昆布、王不留行之类，水煎或制丸共进服用，攻补兼施治疗卵巢囊肿。**当归散**（**四物汤**去熟地，加黄芩、白术）。

● **桂枝茯苓丸**加大黄、牛膝、善入肝经的穿破石，治疗子宫肌瘤，附件囊肿，乳腺囊肿，效果十分理想。

● **桂枝茯苓丸**加生薏苡仁、乌梅、艾叶、小茴香治疗子宫肌瘤效佳。

● **桂枝茯苓丸**治疗子宫肌瘤，加能影响雌激素的生地、熟地各 30 克，能提高疗效。

● **少腹逐瘀汤**合**桂枝茯苓丸**加三棱、莪术、夏枯草、穿破石，治疗子宫肌瘤，各种癥瘕效果理想。如果患者惧吃中草药，可用**少腹逐瘀丸**合**桂枝茯苓丸**，两种中成药同服，坚持 3 个月可望治愈。子宫肌瘤是实体性的，治疗过程比较缓慢，需守方坚持可望治愈。

● **乌梅丸**（汤）加生薏苡仁，治疗子宫肌瘤效佳。薏苡仁有收缩子宫作用，故孕妇，习惯性流产的妇女应慎用。

● 子宫炎、附件炎、月经不调、痛经、产后胎盘残留、子宫位置异常、子宫肌瘤、不孕症、习惯性流产等，用**桂枝茯苓丸**治疗而愈。

● 妇女月经色暗，或黑块，并伴腹痛者，或月经前头痛，乳胀，烦躁易怒者，应考虑瘀血证，**桂枝茯苓丸**治之。

● “**大柴胡汤**体质有一个特征：上身比较饱满，特别女性。她们胸罩用的比较大，其次是乳房胀，内有结块，月经来之前更加厉害。”又说：“如果女性中年后甲状腺里有囊肿，乳腺里有囊肿，又有子宫肌瘤，人又胖，用**大柴胡汤**合**桂枝茯苓丸**。”（黄煌）

● 凡是平滑肌的脏器所出现的疼痛，用**芍药甘草汤**均可起到止痛的作用。止痛机制：一是芍药除血痹，故能止上述各脏器的疼痛（如子宫肌瘤，又称子宫平滑肌瘤，是女性生殖器最常见的一种良性肿瘤）。

二、时方治疗思路选择

● 大黄䗪虫丸可治疗：脑血栓、血小板减少、再生障碍性贫血、慢性重型肝炎、肝硬化、结核性盆腔炎、周围血管炎、皮肤病颜面色素深着、高血脂、肺癌、长期低热、不孕症、中风后遗症、外伤腰腿痛、闭经、子宫肌瘤。

● 张锡纯**理中汤**（黄芪 75 克，生三棱、莪术各 15 克，当归、知母各 18 克，生桃仁 18 克）。共研末加水蛭粉制蜜丸，对子宫肌瘤治愈率高。

● 多发性子宫肌瘤，中成药**西黄丸**配合复方治疗效果好。

● 复方中加入肉苁蓉治疗子宫肌瘤效果好。

● 中成药**金刚藤胶囊**治疗子宫肌瘤，及妇科一切包块均效佳。中药拔葜别名：金刚藤。

多囊卵巢综合征　子宫内膜异位症

一、经方治疗思路选择

● 女性闭经，伴有多毛，有多囊卵巢综合征，用**葛根汤**合**桂枝茯苓丸**，或者用**葛根汤**加大黄、川芎治疗。

● 多囊卵巢综合征，用**葛根汤**合**桂枝茯苓丸**，或**当归芍药散**治疗，也能够催月经。

葛根汤能够催月经，一是**葛根汤**含有提高雌激素的作用，二是麻黄也起大作用。多囊卵巢综合征是患者腺体功能都处于一种闭塞的状态，汗腺不活跃，不易出汗，脑子反应也迟钝，且卵巢功能较差。**葛根汤**能打开门，通过出汗能兴奋让月经来（黄煌）。

二、时方治疗思路选择

● **五积散**有治疗多囊卵巢综合征效果。

● 子宫内膜异位症引起的痛经，方用功效逐瘀消瘤，行气止痛的**膈下逐瘀汤**加减，坚持治疗3个月效果好（五灵脂、川芎、赤芍、丹皮、乌药各6克，桃仁、当归、红花、甘草各9克，枳壳、香附、延胡索各3克）。

● 子宫内膜异位症（俗称：内异症），是有功能的子宫内膜脱离正常位置，长在子宫内膜层以外的疾病，子宫内膜异位症，普遍认为内膜是由经血通过输卵管逆流到腹腔形成的。是困扰青年女性的多发病、常见病。临床出现月经不调，痛经剧烈难忍，致受孕困难，性交障碍性疼痛。用夏桂成教授**内异止痛汤**（紫贝齿捣碎先煎10克，钩藤15克，延胡索、茯苓、川续断各12克，丹参、赤芍、五灵脂、莪术各10克，木香9克，肉桂后下6克，全蝎粉冲服1.5克）。功效：活血行瘀，温阳镇痛。此方适用子宫内膜异位症，子宫腺肌病引起的严重痛经。子宫腺肌病就是中医癥瘕性痛经。临床出现小腹肛门坠胀痛难忍。具体临床应用可根据痰湿、郁火、寒凝、气血双亏、气滞血瘀等病情灵活加减治之。

输卵管阻塞症

经方治疗思路选择

● **当归四逆合吴茱萸生姜汤**加川椒10克，老鹳草、决明子各30克，水煎服，并以炒山甲2克，麝香0.2克，用黄酒冲服，治输卵管阻塞症。

另外，凡治疗输卵管狭窄，通而不畅，复方中加入能通经络，祛寒湿，破癥瘕的海螵蛸，和能通经络的茜草，效果好。

● 青年女性输卵管有积液，用**五苓散**加宣肺利水的葶苈子、生紫菀，加攻结的莪术，辛温理气的小茴香，行气止痛温肾又散寒的乌药治之。

带下症

一、经方治疗思路选择

● **泽泻汤**主治：水停心下，清阳不升，浊阴上犯，头目昏眩。现用于耳源性眩晕。组方：泽泻15克， 白术6克。水煎服。治疗带下症，屡屡奏效。重于健脾，炒白术量大于泽泻量3倍。偏于利湿，用生白术，泽泻量要大于3倍白术。

● 女性白带清稀量多。此类患者，也常见肢冷汗多，或平时体虚易汗。**桂枝加附子汤**治疗。凡妇科炎症，均可用**四逆汤**加减治疗。

● 黄带淋漓或尿频、尿急、尿痛者，**猪苓汤**合**栀子柏皮汤**（栀子15克，甘草5克，黄柏10克）治疗。

● 俗话说：宁治十男人，不治一妇人。是形容妇科炎症难治。其原因是盆腔血液循环回流慢。炎症瘀血难除，故临床上用**升麻鳖甲汤**加软坚、活血、温阳的药物治疗。

二、时方治疗思路选择

● **完带汤**功效：益气健脾，燥湿止带。治疗：顽固性白带，要配风药效果好。因为方中风药上行能调动人脏腑的活力。此方是治疗白带要方，其动静配伍特别精妙。但此方为脾虚寒湿白带病的高效方。对湿热下注型，肾阴不足型的带下病乏效。故辨证是关键。

● **易黄汤**治带下症，白带为寒湿，黄带为湿热。

处方：盐炒黄柏30克，炒山药30克，炒芡实30克，酒炒车前子30克，白果10枚，合**三妙汤**（黄柏、苍术、炒薏苡仁），再加，龙胆草。临床用于黄带、阴道炎、宫颈炎等湿热下注引起的病症。带下病临床还可以加土茯苓、赤茯苓、蒲公英之类。分利下焦湿热赤茯苓优于白茯苓。

● **龙胆泻肝汤**主治：肝胆湿热下注证。症见阴肿、阴痒、阴汗、小便淋浊，或妇女带下黄臭等舌红苔黄腻，脉弦数有力。本方药量宜轻不宜重。药苦寒易伤胃，病好即停药。不宜久服。

● 白带量多如稀水样，淋漓不尽，伴腰及少腹冷痛，说明肾阳虚。治宜温肾固脱。用**桂附地黄汤**加芡实、巴戟天、黄芪等药治疗。

三、经验方治疗思路选择

1. 夏枯草治赤白带下症。肾虚型单味肉苁蓉 30 克，水煎服，治疗白带多，下阴痛病。

2. 治妇人白带病，鱼鳔胶 500 克，炒酥研末，糯米两升炒熟研末，拌匀，开水送服（《医学从众录》）。

3. 妇女血崩，五色漏带，可用香附炒研末，热酒服 6 克，立愈。昏迷者 9 克，米汤饮下（《普济本事方》）。

4. 白带，沙参研末，酒调服（《罗氏会约医镜》）。

5. 妇女带下似鸡蛋清而不臭者，蛇床子宜用之（《顾氏医镜》）。

6. 白带，鸡冠花 30 克，白术 30 克，水煎服（《辨证奇闻》）。

7. 慢性盆腔炎，复方加活血化瘀能提高疗效。

不孕症

一、经方治疗思路选择

● **当归四逆吴茱萸汤**加艾叶、苏叶各 10 克，治阳虚宫寒凝滞的不孕症。另外，凡临床治疗痛经，不孕，几次胎停者，均强烈建议患者要下肢穿衣保暖。《素书》说：“足下受寒，心肺受损。”寒从脚上生。1995 年 12 月 3 日下午门诊，西安市高陵区来了一位 35 岁女性。主诉：先后 4 次怀孕都到三四个月，就胎停不发育了。看过多次都没有保住。观她体形偏胖结实，个子也高。问她天这么冷为什么还穿裙子？患者说她从来不穿裤子，又问知他们两口子开了个小面馆，丈夫扯面，她负责下面捞面。便建议改行，给解释：一是受孕后长时间在锅边受煤气污秽，二是下肢长期受寒又久站，腹内胎儿环境恶劣自会停止发育，如同泡豆芽菜，要在温箱内才行，冰箱内不会发育是一个道理。1998 年 5 月 1 日下午，两口子带着一岁多的儿子来门诊高兴地说，听劝解后，回家转让面馆，穿裤子注重保暖，怀孕后检查发育正常，儿子生下来 4600 克……

● **当归四逆汤合温经汤**，治疗不孕、月经不调、痛经、闭经、女性皮肤枯黄、唇干、脱发、贫血、性欲低下者有效果。

● 现代对于功能性子宫出血、月经不调、痛经、原发性不孕、继发性不孕、慢性盆腔炎之赤、白带属于虚寒瘀阻者，黄褐斑、荨麻疹、手足皲裂、习惯性流产、血管神经性头痛。均可使用**温经汤**加减治疗。

● **温经汤**治疗久不受孕，月经色淡，用干姜 12~15 克。若月经腹痛，加白芍量到 60 克。

● 鹿角胶是补肾填精药，对月经不调，不排卵加入合用**温经汤**效果佳。服用**温经汤**怕苦时，可以加大枣 30 克。

● **葛根汤**合**五子衍宗丸**加生麦芽、泽兰叶、淫羊藿、肉苁蓉等治疗不孕症效果好。多年来，笔者用以上前贤方剂，根据不同患者情况临床疗效满意。比如，两位 30 岁左右女性，西医诊断为多囊卵巢综合征，确诊无法怀孕。还有一位 34 岁女性和一位 42 岁女性，西医诊断为卵巢早衰，均提示要试管技术才能有希望怀孕。但后来经过中药调理 1~3 个月后，希望之门都打开了，而且有 3 位已经各生一子，一位仍在孕期。这里需要提醒的是，看不孕病时，首先要检查排除男方生育功能是否正常，因为，男性检查简单无痛苦花费又少，男方正常后，然后再检查治疗女性。

二、时方治疗思路选择

● 女性子宫有痰湿，就会导致不孕，服**控涎丹**（甘遂、大戟、白芥子各等分。炼蜜丸）或**五苓散**均有效。

● 张景岳治疗不孕症名方：**八珍汤**加川椒、菟丝子、杜仲、鹿角霜。川椒有温中壮阳，补命门火衰之效。

● 消瘦女子不孕，为气血太差，无法润养子宫，精不聚也，用**十全大补汤**类治之。

三、经验方治疗思路选择

● 初病多责于经脉，久病多责于络脉，久病缠绵难愈，须责于“奇经八脉”。顽固妇科病多应从此着手。

● 《外台秘要》治疗不孕症。

处方一：吴茱萸、川椒等量。研末制蜜丸，用无菌纺纸布包药丸放入阴中。1 日 1 次。

处方二：吴茱萸 10 克，川椒 10 克，水煎服。治疗输卵管阻塞，子宫发育不良，附件炎，输卵管炎，排卵障碍等病所致不孕症。

● 观历代著名不孕症方，方内都有吴茱萸与川椒为主药。

● 不孕症，先兆流产方验方：

处方：艾叶 15 克，苏叶 15 克。水、黄酒各半煎后，每晚睡前温服。

主治：子宫受寒冷久不育，脐腹疼痛。适应于输卵管阻塞，不通畅，卵巢囊肿，子宫内膜异位症，排卵障碍，先兆流产，安胎。

● 治疗不孕症，复方加入川续断，有促进子宫发育作用。

女性性冷淡

经方治疗思路选择

● 女性性冷淡、月经不调、梦交、焦虑、恐惧，用**桂枝加龙骨牡蛎汤**治疗有效。

● **葛根汤**合**甘姜苓术汤**，治女性性功能冷淡低下，临床患者腰冷，腰酸重，肚子松软弛大，是性功能下降了，两方合用有催情之作用，使盆底部的血流加快，不可久服（黄煌）。

2014 年 3 月 2 日下午，门诊来了一位 34 岁女性，英语教师。主诉：对异性没有任何有爱慕的感觉，也不想成家，由于父母逼催，以前看过中医及心理医生，去大医院也检查过，没有诊断什么具体病来，只说怀疑是严重性冷淡。观患者舌苔白腻，人消瘦，脸色晦暗，脉沉细。把脉时感觉她双手冰凉，问后得知患者小腹及下肢也冰凉，月经量只有一天且很少，月经长期也不规律，双手用力按压她双侧血海穴时，她没有年轻人轻按就有的强烈反应表现。诊断后，用**葛根汤**，其中葛根 60 克，生姜改炮姜 15 克。7 剂，水煎服。

2014 年 3 月 10 日下午，患者来门诊高兴地说，她最怕喝中药，而这个药一点不苦，现在比以前有精神了。效不更方，继续守上次原方 7 剂。

2014 年 5 月 16 日上午 9 时许，患者发来手机信息说："吃完 2 次中药后，出现了我有记忆有史以来第一次伴有快感愉快的春梦。"

2019 年 3 月 13 日下午，该患者同老公带着 4 岁的女儿，来门诊给孩子看感冒后引起的咳嗽，不爱吃饭，消化不良。

子宫下垂　孕妇腰痛

一、经方治疗思路选择

● 子宫脱垂，**麻黄附子细辛汤**加干姜、甘草，水煎服。再用五倍子水煎熏洗，7 天即效。

● **麻黄汤**作用于盆腔，它能够兴奋盆腔内的器官以及肌肉。**麻黄汤**加党参、黄芪、熟地、当归，能治疗子宫脱垂病（1992 年《中医杂志》报道）。

二、时方治疗思路选择

● 子宫下垂，用**补中益气汤**升麻须加 15 克以上治疗有效。升麻与枳实伍用，达到先降后升，升得更高之目的。再加金樱子 30 克以上及乌梅。

● 治疗子宫脱垂，用**补中益气汤**加何首乌，重用黄芪必须 30 克以上（邓铁涛经验）。

●《中国药植物图鉴》又云：桑寄生为强壮药，安胎药，并有消肿、催乳作用。用于腰膝部神经痛、高血压、血管硬化性四肢麻木，对于怀孕之腰痛最有效。

胎死腹中　宫外孕

经方时方治疗思路选择

● 胎死腹中，患者临床神昏，用**大承气汤**合**桂枝茯苓丸**治之。

● 宋代以来，妇科方书载有：**佛手散**（当归 60 克，川芎 30 克）服之死胎自下。另有用**平胃散**加朴硝，能令死胎下。认为，"胃气行则死胎自行，更投朴硝则无不下矣""古人立法各有精义，屡验。勿用奇方怪药，致伤母命"。笔者多年前成功治愈一例，但现今有此患者，强烈要求去医院医治。一位 40 多岁农村妇女，自信用听来奇怪偏方，偷偷采用烟囱油性煤珠化水冲服过量打胎，后送医院抢救无效而亡，不知烟珠有大毒。愚昧至极！

● **山西宫外孕方**（没乳赤丹桃）（没药、乳香、赤芍、丹参、桃仁）药只五味，疗效好。

以上 3 种治疗思路供参考学习。遇到这种疾病建议去医院手术治疗为上策。如果临床见到孕妇人中出现发青暗色，兼舌下冰冷感，提示应积极排除死胎。1996 年 5 月 2 日上午，宝鸡地区有对夫妻来门诊说给把把脉，说已经怀孕 6 个月了，是男孩女孩？回答说这个 B 超都有失误的时候。当看到孕妇人中青暗色明显，问舌下是否有冰凉感？孕妇回答说舌头下有含冷物感。建议立即去做 B 超查胎儿是否健康，后检查结果已经死胎。

阴部方面病

一、经方治疗思路选择

● **芍药甘草汤**治妇女阴道痉挛症，白芍量要重用90~100克，坚持2个月服用。

● **温经汤**加炒菟丝子50克以上，对中老年女性阴道干涩、阴道干枯效果好。菟丝子治腰痛又补肾，又有雌激素样作用。注：生菟丝子20以上，有致人呕吐的副作用，故，临床宜炒用。

● **炙甘草汤**治老年性阴道炎、老年人营养不良、皮肤干燥效果好。

● **桂附地黄丸**加蛇床子，蛇床子是治疗阳痿主药。蛇床子对妇女阴冷感效果好。

● **猪苓散**功效：利水清热养阴。适应疾病：膀胱炎、尿道炎、乳糜尿。适用于水热互结，小便不利。诸药协调，育阴而不增湿，利水而不伤阴。

● 女性盆腔炎、阴道炎、小便赤、脚癣、湿疹，**猪苓汤**加连翘、栀子、黄柏治疗。

● 女性出现阴部发出像矢气样连连响声，又难于启齿。医学上称为阴吹。《金匮要略》妇人杂病脉症并治第22篇第22条曰："胃气下泄，阴吹而正喧，此谷气之实也，**膏发煎**导之。"伤寒大家尤在泾曰："阴吹，阴中出声，如大便矢气之状，连续不绝，故曰正喧。谷气实者，大便结而不通，是以阳明下行之气，不得从其故道，而乃别走旁窍也。**膏发煎**润导大便，便通，气自归矣。"然而，临床上见到患者大便、排气均正常，但仍然是阴吹连连。临床表现阴吹有声，心下痰饮居中焦而痞硬，心悸难眠，纳差，便难，不思饮水，舌苔白腻，脉弦迟。《温病条辨卷三·下焦》认为"其为非津液之枯槁，乃津液之积聚胃口可知。故九窍不和，皆属胃病例，峻通胃液下行，使大肠得胃中津液滋润而病如失矣"。故用吴氏**橘半桂苓枳姜汤**治疗效果理想（橘皮15克，半夏10克，桂枝9克，茯苓30克，枳实15克，生姜2片）。

另外，对中气不足者，用**补中益气汤**加减治疗。对大便燥结者用**麻仁丸**加减治疗。对肝气郁结者，用**柴胡疏肝汤**加减治疗。

● 老年女性皮肤瘙痒、阴道瘙痒，半夜口干需起床饮水，说明雌激素减少，分泌物少了，可用治厥阴病专方的**乌梅丸**治疗。

● 缩阴，即前阴受寒入腹内也，本虚，用**四逆人参汤**加肉桂治之。挟表邪发热，用**黄芪建中汤**加制附子少许治疗。挟食，用**枳实理中汤**加制附子少许治疗。发热面赤戴阳，稍加黄连治之（《张氏医通》）。

● 肥胖妇人阴冷，多是湿痰下流所致，**二陈汤**加苍术、白术、羌活、防风治之（《张氏医通》）。

二、时方治疗思路选择

● 女性阴部冷如扇风，**暖肝煎**加附子治之，肝经绕于此处。《金匮要略》第365条曰："妇人……少腹如扇……当以**附子汤**温其脏。"腹冷腹痛牵引生殖器缩进腹内（缩阴症）。用**暖肝煎**治之。

● 女性阴部灼热难忍，影响睡眠，**龙胆泻肝汤**治之。症状减轻后，可合并《丹溪心法》**大补阴丸**（炒黄柏9克，知母9克，熟地15克，炙龟板15克，猪脊髓1条）治愈。

● **归脾汤**治愈妇女外阴瘙痒症。**归脾汤**出自《济生方》，由**四君子汤**、**当归补血汤**加味组合而成，是治疗心脾两虚的常用方。笔者尊“疏其血气，令其调达，而致和平”的原则，用**归脾汤**治疗妇女血燥型顽固外阴瘙痒症，取得较好疗效。

曾治患者杜某，女，28 岁，经商，身高 160 厘米，体重 43 千克。1995 年 11 月 4 日上午经人介绍来皮肤科就诊。哭诉外阴阵发性剧痒、干燥持续两年多，体倦乏力，眼睛昏花，夫妻同房时下身干燥，痛感明显，外用明矾、花椒、苦参及多种成药洗剂，疗效不明显，自发病以来体重减轻了十几千克，先后去过多家医院，吃过多种药物，因服药过多还引起胃病。有三家医院按性病治疗，曾用过价钱昂贵的意大利进口菌必治（头孢曲松钠）40 多支也无效果。

中医认为“治病必先识病因，识病然后议药，药者所以胜病者也”“虚是各种痒之本，风、热、湿则是痒之标”。脾胃强健，气血旺盛，肌肤得润，则燥痒自消。方用**归脾汤**加白藓皮、黄柏各 10 克，知母 9 克，每日 1 剂水煎内服。另用地骨皮 30 克，生地、当归各 15 克，徐长卿 10 克，每日 1 剂，水煎分两次外洗，共用药 26 天痼疾得以治愈。

另治患者张某，女，64 岁，退休医生，1996 年 4 月 16 日来皮肤科求治。主诉：大便干燥似羊粪球，肛周顽固性瘙痒多年，后累及阴部，外阴干燥瘙痒十月余，先后用抗生素、转移因子及中成药**龙胆泻肝丸**等，并用过局部注射、外用软膏及多种洗剂，效果甚微。患者刺痒钻心时用手抓烂渗血才放手。

中医有“诸痛痒疮，皆属于心”之说，本病因气血不足，肌肤失养，燥热内生，心神不安，方用**归脾汤**加枸杞子、苦参、栀子各 10 克，水煎服，患者服用 7 剂痒轻；因嫌药水味苦，后改为每日用鸡血藤 30 克，水煎同**归脾丸**一起服用，10 天后阴痒大减，再守方半月，诸疾悉平而愈。

事后，患者送来一面写有“实医”二字的锦旗，这是对中医药疗效实事求是的评价。

三、经验方治疗思路选择

• 外阴瘙痒单方：萹蓄 60 克，水煎外洗，效果好。或加苦参、蛇床子、白鲜皮外洗。

• 外阴瘙痒，苦参 50 克，百合 50 克，当归 30 克。水煎外洗效果好。

• 妇人阴痒，蛇床子 30 克，白矾 6 克，水煎外洗（《集简方》）。

• 外阴瘙痒，建议患者自我刮痧点按足太阴脾经的双下肢三阴交穴，足厥阴肝经的蠡沟穴。

• 妇女分娩后，因阴户燥而致翻出。中医称为翻花。病初起，用土炒陈皮至黄色香脆为度，研末，每服 9 克，水煎饮之，神效（《外科证治全生集》）。

• 妇女阴中肿大不消，最大荔枝核十二三枚，煅存性，以火酒调如糊，吃下即消。若未消，连吃两三服（《种福堂方》）。

• 妇女阴肿坚痛，可用破气行瘀，散滞消痞的枳实半斤捶碎炒后，乘热布包外熨之，冷即愈（《子母秘录》）。

• 外阴溃疡难愈，儿茶 10 克，冰片 3 克，共研末，油脂调软膏，配合内治效果理想。

• 外阴白斑病，淫羊藿适量研极细末，调油膏外涂，或补骨脂煎浓外洗。1 日 2 次。效果好。

• 阴道炎引起的瘙痒难忍，蒲公英、白茅根、土茯苓各 30~60 克，水煎外洗效优。

• 阴道溃疡发炎难受，单味仙鹤草或狼毒。水煎冲洗效果好。再配合**白头翁汤**内服除湿热。

● 妇女阴痒，可用甘蔗渣烧灰存性，加入冰片，擦之立止（丹方）。

安胎　习惯性流产

一、经方治疗思路选择

● **胶艾四物汤**功效：养血止血，调经安胎。适宜于血虚寒滞，少腹疼痛，月经过多，妊娠下血，胎动不安，产后下血，淋漓不断，为治妇科崩漏及安胎的要方（**四物汤**加阿胶、艾叶、甘草）（《金匮要略》）。

● **当归散**功效：养血安胎。适用于血虚有热，胎动不安者（**四物汤**去熟地，加白术、黄芩）（《金匮要略》）。

● **栀子厚朴汤**（栀子 15 克，厚朴 15 克，枳壳 15 克）治疗：妊娠期肝内胆汁淤积症。

● **当归芍药散**功效：养血、调经、利水、止痛。适应疾病：妊娠腹痛、胎位不正、慢性盆腔炎、子宫及附件炎、痛经、闭经、月经不调、子宫肌瘤、习惯性流产、功能失调性子宫出血。**当归芍药散**是古代养胎方：有适用于以腹痛、水肿、头眩心悸、口渴而小便不利为特征的疾病和女性血虚体质的调理。

组方：当归 10 克，芍药 30 克，川芎 15 克，白术 12 克，茯苓 12 克，泽泻 15 克。方中重用芍药量，平肝气以安脾胃（腹泻者减白芍量）。

《金匮要略》曰："妇人腹中诸疾痛，**当归芍药散**主之。"又曰："血不利则为水。"当归、白芍、川芎为张仲景常用来治疗妇女肚子痛的三姐妹药。

多病不治，多为水瘀作怪，故应活血行水，**当归芍药散**加活血药，治卵巢囊肿，盆腔积液。盆腔积液：为阳气不化气，寒水就内停，津液难于流通就成积液，阳气上来，湿气炎症就蒸腾敷布病愈。故**当归芍药散合桂附地黄丸**加减治之。

临床治疗加减应用：

用**当归芍药散**的病机要点：一是患者有瘀血，二是小便不利，三是头晕心悸。

1. 腹痛、下肢皮肤干燥、舌暗者，**当归芍药散合桂枝茯苓丸**。
2. 口渴、小便不利、水肿者，**当归芍药散合五苓散**。
3. 四肢冷、腹痛者，**当归芍药散合四逆散**。
4. 月经延期，容易疲惫，颈项强痛者，**当归芍药散合葛根汤**。
5. 水肿伴有精神萎靡、脉沉微者，**当归芍药散合真武汤**。
6. 免疫性疾病长期迁延不愈，伴有抑郁者，**当归芍药散合小柴胡汤**。
7. 伴有严重的恶寒感或极度疲倦感、脉沉者，**当归芍药散合麻黄附子细辛汤**。
8. 浮肿伴有关节痛或多汗者，**当归芍药散合桂枝加附子汤**。另外，对经期身痛者，重用鸡血藤 60 克，疗效好。
9. 白带多而稠者，**当归芍药散**加芡实、怀山药、萆薢。
10. 白带多而清稀者，**当归芍药散**加车前子、薏苡仁。
11. 白带夹黄而臭者，**当归芍药散**加黄柏、十大功劳叶。
12. 白带中夹血性分泌物者，**当归芍药散**加益母草量要大。
13. 宫颈糜烂，**当归芍药散**加蒲公英、金银花、紫花地丁。三度烂者，再加败酱草 60 克，土茯苓。

14. 输卵管积水者，**当归芍药散**加木通、车前子。

15. 子宫下垂者，**当归芍药散**加升麻、黄芪。

16. 小腹两侧痛，有索状物者，**当归芍药散**加延胡索、制香附。

17. 小腹痛带下清冷，**当归芍药散**加小茴香、艾叶、吴茱萸。

18. 腹痛牵引腰痛，**当归芍药散**加川续断、台乌、鹿角霜。

19. **当归芍药散**治疗子宫下垂（陈瑞春）。

20. 顽固性痛经，子宫内膜异位症，膜样痛经（也称脱膜样痛经），**当归芍药散**加栀子30~50克。栀子是清热利湿之品，又能解郁化瘀止痛。

21. **当归芍药散**加生山楂50克，再加红糖适量，治青春期闭经。生山楂有收缩子宫作用。能使宫腔血块易于排出，一味山楂水煎内服也有佳效。

芍药治疗疼痛：多是功能性疼痛，以阵发性、痉挛性疼痛效果最佳，对器质性疼痛疗效不佳。用于缓急止痛时用量较大，对胸闷，心悸者不宜用芍药。

二、时方治疗思路选择

● **安胎和气饮**功效：安胎养血。适用于妊娠受伤者（**四物汤**加黄芩、白术、砂仁）（《伤科补要》）。

● 安胎**四物汤**加人参、白术治疗。

● 胎痛**四物汤**加砂仁、紫苏治疗。

● 胎气不安，胸膈胀，**四物汤**加枳壳、砂仁、紫苏治疗。

● 子烦（孕妇心烦称子烦），**四物汤**加大腹皮、甘草、栀子、黄柏治疗。

● 腹大异常胎水病，心胸气逆如鼓硬，**四物汤**减去熟地、川芎，合**鲤鱼汤**（鲤鱼、白术、茯苓、当归、白芍、橘红、生姜）。

● 《医学衷中参西录》中**寿胎丸**（菟丝子、阿胶、续断、桑寄生）。对先兆流产，下体见红效果好。**寿胎丸**能使受损经络恢复，动摇的胎气就会稳健。

● **资生丸**功效：益气健脾，和胃渗湿，消食理气。主治：妊娠三月，阳明脉衰，胎元不固。也治脾胃虚弱，食少便溏，脘腹作胀，恶心呕吐，消瘦乏力等症。

清代名医罗美曰：“**资生丸**既无**参苓白术散**之滞，又无**香砂养胃丸**之燥，能补能用，臻名**保胎资生丸**，与以保胎，永无滑胎，丈夫服之，调中养胃。名之资生，信不虚矣。”原方著《先醒斋医学广笔记》名此方为**保胎资生丸**曰：“妊娠三月，阳明脉养胎。阳明脉衰，胎无所养，故胎堕也。服**资生丸**。”

● 安胎高效方：**安胎饮**（白术、黄芩、陈皮、炒砂仁、当归、紫苏、大腹皮、茯苓、藿香、甘草、生姜），水煎服。加减治疗胎前一切病症（《竹林女科证治》）。

三、经验方治疗思路选择

● 张锡纯说：“愚于千百味药中，得一最善治流产之药，乃菟丝子也。”当今临床家说，“菟丝子乃先兆流产和习惯性流产之圣药。”

罗元恺说：“补肾安胎，以菟丝子为首选。”

益智仁有固摄胎元之功，治疗习惯性流产时复方中加入益智仁效果理想。

● 黄芩也是妇科常用的药物，可以治疗月经病、倒经、带下病。明朝武之望在《济阴纲目》里面有许多方子用到黄芩，其中还有个“一味**黄芩汤**”，治疗妇女倒经。金元时期的李东垣认为，黄芩与白术配伍还有安胎的作用，很多中医大夫在安胎的方子中喜欢用黄芩，但前提是因热导致的胎动不安较为适合。

• **安胎独圣散**《医方考》用炒砂仁研末，每次 3~6 克，温开水冲服。每日 1~2 次。也可以炒砂仁 6~15 克，水煎服。主治先兆流产，习惯性流产，恶心呕吐，食入即吐。另外，治疗习惯性流产复方中多见有加入砂仁。

四、单方安胎治疗思路选择

1. 艾叶鸡蛋汤，有安胎，预防流产作用。无副作用。或艾叶 6 克，煮鸡蛋，长期食用保胎。

2. 漏胎下血，益智仁 15 克，砂仁 30 克，为末，每服 9 克，饭前服，每日 2 次（《胡氏济阴方》）。

3. 妊娠下血不止，鹿角屑，当归各 15 克，水一碗，煎半碗，内服 2 剂（《普济方》）。

4. 桑寄生煮鸡蛋食用，预防习惯性流产效果十分理想。

5. 注意：孕妇忌用多量白茅根。

孕妇呕吐

一、经方治疗思路选择

• 孕妇呕吐，**小半夏汤**合**桂枝汤**治之，3 剂即收理想疗效。

• **五苓散**治疗妊娠呕吐效果好。

• 妊娠性呕吐，**桂枝汤**加姜半夏，4 剂止吐，又无副作用。

• 妊娠呕吐不止，**干姜人参半夏丸**主之。即姜汁为糊为丸，内服。适应于胃中素有寒饮妊娠呕吐，胃热者不宜用之。

二、经验方治疗思路选择

鲜生姜 2~3 片水煎后，泡入 3 克左右红茶，频频饮用。

产后病　小腹寒痛

一、经方治疗思路选择

• **小建中汤**虽治虚劳阴阳双虚，但偏于阳虚为宜。广泛用于中焦虚寒，胃气不足之证。又是“甘温除热”之剂。对产后病，四肢无力，面色苍白，心慌气短，劳累加重的气血阴阳失调者，均可用**小建中汤**加减治疗（临床时用此方必用饴糖，若不用，如同**桂枝汤**不用桂枝一样）。

• 产后气血不调，**小柴胡汤**加桂枝、白芍、黄芪、当归治疗。

• 产后大汗不止，要收敛汗液，温阳益气，**桂枝汤**加制附子、炙黄芪治之。

• 分娩因插导尿管致不能小便，兼口发渴，西医会诊无计可施时，应遵仲景“小便不利，微热而渴”属太阳，发热为表气之热，小便不利为寒客太阳本腑膀胱，以**五苓散**加人参、黄芪、枳壳。2 剂可以排尿，再服 2 剂固疗效即可。

• **枳实芍药散**（枳实 30 克，芍药 30 克）。经典方证：产后腹痛，烦满不得睡。

适应疾病：肠痉挛、胆绞痛、支气管痉挛、习惯性便秘、痛经。

• 寒疝，小腹冷痛，用《伤寒论》**当归生姜羊肉汤**治疗。1990 年 12 月初，一位 30 岁女士对我主诉：生孩子 10 多天后，黄昏时就让老公开车陪着逛商店，回家后半夜小腹胀满痛得很，手都不敢揉搓小腹，抽得右侧肋骨处也痛，去医学院做了 B 超也没有什么病，输液 3 天也没有好转。诊患者脉稍沉但紧，苔白。便给处方：当归 30 克，生姜 50 克，羊肉 500 克。让炖熟食肉饮汤，1 剂后腹痛大减，3 剂后病愈。事后，介绍人问我这么简单的方子是什么道理啊？答：此方扶正第一，散寒为次，加有情有形之物的甘热羊肉，能补血之虚，补有形肌肉之气，引药入下焦温暖不伤阴为第三，故病愈。此为张仲景的伟大，我只是方证方机对应罢了。尤在泾曰："疝痛者，不特睾丸肿痛者为疝，即腹中攻击痛按引上下者，亦得名称疝。故前贤有腹中疝，睾丸疝之说。"

● 凡妇女分娩后受风寒所致之四肢冰冷畏寒者，用他方不效者，改用**黄芪桂枝五物汤**加减治疗，可收到满意效果。

● 女性小腹两侧出现灼热感又刺痛者，用**理中汤**加黄柏、败酱草、乌药治疗。

二、时方治疗思路选择

● 产后调理，**当归建中汤**（**小建中汤**加当归）治疗。

● 产后热时，**当归建中汤**加生姜炭。若伴汗多时，**四物汤**去川芎。急加人参、黄芪、防风。

● 产后血流多，恶露不绝，精神困，**四物汤**加泽兰、川芎、人参、当归、荆芥、甘草。

● 产后腹痛，**四物汤**去川芎，加官桂、黑姜、炙甘草、加炒黑豆、生蒲黄，净露下胞除腹痛，酒煎童便效果非常好。

● 妇女小腹寒痛，用**逍遥散**加胡卢巴、川楝子、川椒治疗。

● 产后恶露不行，月经不调，少腹急痛，可用功效：活血祛瘀，散结止痛的《和剂局方》**失笑散**治疗。组方：五灵脂酒研、炒蒲黄各 6 克。研末服用。

● 2020 年 9 月 5 日上午门诊，武某，女，60 岁，矮胖。主诉：小腹偏左侧内像拧绳样绞痛 20 年了，尤其是夜间 2 点以后疼痛加重难入睡。先后在西安多家医院医治没有效果，后又去北京某医院也检查，多种仪器检查都没有查出病来。无奈，在宝鸡某医院手术剖腹也没有找到实质性病灶，又缝合了。又说，这到底是什么怪病？说着平举起双手比画说，你赵大夫能给我治好这个病，我给你送个大大的锦旗。我笑了笑回答，那倒没有必要，你不找中医治疗？她说，吃过好多次中药啊！

由于患者胖，诊其脉沉，舌苔黄厚又腻，手足不温，小腹凉，便秘。再综合目诊、耳诊、手诊、腹诊后，断为脾肾阳虚兼瘀证。投桂**附子理中汤**〔肉桂 10 克（后下），黑附子 15 克（先煎），党参 10 克，生白术 30 克，干姜 10 克，炙甘草 15 克〕加乌药 15 克，苏木 10 克，丹参 30 克，胡卢巴 30 克。水煎服，7 剂。

12 日上午，二诊时，患者笑呵呵主诉：小腹疼痛明显缓解了，就是夜间睡眠不深，早晨起床有点头晕。观舌苔由厚腻变正常，舌面有水滑样，双手掌纹也由原来黑褐色变淡。效不更方之思路，守**附子理中汤**[黑附子 15 克（先煎），党参 10 克，生白术 30 克，干姜 10 克，炙甘草 15 克]合**失笑散**（五灵脂 15 克，蒲黄 10 克）加乌药 15 克，丹参 30 克，胡卢巴 30 克，穿破石 30 克，木香 10 克（后下）。水煎服，7 剂。由于患者家是宝鸡地区，暂住亲戚家，要求带药回家吃药维持疗效。用**当归芍药散**（当归 15 克，炒白芍 40 克，川芎 30 克，生白术 30 克，泽泻 30 克，茯神 30 克）加胡卢巴 30 克，肉桂 10 克，乌药 30 克，丹参 30 克。共打成细粉拌匀，汤药服完后，每日用温开水或少佐酒水冲服，每次 9 克，每日 3 次。

19 日上午门诊，由亲戚来门诊代诉，并同患者电话及微信通话，得知患者小腹夜间疼痛大大减轻了。

26日上午门诊，患者按摩师侄女再次来门诊诉说时（悄悄告诉我说，是20年前减肥抽脂以后引起小腹疼痛的，并说这是她姑不愿说的痛苦处，也最怕别人知道这事）。又一次同患者电话交流，告知她小腹疼痛几乎消失了，现在晚上睡眠质量差。嘱咐坚持按时服用散剂。并给开处方**柴胡龙骨牡蛎汤**、**温胆汤**、**酸枣仁汤**三方化裁加减给予用药治疗。

• 产后血虚发热，用大剂量**当归补血汤**，绝不用**白虎汤**。这是临床产科一大忌的关键所在。《内外伤辨惑论》曰："血虚发热，证象白虎，惟脉不长实，有辨耳，误服**白虎汤**必死。

•《本草经读》云：干姜为脏寒要药。大抵产后气血空虚，凡有发热，宜与**四物汤**为君，加柴胡、人参、炮姜最效。盖干姜辛热，能引血药入血分，气药入气分，且能去恶生新，有阳生阴长之道，以热治热。故，朱丹溪说，阴虚生内热，必用**四物汤**补血，以炮姜苦温从治，收浮散之阳以归于阴也。深合《内经》之旨。

• 剖宫产妇，或手术插尿管后，小便不下，医院靠引流让患者小便效果仍然不理想。《本草通元》云："小便不通及尿血者，服紫菀一两立效。"此方法临床多次应用一次就通。

三、经验方治疗思路选择

• 产后腹胀痛难忍，为血虚所致经验方。清·《冷庐医话》。组方：生黄芪30～50克，水煎后，用药水炖糯米饮，1日1剂，1周必愈。黄芪补气，糯米健脾，药少功专又强。此方极简，值得推广。

• 产后腹痛如刺者，败酱草150克，水煎服，每日3次（《卫生易简方》）。

• 产妇气喘，面黑欲死，乃血入肺也，苏木2两，水煎后加入人参末1两服，可随时加减，效果不可言（《胡氏方辑录》）。

• 产后渴叫血渴，莲子心研末，米汤送服6克，立愈（《本草纲目》）。

• 巴戟天单味有壮阳道，止小腹牵痛，种子的作用（《本草新编》）。

• 治妇人卒不得小便，紫菀末，温开水冲服三指撮（《千金要方》）。

子宫切除

经方时方治疗思路选择

• 子宫和卵巢切除以后出现乏力，精神不振，用**麻黄附子细辛汤**、**桂枝加附子汤**、二仙汤三方合用治之。

第二十四章　腰背脊柱类疾病

腰痛

一、临床腰痛治疗要点提示

1. 阳气不足，足少阴气衰，致腰痛。

2. 风寒袭腰，风痹夹瘀致腰痛。

3. 虚劳过度，致肾虚致腰痛。

4. 久居阴地，湿着留邪致腰痛。

5. 坠堕伤腰，以及浊便留大肠也致腰痛。

6. 劳役站坐，日久筋骨疲累致腰痛。

7. 腰椎间盘，损伤致腰痛。

8. 外伤运动，意外致腰痛。

9. 慢性肾炎所引起的腰痛，不是肾亏，用补肾法病必加重，为湿郁热阻滞经络，致络脉不通所致。

二、经方治疗思路选择

● 恶寒身痛、腰痛、骨质增生、肥大性关节炎、坐骨神经痛、三叉神经痛、头痛、齿痛等均可以用**麻黄附子细辛汤**加减治疗。

● 腰脊病者，**芍药甘草汤**加制附子、细辛治疗。

● 腰腿痛，**桂枝茯苓丸**加怀牛膝治疗。

● 腰痛、腹痛，**桂枝茯苓丸合大黄附子细辛汤**治疗。

● 腰痛，患者大便次数多，不成形稀者。用**葛根汤**治之，方中宜用煨葛根。

● 腰腿关节沉重疼痛较甚者，**葛根汤**加白术、附子治疗。

● 腰部冷重、神疲乏力者，**葛根汤合甘姜苓术汤**治之。若腰背疼痛，不能翻身，颈项发紧疼痛，不能转头，俯仰，舌苔白，脉沉，说明表有湿寒，久则陷于阴，应加茯苓、苍术、制附子治之。

● **四逆汤合甘姜苓术汤**治疗寒湿腰痛。凡腰痛日久，用药乏效时，为肝郁不达则横窜与肾所致，故加疏肝升阳的柴胡效果非常好。《四圣心源》曰：“腰者，水之所生，水寒而木气不生，则痛在于腰。然腰虽水位，而木郁作痛之原，则必兼土病。”笔者临床见慢性腰痛，常用**四逆汤合甘姜苓术汤**加柴胡治疗效果好。说明千年来人的证候未变，古方仍然能今用。

● **甘姜苓术汤**功效：祛寒利水。适应：急性腰扭伤、腰肌劳损、肾结石、腰椎间盘突出。

甘姜苓术汤证：①寒湿腰痛以下有冷感，重压感，酸痛感，及下肢关节痛。②水肿或平素好发水肿，全身倦怠感。③干姜舌（舌质淡，苔白腻）。④《本草疏证》曰：“腰肋疼痛，是以知膀胱虚冷，水气腾涌耳。治形者，应以实则宜温宜通。治气者，应以虚，虚则道之使归而已。”

临床治疗加减应用：

①多见于体型肥胖及久居阴冷潮湿环境的患者，平时感觉身体困乏体重，关节肌肉易

于酸重，易水肿便溏，舌苔白。②治疗寒湿腰痛、水肿、关节痛、腹泻。③乏力、颈项腰背酸痛者，用**甘姜苓术汤**合**葛根汤**治疗。④水肿多汗者，用**甘姜苓术汤**合**防己黄芪汤**治疗。⑤恶寒无汗、关节疼痛者，用**甘姜苓术汤**合**麻黄汤**治疗。⑥心下痞硬、食欲不振者，用**甘姜苓术汤**加人参治疗。⑦心功能不全者，用**甘姜苓术汤**加桂枝治疗。⑧腰背关节疼痛严重，并有恶寒、腹泻（干姜能减少肠道分泌物止泻），四肢厥冷、脉沉者，用**甘姜苓术汤**加附子治疗。⑨腰岔气疼痛者，用**甘姜苓术汤**须加能顺气的小茴香，和修复经络的红藤治之。⑩治疗寒湿之邪发病急而重者，治腰痛方中用量大干姜60克以上，3剂见大效。⑪ 腰椎间盘突出，用**甘姜苓术汤**加补肾的杜仲、桑寄生、川续断和**四物汤**治疗，水煎服时，可配猪脊骨熬骨头汤内服，能提高疗效迅速。杜仲、桑寄生、川续断，俗称腰痛三对角药。

● 2019年8月27日上午，西安益群中医门诊。某男，45岁，知识分子，主诉：腰困沉重冷痛及双下肢走路无力半年多，腰以上至头出汗多，先后经中西医治疗多次无效，某省中医药大学教授曾用附子增加到200克治疗，也曾去北京治疗，光挂号费就花费1000元。患者脉沉弱，苔白，面色暗黑。此乃肾为寒湿所伤，故体重。治湿在里，以利小便为首要；而治湿病之表，以取发微汗为第一。遵《金匮要略·五脏风寒积聚病脉证十一》第16条方证对应之意，用**甘姜苓术汤**加肉桂、杜仲、桑寄生、川续断。7剂，水煎服。9月3日上午，二诊时，主诉：服药第二天早晨起床首次小便时间特别长，能尿几分钟时间，腰困沉重冷痛及双下肢无力症状消失了。这就是经方生命力长的活用妙处。

● 生白术为治腰痛圣药，需要50~100克才有效。大量生白术能通便，腹部通了，腰才会舒服。而炒白术用则滞矣。

《 医学实在易》曰:“白术能利腰脐之死血,凡腰痛诸药罔效者,用白术两许,少佐它药,一服如神。”

《名医别录》：“白术利腰脐间血。”

《医贯》：“白术苦甘温，除胃中热，利腰脐间血。”

《神农本草经》曰：“白术主风寒湿痹，死肌。”

《本经逢原》：“白术散腰脐间血及冲脉为病。”

《本草从新》：“白术利腰脐血结，去周身湿痹。”

《汤液本草》：“白术利腰脐间血，通水道，上而皮毛，中而心胃，下而腰脐，在气主气，在血主血。”

《金匮方论衍义》：“白术亦治湿痹，利腰脐间血，逐皮肉间水。”

《石室秘录》：“治腰痛不能俯仰，用白术四两，酒两碗，水两碗，煎汤饮之，即止痛，不必更加它药也。”

《傅青主男科》：“腰痛不止，肾经之病，乃脾湿之故，用生白术150克，生薏苡仁90克，芡实60克，浓煎内服。治梦遗也甚效。”

傅青主最善用白术，白术利腰脊，往往配延胡索、莲子、芡实，治疗妇科病。对一些腰酸膝软，头晕耳鸣小腹冷痛喜温喜按，常加巴戟天、肉桂。肉桂偏于引火归元，附子偏于回阳。

《本草新编》：“人腰痛，用白术二三两，水煎服，利腰脐必须用白术。”

注意：阴虚内热型体质慎用生白术。

● 腰腿疼痛者，血压高者，**五苓散**加怀牛膝治疗。

• **五苓散**合**禹功散**（小茴香、黑牵牛子），治愈水饮腰痛。水饮腰痛特点：呕水，频频呕水。《灵枢·胀论》曰："肾胀者，腹满引背，央央然腰髀痛。"

《金匮要略》曰："肾水者，其腹大，脐肿腰痛，不得溺。"以上说明水饮可以致腰痛。张子和**禹功散**就是专门治水饮腰痛的。

• **真武汤**治少阴阳虚兼寒饮。**肾著汤**治寒湿肌肉酸痛困痛。**四妙丸**治湿热腰痛。

• 用**桂附地黄汤**治疗慢性病时，方中用熟地 30 克，制附子 15 克，这样温阳效果才好，这是临床经验。并非制附子量大温阳效果好。量大一是浪费资源，二是给患者增加经济负担。

三、时方治疗思路选择

• **青娥丸**功效：补肾强腰。主治：肾虚腰痛脚弱，腰间重坠，起坐困难，膝软乏力。组方：杜仲、补骨脂、核桃仁（《和剂局方》）。

临床治疗加减应用：闪腰岔气疼痛加木香、小茴香、延胡索理气止痛。腰痛牵引足膝，**青娥丸**加全蝎尾最妙。以补肾兼补肝也。

• **川芎肉桂汤**主治：风寒湿夹瘀血之腰痛。因露宿寒湿之地，腰痛不能转侧，两胁搐急作痛，等用之均效。

注：方中川芎、肉桂并为主药，以二者命名汤，实为突出冬季寒凝和久病瘀阻之意。水饮腰痛：临床表现为，腰痛吐清水，腹中辘辘有声。此腰痛同瘀血腰痛十分相似。凡治腰痛患者，可以让患者平卧后，摸按压足少阴肾经之太溪穴处脉，若用力仍无脉跳动感，说明此人为肾阳虚，腰府有痰饮水湿之邪滞留，就用本方治之或用其他温肾温脾祛痰湿的治则用药，切勿见腰痛就用补药而妄效。

方中妙用肉桂，正如朱丹溪云："久患腰痛，必用官桂以开之，痛方止。胁胀痛亦然。"

• **右归饮**是温补肾阳的经典方。中医认为，肾阳在右，肾阴在左。如果服用此药有腰痛症状出现，可加桑枝，丝瓜络各 10 克。水煎送服中成药，起到通补而不滞的作用。

• 治腰痛思路：补肾，通大肠，用**牛杜地黄丸**（**六味地黄丸**加杜仲、牛膝）加既能活血又能修复经络的红藤治之。另，对血瘀腰痛者，可选用**身痛逐瘀汤**治疗。

• 肝肾阴虚者，临床表现，五心烦热，耳鸣健忘，腰膝酸软，目干涩。用优质鹿茸打 3~6 克，冲服**六味地黄汤**。1 日 2 次，坚持治愈。

• 泽泻 30 克，肉桂 3 克，生白术、白茯苓、炙甘草各 60 克，酒牛膝、干姜各 30 克，炒杜仲 3 克。共研细末，空心，日午、夜卧温开水送服。用于肾虚、风寒湿致腰痛（《圣济总录》）。

• 腰部冰冷疼痛日久，用**暖肾散**治疗：制黑附子 30 克，泽泻、肉桂各 45 克，花椒炒出汗、炒杏仁、当归各 30 克。共研细末，饭前酒兑温水调服 3 克，日两次（《圣济总录》）。

• 2013 年 11 月 12 日下午门诊，季某，自称是老师，男，40 岁，双手扶腰主诉：感冒以后引起腰疼痛难以上班，影响全身关节也痛，拍片检查说腰椎没有毛病。观患者面色青白，舌绛红而干燥，口唇也干裂样，贪饮水，脉沉数又好似又紧。使用**清瘟败毒饮**倍重石膏 60 克，玄参 20 克，加黄柏 10 克，3 剂，水煎服。患者一看处方说，我的天哪！你真猛，石膏量竟然用这么大？而且还没有一个治腰痛的杜仲、巴戟天、桑寄生和止痛的川乌、草乌、延胡索？你同前面几个中医开的药不一样啊？能管用吗？回答：既然没有用为何不用这个方子试一试呢？这是流感后之热邪流入肾经才引起疼痛难受的，不一定非要温补肾药才有效。患者将信将疑地拿走 3 剂药，走时非得要我手机号码，说随时沟通。15 日下午，患者来门诊高兴地说，为什么拍片子检查找不出病？但症状痛苦啊！补肾中药也吃过都不能缓解病痛。回答：是余师愚和王士雄提炼总结的，我只是借用罢了。患者又说，他们是那个医院教授？笑答：都是清代著名的医学家。

● 久积冷气，腰痛行步无力，用**牛膝丸**治疗：制黑附子、酒牛膝各60克，肉桂、吴茱萸、干姜各45克，牵牛子90克。研末炼蜜为丸，饭前温酒或橘皮姜水送服6~9克，每日2次（《圣济总录》）。

● 肿痛扯腰脊不能转侧，脉弦细乏力，为虚寒所致，用**桂枝地黄汤**（桂枝、芍药、地黄、阿胶、当归、甘草）加茴香，水煎服，坚持治愈。

四、经验方治疗思路选择

1. 炒杜仲15克，研末，最好取公猪肾一枚，切片，以椒盐淹去腥味，放药末，包在荷叶内，煨熟，酒下，治腰痛效佳。

2. 延胡索、当归、肉桂各等分，研末，酒送服下，治腰痛立效。

3. 八月札疏肝和胃，活血止痛，软坚散结，利小便。用八月札50克，猪肾1对，炖服，专治腰腿痛。

4. 炒牵牛子研末，做水丸，硫黄精细粉作外衣，每次饭前内服6~9克，治水湿腰疼效果十分理想。

5. 腰痛不止，丝瓜根研末，温酒送服6克，效果佳（《浮溪单方选》）。

6. 肾虚腰痛如锥刺，不能动摇，用鹿角100克，炒黄研末，饭前黄酒送服3~5克，每日3次（《肘后方》）。

7. 妇女腰痛，鹿角适量，炒黄研末，黄酒送服3~5克，每日5次（《杨氏产乳》）。

8. 腰腿屈而难伸，山楂研末9克，茶酒盐汤送服（《浮溪单方选》）。

9. 甜瓜子仁泡酒治疗腰腿痛，甜瓜子仁90克，酒泡10天，捞出3~5个，口嚼烂，饭前酒送下，每日3次，见效快。

10. 猪鞭单用或加入复方内用，治腰痛效佳。凡腰扭伤必加能修复经络的红藤治之效佳。

11. 寒湿引起腰背酸痛者，脉沉紧，用桂枝、车前子各10克，薏苡仁、生白术、茯苓各30克，水煎服，效佳（范文虎经验）。

12. 优质杜仲、丹参各240克，川芎150克。酒泡5日，随性饮用治腰痛（《圣济总录》）。

13. 腰痛如折，影响生活，医院仪器检查为“先天性脊椎隐裂”，查出痛点在第3腰椎右倾，夜间凌晨3点疼痛加剧，每天早上为患者针刺手太阴肺经手腕处的太渊穴，坚持1个月以后，可望症状完全消失（成都中医药大学已故余仲权教授经验）。

急性腰扭伤

一、经方治疗思路选择

● **麻黄附子细辛汤合芍药甘草汤**，治疗急性腰扭伤，腰椎间盘突出等腰痛有佳效。

● 腰扭伤引起疼痛剧烈者，**芍药甘草汤**加麻黄、桂枝、细辛治疗。

二、经验方治疗思路选择

● 腰岔气疼痛，复方中须加能顺气的小茴香，和修复经络的红藤治之效佳。

● 䗪虫焙干研末，黄酒或温开水送服，每晚1次，每次5克，对外伤性及慢性腰痛均有显效。

● 腰闪气痛：生山楂去核 120 克，炒北茴香 30 克，研末，酒送服，速效。

● 急性腰扭伤，不可俯仰，炙鳖甲研末，酒送服，每日 2 剂（《肘后方》）。

● 急性腰扭伤，桔梗 30 克，研末，每日 2 次，每次用黄酒冲服 5 克。注意卧床休息。

● 川芎、木香各等量，共研末，每日 2 次，每次冲服 6 克。适应于急性腰扭伤，腰脊劳损，肋间神经痛。临床效果理想。

● 针刺人中穴治疗急性腰扭伤：常规消毒后，为了给患者减轻针刺痛感，医师用左手拇食两指捏紧患者人中，使人中隆起，右手持针以 45° 向上斜刺 0.3~0.5 寸，此时患者有触电一样的针感，向头面放射扩散，针感强者会流泪及双目在颤，对身体强壮者可以多刺激，对体质弱者视情况而定。医者同患者面对面而立，并两手抓住患者双手，鼓励患者左右摆腰，上下试探性慢慢起蹲，腰痛减轻。笔者临床经验可一次治愈。

另外，对惧人中针刺者，还可以让患者俯卧在床，常规消毒后，在患者腰痛阿是穴处找皮下瘀青点，针刺让瘀血尽量出之，再针刺双侧承山穴、委中穴。以上是笔者临床经验均可一次治愈。

腰椎间盘突出

一、临床治疗腰椎间盘突出思路要点提示

治腰椎间盘突出，《黄帝内经》：“见骨之病，当先治其筋，见筋之病，当治其肉。”

二、经方治疗思路选择

● 治疗腰椎间盘突出，用**麻黄附子细辛汤**加杜仲、桑寄生、川续断合**四物汤**，水煎服时，配合猪脊骨熬骨头汤内服，能提高疗效迅速。此病初时，休息后反而疼痛明显，尤以早晨起床后明显。并影响下肢疼痛麻木酸困难受，说明腰脊骨内压高，防止盲目按摩加重。

● **防己黄芪汤**治疗腰椎间盘突出症，或合用《金匮要略》**下瘀血汤**（桃仁、大黄、土鳖虫）。

● **少阴附子汤**合**葛根汤**加减治疗腰椎间盘突出症效果理想。

三、时方经验方治疗思路选择

● 腰椎间盘突出引起下肢麻木者，可用**阳和汤**加腰对药（杜仲、川续断、桑寄生、八月札）效果理想。

● **腰椎间盘突出验方**：黄芪、青风藤、黑豆各 50 克。 水煎服，连服 14 天效佳。

黑豆有利水作用，故利腰椎间浊水，腰才会变得松软。

● **腰椎间盘突出验方**：上方再加杜仲、丹参各 30 克，泡酒饮用效佳。

背凉　背寒　背热　背痛

经方治疗思路选择

● **桂枝加附子汤**，治脊背发凉似冷风吹速效（背乃太阳经脉循行之处）。

● **麻黄附子细辛汤**对感冒老年人，自觉背部难以名状畏寒，为主要特征感冒效果好（心阳不足背会发凉）。2014 年 8 月 3 日下午（星期日），笔者在西安小寨什字藻露堂中医院门诊值班，来了一位 75 岁老年女性，穿着夹克上衣，背了个双肩包，内装了一个热水袋。

主诉：背部发凉吹风样难受，靠热水袋取暖缓解。笔者用**桂枝汤**合**麻黄附子细辛汤** 3 剂。1 剂效，3 剂愈。事后老人同女儿来门诊说，没有想到中药这么灵验。

● 《金匮要略》第 12 篇曰："夫心下有留饮，其人背寒冷如掌大。"就是说，一个人胃里有留饮之水，水性寒，胃对应处在背部，背部会有如手掌大的自我感觉的发凉临床症状，用**苓桂术甘汤**治疗。

● 背部不定时发热发冷交错，令人烦恼，用**柴胡桂枝各半汤**合**栀子豆豉汤**加减坚持治愈。或者胸背发热明显，兼口苦，喜冷饮，苔薄白，脉弦而滑，说明火生于内，痰聚于中，痰火扰心，神明不安而起，用**柴胡龙骨牡蛎汤**加减治之。或者人体寒热交替几年反复不愈者，用**乌梅丸**治之可愈，方以生姜、附子、细辛、川椒、桂枝热药温肝阳，人参益肝之气，当归、乌梅补肝之体，黄连、黄柏清相火内郁之热，形成补肝并调理寒热之方。此乃经方之妙哉。

● 背痛又兼凉，背为督脉所行径，说明阳虚寒湿重，为少阴阳虚不护所致，用**附子汤**倍量效佳。《伤寒论》304 条曰："少阴病，得之一二日，口中和，其背恶寒者，当灸之，附子汤主之。"背恶寒，口干燥渴者，为阳明也，治则：需补而清之，用**白虎加人参汤**治疗。而少阴口中和口不燥不渴者，治则：需补而温之，用**附子汤**治疗。

● 背痛又胀，按摩稍能缓解，复方加川楝子、柴胡、桂枝、骨碎补治疗效佳。

强直性脊柱炎

一、经方治疗思路选择

● **桂枝柴胡干姜汤**合**当归芍药散**，7 剂，水煎服，对强直性脊柱炎止痛效果理想。

● 强直性脊柱炎，重灸关元穴、中脘穴，每日 1~2 次。坚持 2 个月见效。并配中成药**附子理中丸**久服巩固疗效。

● 强直性脊柱炎，临床治疗以补肾、补骨为主，治疗脊柱疾病以**葛根汤**加补骨、补肾的专药补骨脂，加强肾的淫羊藿、枸杞子等药，有效。

二、时方经验方治疗思路选择

● **地黄饮子**加减治疗强直性脊柱炎止痛效果好。其中附子用量是止痛关键。

● 治疗股骨头坏死时，应补益肝肾，通血脉，祛寒除湿，强筋健骨，复方中加淫羊藿 30 克，能提高疗效。

● 溃疡性结肠炎，出现强直性脊柱炎的概率高，往往大便里急后重，临床应注意防范。

第二十五章 便秘肛门类疾病

便秘

一、临床治疗便秘思路要点提示

便秘乃百病之源。肠道若堵，浊火反上，上反心肺令人烦，上反脾胃令人胀，上反胁肋令人痛，上反肌表令人多汗盗汗，上反颜面令人色素口臭生痘疮。

笑一笑，十年少。爱笑的人不便秘。上火的意思：火在上，而寒在下。

无论男女，颜面发暗黑者，必是有宿便之人，肠道畅通才会一身轻。

《灵枢》曰："胃满则肠虚，肠满则胃虚，更虚更满，故气得上下，五脏安定。"

《素问》曰："凡治病必察其下。"就是说，治病必看大肠通畅不，不通则先通垃圾。

中医的"**承气汤**"就是上承胃气，使得上下相通，轮番虚实，达到脏腑安定。

便秘首先要排除器质性病引起的便秘，比如肠管病后改变术。

然后便秘分为以下几大类型：虚性便秘，实热性便秘，气虚性便秘，阳性便秘。

1. 虚性便秘：大便不干燥，有便意而没有力气排出来，用力排便困难时气短又出汗，大便后乏力。

2. 实热性便秘：大便干燥，口腔易溃疡，心烦易怒，小便短少而红黄色。

3. 气虚性便秘：大便时干时稀，腹胀腹痛，爱打呃，性格急躁。

4. 血虚性便秘：大便干燥，患者面发苍白，记忆力下降，多梦，睡眠质量差，心慌气短。

5. 阳性便秘：也称寒便（含痰便），大便干软不定，但难以排出，大便内常夹黏痰秽物，怕冷腹凉，纳差，饭后腹胀胸痞满，浑身乏力，头晕，便后好几次擦不干净。

6. 阴虚便秘：大便干燥似羊粪，心烦失眠，易盗汗、头晕、耳鸣，伴腰困下肢无力。

7. 大肠热结证：大便艰难而下，干燥成粒。

8. 大肠湿热证：大便黏浊似胶，排便困难。

9. 脾肺气虚证：大便成形难下而排。

10. 肝脾气郁证：排便困难，里急后重，矢气较多。

二、古人论便秘与健康

①"欲得长生，肠中常清；欲得不死，肠中无滓。"（汉代王充《论衡》）②"受五脏浊气，名曰传化之腑，此不能久留，输泄者也"。又曰："六腑泻而不藏。"（《黄帝内经》）③"长生要清肠，不老须通便"。（葛洪《抱朴子》）④"便难之人，其面多晦。"（《千金要方》）⑤"肠长清，肠无渣，气脉通，病可除。"（李时珍）⑥"欲求永年，先须祛病。"（陶弘景《辅行诀》）⑦"凡治病，总宜使邪有出路，宜下者，不泄之不得下也；宜外出者，不散之不得外出也。"（周学海《读医随笔》）

三、外国学者论便秘

1. 俄国诺贝尔医学奖得主、细菌学家梅奇尼科夫在"自身中毒"学说："人体垃圾因为某些原因过量沉积在体内，导致人体慢性中毒，从而引发多种疾病。"

2. 俄罗斯养生专家安德烈耶夫说："一切疾病的主要原因和根源，就在于人的肌体在不同层次上滞积了各种垃圾。”

3. 英国皇家医学院曾提出：“90%的慢性病都因肠道不洁而引起。”

4. 癌症学家戈尔卓在《癌症治疗》中说：“癌，这是大自然对不正确摄入饮食的报复，在 1000 个癌症患者中，有 999 个是本人粪便之毒造成的恶果。”

5. 医学博士拉穆尔曾指出：“折磨人类的 90% 的重病其主要原因是便秘和延迟排便。”

6. 日本医学专家在《百病皆可清肠治》中提出，清肠对身体健康的重要性。

7. 德国一位杰出的外科医生解剖了 280 名死者的内脏，结果发现其中 240 名死者的肠道内壁上都淤积有硬石状粪便污垢；伦敦一名医生解剖一名死者的大肠，从中取出 10 千克陈旧的已经变成像石头一样硬的粪便，并将其作为陈列展品，至今仍存放在盛有酒精的玻璃罐中。大肠积聚的食物腐败以后，形成有害物质，引起自身中毒，于是发生疾病和衰老现象。清肠排毒、养护肠道，刻不容缓。

凡口气重之人、颜面晦黑之人、肥胖的人都有浊便。临床上医者如果说某患者有便秘，肯定有人会反驳说，“我大便正常得很，每天一次，很规律。”这时医者用左手四指抚贴着患者右手背，大拇指向手背方上翻，用拇指端来回揉压患者食指掌骨近虎口处手阳明大肠经，如果患者喊痛，或抽手，说明此人大肠有藏污纳垢的黏液秽浊之物，体内也为瘀浊郁阻不通，同时，医者用手拍其右小腹腹诊时，有水袋或拍纸箱子样声音，说明需要通而排浊，排后患者走路感觉轻松，面色红润，口无熏气，皮肤光洁。此方法是笔者多年临床总结摸索出来的经验之谈，在笔者十几年前编著出版的手诊书中，就有图文详细介绍过，读者可以查阅。

四、经方治疗思路选择

● **大柴胡汤**功效：外解少阳，内泻热结。临床治疗加减应用：大便干硬口渴涸，**大柴胡汤**加黄连、厚朴、瓜蒌、枳壳。**大柴胡汤**治少阳表证未解，阳明里证已盛，只有少阳，阳明同治。无实热积滞者忌用。

● **小柴胡汤**治病在少阳之便秘效佳。《伤寒论》第 139 条曰：“阳明病，胁下硬满，不大便而呕，舌上白苔者，可与**小柴胡汤**。上焦得通，津液得下，胃气因和。”**小柴胡汤**比芒硝大黄之类效果好，芒硝大黄暂通，但体力不支。

● 习惯性便秘，伴胸胁胀满、口苦咽干、恶心、食欲不振、心烦、打呃、舌苔薄白或微黄、脉弦。用能调和上下、流通内外津液、枢转气机、开郁散结、调和胃气的**小柴胡汤**治疗最妙。医界赞**小柴胡汤**确有“上下表里之气皆调达”之功效。

● 治太阴大实痛者，便秘腹痛，常见于感冒热退而腹胀痛，大便几天一次，用**桂枝加大黄汤**治之。脾胃受病，表现为口燥、心烦、纳差、便秘、脉必洪大、苔必干黄，当泻心火以安脾胃。二者均反映了“火与元气不两立”的矛盾。

● 人虚弱，大便干燥者，**芍药甘草汤**加火麻仁、杏仁、炒枳壳、苏子、柏子仁治疗便秘效果好。周慎斋《慎柔五书》曰：“虚损大便燥者，用杏仁、枳壳、苏子，则能除去宿屎。”就是用肺药来降肺通肠。

● 胸痛、痰黄、便秘，**大柴胡汤**合**小陷胸汤**治之。另外，白芍对腹痛便秘者，或大便干结如栗者最有效。

● 大便如羊矢，几天一次，口干，小便短少不利，下肢水肿，自觉有气从心下上冲，出现心悸头晕，胸满气短发作，舌质胖嫩，苔水滑，脉弦沉。为水停而不化津液，肠胃失于润濡，故便结。治疗用通阳行津，气化津液，则大便才能排出。用**苓桂术甘汤**与**真武汤**两方交替服用至十数剂后则二便才会通畅（《伤寒论临证指要》）。

● **附子理中汤**加小茴香、吴茱萸、官桂。治疗阳不足所致的大便秘结。临床表现患者往往大便秘结，满口津液，口也不渴，不思茶水，10 天半月不解大便也不腹胀。

便秘是命门火衰不能化动下焦阴邪，气化无力使大肠内津液产生不足导致大便秘结。如果只用大黄及番泻叶类通便，就会阴寒造成的大肠虚火旺盛，使元气越发虚弱，虚火更旺，而回阳药能使真火生真阴，大肠津液充足而润肠便自通。

● 脾肾阳虚致二便不通，**附子理中汤**加白豆蔻及茯苓，大、小便即通。勿乱用泻药。

● 慢性结肠炎所致之便秘，**半夏泻心汤**加生白术、杏仁、火麻仁治之。生白术健脾促运化，杏仁降肺气以润肠，火麻仁润肠通便，其取效之妙在于生白术用量，须 30 克或更多，顽固便秘者，可用 60~90 克。

● **增液汤**功效：养阴、生津、润肠。增水行舟而润肠通便，

凡大便排不干净，老感觉有黏滞状。用**增液汤**（玄参、麦门冬、生地）加艾叶、苦参治之即可，艾叶温通血脉，苦参清热燥湿。二者既可解决湿热阻滞肠道，还可以解决血脉湿热瘀滞。

肺与大肠相表里，排便困难时，加入一些清肺的药，可以大大增加通便效果，如紫菀，或加入桃仁、杏仁、柏子仁等一些含植物脂肪丰富的子仁药，能增加润肠通滞大便。清代周伯度曰：柏子仁虽润不腻，肺得之而大肠虚秘能愈。肝得之而风虚能去。脾得之而湿痹能通。

● **增液汤**加乌药、枳壳、郁李仁、火麻仁治疗便秘。老年性便秘者，**增液汤**加当归、何首乌、升麻。

● **增液承气汤**功效：滋阴增液，通便泄热。组方：即**增液汤**加生地、大黄（《温病条辨》）。

● **麻子仁丸**（**小承气汤**：厚朴、大黄、枳实）加火麻仁、杏仁、白芍。

服用中成药**麻子仁丸**时，用杏仁 10 克，捣碎沸水泡后送服**麻仁丸**。肺与大肠相表里，肺气不降，则大便不通。

有一患者，他大便干结难下，医生让其多喝水，但饮水多后小便频而大便仍干燥，这是怎么回事儿？成无已曰："胃强脾弱，约束津液不得四布，但输膀胱，故小便数而大便难，脾约丸以下脾之结燥。"

● 口苦咽干，大便几日一次，秘结干燥似羊矢，为胃强脾弱，用**脾约麻仁丸**通之必愈。

● **大黄附子细辛汤**、**温脾汤**治疗老年人便秘效果好。因为，中老年人便秘，多为肠道有寒，忌用寒凉通下药。因热能使肠道蠕动加快。如同背巷少风缺光之理，温暖通风了自然浊积就会除之。

● 阳虚便秘者，脉沉细又怕冷，舌淡，纳差口苦，而小便发热，用常规通便不理想，改用**四逆汤**加肉桂治疗效佳，或配桃仁等润肠药治疗。

● 临床用**补中益气汤**升清时，佐枳实降浊提高通便效果好。

● 凡便秘兼出现两侧腋下有痛感，为脾胃太湿，体内阴实重，用**吴茱萸汤**温而通之效佳。

● 脾胃为后天之本，中央土以灌四旁。胃中津液充足，胃肠得润，则大便不干，若津液不能还于胃中，则肠胃必然干燥而大便秘结不下，肠胃干燥而逼津液旁渗，故临床可见小便反多的情况。

五、时方治疗思路选择

● 临床碰到肥胖面赤头晕眼花、便秘之人，用**防风通圣丸**。对半身不遂，为脑血管出血病引起，便秘有语言障碍、口角麻木、头痛、手足活动受限、高血压，连服**防风通圣丸** 30 天可明显活动自由。

防风通圣丸药理研究：抗过敏、减肥、降血脂、降血压、降血糖、抗动脉硬化。

● 便秘出血者，**黄连解毒汤**合**三黄泻心汤**治疗。

● 治疗二便不利，均可采用“提壶揭盖法”之取象。提壶揭盖法为元代朱丹溪首创。《丹溪心法》曰：“一男子小便不通，医治以利药，益甚。翁诊之。此积痰病也，积痰在肺。肺为上焦，而膀胱为下焦，上焦闭则下焦塞，譬如滴水之器，必上窍通而后下窍之水出焉。”赵绍琴教授进一步继承发展了“提壶揭盖法”的理论，以“开宣肺气”的方法治疗水液代谢疾病。如张景岳的**济川煎**（枳壳、泽泻、牛膝、肉苁蓉、升麻、当归）功效：温润通便。[记忆：枳泽牛肉麻（上）归]。彭钟龄在《医学心悟》中用**四物汤**及滋润药加升麻，以及现代名医魏龙骧自拟疗效高的，治疗老年习惯性便秘方中加能走胃的升麻一味，用意都是“提壶揭盖法”，以达到宣阳明气滞，胃气逆下，粪随气降为目的。

● 魏龙骧便秘方：处方：生白术 60 克，生地 30 克，升麻 10 克。

生白术运化脾阳，实为治本之因。生地干结者以滋之。佐升麻乃升清降浊。

加减应用：若命门火衰，脾失运转。便不干而难下者，加肉桂、附子、干姜、厚朴等化之。虽说不通便而便自下。

若患者消瘦颜面无色者，加当归健脾补血滋润肠道。

中老年人长期便秘者，不是热火燥结，而是脾虚，重用白术运化脾阳而推。生地滋阴而润肠，有增水行舟之作用，少佐升麻，有升清降浊之意，如此肠脾似河道水足气畅，便乃不推而自行。内脏功力增强，肠道浊泥自然会被推出。

六、经验方治疗思路选择

1. 鸡血藤 100 克，水煎服，治便秘 3 剂有效。缓解后，改为 60 克，水煎服，再服 20 剂，大便正常。另外，用麻仁丸通便效果差时，加入元明粉（风化芒硝）5~10 克，捷效。

2. 制何首乌 10~15 克。捣碎，水煎当茶样服。或何首乌研末制丸，每次内服 9 克。适合肥大体壮者。现代药理研究：何首乌有损肝作用，故不宜长服期用。或加佐大枣用之。

3. 顽固性便秘或老年人燥结便秘，肉苁蓉单味治疗理想。也可用生白术 30~60 克，水煎服。1 日 1 剂。坚持 5 天至便通。生白术通便，凡脾虚大便秘结者，最好不用润肠通便药，更不用泻腑通便药，而使大肠无润，传导无力。若脾气健运则大便自调也。

4. 大黄通便强，频用大黄有损伤正气之故。临床时可用比大黄平和的虎杖代替，但虎杖不能量大 15 克以上，多了会令人呕吐。

5. 凡便秘者，通便类复方加桔梗，对郁在大肠能有“开提气血”之作用。2018 年 8 月 9 日上午，笔者在给某单位进行健康讲座时，一位 61 岁女性患者，说她不敢多吃一口饭，饭后腹胀就更难受，老不觉得饿，腹部常常鸣幽幽地叫，已经半年了，也做过肠镜，没有查出什么病，也看过多次中医。笔者想起《神农本草经》载桔梗曰：“味辛微温。主胸胁痛如刀刺，腹满肠鸣幽幽，惊恐悸气。”便给开处方：桔梗 12 克，生白术 30 克，生地 50 克，枳实 15 克，炙升麻 10 克。5 剂，水煎服。2018 年 8 月 13 日上午，患者来门诊高兴地说，她肚子大半年没有这么舒服过了。

6. 顽固性便秘，多方用药乏效时，可在复方内加紫菀治疗效佳。《灵枢》曰：“肺合大肠，大肠者，传道之腑。”紫菀性温质润而不燥，虽为止咳化痰，降逆定喘要药，但又长于开泄肺郁之气，这种“提壶揭盖法”才能使大便得以畅通。故，笔者复方选择加黄芪、茯苓、生白术、生地、桃仁、紫菀、升麻、肉桂、桔梗、枳壳。临床通便效果好。

7. 2015 年 6 月 2 日下午，接诊一位 60 岁大学女教师，说她为了治习惯性便秘，吃了大半年润肠通便中药，作用都不大，又说她实在不想喝汤药了，问有没有中成药？我观她手十指甲皮囊光滑，目诊双眼，舌面及舌下，诊脉微弱，综合判断后让她同时服**补中益气丸**（8 粒）和**附子理中丸**（减半量 4 粒），1 日 2 次，坚持吃两周看看。8 月 12 日下午，她带人来门诊说，服药 4 天后就排大便不费劲了，现在排便也规律了。问笔者说药物说明书根本就不是治便秘的啊？我翻阅她门诊日志后答：无论病机怎样变化，都无法跳出阴阳五行、五运六气之升降出入的规律。《灵枢》说：“中气不生，会出现大小便失常。”人的大小便全靠中气运转，中气太虚，下焦又寒，自然难以排下，治病贵在寻其医理，药店出售的中成药盒装上注明是药物的功能主治。女教师回答说：梁启超说，中医尽管能治愈病，但无人能说明愈病之理？原来中医有很好的医理啊！看来不临床凭空推理是不科学的。又问：什么是中医经方？答：广义地说，凡临床实践中在人身上屡用屡中愈病的方子，无论药味多少，都可以称得上经方。狭义地说，多指唐、宋以前中医名著内的经典方剂。

8. 自制通便丸：大黄、白牵牛、黑牵牛、川芎各等分，研末制蜜丸，每日 9~15 克，小儿减半。若气虚大肠无力传导者加黄芪 30 克水煎送服。若阴血虚肠燥者加当归 30 克，老年人加肉苁蓉 30 克，水煎送服。

9. 老年人燥结便秘方：威灵仙 20~30 克，肉苁蓉 10 克。气虚者加黄芪、党参效果好。威灵仙剂量多少视患者体质强弱而用。

10. 蒲辅周说：体虚之人，或老年便秘之人，复方内加炒决明子 9 克，或单用炒决明子粉，每服 3~6 克，视病情每日 2~3 次。疗效可靠。

11. 习惯性便秘方：生白术 30 克，羌活 10 克，炒莱菔子 15 克，法半夏 15 克，枳实 15 克，防风 10 克，厚朴 12 克，柏子仁 10 克，甘草 10 克。本方适宜于便秘大便夹带痰液者，脾升痰散，效果理想。

12. 老年及体虚者，顽固性便秘方高效方：紫菀 20 克，生白术 60 克，黄芪 30 克，白芍 30 克，枳实 30 克，当归 12 克，桃仁 10 克，桔梗 12 克，甘草 10 克，水煎服。

13. 小儿便秘：生大黄、冰片，共研末，温开水调饼状固定脐处，即可。

14. 临床治疗便秘，慎用番泻叶通便，那样会越通越重，番泻叶适用于临时通便用。另外，复方更不宜合并用之。

15. 紫菀研末服之，或用紫菀 50 克，水煎服，即可通便。或配合复方效果好。

16. 凡气虚大便无力难下者，用人参、生大黄各 10 克，水煎当饮料一样用。效果好。

17. 葶苈子苦寒，泄阳分肺中之闭水也，也能泄大便，可代替大黄。防己苦寒，能泄血中大热之滞也，也能泻大便，也可代替大黄（《医学发明》）。

排气多而臭 直肠炎

一、经方治疗思路选择

● **半夏泻心汤**加防风、荜茇，治疗有肠鸣，口气秽浊，或矢气多，大便不畅。防风、荜茇具有整肠、理气、除腐、化浊之功效，对于腹部痞满，矢气频频者，乃为对应之举。为慢性胃肠炎，伴有腹部气机不舒所致。

• **甘草泻心汤**现代临床多用于溃疡性结肠炎、直肠溃疡、直肠炎效果理想。另外，凡前后阴出现溃疡，及痔疮伤口难愈合者，**甘草泻心汤**加当归、赤小豆效果好。

• 直肠溃疡（炎），用《金匮要略》**赤小豆当归散**（赤小豆、当归）治之。外用苦参水煎洗。

二、时方治疗思路选择

• **平胃散**加山楂、神曲、莱菔子，治有伤食史，脘腹痞胀，嗳腐吞酸，频频矢气，甚至上吐下泻欲死，久则大便臭秽，舌苔垢腻，脉滑有力。

• 肛门脓肿溃疡及其他伤口溃疡，用消炎药仍然伤口渗清脓汁不愈合，说明气血差，应用**十全大补汤**治愈。

三、经验方治疗思路选择

• 2019 年 3 月 7 日下午门诊，李某，女，52 岁。主诉：长期便秘腹胀，便不干但难下，近 3 个月来排气响亮连连，吓得都不敢上街购物，去医院做肠镜检查也正常，吃中西药也没有多大变化。观舌苔白腻，脉沉细，辨为阳虚便秘，命门火衰，脾失运转。**魏氏便秘方**加干姜 10 克，肉桂 9 克，5 剂，水煎服。5 月 26 日下午，患者来门诊带她婆婆看皮肤瘙痒病时，说她服完药后再没有以前那样排气了，2 天排便一次，很有规律，表示感谢。

• 顽固性便秘方：**魏氏便秘方**加炒决明子 15 克，干姜 10 克，肉桂 9 克，火麻仁 10 克。

顽固性肛门瘙痒

一、经方治疗思路选择

• **炙甘草汤**和**甘草泻心汤**加味，甘草量大，治口腔及肛门等消化道黏膜的修复病变效佳。

• 四肢烦热，发展到肛门灼热，脸面部发热，**三物黄芩汤**（黄芩、生地、苦参）治疗。

二、时方治疗思路选择

• 顽固性肛门瘙痒，坚持口服《济生方》中成药**归脾丸**治疗。

痔疮　便血　脱肛

一、经方治疗思路选择

• 气血差之人痔疮肿痛发作，用**黄芪桂枝五物汤**加丹参、红花、延胡索治疗效佳。如果只用清凉的外用膏来维护缓解痛苦，就会影响抑制自身修复机能。用此方有回阳药的性质能让人体机能恢复快而愈痔。

• 便血者，《金匮要略》曰："下血，先便后血，此远血也，**黄土汤**主之。下血，先血后便，此近血也，**赤小豆当归散**主之。"远血者，谓离直肠较远，为脾阳不运，气不摄血而成便血，属血在胃也。用能振奋脾阳，统血循行脉中，便血自止的**黄土汤**治疗。近血者，先血后便，血来自直肠的部位，离肛门较近，为湿热蕴结于大肠，迫血下行，出血多伴有脓液，治疗用清利湿热，排脓消肿，活血行瘀，除热祛湿的**赤小豆当归散**治疗，下血之病可自愈。方中赤小豆，清热解毒利湿，当归引血归经。方药虽然两味药，效果理想。

另外，有便血痔疮，不敢过用燥药，烁阴伤脏。

• 《温病条辨·下焦》第 45 条曰："湿久伤阳，痿弱不振，肢体麻痹，痔疮下血，**术附姜苓汤**主之。"痔疮和下血均有寒湿、热湿之分，热湿用槐花、地榆。寒湿应用姜附补脾肾两阳治疗。处方：生白术 15 克，附子 10 克，干姜 10 克，茯苓 15 克。水煎服。46 条又曰："先便后血，小肠寒湿，**黄土汤**主之。"此方以刚药健脾而渗湿，柔药保肝肾之阴，而补丧失之血，刚柔相济，又立一法，以开学者门径。

• 身体强壮的青壮年人，大便长期溏泻而且老是带血，多方治疗出血不愈，可避思路遵"肺与大肠相表里"之关系。用**葛根汤**加杏仁，治疗有效。

• **黄连阿胶汤**治疗便血案：2019 年 6 月，一位 68 岁老翁几年来大便时不时出现青胶黑色样便血，去医院检查几次均无实质性肠溃疡等病变。后找扶风县法门镇一位善用经方的韩姓民间老中医，观患者舌质色红而裂缝明显，便用**黄连阿胶汤**，5 剂，水煎服。病愈。此案正如唐容川《血证论》"泻心即是泻火，泻火即是止血"之医理。

二、经验方治疗思路选择

• 凡结肠炎引起的先便后血严重者，内服时再配合中药灌肠治疗效果十分理想。

• 重用人参，治便血危证。

• **槐花散**功效：清肠止血，疏风行气。主治：风热湿毒，壅遏肠道，损伤血络证。大便前后出血，或大便夹血，以及各种肠风脏毒下血、痔疮便血、肠癌便血及大便下血属血热者，脉数，苔黄。药寒凉不宜久服。组方：炒槐花、侧柏叶各 12 克，荆芥穗、炒枳壳各 6 克。共研末米汤送服。记忆口诀：百穗枳槐（《普济本事方》）。

• 内痔出血者用**槐角丸**、**黄土汤**、**地榆煎**等不效时，改用枳壳 3 两（90 克），加水 500 毫升，煎至 200 毫升，再加进白糖 2 两（60 克），溶化温服，连服 3 剂，血止治愈（《中医药文摘汇编》）。

• 食疗治疗痔疮，木耳羹坚持食之，极验（《本草纲目》）。

• "地榆凉大肠之血，单一味往往功专速效，地榆既能止血凉血又能补血也"（《本草新编》）。

• **痔疮外治方：**

1. 外痔肿痛坐浴方：苦参 30 克，地榆 20 克，枯矾 10 克，五倍子 10 克，石榴皮 20 克，水煎，乘沸加入芒硝 30 克化开。待热坐浴。

2. 痔疮肿痛外用方：五倍子 10 克，枯矾 10 克，玄明粉 5 克，冰片 3 克。以上共研末，装瓶备用。用时清水洗后外用粉敷，也可制成软膏外用，效果理想。

3. 治疗脱肛：焙木贼研末存性，备用，渗之，以手按入，也可加龙骨末。

4. 中老年慢性痔疮外用方：丝瓜络 100 克，水煎坐浴效佳。每日坚持 2 次。每次半小时。

5. 便血食疗：鲜荸荠榨汁频饮，治大便小便便血效果好。

6. 痔漏病，百药不效，用水菖蒲根适量水煎外洗有效，坚持数月病愈（《余听鸿医集》）。

7. 十年痔疮，熊胆涂之，神效。一切方不及也（《外台秘要》）。

8. 大便下血者，炒僵蚕 30 克，乌梅肉 45 克，研末制蜜丸，饭前醋水送服，效如神（《罗氏约会医镜》）。

9. 便血，旱莲草焙干研末，内服 6 克（《罗氏约会医镜》）。

10. 椿根皮单味用，治疗肠风下血效果好。

• 《证治准绳》脱肛外治：《难经》云：虚实出焉，出者为虚，入者为实。肛门之脱，非虚而何哉。盖实则温，温则内气充而有所蓄；寒则内气馁而不能收。况大肠有厚薄，与肺为表里，肺藏蕴热则闭，虚则脱。《本草纲目》有云：补可以去弱，涩可以去脱。若脱甚者，既补之必兼涩之。设不涩于内，亦须涩于外。古方用五倍子末托而上之，一次未收，至五七次必收而不复脱矣。

三、非药物鹿功方法治疗痔疮介绍

气虚则痰瘀，痰瘀促衰老，衰老生痰瘀。这种催人衰老的恶性循环生理现象，似乎无法抗拒。然，如何正确地“分阴阳、达机理、明偏胜、知平衡、晓转化”来益阴维阳自我养生延年？现今市场上养生书籍多如牛毛，众说纷纭。甚至要找出一个适合自己养生方法却茫然也！大多数人是赶时髦，看别人练太极，他（她）也仿；看别人练气功，他（她）也好奇地追随，总之，老是赶浪头者多。彭祖说，越是高功越简捷。现笔者介绍一种人人可学，人人可用的古代养生专家发明的鹿功养生法，此方法笔者亲自体会并介绍给许多人，均取得了理想效果，特别适用于白领久坐及脑力工作者。

鹿功，俗称提肛功。就是排除杂念，自然放松心静站立（坐卧均可），先收紧肛门，再向上提，这样反复最多10次即可，多则无益。每日3~4次。一般人不得奥妙秘籍，盲目做缩肛运动，效果欠佳。提肛时要意念有一股气流沿着脊柱直串头顶，这是不传之秘。这种以肛门为“电动机”的上乘养生功法，经过一段时间练习后，就可以把无法直接加以锻炼的前列腺、肾上腺、胰腺、胸腺、甲状腺、脑垂腺、松果体等腺体予以用气推动，使督脉畅通，经络真气有力量流注激活其他脉络。久之，会荡涤排污，冲刷体内秽垢，调和阴阳气血，恢复强化人的生理功能。换句话说，就会在人体内部建立一个阳气足而风调雨顺平衡和谐环境的再生哲理，使生长出来的细胞健壮，充满活力，病菌就会失去了生存条件而自除，从而达到驻容颜，抗衰老的延年健体益寿之目的。如此坚持不但可以治疗便秘痔疮，而且还可以增强自身免疫功能，消除疲劳，治疗早泄和前列腺疾病，也是简而易行地把人体之“炉”的性腺锻炼得更强壮的一门技术，但贵在坚持。鹿是不停转动着小尾巴挤缩肛门运动方面的“专家。”它疾驰如风，矫健长寿，且生殖力特强，鹿茸、鹿角又是补阳的高级滋补品。督脉隶属于肾而总督人体全身阳气，这正是古代养生专家认识到妙药在体内，按鹿的这个挤肛的原理用到人身上，称为提肛运动。有效且传之久远不朽。

相传轩辕时代的养生专家广成子说：“任督原是通真路，丹经没作许多言，余今指出玄机理，但愿世人寿百年。”《黄帝内经》曰：“恬淡虚无，真气从之，精神内守，病安从来。”《庄子》曰：“缘督以为经，可以保身，可以全生，可以养亲，可以尽年。”以上前贤论述，均注重经络通畅是防治疾病的根本所在，经络不通，百病才会丛生。如同一座城市的主干道交通通畅才是城市和谐健康发展的动力命脉源泉。

养生要从年轻时期开始养成好习惯，如同水桶盛水一样，桶的装水多少不是看那条长板，而是取决于那块短板。也就是说，人是一个整体，一脏患病，可以累及他脏罹患。

第二十六章　男女更年期综合征及保健益寿延年

男女更年期综合征

一、经方治疗思路选择

● 更年期综合征，出现舌痛、头痛、失眠、脸黄，**麻黄附子细辛汤**合**柴胡龙骨牡蛎汤**治之。

● 更年期综合征，**柴胡桂枝干姜汤**治之。男性更年期综合征者，复方中加白薇10克治之。

● 女性更年期综合征，精气亏，人就会烦躁不安。**柴胡加龙骨牡蛎汤**治之尤好。

● 更年期综合征，**半夏厚朴汤**治之。或用**附子理中丸**坚持 2 个月服用治疗。

● **柴胡加龙骨牡蛎汤**治疗神经症、经期前紧张症、更年期综合征、神经衰弱。

更年期女性：阴虚火旺，气郁易发火，体内有积滞，有痰浊瘀血食积堵壅，故，不通则烦热。

● 更年期综合征的烦躁、失眠、惊悸，用**酸枣仁汤**合**小柴胡汤**有良效。

二、时方治疗思路选择

● **温胆汤**治疗更年期综合征。

● **黄煌八味除烦汤**（苏叶 10 克，茯苓 15 克，法半夏 15 克，山栀子 15 克，连翘 15 克，黄芩 10 克，厚朴 10 克，枳壳 15 克）。治疗更年期综合征。

● 妇女更年期综合征，连服**六味地黄丸** 6~12 个月，有佳效。

● **酸枣仁汤**合**加味逍遥散**同用，治疗更年期女性失眠效果好。

● **小柴胡汤**合**四物汤**，用于妇女经期外感半表半里证、肝血不足的月经不调症以及更年期综合征。

● **更年期方**（**桂枝加附子汤**合**二仙汤**）治女性阳虚证（**二仙汤**：仙茅、淫羊藿）。

三、经验方治疗思路选择

● 更年期艾灸法，选足三里穴、复溜穴、中注穴、太溪穴、涌泉穴等。

● 自制艾条成分：艾叶 240 克，桂枝 12.5 克，高良姜 12.5 克，广藿香 5 克，降香 17.5 克，香附 5 克，白芷 10 克，陈皮 5 克，丹参 5 克，生川乌 7.5 克。

中年女性保健方

一、经方治疗思路选择

● **当归芍药散**合**小柴胡汤**，适用于 35~45 岁的女性的保健。如难治的甲亢、甲减，怕冷、黄褐斑、月经量少、脱发至稀少、全身痛点多、双目干涩、皮肤干燥、干燥综合征、类风湿性关节炎、自身免疫性肝病、性冷淡、易乏力倦怠。若临床出现腹泻腹鸣，发热等症状，是服药后对身体做调整的变化，不必停药。大枣量可以加到 30 克，以适宜口感易服用，一般需要坚持 1 个月服用。

● 进入冬季，**温经汤**是形体消瘦女性最好的进补方，是天然的雌激素，能让女性变得丰满而靓丽。

二、靓女方（经方、时方）治疗思路选择

1. 热性体质，需要**荆芥连翘汤**、**黄连阿胶汤**，来清热治之。表现皮肤出油，黏膜充血，烦躁热烈。

2. 瘀血体质，需要**桂枝茯苓丸**来活血化瘀，表现血液循环差，皮肤营养不良，皮肤发暗发紫，皮肤粗糙。

3. 干枯体质，需要**温经汤**来治之，表现皮肤光泽差，弹性差，口唇干巴而枯，手掌皮肤粗糙，面容憔悴。**桂枝茯苓丸**和**温经汤**均是手足冰冷的女人美容方。

另外，人体内有瘀血，水湿都能真实地从小腿上反映出来。

女性小腿望健康法：皮肤干粗，脱屑，色发暗紫，无细毛。加之双下肢冷、发麻、血管曲张、易抽筋痛，要用**桂枝茯苓丸**治之。

若小腿皮肤红润光滑、粗壮，说明食欲好，身体健康，抗病能力强。

若小腿皮肤松弛，干燥，说明大肉已脱，胃气差而抗病能力很差。

保健益寿延年良方

一、经方治疗思路选择

● **柴胡桂枝汤**（又称：**柴胡桂枝各半汤**）。

纵观两合方的作用机制来看，具有调理阴阳。**小柴胡汤**和解表里。**桂枝汤**调和营卫。**柴胡桂枝汤**疏肝泄胆，健运脾胃，补益气血，通治体虚外感和老年人常常感冒，身痛不已，若能合**玉屏风散**，能有病可治，无病可防，实是一张不用补药的保健良方。

临床应用：高热可治，低热能平，尤其是老年体弱之人，有病可治，无病防病，身体不适，关节酸痛，饮食欠佳，时有外感，长期服用，可以轻身祛病，益寿延年。应用时，气虚者加黄芪益气。血虚者加地黄、白芍补血。纳呆者，加健胃之谷芽、麦芽，食滞加厚朴，神曲以行气。随证加减，尤以治内伤，外感之发热，功效见长。陈修园赞**柴胡桂枝汤**，无论伤寒杂病，阳经阴经，凡荣卫不和者，得桂枝而如神；邪气不能从枢而外转者，得柴胡而如神。桂枝柴胡为神农之上品，久服可以祛病延年。

● **桂附地黄丸**是治疗老年人临床应用的首选方剂，乏力，怕冷者最适宜。

二、时方治疗思路选择

● **生脉散**。古代的暑天保健用方，以脉弱、多汗、气短、头晕目眩为特征疾病。

● 肾气焦，就是肾气衰退。治疗早衰，或老年病，多从益肾入手，每多获效。治衰老治肾为本，治肝为标。益肾则衰老延缓，舒肝则神经自调。比如，女性黄褐斑、色素沉着，乃衰老之表标志。《金匮要略》曰："色黑为劳。"故益肾。常用鹿角霜、制附子、肉桂、巴戟天、泽泻、山萸肉、茯神等，大多治疗 1 个多月退黑。

● 社会发展节奏快，很多人压力增大，劳累过度会导致肾虚常见。而不注重保健调养，历代医学家重视防疫外感，而不重视环境污染。门诊常接诊的青年男女患有嗜睡、色素斑、脱发、失眠、多梦、强迫症、胃痛、腰背痛、月经量少等。应从温阳健脾、温阳益血、温阳利水、温阳化浊、温阳益脑、温阳消瘀等治法入手调理医治。另外，无论男女，随着年龄增大，要顺其自然，不要有半点贪得无厌的想法，自寻压力和烦恼。

第二十七章　震颤抖动类疾病

震颤，指非自主性头部或四肢，颤摇抖动不已为主的临床表现病症。病轻者，时颤或头摇不定，病重者，手抖不能持物，足不能行走，头摇频繁不停。前贤医学家王肯堂认为，此病青年人也有，但多见于中老年人，尤以 70 岁老人多见，为阴血亏虚，少水不能制盛火。病因：肝肾阴亏，肝阳偏亢，阳化风动，或阴血亏虚，筋脉失养，或气虚，心虚，痰浊相挟所致。治则：滋阴养血，平肝熄风。方用**大定风珠汤**。气虚震颤者，用**参术汤**。心虚震颤者，用《和剂局方》**平补正心丹**。痰浊所致者，用导痰汤加减治疗。张璐曰："颤振之脉，小弱缓滑者可治，虚大急疾者不治，间有沉伏涩难者，必痰湿结滞于中之象。"

帕金森病

一、经方治疗思路选择

● **大定风珠汤**加减治疗手臂颤抖、书写困难、帕金森病令人满意。

处方：阿胶、麻仁、白芍、五味子、生地、麦门冬、龟板、鳖甲、炙甘草、牡蛎、鸡子黄。

临床加减应用（全蝎必用）：气虚加黄芪、白术、党参；阴虚加天门冬、枸杞子、太子参；肝旺加地龙、柴胡；火加石斛、黄连；风加僵蚕、钩藤；痰加胆南星、法半夏；胆怯加龙骨。

二、时方治疗思路选择

● **补阳还五汤**加白头翁 30 克，钩藤 15 克，细辛 6 克。水煎服。治疗帕金森病。另外，岳美中说，老年人震颤、帕金森病，用**补阳还五汤**，症重逐渐加入黄芪大量至八两，服药半年有缓解。

● **补肝汤**（**四物汤**加枣瓜草）。治疗帕金森病、肝血虚，肢体就会出现震颤。

功效：补肝养血。适用于肝血不足、头晕目眩、少寐、月经量少、血不荣筋、肢麻、小腿抽筋、爪甲不华等。

临床加细辛，治疗帕金森病效果好。治帕金森病：细辛 6~9 克。与养血柔肝之品同用。手颤抖，临床加白头翁 30 克以上，用之效佳。

● **镇肝熄风汤**去茵陈，加西牛黄止痉，治疗双腿频繁蹬动。

● **老年人手足颤抖高效方**：黄芪 30 克，川芎、全蝎、当归、地龙各 10 克，巴戟天、天麻、赤芍各 15 克，红花 6 克，蜈蚣 2 条，木瓜、丹参各 20 克。水煎服。30 天为 1 个疗程。

手臂颤抖　书写困难

一、手臂颤抖临床治疗要点提示

风乃阳邪，其性善动，风邪致病之特点为动。故手臂抖颤，首当平肝熄内风。比如，临床可见眩晕、肢体颤抖、抽搐等。复方加平肝熄风之钩藤以提高疗效。

二、经方治疗思路选择

● 全身颤抖或手臂颤抖，用**柴胡龙骨牡蛎汤**坚持守方治愈。

● 手臂颤抖宜采取“疏肝健脾益肾”治则，病轻时用倍量**杞菊地黄汤**加大剂量**四逆汤**，坚持2个月治疗手不抖为止。后服**附子理中丸**巩固疗效。如果老年人手抖加肉桂9克以固精。

● 木防己汤（木防己12克，石膏45克，桂枝6克，人参12克）。

原文：《金匮要略》第24条曰：“膈间支饮，其人喘满，心下痞坚，面色黧黑（指黑兼黄），其脉沉紧……”

胡希恕治一位男性36岁患者。右手臂颤抖三四年之久，左手及腿亦有轻微颤抖，不能持物，每用力则颤抖而酸疼，自觉精神紧张时伴有心悸、心慌心跳不安、心下痞满、口渴思饮。曾以养血熄风，养肝柔筋等治疗，及针灸治之，均不见效。舌苔白，脉属左沉弦，右弦。

用本方加木防己12克，生石膏45克，桂枝10克，党参10克，生龙骨15克，生牡蛎15克。

水煎6剂，好转。连服90天手颤好转。

● **防己地黄汤**，治中风患者的认知功能障碍及精神症状。若出现嘴巴不主抖动，上下肢不由自主舞动，为津亏液枯，妄而不能自持，犹后世之阴虚风动也。大胆用**防己地黄汤**治疗必验。但生地用量要大。

另外，证属：外邪内饮，郁而化热，痰饮阻滞经络，治应以温中化饮，兼清标热，用**木防己汤**治之。

● 手臂颤抖，用**黄芪桂枝五物汤**加大量葛根、鸡血藤、麻黄、钩藤治疗。

● 手臂颤抖灸法：重灸关元穴、中脘穴。再配合**四逆汤**或**附子理中丸**坚持2个月能治愈。

● 凡治疗青壮年人颤抖症，用他方效果不明显时，用**麻黄附子细辛汤**加**止痉散**治之。黄煌说，麻黄也是治疗颤抖症的要药专药。

三、时方治疗思路选择

● **岳美中加减地黄丸**（**六味地黄丸**加枸杞子、五味子、麦门冬、甘草、胡桃肉、补骨脂）。

主治：颤抖症，症见手颤动不休，平举更甚，腿痿软、头昏、视物模糊，每日大便溏泻2~3次以上者。

● 楼英曰：“诸风掉眩，皆属于肝，掉即颤抖之谓也。”用**六味地黄汤**合**天麻钩藤饮**治疗。

● 2016年4月14日上午门诊，孙某，男，82岁，西安吉祥路某军工研究所退休人员。主诉：双手颤抖无法用筷子吃饭，观头也摇，治疗几个月没有明显效果，观舌苔时舌头伸出时也颤，脉同手臂颤抖难以把脉，诊断后，用**补肝汤**合**黄芪桂枝五物汤**加葛根、鸡血藤、白头翁、麻黄、细辛。水煎服，1日1剂。守方加减坚持治疗1个月后，患者能用筷子夹吃花生米了。此患者方中细辛用量从6克逐渐增加到9克。

● **加减抑肝散**治疗颤抖，帕金森有佳效。方解详见方剂索五画内。

抑肝散功效：抑肝健脾，清热解痉。组方（川芎、当归、茯苓、柴胡、钩藤、炒白术）加陈皮、半夏（《保婴撮要》）。

● **祝谌予**：治疗手颤，常加白头翁30克，药理研究可治疗震颤有佳效。

● 手颤头摇，丹参30克，水煎代茶一样饮用。每日1剂，坚持1个月。

● **非药物疗法**：凡手颤患者，建议平时双手在空中频繁练习抓握拳头，此方法笔者临床指导患者数人，均效果十分明显而理想。

● 中青年人手颤抖者，多为气滞脉络，肝肾阴亏，挟有气虚，应选用针刺方法：泻内关、合谷，补复溜，以达到益气补肾育阴，佐以理气。一般一次见效。坚持治愈。此经验为青年中医师赵小宁提供。

老年人头左右摇动晃摆

一、临床治疗头颤要点提示

● 进入老年头部不由自主摇动晃摆，为肝风扰动、督脉不畅所致。

● 以养肝肾治颤抖，复方加巴戟天、枸杞子，严重者加鹿茸。

二、经方治疗思路选择

老年人头部左右摇动晃摆，用**柴胡桂枝各半汤**加石决明、蝉蜕、僵蚕、远志、钩藤、秦艽、柏子仁可治愈。这种大多为头部神经的反射产生痉挛引起表现，**小柴胡汤**疏通三焦，**桂枝汤**来调和营卫，蝉蜕、僵蚕可以抗痉挛。

三、非药物疗法治疗思路选择

老年人头部不由自主晃摆，建议患者：①跪在软物上或屈腿侧卧，自我点按直通于头部的督脉长强穴，长强穴又是足少阴肾经与足少阳胆经的交叉地。点按长强穴有平肝熄风的功效。②自我刮痧头顶百会穴及颈项后大椎穴，对治疗老年人头部左右摇动晃摆效果十分理想（北京刮痧点穴专家许秉贤经验）。

第二十八章　各种癌症

胃癌　食管癌

一、临床治疗癌症要点提示

● 治疗西医确诊癌症或晚期癌症体弱患者，以中医辨证扶阳、扶正为要，以攻癌为辅。这样才有望改善症状，延长存活期，有望控制病情发展或缩小病灶而减少患者痛苦及经济负担。

● 胃癌好发部位是胃窦部幽门前区。另外，凡癌症患者舌苔糜烂、溃疡，说明病危。

● 大病久病必虚。故包括治疗晚期癌症患者，以扶正扶阳固本为第一。因为，固本就是保护人的抗病能力。前贤曰："生之本，本于阴阳。"扶正扶阳固本，可以补肾健脾，恢复体力，是愈病的正途之道，也是中医八法之补法。无论何病，首先要保证人能吃饭，有饥饿感，俗语：吃五谷压百病。常用中成药**人参养荣丸**、**十全大补丸**等补气血药。

● 脾胃气衰，元气不足，脾胃一虚，肺气先绝（《医贯》）。

● 脾胃乃中州之土，生化之源，四运之轴，升降之枢，脾阳得健，阳土自降，阴土能升，升降出入正常，上下感召，营卫生化有源，元气充盈，气血运行顺有规而不留痰瘀，机体内寒湿浊邪不能为奸而聚，虚风也能自灭。故无论治疗何病，药皆必借于脾胃之道运化，切记投药损脾胃之害。

二、经方治疗思路选择

● **桂枝汤**加**人参汤**，对胃癌，食管癌疗效可靠。对肿瘤化疗后，身体大虚，弱者纳差者效果好。

三、时方治疗思路选择

● **六味地黄丸**有抑制食管上皮细胞增生作用。可疑食管癌患者，长期少量服用。对用于抗食道癌时，白英、山慈姑各 30 克，水煎后，送服**六味地黄丸**效果好。

四、经验方治疗思路选择

● 莪术既有开胃化食，又有助于脾胃功能恢复。单味治胃癌效果好。治疗胃病时，以莪术为君，与消食和胃之品配伍治胃病效果佳。

● 单方：患者吐黑水，此乃胃瘤的特征。《永类钤方》有"治反胃吐黑汁治不愈者，服荜澄茄，研末，米糊为丸，梧桐子大小，每姜汤送服 30~40 丸，每日 1 次。病愈后，服**平胃散**以固疗效。

● 食道癌食疗方：鲜白鹅血 100 毫升，韭菜榨汁 30 毫升拌和，慢慢饮下。坚持每日 1 剂，必有理想疗效。现代医学研究白鹅血对上皮细胞内瘤效果理想。

● 凡治疗肠道癌，复方加红藤能提高疗效。另外，淫羊藿有抗癌、防癌转移、抗感染之效。

乳腺癌

一、时方治疗思路选择

● 治疗乳腺癌，**阳和汤**加浙贝母 90 克，再根据病情选加夏枯草、三棱、莪术、香附、黄芪，皂刺必须60~90克，穿破石30~50克。

● **犀黄丸**功效：活血行瘀，解毒消痈。主治：乳岩，横痃，瘰疬痰核，流注，肺痈，肠痈。现在临床多用于治疗癌症。处方：犀黄（用代用品）1克，麝香5克，乳香30克，没药30克（《外科全生集》）。

● 乳腺癌为阳虚性肿瘤。故王洪绪用**阳和汤**和**犀黄丸**治疗。另外，有资料报道：乳腺癌患者特点为月经量少，并伴闭经，乳头流水等乳腺综合征。临床凡见乳腺癌，治疗时，**阳和汤**中加引血下行的川牛膝30~60克，不让血上注于乳腺。

另外，药理研究：柏子仁既能养心，又是治疗乳腺疾病（增生、炎症、纤维瘤）的专药。临床可以用到30~60克。

阳和汤治疗乳腺癌，主要是方内麻黄能够兴奋交感神经，而抑制癌细胞生长。

二、验方治疗思路选择

● 多食海带对预防甲状腺肿大、乳腺癌发生有作用。荸荠能化12种石头，对防治各种肿块有佳效。

● 乳腺癌女性比男性高出100倍。临床用补肾壮阳药治疗有效，让女性体质向男性化倾向一些。用治女性益母草治男性前列腺病有效，让男性向女性化倾向一些。中药锁阳是男性壮阳药，用它来治疗女性绝经期和卵巢早衰病效果理想。

● 治乳腺癌时，复方内加淫羊藿疗效高，新加坡医学家发现淫羊藿有杀死乳腺癌细胞的作用。

肺　癌

● **泽漆汤**可治肺癌（泽漆、人参、黄芩、桂枝、甘草、生姜各6克，半夏、紫菀、白前各10克）。记忆口诀：泽漆人芩桂草姜，半夏紫菀加白前。

● **镇肝熄风汤**加**西黄丸**止痉。**西黄丸**专门治肺癌药物。

● 经验单方：泽漆10克，水煎当饮料样饮用，坚持日久才见功效。此药有小毒，从小量开始。适用于肺癌，肺癌咳嗽。有效坚持一两年以上。

● **百合固金汤**加鱼腥草、白花蛇舌草、半枝莲为基本方加减治疗肺癌，每日1剂。对治疗中期肺癌有理想稳定疗效。

● 肺癌（或其他病）引起下肢振摇蹬动者，用**镇肝熄风汤**去茵陈，改为青蒿治疗（熊继柏）。

淋巴癌　白血病

一、经方治疗思路选择

● 淋巴癌、慢性淋巴白血病，用**小柴胡汤**合**五苓散**加连翘30克以上治疗。

● 白血病，用**四逆汤**100天后，再服**理中汤**加阿胶服用30天。再连服30天通窍活血汤加黄芪。等病情稳定后。再服**附子理中丸**坚持半年。再用**炙甘草汤**或**桂附地黄丸**巩固疗效摄阳气。

二、时方治疗思路选择

● 再生障碍性贫血，**四物汤**加炒苍术、炒白术、炙升麻、党参治疗。

肝癌　胰腺癌

经方时方合方治疗思路选择

● 肺肝癌发生疼痛，说明肿瘤已发展到胸膜、胸壁、胸骨才出现神经痛。同样肝癌出现疼痛，说明癌症已侵犯到肝包膜引起疼痛，肝肺二脏本无痛觉神经。患者舌头两边凸起，双侧鼓起来一个结，为肿瘤之癌发生肝转移。

● 肿瘤引起消瘦贫血，**竹叶石膏汤**合**炙甘草汤**治疗。出血者加倍量阿胶、地黄治疗。

● 临床肝癌、胰头癌、胆管癌、胆总管阻塞所致的黄疸，用其他退黄方不对证。应遵“瘀为血病，黄因瘀发，黄之愈深，则瘀必愈甚”之理，用**血府逐瘀汤**加减治疗成功率高。

● 病重性黄疸，只要黄疸特深（肝炎、肝癌、肝硬化、胰头癌、胆管癌），或其他病引起的重症黄疸，当从瘀治。选用**血府逐瘀汤**合**二金汤**（鸡内金、海金沙）。**茵陈汤**（茵陈、大黄、炒栀子）加水蛭。若临床见黄疸轻者，用**茵陈蒿汤**、**大柴胡汤**、**五苓散**加茵陈之类治之（刘方柏）。

● 晚期肝癌止痛：**芍药甘草汤**（白芍 100 克，甘草 50 克）。水煎服用，止痛持久理想。白芍大量会引起腹泻，应当饮料样小口服用，或出现腹泻减量。

● **大黄䗪虫丸**治疗肝癌、肝硬化有效。

● **阳和汤**合**柴胡桂枝干姜汤**常规量，加浙贝母 90 克，卷柏 90 克，可以治疗肿瘤，需要坚持几个月服用，如肝癌、肺癌、鼻咽癌、绒毛膜上皮癌、股骨头巨细胞瘤等。

2016 年 8 月 18 日下午，西安藻露堂中医医院门诊，经患者女儿同事介绍，从东郊红庆航天城来了一位 64 岁宋姓男患者。陪同四人扶按患者坐在一旁。患者颜面青黑，垂头无语，抑郁状。患者女儿说，她父亲肝癌手术后出院，身上正挂着引流袋，患者便秘，没有食欲。患者妻子说，出院时医生说最多能活 3~6 个月时间。观患者垂头无力，舌苔白腻，口中散有黄土腥味，指甲枯褐色，但脉搏能肉眼看见明显跳动，脉洪大有力。《脉因证治》有“脉实者生，虚者死；洪大者生，微者死” 。再观患者双手腕均有四条手颈线，看患者驼背低头抑郁明显，患者陪人个个脸色沉重。便鼓励患者说，你脉搏洪大有力，说明元气元阳还盛，手腕纹又是四道，是长寿家族遗传，只要心情愉快保护好，还能活好多年。患者一下子抬头背直，笑着说，可医院说我最多能活半年啊？给其解释：心情愉快高于一切，配合治疗要有信心，癌肿就像身体上带了个手榴弹，只要保护好不引爆完全可以带病延年啊！便开了**补中益气汤**加淫羊藿 30 克，8 剂，水煎服。患者又问：什么是元气元阳啊？答：就像磁铁能吸住碎铁屑一样的能力。治疗癌症虚弱病，补足元气癌自消。人的元气精气在体，就像树木有油脂水分才能柔曲是一样的道理。无论什么病，也不要过分的拿化验某项数据来定死自己病情，还要相信人体的强大抗病修复能力。

2016 年 8 月 27 日下午，患者同妻子来门诊，面带笑容，主诉：精神比以前大有好转，饭量还差点。脉搏洪大兼数滑，舌苔白厚。处方：**补中益气汤**加淫羊藿、葛根、枣皮、金钱草、鸡内金。8 剂，水煎服。

2016 年 9 月 6 日下午，患者同妻子来门诊，主诉：服药后精神佳，引流伤口也很快愈合了。效不更方，继续守上方，8 剂，水煎服。并要求患者自己用手掌顺逆转圈交替按摩右侧肝区，一日五六次，须要天天坚持才能起到保肝护肝治肝的目的。

2016 年 10 月 4 日下午，患者自己一个人来门诊，主诉：胃偶尔有反酸出现。用**补中益气汤**加抑制酸对药的瓦楞子、败酱草。8 剂，水煎服。

2016 年 10 月 27 日下午、11 月 10 日下午、11 月 26 日下午。患者来门诊均用**补中益气汤**加减守方，水煎服治疗。

2016 年 12 月 15 日下午，患者来门诊主诉：身体感觉无异常表现。压患者双手拇指指腹，有凹陷弹性差。处方：**八珍汤**加黄芪、西洋参、卷柏。8 剂，水煎服。

2017 年 2 月 16 日下午，患者来门诊复诊主诉：身体没有任何不舒服感觉。给患者腹诊时，手感肝区有胀硬块样明显。处方：**阳和汤**合**柴胡桂枝干姜汤**加卷柏、合欢花、大贝母。8 剂，水煎服。

2017 年 3 月 23 日下午，患者来门诊复诊主诉：小腹稍有胀感不舒，大便干结。处方：**大柴胡汤**、**芍药汤**、**桂枝茯苓丸**三个经方合用。8 剂，水煎服。

2017 年 6 月 6 日下午，患者来门诊复诊时，要求用上次原方继续治疗，8 剂，水煎服。

2017 年 8 月 7 日下午，患者来门诊复诊时，笑着说，他单位有人见他精神好，开玩笑说以为他早已不在人世了。观舌苔稍白，脉搏洪大有力，测血压 82~122 毫米汞柱。主诉食欲正常，睡眠香。便用保肝良方**五苓散**加桃仁、黄芪。15 剂，水煎服。

2018 年 3 月 22 日下午，患者来门诊复诊主诉：稍觉疲倦，要求继续按原方治疗，**五苓散**加桃仁、黄芪、淫羊藿、龟板、鳖甲。15 剂，水煎服。

2018 年 9 月 27 日下午、10 月 18 日下午。患者来门诊复诊，均用保肝良方**五苓散**加桃仁。8 剂，水煎服。

2019 年 5 月 9 日下午，患者来门诊。仍然要求保肝治疗。遵慢性病须守方之理。用**五苓散**加桃仁、西洋参。15 剂，水煎服。

2019 年 6 月 6 日上午，笔者电话回访时，患者妻子告知，昨天下午（5 日下午）从越南刚刚旅游一周回来，身体正常，精神面貌佳。

2020 年 3 月 10 日上午，患者来门诊主诉，一切正常，饭量也好，只是晚上睡眠有点差，有点乏力，脉仍然有力而长，舌苔舌质也正常，**补中益气汤**加淫羊藿、龟板、鳖甲守方，水煎服，7 剂。

2020 年 4 月 22 日上午，患者妻子打电话说，患者前几天昏迷后送往医院治疗一周，问我是什么原因？答：一是动怒，二是劳累才会出现肝昏迷。23 日下午，患者独自来门诊，经过交谈才得知，他在某武馆是杨式太极拳教练，是劳累过度了所造成了突然间昏迷。他说感觉身体没有什么了，就大意了。脸色深红色，脉洪大而长，舌苔白腻。继开上方加茯苓 30 克，8 剂。水煎服。并告诉他说，适当练身可以，别动作到位劳累过度。

2021 年 4 月 27 日晚上 10 ：02 分，患者妻子发来微信视频，高兴地说，患者目前气色很好，仍然坚持守方吃中药维护疗效，说过几天再来门诊看看，并表示感谢中医药。

膀胱癌　子宫癌　卵巢癌术后

- 膀胱癌尿血，西药输液能止住血，为阳性，若止不住，为阴性。膀胱癌尿血难止住，用大量龟板研末补阴，用猪脑髓炖熟做成药丸，一般 3 天可见效果。

● 关脉滑，多是骨癌。独见右寸脉沉迟者，多是肺癌。尺脉又长又滑，阴中生疮，多为宫颈癌。

● **柴胡加龙骨牡蛎汤**对宫颈癌，卵巢癌疗效好。

● 药理发现：肉苁蓉治疗卵巢癌有佳效。故复方加之治疗。

● 膀胱癌：食用醋一斤（500 克），地榆炭二两（100 克），煎熬成浓汁滗出。每日数次小口频饮即可。功能：凉血止痛止血解毒。适应于膀胱癌（东营市高莉莉主治医师提供方）。

● **温经汤**加减可以延长卵巢癌生存期。进入 50 岁以后的女性，如果出现反复腹泻，用止泻药又乏效，应积极去医院检查排除卵巢癌发生。切勿总在止泻一道上打转转。因为卵巢癌是长期在直肠窝刺激直肠而导致腹泻，临床多表现腹泻时迫不及待的样子，并时不时伴有发热表现。

肿瘤化疗后调理

一、临床治疗要点提示

● 治肿瘤扶阳扶正为先，补足元气癌自化。人的元气精气在体，如同木之有脂而能柔曲。

● 临床注意忌口：因为牛肉、咸菜、酒、熏肉可以加速肿瘤生长。

二、经方治疗思路选择

● **炙甘草汤**治疗肿瘤化疗后，大病后身体大虚弱者。临床有腹泻可以减去火麻仁，再减生地量。若出现有水泻去生地、火麻仁，加茯苓也效。

● 肿瘤术后化疗调理，用**柴苓汤**加连翘治疗。**柴苓汤**（**小柴胡汤**合**五苓散**）加连翘，是治疗肿瘤手术化疗后调理常用方（黄煌）。

● 凡有干姜之方，可用于免疫系统的疾病。**柴胡桂枝干姜汤**治肝癌介入术后，精神差，面色暗滞，胸满腹胀，纳差，口干，便溏，用此方很快能转好各项指标稳定（黄仕沛）。

● **竹叶石膏汤**治疗肿瘤放化疗后的低热、口干、舌燥、多汗症。

● **五苓散**能保肝，对癌症化疗后的肝损伤，脱发效果好。

● **薯蓣丸**是古代强壮，补虚方。适用于消瘦，乏力，贫血为主的慢性病。**薯蓣丸**中重用薯蓣（山药），有**理中汤**及**四君汤**之意。

适应疾病：恶性肿瘤手术放疗后、贫血、血小板减少症、白血病、慢性肠胃炎、结核病、肺结核、肺癌、硅肺、肺气肿、肌肉萎缩、高龄老人营养不良、老年性痴呆。

“肿瘤是喜欢吃荤的，你不吃肉，它就会吃你肉！不加强营养，它就吸你的血！对于肿瘤患者要鼓励大胆地吃猪蹄、牛筋……”（黄煌）。

药理研究：**薯蓣丸**提高免疫力、强壮、补血、健胃、祛痰、镇咳。

注意事项：**薯蓣丸**作用慢，可制成丸，供慢性疾病调理体质。

三、时方治疗思路选择

● 肿瘤恢复期，癌症放射化疗副作用，用**人参养荣丸**效果理想。《中国医学大辞典》论曰：古人治气以**四君汤**，治血以**四物汤**，气血双虚用**八珍汤**，甚至用**十全大补汤**，仍有不效者，则用**人参养荣丸**。

● **补中益气汤**对癌症放射化疗引起的白细胞减少症。对低血压头痛眩晕气虚嗜睡也有效果。

● **香贝养荣汤**功效：补气血，化痰核。现在多用于肿瘤恢复期的常用方。

● 死亡对一个人来说并不可怕，可怕的是生病后痛苦难忍而等死。笔者临床经验：癌症恢复期，用**补中益气汤**合**逍遥丸**。效果十分理想。

● 治疗肿瘤病按常规的方法：化瘀软坚、活血破瘀、解毒散结，都不理想。而临床采用温阳活血为主则疗效大增（含恶性肿瘤）。《素问·阴阳应象大论》曰："阳化气，阴成形。"肿瘤位于体内，无红热反应，同炎性肿块相较则属阴，并因体内阴寒毒邪过盛，气血凝而成形，即所谓"阴成形"，温阳可散阴寒毒邪，活血可消结散瘀，即所谓"阴化气"。

● 各种癌症，中成药**西黄丸**内服，均有效果。

● 2011 年春节期间，见一熟人提着三袋葡萄糖粉准备去看望一位癌症患者。告诉他所有癌症患者，坚决不能食用葡萄糖，因为，葡萄糖能促使癌症生长和转移，而蛋白质和脂肪可以阻止癌症的生长和转移。因为，葡萄糖的小分子结构易进入癌细胞内，从而加剧了癌细胞的氧甘醇解。

● 癌症后期疼痛，复方加鼠妇止痛效果好。研末冲服 3 克，水煎 6~10 克。凡牙痛、痛经等疼痛严重者，均可加鼠妇止痛。另外，每天找大点鼠妇八九个，绞汁点涂寻常疣极妙，几天疣就干枯脱落，不留半丁点瘢痕。笔者门诊常常给寻常疣患者介绍用之神效。

第二十九章　小儿疾病

小儿多涎水　小儿弄舌

一、经方治疗思路选择

● **理中汤**加茯苓，与能助消化通便清肠道垃圾的鸡矢藤各 30 克治之。

二、时方治疗思路选择

“小儿时时伸舌，上下左右，有如蛇添，多为心胃蕴热，夹有肝风”（《中医临证备要》）。

“小儿弄舌，其证有二：一是心热，热则舌本干涩而紧。二是脾热，因脾络连舌，也干涩而紧，故弄舌舒缓之，皆欲欲饮水”（《小儿卫生总微论》）。

“小儿不时舌弄出来，以清凉药治之不愈，应为脾经实热，而舌常出也，弄舌者脾经虚热，时舒时舒也，用**四君子汤**加陈皮、钩藤治之即可”（《续名医类案》）。

“弄舌者，时时微吐其舌，如火之焰，为心脾积热所致（兼有脾证者，用**泻黄散**；兼心证者宜**导赤散**，或**大黄黄连泻心汤**）”《医灯续焰》。

三、经验方治疗思路选择

● 外用治疗高效方：

1. 处方：细辛、炒栀子各 10 克，肉桂、五倍子各 5 克。用法：共研末，用棉布包几层，外敷固定肚脐处，一般 1 次即愈。

2. 吴茱萸，炒山栀各等分研末，每晚入睡前调敷足心涌泉穴。

3. 炒白术 10 克，茯苓 10 克，研粗粉，加冰糖水煎后频服。治小儿流涎效果好。

4. 吴茱萸 30 克，胆南星 10 克，研末，每次 15 克，食用醋调饼状贴涌泉穴位 12 小时，连用 4 次。效果好。

小儿常发低热

一、经方治疗思路选择

● **桂枝加龙骨牡蛎汤**加减治疗小儿软骨病、遗尿、自汗、盗汗、夜啼、低热等。

● 低热又自汗**桂枝加龙骨牡蛎汤**加仙鹤草、生白术治疗效果好。

二、时方治疗思路选择

● 小儿常常患低热，说明脾虚所致，**四君子汤**加山药效灵验。10 剂治愈。

三、经验方治疗思路选择

● 小儿夜间盗汗，说梦话，兼磨牙，为消化不良。用浮小麦、桑叶各 30 克，佐加乌梅，生麦芽，生山楂助消化即可治之。

● 治小儿夜磨牙：合欢花水煎浓汁，漱口即可治之。

儿童腮腺炎

一、经方治疗思路选择

● 儿童腮腺炎并高烧用他方不效。**小柴胡汤**加石膏效果理想。《伤寒论》第139条曰："……耳前后肿……"可见《伤寒论》不独治伤寒，也治湿温病。

二、时方治疗思路选择

● 流行性儿童腮腺炎，中成药**西黄丸**，研末外用效果理想。

● **普济消毒饮**功效：清热解毒，疏风散邪。主治：流行性儿童腮腺炎。组方：马勃3克，薄荷后下3克，牛蒡子3克，玄参6克，升麻2克，柴胡6克，甘草6克，板蓝根3克，陈皮6克，酒黄芩15克，炒黄连15克，桔梗6克，连翘3克，升麻2克，僵蚕2克。《李东垣试效方》记忆口诀：马荷牛玄柴草根皮，芩连桔翘麻蚕。趣味记忆：马和牛选柴草根皮，芩连姐挑麻蚕。

小儿遗尿　疝气

一、经方治疗思路选择

● 儿童尿床，**葛根汤**连服10剂效佳。麻黄是治疗尿床主药。麻黄碱对膀胱括约肌有明显的兴奋作用，故治疗尿床。

● 儿童遗尿，用提升收涩药均无效时，用**麻黄附子甘草汤**。水煎服，7剂即愈。肺通调水道，下输膀胱，肾主二阴，司二便。肺肾虚寒，气化失司，膀胱开合失常而遗尿。**麻黄附子甘草汤**启肺温肾，恢复膀胱气化之功，故，遗尿愈。

● **麻杏石甘汤**对青少年尿床，有效果。临床表现：遗尿兼有咳喘、口渴，苔黄脉数的肺热遗尿。肺热壅盛，宣降失常，水液运行紊乱，儿童肾气不足，固摄不足，膀胱开合失司，致遗尿，治疗清泻肺热为法则。应用时再选加益智仁30克，芡实15克，乌药10克，鸡内金15克，桑螵蛸15克，金樱子肉2克，煅龙牡各15克。补肾固涩药，能使肺热清，气宣降，水道固，其原理是当膀胱充盈的时候有感觉了，能够醒过来，遗尿自愈。其中益智仁不能少于30克，麻黄兴奋神经。故治疗遗尿效佳。一般连服10天。

张景岳说："小儿虽利于肾，而肾上连于肺，若肺气无权，则肾水不能摄，故，治水必先治气，治肾必先治肺。"

● **甘姜苓术汤**治疗儿童遗尿尤善，干姜是治疗遗尿的主药，加淫羊藿30克，仙茅10克，益智仁30克，麻黄5克。量不能少。其中益智仁不能少于30克，麻黄兴奋神经。对身体强壮者，益智仁从小量开始。《本草从新》曰："益智仁血燥有热者，不可误入。"量大暖肾固精虽好，但青少年血燥有热者，以防诱发鼻出血。

● 小儿儿童遗尿，**桂枝龙骨牡蛎汤**加益智仁、鸡内金、枸杞子。坚持10剂治愈。

● **甘草干姜汤**加益智仁、鸡内金、枸杞子。坚持2周治愈。

● **五苓散**加远志10克，石菖蒲6克。治疗儿童尿床。对儿童形体瘦弱的顽固性遗尿者，**五苓散**加杏仁12克，桔梗15克，治疗效果好。遵"肺乃水上之源"之理。

● **五苓散**加车前子、荔枝核、小茴香，治疗小儿阴囊肿大的鞘膜积液效果好。

• **肾气丸**（**六味地黄丸**加桂枝、附子）。

• 小儿哭啼不止，动于阴器，结聚不散，则阴核肿大而成疝，用**桂枝汤**加细辛、当归、木香、蝎尾治疗（张璐）。

临床治疗加减应用：

1.“七窍以脾为本” 。**缩泉丸**加健脾补肾药，治多涕，清涕效佳。

2. 乌药6克，山药9克，益智仁10克，加炙麻黄9克，桑螵蛸9克，肉桂6克，通草3克。水煎服，临床100%治愈小儿遗尿症。麻黄加入是治疗小儿遗尿的理想药。

二、时方治疗思路选择

• **缩泉丸**临床100%治愈小儿遗尿症。加治遗尿要药的桑螵蛸。

三、经验方治疗思路选择

• 小儿遗尿验方：

1. 生黄芪12克，桑螵蛸12克，炙升麻8克，水煎加冰糖或红糖饮用。

2. 补骨脂100克，炒后研末。每晚温开水送服，视年龄大小分3~5克不等。对小儿尿床症，神经性尿频，小儿流涎，腹泻均效果好。

3. 枸杞子10克，每日开水泡服后并食枸杞子。连服14天。

4. 桂枝一味，研细末，温开水调成饼状，外敷小儿与儿童肚脐，治疗遗尿。每晚用前先用热水溻肚脐皮肤5~10分钟。

5. 鸡内金200克研末，每次2~6克温开水冲服。每日2次。对小儿遗尿，隐性脊椎裂所致的遗尿，尿频，小儿厌食症，消化不良，及老年性多尿均有效果。《万病回春》云：鸡内金焙干研末，温开水送服，治小儿遗尿。

6. 治疗小儿遗尿，补骨脂炒后研末，睡前用红酒送服（《张氏医通》）。

7. 桑螵蛸（炒透）、煅龙骨等分，共研末，每2~3次，每次6~9克淡盐水冲服。

8. 小儿遗尿，全蟋蟀1枚，焙干为末，温开水下，照岁数服，如11岁者，每次服1个，服至11个为止（《虫类本草·慈航活人书》）。

9. 小儿遗尿，小儿撮口，小儿羸瘦。甘草一味水煎常服（《温热经纬》）。

10. 小儿胎中受冷遗尿，**补骨脂**炒研，临睡前红酒送服即愈（《张氏医通》）。

• 单方灸法治疝气：

1. 小茴香50~100克，水煮鸭蛋5枚食用，每日1~2枚鸭蛋食用。坚持治愈。此方适用小孩疝气病。

2. 蜘蛛散：田野找大蜘蛛几只，瓦上焙干研末冲服。效果理想。笔者老家陕西省扶风县民间常用方。其实，《金匮要略》内就载有此方云：“阴狐疝气，偏有大小，时时上下，蜘蛛散主之。”

3. 胡卢巴治冷气疝，益右肾，暖丹田，元阳不足，冷气潜伏……（《本草纲目》）。

4. 小儿小便不通者，膀胱火盛也，儿茶3克，用萹蓄水煎服，即可（《寿世保元》）。

5. 小儿夜尿，为肾阳虚弱下焦不固，大脑易倦怠所致。取肚脐正下方三寸处的关元穴，艾悬灸，每晚睡前灸1次，每次半小时左右。坚持1个月治愈。

6. 桂枝，得雄鸡肝治小儿遗尿（《得宜本草》）。

儿童性格内向

一、临床治疗要点提示

治疗思路：儿童多禀肾阴不足，虚火易动。特点阴不足、阳有余、气不充、有所郁、易惊恐。因儿童肝气偏旺，也有不顺心的事，或受惊吓。如想得到父母的爱，不听话父母责骂，小朋友之间的摩擦等，虽然通过“苦”疏通气机，但还是有气郁的一面。因此在治疗儿童病患，笔者常常会注意气郁的这些特点，加点舒肝的药，虽然是个人的主观一面，但临床验证的确有效。

二、经方治疗思路选择

● **半夏厚朴汤**常用于治疗小儿厌食症。除食欲不振外，常常有易胆怯，性格偏于内向，面色黄，大便干结。凡服用**半夏厚朴汤**后，食欲好，大便正常，睡觉好，性格活跃起来。

另外、对小儿急性支气管炎、小儿哮喘、小儿肺炎、小儿腹泻、小腹痛、小儿营养不良，夏秋季易感冒，急性肾炎。

● 小儿肠痉挛，**当归建中汤**（**小建中汤**加当归）治疗。

小儿脱肛　白细胞减少症

时方治疗思路选择

● 治疗小儿脱肛，用《医林改错》**黄芪防风汤**（黄芪、防风）治之效佳。

● 白细胞减少症。**六味地黄丸**，连服 2~4 个月。

● 中成药**补中益气丸**坚持服用，治疗白细胞减少症效果好。

小儿腹泻　腹痛

一、经方治疗思路选择

● 对小儿腹泻治疗无效者，改用**四逆汤**能提高疗效。

● **五苓散**治小儿腹泻优于抗生素。若小儿发热，再加葛根，若呕吐加藿香、生姜即可。

● 《名医类案》曰：“小儿呕吐不止，**五苓散**最妙。”临床多用于新生儿呕吐。

● 2020 年 5 月 14 日下午门诊，史某，男，5 岁。父母带孩子说，娃老喊肚子痛有 3 个月了，去医院做几次检查，没有实质性病，吃了不少药不管用。观孩子舌中有一块大枣大小锅巴样焦燥厚苔。腹诊胃脘处时，手下感觉有坚硬块状，孩子叫痛。用**小陷胸汤**合**小柴胡汤**加炒白芍、石膏。7 剂，水煎服。5 月 19 日上午复诊，孩子母亲说，吃药 3 天后，娃再也没有喊过肚子痛。舌中苔黄几乎退掉。腹诊胃脘处时手下感觉柔和，孩子只是笑呵呵。

● 少儿、成人腹泻，用他方不效时，用**当归芍药散**，冲服效佳。此方散剂优于汤剂。

二、时方经验方治疗思路选择

● 小儿脾虚肌热，泄泻作渴。用芳香之木香、藿香，佐**四君子汤**入脾，效更捷。

● 小儿受凉或饮食不当，患有水样泄泻用抗生素无效时（灶心土现难寻）。可用煅赤石脂研极细末，温开水冲服 2~5 克，止泻立竿见影。但病愈后忌凉食物，以防诱发。

2013年5月14日上午门诊上班，一家属抱来半岁女孩，说孩子腹泻在儿童医院输液花费近千元了，仍然腹泻水样不止。笔者给开煅赤石脂10克，车前子10克，1剂，让水煎后给孩子小口喂服。次日下午孩子父亲打电话高兴地说，孩子吃了一次药后就不拉肚子了。

• 外用：五倍子10克，丁香5克，肉桂5克，木香5克，共研末。凉开水调饼状，固定肚脐处。适应于3~5岁孩子。2日换1次。

• 小儿盘肠内吊（肠痉挛）痛，临床曲腰干哭无泪，面青白，不思食，为胃冷痛。面赤唇焦便黄，为热痛。面黄白，大便酸臭，为积痛。口痰而沫自出，为虫痛。急煎葱汤淋洗其腹，揉葱白熨脐腹间，良久，尿自出，痛止。续用**乳香散**（《幼科释迷》）。

小儿盘肠内吊（肠痉挛）痛。阿魏为末，大蒜半瓣炮熟，研烂和丸麻子大，每次艾叶汤服5丸（《保寿堂经验方》）。

• 小儿腹泻稀水，炒白术10克，茯苓10克。也可用单味车前草（子）15克，水煎服即可。

小儿嗜睡　小儿夜啼　小儿张眼睡觉

一、经方时方治疗思路选择

• 小儿嗜睡，**五苓散**合**一贯煎**可以治愈。

• 小儿昼夜啼哭不止者，**甘麦大枣汤**3剂可愈。

• 小儿睡中突然惊恐大叫一声，为心肾不足所致，为脏腑脆弱，宜清心安神，用中成药**抱龙丸**以豁痰镇惊治之，若食郁生痰，惊动不安者，用**四君子汤**以健脾，加神曲、半夏以化痰，山栀、柴胡以清热治之（《张氏医通》）。

二、经验方治疗思路选择

• 灯芯草5克烧灰存性，涂母亲乳头上，小儿吸乳时，能治疗小儿夜啼病。

• 小儿夜啼，外用：肉桂10克，蝉蜕10克，五倍子10克。研末，温开水调饼状，布包。固定肚脐处，2日更换1次。如一个9个月女孩，夜啼致使肚脐鼓起大枣那么大，去市儿童医院几次用药无效，后又去两家医院建议手术治疗。笔者给用上方当晚孩子就没夜啼了，1周后鼓起的肚脐也恢复正常了。由此可见，简单的外治之法胜于内治疗效之捷法也。故，临床医生应内外治疗并重才对，既给病家减轻了经济负担，又节省了药材资源，更重要的是快速解除了小儿痛苦。

• 蝉蜕20克，灯芯草12克，竹叶12克，高良姜6克，水煎后，加入冰糖4~5块，温热内服，1日2次。适应小儿夜啼。

• 蝉蜕、钩藤各5克，水煎服，每日1剂。或用蝉蜕研末1克，用钩藤3克煎冲服。治夜啼病。

• 小儿受惊吓后夜啼，用蝉蜕、薄荷两味水煎服。

• 僵蚕主小儿惊痫夜啼（《神农本草经》）。

• 小儿夜啼，用蝉蜕后半截为末，钩藤或薄荷水煎，调服。

• 婴儿夜啼无器质性疾病，用蝉蜕15~20克，水煎后加糖，睡前内服，效果理想。

• 另外，《医学正传》曰："破伤风，发热，蝉蜕研末，酒服3~5克，效果佳。"

● 葛根有双向调节作用，既能生发阳气，又可以舒经解痉。眼睑松弛眼睛睁不开用葛根，眼肌紧张眼睛闭不上也用葛根，有些孩子夜晚睡觉眼睛半闭，或“睁一只眼闭一只眼”，都可用葛根，加钩藤、秦艽等祛风解痉的药物一起使用。

小儿抽动症　小儿多动症

一、临床治疗要点提示

小儿抽动症临床男孩多于女孩，发生在身体外，快速不自主的一个部位或多个部位的肌肉运动抽动。表现为各式各样的动作：噘嘴、鬼脸、脸部扭曲、耸肩、摇头晃脑、转眼、动吸鼻、咬吸嘴唇、嘟嘴、吐舌，眨眼、转颈、甩手、跺脚、踢腿、挤眉、张口挖鼻、吮指、啃甲等。

二、经方治疗思路选择

● **温经汤合止痉散**（全蝎、蜈蚣各等分），是治疗儿童抽动症的高效方。

● 儿童多动症，学习注意力不集中，**甘麦大枣汤** 7 剂可愈。顽固者用**甘麦大枣汤**坚持 90 天治愈。饮汤食枣，1 日 1 剂，小麦 100 克，其余 20 克。

● 儿童多动症，张口挖鼻，吮指啃甲等不良习惯，用**甘麦大枣汤**加生龙骨、生牡蛎、炒枣仁、生地、百合、豆豉各 30 克，炒栀子 12 克，麦门冬、丹参各 20 克。水煎服，以达到宁心安神之作用。

● 四五岁小孩，吃饭时出现挤眉，喉咙里伴有吭吭声（俗称：抽风）。既要考虑用平肝熄风法治疗，又要考虑孩子是否积食。“土虚则木摇”，用调脾胃的**黄土汤**就治愈了。

● **保元汤**为治男女气虚之总方，为除烦热之圣药。镇小儿之惊，效如桴鼓。

● 西安电子城一位 8 岁男童，医院诊断：儿童多动症。先后看心理咨询，西药均不见好转，持续 3 个月之久。观其坐在板凳上，手足小幅度样舞动，摇头、弄眼、眨巴、挤眼又吐舌，不由自主，家长批评后稍能缓解一下。提示询问后得知，小孩在外面走路时被流浪狗追赶以后，受惊而回家突然引起的。四诊合参分析：为心火热则弄舌吐舌不休，风火乃阳邪，其性善行数变，火性上炎，则双目挤眉弄眼不知困倦。为肝风内动，肝郁生风所引起，投**柴胡龙骨牡蛎汤**加平肝止痉钩藤、刺蒺藜、防风及清心定惊的天竺黄，恐伤肾，加养肝肾的巴戟天、枸杞子。7 剂，水煎服。二诊时多动症几乎没有了，再以**温胆汤**，7 剂，以固疗效。后病愈。总之，心火旺盛是多动症主因，促使鼓励孩子早睡觉是上策。

● **加减抑肝散**治疗夜间咬牙，小儿多动夜啼效果好。组方详见方剂索引五画内。

● 暑风搐搦，如小儿惊风状，缘先伤于暑，毛孔开而风乘之，用《和剂局方》**香薷饮**加羌活、防风、黄芪、白芍治之（张璐）。

三、经验方治疗思路选择

● **小儿慢惊风验方**：小儿久病或吐泻伤脾，或有病过服寒凉药，土虚不能荣木则肝虚不能养筋，爪为筋之余，目为肝之窍，故小儿慢惊，手足抽搐，目睛上视。

1. 小儿慢惊风，《神农本草经》云：“蚤休水煎服，主治惊痫，摇头弄舌，热气在腹中。”
2. 小儿胎风，手足抽搐，蚤休（重楼）为末，每服 2 克，凉开水送服（《卫生易简方》）。
3. 手足抽动，《日本华子本草》云：“蚤休治肠风，手足抽搐。”搐（牵动，肌肉抖动）。
4. 小儿慢惊风，蚱蜢不拘多少，煅存性，砂糖和服，立愈（李克绍推荐李民表验方）。

• 小儿惊风后瞳仁不正者，阿胶倍人参，煎服最良，阿胶育神，人参益气也（《本草纲目》）。

汗证 咳喘 呕乳

一、经方治疗思路选择

• **桂枝加龙骨牡蛎汤**加减治疗缺钙儿童的小儿肺炎、佝偻病、迁延性肺炎等。

• 小儿腹痛、盗汗，婴幼儿营养不良，婴幼儿便秘等。虚弱儿童改善体质，毛发枯黄，易惊，多汗，食欲不振，脉虚浮。用**小建中汤**治疗。

• 小儿咳嗽并泄泻不止者，**麻杏石甘汤**加山药10克，牛蒡子3克。用之灵验（张锡纯）。

• 小儿急性肺炎的高烧、暴喘，麻疹后期肺炎的发烧、暴喘。用**麻杏石甘汤**效果很好。作用是石膏性寒，可清肺胃之热。治疗高热时，石膏与麻黄的比例应该是5 ∶ 1到10 ∶ 1。热度越高，石膏量越大，麻黄配桂枝，可以散寒发表，麻黄配石膏，可以宣泄肺热。

• 小儿哮喘难医时，**四逆汤**（制附子3克，干姜2克，炙甘草10克）加枣皮5克，太子参10克（或人参5克）。水煎服。效果十分理想。

• 3~5岁小孩感冒输液后，出现流清涕多者用药不效，用**小青龙汤**加苏叶，5剂治愈。

• 儿童百日咳，用《金匮要略》**橘皮竹茹汤**（橘皮、竹茹、人参、大枣、甘草、生姜）加量大甘草效果好。记忆口诀：**橘皮竹茹汤**三参（三参：大枣、甘草、生姜）。

• 小儿干咳嗽，用**麦门冬汤**治疗小儿疗效好。

• 小儿咳嗽多日用药不效时，用**麻杏石甘汤**减石膏合**桔梗甘草汤**，再加炒枳壳、木香、桂枝治疗效果好。合方加减应用，有开心肺气机而止咳之理。

同时**橘皮竹茹汤**加量大甘草，治疗小儿吐乳效果好，此乃患儿胃气虚热引起。

• **黄连竹茹橘皮半夏汤**功效：清胃化湿，理气降逆。适应：小儿脾胃失养而伤，呕逆者。处方：黄连、竹茹、橘皮、半夏。王士雄在《温热经纬》中称此方效如神，说："此方为**橘皮竹茹汤**去生姜之温，甘草之甘，加黄连之苦寒，以降诸逆冲上之火，半夏之辛开，以通格拒抟结之气，用治呕哕，其效如神。"

二、时方治疗思路选择

• **补肾地黄丸**（**六味地黄丸**加鹿茸、牛膝）。功效：阴阳双补，而重在滋补肝肾，益气填精，强壮筋骨，以治迟弱证，即五迟。

临床应用加减：

（1）立迟、行迟：**补肾地黄丸**加五加皮、杜仲、虎胫骨（猪、牛骨代替），以强筋壮骨。

（2）齿迟：**补肾地黄丸**加龙齿、牡蛎、菟丝子、肉苁蓉，以补肾养血。

（3）头发不荣或稀疏而黄，**补肾地黄丸**加枸杞子、当归、何首乌，以养血生发。

（4）纳少易倦，喜卧懒言者，**补肾地黄丸**加黄芪、党参、神曲、陈皮，以健脾助运。

三、经验方治疗思路选择

• **儿童顽固性百日咳验方：**

处方：川花椒6克，沙参10克，炙百部10克，白前10克，炙甘草10克。冰糖蜂蜜适量，水煎服。临床效果十分理想。

肺经的用药要轻，轻则性上，重则性下，孩子更要轻，一般每味药3克左右。如果量大病愈就慢。

● **儿童多涕症验方**：处方：马兜铃 6 克，黄芩 3 克，桔梗 6 克，辛夷花 6 克，败酱草 10 克，桑白皮 10 克，葶苈子 3 克。主治：儿童多涕症。加金银花、苍耳子、甘草。记忆口诀：马芩梗夷败桑葶。

四、中西药合用治疗小儿咳嗽经验

1. 处方：感冒清片 3~5 粒，咳特灵 4~6 粒，麻黄碱 1/3~1/2 粒，异丙嗪 1/2 粒。以上合研为末，为 1 天量，每日 3 次，时间隔 6~8 小时，一般 3 天即可以治愈，1 次配 3 天量，分 9 包，异丙嗪和麻黄碱不良反应，应抵消了，又有治疗协同作用，既方便又便宜。视小儿年龄大小，病轻重配用量。

2. 小儿咳嗽验方：橘络 10 克，陈皮 10 克，水煎开后 5 分钟，滗出趁温热频频饮用，如果有热加梨皮、萝卜丝，如果痰全是白色加生姜、苏叶。

3. “鹅不食草治百日咳效果好”（《广东医学》1964 年 4 月卷）。

4. 小儿咳嗽，白僵蚕研细末涂乳上，令吮，效（《怪病奇方》）。

5. 治小儿吼样咳嗽，成人咳嗽，用炙款冬花 10 克，冰糖 15 克，两味药入茶壶内泡汤，当茶饮（《医学众众录》）。

● 小儿自汗盗汗，五倍子研末，口水调饼状，外固定脐部。并治小儿夜啼。

小儿身发黄

经方、经验方治疗思路选择

● 《伤寒论》第 262 条曰：“伤寒瘀热在里，身必发黄，**麻黄连翘赤小豆汤**主之。”即原方为黄疸而设。

麻黄连翘赤小豆汤在《普济方》中主治：“小儿伤寒，发黄身热。”

麻黄连翘赤小豆汤在《张氏医通》中主治：“湿热发黄。”

麻黄连翘赤小豆汤在《中医内科学》中治疗：“湿热黄疸及肾炎水肿湿毒浸淫证。”

● **栀子厚朴汤**（栀子 15 克，川朴 15 克，枳壳 15 克）治疗新生儿黄疸、小儿肺炎、小儿支气管炎、小儿哮喘、小儿厌食症。

● 新生儿黄疸等，用**栀子厚朴汤合茵陈蒿汤**治疗。

● 新生儿黄疸经验方：茵陈 10 克，竹叶 3 克，生地 10 克。水煎待温频服，退黄尤佳。

小儿营养不良　消化不良　不爱吃饭

一、经方治疗思路选择

● 慢性胃炎纳差食积者，**半夏泻心汤**加鸡矢藤、炒鸡内金治之。最适应用于小儿和老年人消化不良者。

● 小孩精瘦鼻根发青不爱吃饭，挑食，晚上睡眠差，大便干，活跃好动，易出汗，尤其头面部位出汗明显，为**小柴胡汤**体质。用**小柴胡汤**治疗。

● **半夏厚朴汤**加减治疗儿童厌食症效果好。11 月 9 日上午门诊，李某，男，5 岁 10 个月，家属主诉：孩子去医院诊断为厌食症持续 4 个月多，看见再好的饭也不吃一口，每天就靠饮两三袋牛奶生活，七八天才大便1次，去上幼儿园很少主动同小朋友玩耍，看见饭放在面前也不吃一口，老师说幼儿园负不起责任，让给孩子去医院看看再来上，其他活动方面几乎正常。观孩子精瘦，眼光灵敏，低头少言，舌苔也正常。查看家属带来以前心理学门诊记录，中药处方及西药病历后。综合辨证为七情郁结所致，用**半夏厚朴汤**加减（清半夏10克，厚朴10克，苏子9克，茯苓15克，干姜9克，桂枝10克，白芍12克，大枣两枚），7剂，水煎服。二诊时，家属高兴地说，孩子吃饭正常了，而且每天大便两次，只是舌中舌苔偏白。守上方加焦三仙各10克，5剂。11月23日上午门诊，孩子父亲单独来门诊说孩子吃饭彻底正常了，就是太瘦了，能否让长胖点。又说这孩子可把我们整得不知怎么办了，还是中药解决了问题，而且花费还少。笔者再守上方加有增肥作用的党参10克，水煎服。

• 瘦弱小儿的营养不良，用**桂枝汤**效佳。临床见好多人给孩子过分喂养，反而引起孩子消化问题。

• 临床以**小建中汤**加鸡内金、龙骨、牡蛎来改善小儿虚弱体质作用理想。当临床上滥用抗生素和激素后，导致小儿或儿童形成了“毛发枯色、形体瘦弱，肌肤发热”的情况越来越多。用**小建中汤**来调理病势缠绵者最宜。现在临床上饴糖难以觅到。可用冰糖代之。或用生麦芽30克，红糖30克水煎代之。

• **桂枝加人参汤**，对小儿食欲不振，营养不良，缺钙、铁、锌等，有理想的调理任用。

• 对小儿发育缓慢者，服**当归芍药散**有助健康成长。这是经方大家黄煌经验之总结。

• 小儿胃肠神经症，特别是用于性格内向，惧怕上学，其腹痛往往在早晨上学时发作的患儿。可用**小建中汤**治疗。

• 小儿成人厌食症，**益胃汤**加能鼓动胃气的人参，以及炒砂仁，桂枝效果好。

二、时方治疗思路选择

• **启脾丸**功效：健脾消食止泻（《医学入门》）。

处方：人参100克，茯苓100克，白术（炒）100克，甘草50克，莲子肉（炒）100克，陈皮50克，山药100克，山楂（炒）50克，六神曲（炒）80克，麦芽（炒）50克，泽泻50克。

吃五谷压百病。临床治成人、小孩，均以强大肠胃功能为治疗之捷径。

三、经验方治疗思路选择

• **消化不良验方**：炒鸡内金30克，鸡矢藤微炒30克，共研极细末，装瓶备用，小儿每次3~5克冲服。成人每次6~10克冲服。每日2次，饭前服用。此方看似简单，但助消化功能远大于其他中成药。

• 小儿吐乳，生麦芽单味煎服有效。

• 小儿便秘，蒲公英100克，水煎浓缩到150毫升，加蜂蜜，每日3~4次内服即可。

• 小儿积食秘药：鸡矢藤、扣子七。

第三十章　皮肤疾病

带状疱疹

一、经方治疗思路选择

● **小柴胡汤**合**葛根汤**加理气止痛药延胡索、川楝子治疗带状疱疹后期神经痛效果好。

● 带状疱疼痛，用**大柴胡汤**加延胡索治之。

● 带状疱疹后期疼痛修复，用**麻黄附子细辛汤**合**四逆散**加减治疗。

二、时方治疗思路选择

● 带状疱疹，**红花瓜蒌甘草汤**（《医旨绪余·卷下·胁痛》）《医学心悟·卷三·胁痛》称此方为**瓜蒌散**。《拈仙集·卷二》名此方为胁痛煎。处方：红花 10 克，瓜蒌 15 克，甘草 10 克，水煎服。

临床治疗带状疱疹加减应用：疼痛明显加生黄芪 30 克，赤芍 30 克，川楝子 18 克。对后遗神经痛辨证方中加全蝎 10 克，三七粉 10 克，蜈蚣 6 克，共研末冲服。每次 3~5 克，每日 3 次。

另外，**红花瓜蒌甘草汤**、**四逆散**，两方合用时加茯苓，白术治疗带状疱疹后遗神经痛。**红花瓜蒌甘草汤**，名医秦伯未极力提倡此方治疗带状疱疹，余瀛鳌教授也大力提倡说，此方治疗带状疱疹胜于大学教科书和医学专病专著书方。所以说，为中医者，不要花大量时间去阅读一些单纯研究中药化学提取成分的资料，那只是给西医制药提供了一种可取的依据。要投入精力研究处方配伍之药驻入人体后，如何在运动中协调平衡，发挥疗效。比如，治胆囊疾病，用**茵陈蒿汤**，单味药无效，而复方用药后内服效果明显。故中医研究重点应放在方药配伍组成的规律性上，而非单味药的化学成分上，有些人一是没有临床经验；二是不懂中医理论；才幼稚地凭空想象，推理提出了废医存药的观点！

● 带状疱疹初期，**龙胆泻肝汤**去当归、生地、泽泻，加大黄效果好。**龙胆泻肝汤**加水牛角丝 50 克以上，治疗带状疱疹止痛效果好。

● 耳部带状疱疹，或急性突发高亢之耳鸣。以肝胆湿热为据，后者突发高亢为肝火之证，用**龙胆泻肝汤**治之效果好。

● 带状疱疹急性感染期，**普济消毒饮**，或**五味消毒饮**加减治疗。

● **升麻葛根汤**《小儿药证直诀》。治疗带状疱疹效果好。处方：升麻 10 克，葛根 30 克，芍药 30 克，甘草 15 克。水煎服。记忆口诀（**升麻葛根合芍药甘草汤**）。

● **龙胆泻肝汤**加代赭石、灵磁石、生牡蛎、三味对镇痛，干水疱，结痂，促使痊愈，尤为快捷。因代赭石、灵磁石、生牡蛎为君药。三药早煎 1 小时，各 30 克。故更名为：**代灵龙胆汤**（来春茂）。

● **玉屏风散**加减治疗老年带状疱疹、手足掌皮肤皲裂、多汗症。

三、经验方治疗思路选择

1. 早期围刺。是急救止痛控制病情发展的最佳方法。

2. 外用：王不留行 50 克，密陀僧 20 克，炒菟丝子 30 克，冰片 15 克，共研细末装瓶备用。用香油或凉开水或凉茶水调糊外敷皮损处，1 日 2 次，止痛快，皮损愈合快。

3. 内服中成药：**六神丸** 10 粒，安络痛片服 2 片。每日 3 次。3~5 日可治愈。

4. 西药: 盐酸吗啉胍片，维生素 B_1 片，西咪替丁片，双氯芬酸钠肠溶片。以上均每日 3 次，每次 2 片饭后内服。连服 6 天。

5. 中成药：**西黄丸**内服，每日 2 次。4~7 天可望治愈。

6. 带状疱疹疼痛难忍时，服**七厘散**，同时**七厘散**研末外用，止痛效果好，坚持两周治愈。

7. 外用**紫金锭片**。10~20 片研末，温开水调糊外用，1 日 2 次，一般 7 天可愈。

8. **南通蛇药片**。每次 5 片内服。外用视皮损大小而用。

9. 带状疱疹皮愈后神经痛服用：安络痛片，双氯芬酸钠肠溶片，维生素 B_1 片，西咪替丁片，每日 3 次，每次各 2 片。病愈停止服药。

10. 治疗带状疱疹，复方加入土鳖虫 15 克，止痛效果好。

11. 带状疱疹疼痛者，全蝎 30 克研末，每日 2 次内服，每次 3 克，一般服完可望痛止。

12. 带状疱疹（缠腰火丹）用百合、白糖等分，共研末敷之，即痊（《冷庐医话》）。

13. 带状疱疹疼痛者，用雄黄、生龙骨各等分，炙蜈蚣两条，共研末，油调涂之，每日 2 次。一般 5~7 日内可愈。

14. 天疱疮、黄药子末搽之（《集简方》）。

15. 雄黄、枯矾各 30 克，生大黄粉 15 克，共研细末，调油膏外用效果好。

红斑狼疮

经方治疗思路选择

● 系统性红斑狼疮，长期服用激素后，都会出现“**柴胡桂枝干姜汤**和**当归芍药散**”合方的状态。若后来出现有蛋白尿、血尿，用**越婢加术汤**治疗。

● 女性过食补药，会造成胃热上扰，易生斑发痤疮之症。

痤　疮

一、临床治疗要点提示

● 便秘乃百病之源。肠道若堵，浊火反上，上反心肺令人烦，上反脾胃令人胀，上反胁肋令人痛，上反肌表令人多汗盗汗，上反颜面令人色素口臭生痘疮。

二、经方治疗思路选择

● **麻杏石甘汤**治疗痤疮，宣肺胃之窗，给邪出路，使之消散于无形。体质要求：脸上油光的，体格要壮实的，口唇是红的，粉刺痘有黄脓。**麻杏石甘汤**加栀子、黄柏。二者再加甘草为**栀子柏皮汤**，是治发黄的经方。再临床用时加连翘。便秘时加大黄。

● **桂枝茯苓丸**治疗皮肤粗糙干燥，嘴唇暗红色，痤疮像赤豆一样嵌在皮肤下面，痘印像锅巴一样板结在脸上不易消失。若便干加大黄或川芎。加大能推陈生新除死肌的生白术量 60 克。在治疗痤疮后期快痊愈时，应加上强大心脏的药（丹参、桂枝）以加快血脉运行，使痤疮痕印很快恢复。另外，如果痤疮化脓样结肿块有疼痛，复方加乳香、没药各 10~15 克，散血凝之痛。

丹皮、赤芍活血是治疗痘印留下色素的常用理想之药。蚤休（重楼）消诸疮，除痘印效佳，加冬瓜仁消痘印增白。

● 背部痤疮好发者，用**葛根汤**治疗有效。背部是**葛根汤**所主的主要部位。也治头面部，五官的病症为主。若临床碰到大便干者加大黄。此类体质大多壮实，脸色黝黑，很粗而壮，痤疮丘疹，结节，有脓疮，严重者有窦道。此类痤疮用清热泻火无效。只有服用**葛根汤**才能有效果。服一段时间后，皮肤会变白些，硬结节会变软而痤疮慢慢消失。男青年面部痤疮较重者，用**葛根汤**合**桂枝茯苓丸**或者用**葛根汤**加大黄、川芎治疗。

● 痤疮治疗，**银翘散**加上能强大心脏的药物石菖蒲、桂枝、丹参，治脸面痤疮效佳。因为，心脏功能不够强大，血液里的毒素垃圾就会出现在脸上，出现痤疮、色斑。这也算是临床之秘验。**银翘散**微苦清降，微辛宣通，能使肺卫宣通，气机通畅，郁热疏解开了，病就愈了。肺主皮毛，主一身之气，肺气升发宣泄，使湿热之邪有出路外达，不致内邪之郁热毒为患，正所谓：气行则湿行，气化则湿化。本方有开宣肺气，行气化湿之功，故治痤疮效果好。

三、时方经验方治疗思路选择

● **荆芥连翘汤**治疗痤疮时，重用白芷 30 克为止。如果再加大剂量用，《中药学讲义》说："有大剂量用白芷，则发生强直性及间歇性痉挛，终至麻痹，少用为中枢兴奋剂。"

● 对服用汤剂不方便的患者，建议用中成药**黄连素**，它是治痤疮的理想之药。可配合**复方丹参片**内服。或**复方丹参片**合维 C **银翘片**坚持饭后半时服用。

● 颜面囊性痤疮，中成药**西黄丸**，1 日 2 次内服。每次 3 克，坚持口服治愈。

● 锅巴痘痤疮验方：蒲公英、野菊花、败酱草各 40 克，大黄 10 克。水煎饭后服用。

酒渣鼻

一、经方治疗思路选择

● 手阳明大肠经（上挟鼻孔）有热可引起鼻炎、鼻窦炎等鼻病。临床用**葛根芩连汤**治酒糟鼻有效。

二、时方经验方治疗思路选择

● **血府逐瘀汤**加桑叶、桑白皮疏风宣肺，治疗面部色素斑，红鼻子效果好。

● 治红鼻子验方：山栀子 10 克，凌霄花 10 克，水煎服有效，坚持治愈。

● 男性酒渣鼻，公猪胆每天早上用好酒调服 1 个，不过半月，病愈（《寿世保元》）。

传染性软疣

经方治疗思路选择

● **柴胡桂枝各半汤**加生薏苡仁 30 克，水煎连服两周，治传染性软疣效佳。

● 补骨脂 50 克，75%酒精浸泡，外擦治疗鸡眼、传染性软疣、寻常疣效果理想。

● 人体生疣，醋调天南星末涂之即可，坚持治愈。

● 多发性寻常疣，**大柴胡汤**加生薏苡仁、马齿苋，坚持服用治愈。

阴囊潮湿 肛周湿疹

一、经方治疗思路选择

• 肛门瘙痒症，夜痒难眠，解大便时黏滞不爽，肛门发热，用**白头翁汤**7剂而愈，继服7剂巩固疗效。

二、时方治疗思路选择

• **龙胆泻肝汤**治疗顽固性阴囊潮湿，不要过多给投渗湿药，因阴部位置最底了。配加羌活、独活、防风、川芎之类风药效果好。因为，风药上行能调动人脏腑的活力。

• 1995年9月2日上午，门诊来了一位43岁男性患者，诉说自己参加朋友聚会几天，天天酒肉不断，后又上山游玩淋雨后，出现阴部酸味奇臭，也无食欲，烦躁，大便干结，影响上班工作，去医院开了外洗中药，中成药**龙胆泻肝丸**，输液5天，效果仍不见好转。观患者舌苔黄厚腻污秽状，口气熏蒸明显。诊断后，认为是足厥阴肝经绕阴而行，又有湿热与积食之火，便开**龙胆泻肝汤**加黄连、土茯苓、焦三仙，7剂，水煎服，另外，开大黄50克，首次服药时，稍煎大黄50克加入汤药内服。后病愈。

• 外用方治疗：苦参30克，黄精30克，蛇床子30克，黄连15克，龙胆草10克，地肤子20克，地骨皮30克，甘草15克。水煎坐浴外溻洗。1991年3月24日，去北京出差时，北京农业大学一位退休女教师，说她老伴患顽固性肛周湿疹瘙痒几年了，便让用上方外洗10剂。次年出差见到她时，说病愈再也没有犯过。

三、经验方治疗思路选择

• 阴癣奇方，山慈姑不拘多少，捣烂取汁，牡蛎细末调均外敷患处，7日必效（《青囊琐谈》）。

• 婴儿尿布皮炎，松花粉研末撒敷皮损处。

• 老年人阴道炎，阴部瘙痒症，用生甘草80~100克，水煎熏洗效果好。

硬皮病

一、经方治疗思路选择

● **黄芪桂枝五物汤**补阳气，通营卫，加酸收的枣皮，和辛散的广木香，收散并用治疗硬皮病，坚持5个月有望治愈。《素问·痹论》曰：“营卫之行涩，经络时疏，故不通，皮肤不营，故为不仁。”《灵枢·水胀》曰：“肿胀者，寒气客于皮肤之间，鼟鼟不坚。”《金匮要略》曰：“外证身体不仁，如风痹状，**黄芪桂枝五物汤**治之。”**黄芪桂枝五物汤**为甘药，是一个补气通营卫的方子。故治疗硬皮病效果理想。

二、时方治疗思路选择

• 治疗硬皮病，**白疕三号**方加温开温解的桂枝，太阳主开温解太阳，皮肤肌肉有了动力，再加苍术、附子，硬皮病就会见效快，硬皮病女性发病率高于男性。

• 皮肤用手搔时，如同隔着一层布，为气血不能外养，用《奇效良方》**人参养胃汤**治之（姜苍术、姜厚朴、半夏各6克，人参、茯苓、草果、藿香、陈皮、炙甘草各3克）。

脱 发

一、经方治疗思路选择

柴胡加龙骨牡蛎汤加山药治疗断发及脱发效果好。

二、时方治疗思路选择

• **神应养真丹**（当归、熟地、白芍、川芎、天麻、菟丝子、羌活、木瓜）。主治脱发。临床加少量白芷通上窍，治疗斑秃效更捷。须眉脱落，**神应养真丹**加乌蛇主之。

三、经验方治疗思路选择

1. 脱发外用方：生山楂 50 克，侧柏叶 20 克，生桑白皮 100 克。水煎外洗头，洗后不要用清水冲洗。适应于头油大的脂溢性脱发效最佳。

2. 斑秃外用方：生芫花、生甘遂各 10 克。食用粮食醋或酒精泡和，24 小时后，用新鲜生姜切面，蘸药水在脱发处轻轻擦抹几次。每日 2 次。一两周即可长出新发。

3. 对头油大，脂溢性脱发，主要是糠秕孢子菌，临床建议用杀菌中药外洗，硫黄香皂常常洗头会延缓脱发。

4. 桑叶、黑芝麻各 500 克，研末做蜜丸内服治脱发。

5. 眉发脱落，鲜旱莲草榨汁外涂，生毛发而繁（《新修本草》）。

6. 突然脱发，是心虚有火也，何首乌 30 克，当归 9 克，天门冬、麦门冬各 6 克，服之神效（《罗氏会约医镜》）。

7. 发落不生，骨碎补为末，麻油调涂之（《医学心悟》）。

8. 发落不生，桑叶 100 克，水煎频繁洗之即可（《奇效简便良方》）。

9. 川椒四两酒浸，日日擦之，自然长出（《串雅内编》）。

10. 临床证明桑寄生单用，同他药合用，治疗脱发均佳效。《神农本草经》《本草备要》《本经逢原》《本草经疏》《本草蒙筌》《本草乘雅》《景岳全书》均有记载："桑寄生长须眉长发，坚齿。"

11. 临床发现，男性前额发际向后延脱者多，是雄激素升高所致的皮脂腺分泌旺盛，临床表现头油大，全身易油汗样臭汗。女性脱发多见百会穴处变稀疏。故临床用药治疗时复方加：给女性加男性化的药，如肉苁蓉、锁阳等，让她男性化。给男性加益母草、白芍等药，让他女性化。往往能收到很好疗效。

湿 疹

一、临床治疗要点提示

• 患者湿邪重，临床处方用药首先要符合"脾主运化；肾主水"的自身运化功能。如果治病心切，只顾开方重加"化湿燥湿药"来提高疗效，反而给肠胃增加了负担，影响疗效。

• "苦寒能清热除湿，辛通能开气泄浊"（叶天士）。

二、经方治疗思路选择

• 临床治疗急诊湿疹时，用**五苓散**安全效佳而捷。

• 对顽固性湿疹临床应从温肾健脾利湿，补气充卫透表治疗。用**五苓散**、**真武汤**、**黄**

芪桂枝五物汤三方联合守方坚持治愈。湿减轻后可减少猪苓、泽泻用量。

● 急慢性湿疹、皮炎，用**甘姜苓术汤**，或**理中汤**加减治疗有佳效。

● 夏季身上易生小红疹过敏者，为体内有湿邪致之，坚持口服**附子理中丸**治疗。须知：治湿先健脾，脾运湿渐除。

● 手掌干性湿疹，皮肤干燥裂口，以及红斑痛病，**三物黄芩汤**（黄芩、生地、苦参）治疗。

三、时方治疗思路选择

● 急性湿疹，亚急性湿疹用**龙胆泻肝汤**治疗效果好。或加减治疗。

● 急性湿疹，亚急性湿疹清肤合剂（生石膏、板蓝根、马齿苋、车前草、生地、六一散各30克，龙胆草、黄芩各10克，丹皮、赤芍各15克）水煎服。效果十分理想（张志礼）。

● **四味羌活汤**（羌活、苍术、防风、甘草）。主治：风寒湿邪所致之杂病。

临床治疗加减应用：

1. 下肢湿疹多年，用“血虚生风”之理。**四味羌活汤**合**四物汤**加减治疗效果理想。

2. 湿重再加猪苓、茯苓。

3. 痒重加僵蚕、蝉蜕。再加石菖蒲化湿。

4. 顽固性湿疹及顽固性水肿，炒苍术须用50克以上才效佳。

区别：**四味羌活汤**为治疗经络肌表寒湿而设。**平胃散**加干姜为治疗脏腑寒湿而设。

● **萆薢渗湿汤**功效：除湿利水，清热。主治：顽固性湿疹，下肢丹毒。湿热下注之臁疮。

处方：萆薢、土茯苓、通草、滑石、泽泻、黄柏、薏苡仁、牡丹皮，水煎服。

顽固性湿疹，**萆薢渗湿汤**加苦参、黄连、连翘。顽固性湿疹是由于湿热胶黏在脾经，渗入肌肤。常常反复多年缠绵顽固难治。120克以上大量土茯苓对重症湿疹疗效佳。

另外，临床对顽固性湿疹治疗用药乏效者，可让患者去查幽门螺杆菌，如果有菌，必先治菌。

灭菌是加速医治顽固性湿疹的捷径。不要老在用激素药上打来回战，来维护皮损不加重。

● 婴儿湿疹，是与胎毒有关，为湿热引起，湿热舌苔腻或者黄腻，湿疹明显抓破后渗水，这是最大特点。用**萆薢渗湿汤**加减治之。

● 湿疹治疗方用**五皮饮**合**杏苏散**。

杏苏散：半夏、陈皮、茯苓、大枣、生姜、甘草、杏仁、苏叶、枳壳、桔梗、前胡。

五皮饮：陈皮、茯苓皮、桑白皮、生姜皮、大腹皮。

遵“肺主皮毛，浊阴出下窍”之经典名言之理。就是通过肺把人体内湿气收到三焦后通过小便把浊湿排出去。此乃皮毛之疾，上宣下清，方可奏效。另外，治皮肤湿疹应用火麻仁、猪甲、炒薏苡仁、泽泻、炒白术，把湿浊从大肠膀胱排泄出去。

● **消风散**功效：祛风除湿，清热凉血。主治：风疹、湿疹，搔抓破溃后渗出水液，舌苔黄，脉浮数有力（本方是有名的治疗皮肤病方剂）。

如果患者吃了方中有蝉蜕者，过敏出现加重，说明药物在熬煎的过程中，蛋白变性了，才容易造成过敏。

临床治疗加减应用：

1. 若热毒盛者，**消风散**加金银花、连翘、蒲公英，以清热解毒。

2. 若血热盛者，**消风散**加丹皮、紫草，以凉血。

3. 若湿重者，**消风散**加薏苡仁、地肤子、白鲜皮，以除湿止痒。

4. 若风盛者，**消风散**加虫药（白花蛇、全蝎、蜈蚣）以祛风。

● 顽固性湿疹，四肢冰冷，眼皮水肿，多方治疗效果差者，病因多为中焦阳气严重受伤。可用清代名医黄元御的**黄芽汤**（人参、茯苓、干姜、甘草）加制附子、升麻、浮萍、蒲公英坚持 1 个月治愈为佳（黄芽：为道家中气用语。黄元御解释太极融入道家精髓，云中气为枢轴，运转阴阳升降，化生四象，中气为土，土合四象，是谓五行。中气既为四气之始点，又为四气之终点）。**黄芽汤**就是枢转中土，恢复中土之生气。**黄芽汤**是《四圣心源》的群方之首方，如同《伤寒论》中的**桂枝汤**。

● **逍遥散**加荆芥、地骨皮、薏苡仁治疗异位性皮炎效果好（邓铁涛）。

● 多年久治不愈的顽固性慢性湿疹，切勿胡乱投医更方，需下定决心，守方内服《丹溪心法》**二妙丸**（炒苍术、炒黄柏各等分）半年至 1 年以上可望治愈，如同烤红薯之理，小火能之，大火外焦内生而徒劳。此经验是笔者多年临床治愈慢性湿疹之心得。尤宜小腿内外侧及脚腕处顽固性慢性湿疹。

四、经验方治疗思路选择

● **湿疹效验方**：生黄芪 30 克，金银花 30 克，当归 30 克，生甘草 9 克，蜈蚣 1 条。水煎服。对于久治不愈的皮肤病及荨麻疹有佳效。还可以治疗肌肉风湿。临床见一个按摩师用此方治疗一位中年女性双手背急性湿疹效果好，就吹嘘湿疹很好治疗，结果给第二个人同样用方治疗，不但无效反而加重了，才认识到治病不易。为医者必须知道“千方易得，一效难求”“读方一本，可自诩治天下百病，治病百人，才知治病无药无方可用之难”。

● 凡剧痒，疱疹样皮炎，红皮样皮肤病等，西医化验嗜酸性细胞增多症，复方加地肤子、浮萍、荆芥即可。

● 湿疹治疗验方：苦参 15 克，蝉蜕 15 克，凌霄花 15 克，地肤子 30 克，夜交藤 30 克，刺蒺藜 30 克，土茯苓 60 克，水煎服，连服半月到 1 个月。疗效佳（国医大师张志远）。

● 外用皮肤止痒方：

1. 处方：苦参 30 克，艾叶 10 克，花椒 10 克，水煎熬后溶化芒硝 100 克，外洗皮肤发痒处。每日 2 次或 3 次。

2. 疮痒如麻豆，漏芦可作汤浴（《名医别录》）。

● **湿疹外用方**：

1. 石菖蒲功有宣湿作用，一味水煎外洗效佳。或佐苦参、白鲜皮之类。

2. 无论是顽固性湿疹，还是下肢溃疡伤口难愈合，清洗伤口后，均可用蒲黄粉撒患处，坚持治愈。此方简单可行有效。

3. 小儿头面及耳部流水之湿疮，极痒，缠绵难愈，蛇床子 30 克，轻粉 9 克，为末，油调搽之（《普济方》）。

4. 耳部湿疹，五倍子研末，调水膏外涂，如流水者，干粉外用即可（《奇效简便良方》）。

5. 煅龙骨 30 克，煅牡蛎 30 克，黄连 60 克，炉甘石 30 克，生甘草 20 克。以上研细末拌均匀。调油膏外涂治疗疗效十分理想（笔者经验方）。

6. 紫草 200 克，剪碎片，用香油或猪油炸枯，放凉备用，止痒除湿效果好。

丘疹性荨麻疹

时方治疗思路选择

● **启脾丸**功效：和胃健脾止泻。主治：小儿顽固性丘疹性荨麻疹、慢性湿疹、异位性皮炎等证属脾虚湿盛者。处方：人参、茯苓、白术、莲子肉、泽泻（《寿世保元》）。

● 中成药**血府逐瘀汤**：治疗小儿顽固性丘疹性荨麻疹。

玫瑰糠疹

经方治疗思路选择

● 玫瑰糠疹（子母斑），用**桂枝茯苓丸**合**桃核承气汤**合**麻黄汤**加减治疗。效果十分理想，临床要用生麻黄。

水痘

经方治疗思路选择

● 早期水痘，为轮状病毒感染，患者一张口，咽喉全是病毒点，用**麻黄连翘赤小豆汤**治疗。

● **麻黄连翘赤小豆汤**有“开鬼门，洁净府”之意，治疗荨麻疹、水痘。对过敏性水肿皮肤，**麻黄连翘赤小豆汤**须配蝉蜕。张志聪曰：“开鬼门，发表汗也。洁净府，泻膀胱也。鬼门开则肺窍通而水津布，所谓外窍开则里窍通，上窍通则下窍泄也，膀胱者，津液之所藏，都府洁净，则精以时复矣。”

剥脱性皮炎

一、经方治疗思路选择

● **白虎汤**加减治疗剥脱性皮炎效果理想。

二、经验方治疗思路选择

● **白疕一号**加水牛角丝 60 克以上，治剥脱性皮炎效果好，以及血热型皮肤病效也佳。

日光性皮炎

一、临床治疗要点提示

日光性皮炎，中青年女性多见，夏天多见，暴露部位反复发生红斑丘疹瘙痒。严重者会起丘疹水疱，肿胀。

二、时方治疗思路选择

● **犀角地黄汤**（犀牛角、生地黄、芍药、牡丹皮）。

临床日光性皮炎治疗加减应用：选加紫草 30 克，茜草 12 克，旱莲草 30 克，大黄 10 克，蛇蜕 10 克等（犀牛角可用水角代替）。

● **一贯煎**：北沙参 20 克，麦门冬 10 克，生地黄 15 克，当归 8 克，枸杞子 15 克，川楝子 12 克。临床治疗日光性皮炎加减应用：选加紫草、犀牛角、生熟地黄，去川楝子。

● **吴蓝叶散**是治丹毒的特效方。主治：皮肤“红赤成片”。蓝叶（大青叶）。

临床治疗日光性皮炎加减应用：大青叶 25 克，川芎 15 克，赤芍 15 克，知母 12 克，生地 40 克，升麻 15 克，葛根 30 克，石膏 30 克，栀子 10 克，甘草 10 克，玄参 15 克，黄芩 12 克，大黄 10 克，蝉蜕 10 克，紫荆皮 15 克，白鲜皮 15 克（刘方柏）。

三、经验方治疗思路选择

● **二味拔毒散**《医宗金鉴》。雄黄 20 克，明矾 20 克。共研末，茶水拌调外涂痒处。《本草纲目》称其“主热毒痢、黄疸、喉痹、丹毒”，说明其具很强的清热解毒，凉血消斑效力。

● **速止痒粉**：黄连 30 克，生甘草 20 克，炉甘石 60 克。研末外用，也调膏外用，效果好。

头面部皮肤疾病　颜面发热

一、经方时方治疗思路选择

● 麦粒肿（睑腺类），用**栀子柏皮汤**（栀子、黄柏、甘草）治疗。

● **半夏厚朴汤**，治疗眼角奇痒无比（女性常见，左眼角多见）。

● **麻杏石甘汤**加减治疗面部黄褐斑、扁平疣。

● **白虎汤**退一切高热病。

方中石膏味辛性寒。《名医别录》云：“三焦大热，皮肤热……解肌发汗，止消渴烦逆。”说明石膏不但能清内热，而且能退皮肤发热，同时还能解肌疏表，使内蕴之热，息息透表而出。知母在《神农本草经》《名医别录》中云：“消渴热中。”“伤寒，久疟，烦热。”故，石膏、知母合用，退一切高热，效果都好。寒凉之品久服伤胃，所以方甘草、粳米和胃气而攘外邪。《温病条辨》解：“石膏清肺胃之热，知母清金保肺而治阳明独胜之热。”

“石膏，此十二经泄火之药也。斑疹虽出于胃，也有诸经之火助之，故，重用石膏直入胃经，使其敷布于十二经，退其淫热。”

余师愚：“石膏味寒，大清胃热，味淡而能表肌热，体沉而降，能泄实热。恍然大悟，非石膏不足以治热疫，遇有其疫，辄投之，无不得心应手，三十年来，颇堪自信。”

吴鞠通解释：“以**白虎汤**保肺清金，峻泻阳明独胜之热，使不消铄肌肉。单以桂枝一味，领邪外出，做向导之官，得热因热用之妙。”

《医方考》曰：“血实则身凉，血虚则身热。或以肌困劳役，虚其阴血，则阳独治，故令肌热、目赤、面红、烦渴引饮。此证纯象伤寒**白虎汤**之证，但脉大而虚，非大而长，为可辨尔。”

《卫生宝鉴》曰：“面热似醉需用大黄，此类患者往往有潮热，面烘热，切莫以阴虚视之用。”

《金匮要略》第 40 条曰：“若面热如醉，此为胃热上冲熏其面，加大黄以利之。”此属阳明胃气盛则面热如醉，是胃气之热上熏，故加大黄以利之。如果多唾口燥，手足厥冷，面热似醉，说明大寒伤阳，为虚阳上浮，应加以区别。

● 女性双脸及颧骨发烧烫难治时，须加能引火下行之灵性的水牛角丝 60~120 克，甚至量更大才能速见效。这是此病治疗困难的不传之秘。水牛角量大出现腹泻时随证加减处理。2018 年 10 月 16 日下午，西安小寨雁塔藻露堂中医医院门诊，一位整形医师介绍带来了一位 36 岁李姓女患者，主诉：今年夏天，因用仪器祛斑美容后，全脸红胀而发烫起密密麻麻小丘疹，到某医院皮肤科诊断为过敏性皮炎，也做了变应原测试，但治疗了多次仍然没有效果。用手背触摸患者脸部，的确发烫感明显。观患者舌质鲜红干燥，脉较洪大，综合判断后处方：生石膏 30 克，知母 10 克，山药 15 克，甘草 9 克，桂枝 12 克，水牛角丝 60 克。水煎服，7 剂。2018 年 10 月 23 日下午，患者来门诊复诊，全脸色泽正常，发烫感消失了。我看患者脸上仍留有少量小丘疹，给开了**桂枝汤**合**过敏煎**善后调理治疗。患者老公在一旁问我说，大夫，病几乎好了，我们很高兴，中医老讲阴阳五行，能否讲一下它治好病的简单道理啊？给解释：中医阴阳五行是一种平衡医学，就是把人体自然不平衡，通过药物纠正平衡的医学，是对证治疗，是先救人，再治病，而不是先治病，再救人的简单对症治疗。

张某，女，44 岁。2014 年 5 月 19 日下午专门从外地来门诊。主诉时说自己在某省附属医院住院 15 天，共花费了 5000 多元，诊断为过敏性皮炎，先后用红外线，消炎杀菌外用药，输液复方甘草酸苷。没有半点减轻。又说，当时她脸发烧肿胀得像要爆炸一样，肿胀得都看不到脸上皮肤小疹子，到病房里放声大哭了半个多小时，都有跳楼的念头了，没办法给大夫您发信息求救。你发来方子才六味药吃了脸发烧就减轻了大半（当时给她发的处方是：**白虎汤**加桂枝和大黄）。笔者见她脸色发红已退，仍有皮疹很多。就开了《杂病源流犀烛》的散风理气和血泻火解毒的**荆芥连翘汤**。

处方：荆芥 10 克，防风 10 克，桔梗 10 克，白芷 10 克，柴胡 12 克，连翘 15 克，薄荷 10 克，川芎 10 克，黄连 6 克，黄芩 10 克，栀子 10 克，生地 10 克，当归 15 克，白芍 10 克，枳壳 10 克，甘草 15 克。7 剂。水煎服。此方是青年人腺病体质的如同“散打”作用的调理方，主要适用于以红肿热痛为特征的头面部炎性疾病和热性体质的调理。也可以用于治疗痤疮、急性扁桃体炎、急慢性中耳炎等头面部“火”病，及妇科炎症性疾病。

2014 年 6 月 14 日下午，患者陪同其弟媳来门诊时，见她脸面已愈。

体会：《黄帝内经》曰：“面热者，足阳明病。”《金匮要略》曰：“面热如醉，此为胃热上冲熏其面，加大黄以利之。”《卫生宝鉴》曰：“面热似醉需用大黄，此类患者往往有潮热，面烘热，切莫以阴虚视之用药。”又说，“其人素膏粱，积热于胃。阳明多血多气，本实则风热上行。诸阳皆会于头，故面热之病生矣”。东垣说，“饮食不节则胃病，胃病则气短，精神少而生大热。有时而显火上行独燎其面”。《杂病源流犀烛》曰：“颜面诸疾，皆从胃治，胃经实火，内不得清，外不得泄，郁于肤表。”吴鞠通曰：“石膏清肺胃之热，知母清金保肺而治阳明独胜之热。”又曰：“石膏，此十二经泄火之药也。斑疹出于胃，也有诸经之火助之，故，重用石膏直入胃经，使其敷布于十二经，退其淫热。”“以**白虎汤**保肺清金，峻泻阳明独胜之热，使不消铄肌肉。单以桂枝一味，领邪外出，做向导之官，得热因热用之妙。”刘渡舟教授说，“古人认为阳明胃火上走于面，其实而又与肺热往往相并，或时疫客于高巅相互为疾”。颜面发烧发红此病，教科书中没有这样的病名和治疗现成方，这就要临床医生按照前贤的理论原则和思路方法加以解决，为患者祛除疾病服务，这才是真正的实医。

- **调胃承气汤**加犀角：黄连治面部燎热之证，为心胃火盛所致（《张氏医通》）。

调胃承气汤主要作用是排泄体内的毒热和毒素，若不加甘草，四小时即可泄之，达不到泄毒作用，加甘草后，使药温和，药效延长到七八个小时才拉出去，就起到了泄毒作用。**调胃承气汤**是为了泄热毒，而不是为了排便。而**小承气汤**是以通便为主。

● 头面出现丹毒，用**黄连解毒汤**加生大黄 10 克，板蓝根、大青叶各 30 克，水煎服。

● 温湿引起的颜面发烫。用**凉膈散**泻火通便治之效佳。为上中焦热邪积盛所致，故《医方考》曰："火郁上焦，大热面赤者，**凉膈散**主之。"《成方便读》曰："火邪至于上，中二焦与胃中宿食渣滓之物结而不散，则为以上种种诸证。"此方贵妙在散剂，现多用于汤剂。

● 面上燎疱，宛如火烫，大小不一，有红有白，有紫黑相间，病不可忍，破流清水，亦有流血水者。宜**清瘟败毒散**，重石膏、黄叶、连翘，加天花粉治疗（《温热经纬》）。

二、经验方治疗思路选择

● 头面部皮肤搔之出现麻痒，为气血不能上养之，用**补中益气汤**治之即愈。

● **口唇干裂方**：桃仁同猪油捣涂唇。《海上方》冰片研末，香油调涂口唇，治口唇干燥裂纹。

鱼鳞病

遗传性鱼鳞病分型论治思路介绍

1. 临床表现：皮粗干巴脱屑伴有痒感。应健脾胃，滋肤止痒。

处方：**健脾丸**、**归脾丸**、**十全大补汤**、**当归饮子汤**，加减治疗。

2. 临床表现：四肢凉冷，怕冷，脸深黄褐色，皮硬干巴。应补肾阳，益气血健脾胃。

处方：**桂附地黄丸**、**右归丸**、**人参健脾丸**。

3. 临床表现：皮糙裂，倦怠乏力，易心跳心慌。应滋阴肝肾，补血，健脾养心。

处方：**柏子养心丸**、**天王补心丹**、**大补阴丸**，加减治疗。

4. 临床表现：皮干枯裂纹色褐，波及全身。应补益气血润燥，化瘀而活血。

处方：**血府逐瘀汤**、**八珍汤**、**通窍活血汤**、**温经汤**，加减治疗。

5. 临床表现：皮肤轻微干糙脱屑，几乎没有其他不舒服感觉。用**四物汤**或**温经汤**加减治疗。所有鱼鳞病进冬季皮损加重。以上在治疗中均可以外用润肤膏保护。

以上是笔者临床学习前贤及老中医张健的经验后结合提炼归纳总结。

● 皮肤发红发干、脱屑者，**黄连解毒汤**、**桂枝茯苓丸**、**四物汤**三方合用治疗。

尖锐湿疣

经验方治疗思路选择

● 尖锐湿疣专用外洗方：乌梅扎碎 60~80 克，生薏苡仁 30 克，木贼 30 克，香附 15 克，大青叶 30 克，黄芪 30 克，蜂房 15 克，马齿苋 60 克，丹参 20 克。水煎外洗。坚持用 14 天，疣脱病愈。

溃疡 痈疽

一、临床治疗要点提示

《素问·至真要大论》曰："诸痛痒疮，皆属于心。"《素问·玄机原病式》曰："诸痛痒疮，皆属心火。"《本草述钩元》曰："诸痛属心火。"说明疮疡也是心火有余的病变。

二、经方治疗思路选择

● **黄芪建中汤**治疗下肢溃疡或手术后伤口感染日久不愈。如，淋巴结核有瘘孔难愈，及一切虚寒性溃疡病。临床效果理想。

● **黄连解毒汤**皮肤科应用（三焦热盛，蕴于肌肤者）：上焦火用黄芩，中焦火用黄连，下焦火用黄柏。主治：用于疖、痈、过敏性紫癜、鹅掌风、白塞病、感染性疾病。外用治疗子宫颈糜烂也效。

● 皮肤慢性溃疡用经方治疗经验：一位 13 岁男孩，额前及尾骨处皮肤长期有块浅表性溃疡面，不痛不痒，总是有痂后，没有几天痂下又自我感染渗液，如此循环反复从 12 岁开始没有彻底治愈过。去医院诊断疑似皮肤癌。家长为此十分苦恼四处求医。后经人介绍找扶风县法门镇一位民间韩姓老中医，韩老思索后投**薏苡附子败酱散**（薏苡仁 30 克，制黑附子 3 克，败酱草 15 克），5 剂，水煎服。病愈 1 年后随访再未复发。弘扬张仲景，点赞韩老灵活用经方。

三、时方经验方治疗思路选择

● **溃疡外用秘验方**：赤小豆 30 克，天花粉 30 克，浙贝母 30 克，冰片 1 克。上药共研细末备用。视伤口大小，清理干净伤口溃面，蛋清调糊药粉敷。主治：痈疽溃后久不收口，效果十分理想。方法看上去不卫生、不合理，但效果很好。

● **伤口难愈方**：优质血竭 50 克，研末，撒敷适量在清洗后疮面上包扎，愈合伤口快（劣质血竭手摸易洗掉，真品难洗掉）。

● 烂疮面久不愈合者，用孵化过小鸡的蛋壳，研末，香油调涂。坚持治愈（《奇效简便良方》）。

● 1996 年 12 月 12 日上午门诊，马某，女，42 岁，主诉：右小腿受伤后感染不愈 3 个多月，医院换黄纱条，输液用的都是价钱贵的高档消炎针，就是不见好转，怀疑活不成了。解开纱布包扎的伤口，见溃面大小用手掌刚好能盖住那么大，色淡渗清水明显，脉沉细弱，面白无光泽，苔白滑，无食欲感，触诊腿皮肤冰冷如石。给开导说，吃五谷压百病，心情愉快食欲增。思索后，遵《黄帝内经》"诸病水液，澄澈清冷，皆属于寒"。守《景岳全书》"所急在病，而全不知所急在命"。照重病用大方，危疾则重量，来施方救人。便开处方：**八珍汤**加生黄芪 60 克，炒鸡内金 30 克，制附子 10 克，肉桂 9 克，吴茱萸 10 克，水煎服，7 剂。20 日下午二诊时，伤口明显红润色有薄皮样，无渗液，效不更方守方，7 剂。后痊愈。此乃经典治病秘诀秘方也。

● 溃疡难愈经验方：纯蜂蜜适量拌珍珠粉成稀膏。或者纯蜂蜜浸纱布条后。高压灭菌后备用。常规清理伤口后，外用膏包扎，2 日换药 1 次。此方法笔者临床用效果理想。1998 年 6 月 10 日上午，一位 32 岁小伙子经人介绍，专程从湖北孝感来笔者当年工作的西安南郊二炮外科医院门诊，主诉右小腿内侧被摩托车烟囱烫伤后感染几个月了伤口未愈合。便用备存的蜂蜜浸纱布条，常规清理伤口后，外用包扎。2 日换药 1 次。2 次后伤口长势红色，没有感染脓水。坚持 5 次后伤口长平而愈。

● 2020 年 6 月 23 日上午，西安益群中医门诊，男，76 岁，退休教师。主诉：下巴左侧有溃疡面不痛不痒有半个多月，去医院疑似皮肤恶变，要求让做病理检查。观溃疡周围肿大，溃疡面色红，面积约一分硬币大小，表面有几粒呈石榴籽样肉芽状。便对患者说，这是猫癣，接触猫狗动物感染造成的，患者立即说，哎呀，就是就是，我家就养猫，儿子是做贩卖猫生意的。便让去药店购买治疗痔疮中成药**九华膏**外擦。30 日上午来门诊复诊，皮肤愈合了，只是原溃疡处皮色略略淡红。患者说，没想到 13 块钱软膏没有用完就愈了病。又问，看说明是治疗痔疮的药膏，为什么能治溃疡？答：**九华膏**成分是硼砂、川贝母、滑石粉、银朱、龙骨、冰片，有生肌收口又有杀菌作用。

● 脑疽者，**防风通圣散**加温开水，兑少许酒送服，坚持治愈。

● 对疽溃疡及其他慢性溃疡久不收口者，用**十全大补汤**加减治愈。2010 年 6 月 12 日下午门诊，经画家田小东老师介绍一位戏剧演员，男，42 岁，被三位朋友用轮椅送上门诊三楼，又拄拐杖进科室，观患者瘦高又面黄肌瘦，双脚十趾发黑色。主诉：住院刚出来，打吊针实在是消不下去炎症了，问中医有无好的方法？由于门诊聘用有一位退休西医主治医师经常贬低又反对中医，便叫他来看看，西医师过来后，把眼镜从鼻翼上用食指向上一顶，低头一看，说，这明显是炭疽病，弄不好要截肢呀！应抓紧时间打抗生素消炎。陪同人说，医院化验检查没有炭疽病菌，也刚出院，打抗生素也没有办法了才出院的。患者脉沉细，苔白腻，手诊双手掌苍白肌肉松弛无弹力，问诊双脚夜间稍有针刺样一阵痛感，综合诊断后，用**十全大补汤**倍量处方，7 剂，水煎服。19 日下午门诊，二诊时，见患者双脚十趾明显变红润，也变得精神了许多，脚趾黑角质层几乎脱去。西医主治医师过来科室一看问患者，你回家打消炎针吃消炎药没有？患者说就吃中药啥药也没有用。效不更方，继续用**十全大补汤合补中益气汤**加减，7 剂，水煎服。27 日下门诊时，患者已不用拐杖，一个人来门诊就诊。由于患者说想去深圳，便建议口服中成药**十全大补丸**以固疗效。10 月国庆节期间，患者约笔者同介绍他来的画家朋友去他家做客聊天。通过此病例后，那位常常反对中医的退休西医也爱好上了中医，后来又通过考试取得了中医专长医师资格证。

● 糖尿病溃疡足，用《医学衷中参西录》中能补气养血，化腐生肌的**内托生肌散**（生黄芪 30 克，天花粉 60 克，白芍 20 克，乳香、没药各 10 克，丹参、甘草 15 克），研末冲服，每次 6~9 克。或者用能清热解毒，活血止痛的《验方新编》**四妙勇安汤**合**内托生肌散**（玄参 15 克，金银花 15 克，当归 9 克，生甘草 15 克）守方加减水煎服，治疗效果好。

● **下肢慢性溃疡方**：

1. 明代李羽著《戒庵老人漫笔》云：治疗臁疮，用荷叶煎浓，当茶水一样饮用，一般 6~7 日甚验可愈。

2. 治疗臁疮（下肢慢性溃疡），用柿霜、柿蒂等分烧研敷之甚效（《笔峰杂典》）。

3. 蜂蜡化尽烟，再加少许松香粉，摊纸上，外贴，止痛愈合伤口效果理想（《简易方》）。

4. 臁疮溃疡不愈，血竭研末敷之，以愈为止（《济急仙方》）。

5. 血竭研末敷之，治疗一切恶疮疥癣久不合（《日华子本草》）。

6. 溃疡诸疮，木耳 50 克，焙干研末，白砂糖 50 克和匀，以温开水调敷，其效如神（《医林改错》)。

• 习惯性疖肿方：连翘 30 克，蒲公英 60~100 克，金银花 60~100 克，水煎浓缩。加入白酒适量(看患者本人饮酒程度)，适合未化脓时习惯性疖肿饮用。每日 1 剂。连服 3 天。注：方中连翘，形状似人心样两片合成，为中医取象法之意，用连翘为手少阴心经，手厥阴心络药也。诸痛痒疮，皆属于心。所以连翘为十二经疮家圣药。

• 疔毒甚剧他药不效者，当重用大黄，让以通其大便自愈（张锡纯经验）。

•《汤液本草》云：诸方用治疔毒恶疮，十年不效者，蛇蜕烧灰存性，猪油调涂之，其验神效。

• 蛇头疔也叫脓性指头炎，俗称疔疮。用鲜山慈姑 25 克，洗净捣烂，用米醋调均匀，稍蒸温，用塑料膜包敷患处，每日一换药，坚持 3 天病可愈。

• 化脓性指头炎，乌梅肉加适量食醋捣烂，或乌梅肉适量拌油成膏外敷。1 日 1 次。

•《本草从新》云：远志痈疽敷，服皆效，并善豁痰。故，《袖珍方》云：治乳肿，远志，研末酒调服，渣敷患处。

• 诸般疮毒，冻疮金疮烫火等疮，用蜂蜡 30 克，香油 60 克，黄丹 15 克，化开顿冷并收，摊贴（《经验方》）。

• 中成药治痈疽肿痛：凡临床遇到一切红肿疼痛（未溃疡）时，包括甲沟炎，及时外用独角膏效果十分理想，以**杜记独角膏**最理想。

•《串雅内编》治脱疽方：此症发于脚趾，渐上至膝，色黑，痛不可忍，延节脱落而死，用秋月冷露茄子裂开者，阴干烧存性，研末，水调，涂之即愈。此方极其神验。

• 糖尿病皮肤溃疡伤口难愈，用黄芪 30 克，黄柏 20 克，黄连 20 克，苍术 10 克，共研细末，香油或凡士林调膏外敷治愈，伤口渗液用干粉外用坚持治愈。

• 皮肤创伤不愈，引起发热大肿，内服**九味羌活汤**取汗，外用杏仁研烂，新汲水调敷疮上，肿消热退而愈，屡试屡验（《张氏医通》）。

•《治愈臁疮腿医话一则》。1995 年 6 月 2 日上午，西安南郊二炮外科整形医院门诊来了一位 30 岁的少妇。进门后便双手平放在诊桌上，头侧枕在双手背上。随陪的老者说，我女儿王莉，去年 9 月份右小腿开始生疮溃烂，到我们县医院治疗，病严重后又到省中医院治疗 1 个多月，病仍然不见好转，又到医学院用中西药治疗，光挂消炎针能有好几桶水了，溃疡面仍然不见起色。患者看上去十分疲倦，面色苍白，当她解开用纱布包扎的疮面时，见溃疡凹陷如地图边沿状，疮面渗脓清稀，手摸疮周坚硬似缸边，有腥臭味。患者主诉心悸气短，职业售货员。脉细又弱。仔细看了患者父亲打开的病历，前者连用**萆薢渗湿汤**和**五味消毒饮**加减之类。后者用**仙方活命饮**和活血之剂。当我提笔开处方时，患者父亲说，你先别开药方，便顺手从包内拿出一本《太平惠民和剂局方》说，为治我女儿这个病，我反复看过这本书，也抄方用过几次，也去书店查过不少这方面资料。你比我以前看过的医生年纪还轻，你能给我讲透病机，把我说服了就给娃看，说说你的治疗方案？请理解不要见怪啊！我微笑了一下说：这书是本好书，但治病多用辛燥药物，你以方套病，反而会有加重病情之风险。眼下患者急需“陷者升之”治疗，就如同公路上有一个坑，车要通过该怎么办？患者父亲同意后，便给开了**十全大补汤**加鸡血藤 14 剂，精制生大黄粉 400 克，用蜂蜜调敷皮损处，2 日换药 1 次。6 月 25 日，患者同父亲来门诊复诊，皮损面积愈合达 60% 以上，患者也穿上了高跟皮鞋，脸也红润了。又继续让吃 4 盒**十全大补丸**。7 月 27

日患者再次来门诊复诊皮损完全愈合。

冻疮 创伤烫伤 甲病

一、经方治疗思路选择

• **当归四逆加吴茱萸汤**治疗冻疮效果好，《伤寒论》第352条曰："若其人内有久寒者，宜**当归四逆汤**加吴茱萸、生姜汤。"此方适应畏寒体质差者，预防入冬冻伤以前服用。

二、经验方治疗思路选择

• 笔者临床治疗冻疮红肿时，用芫花、红花、生山楂等量，75%酒精泡两天后，反复在病灶处涂搽，几天后皮变褶皱而愈。也可以用商陆和沙姜等量，水煎泡冻处效佳。

• 冻疮红肿溃烂后，用精制生大黄粉适量，凉开水调敷患处。笔者临床治疗效果理想，胜于西药抗生素。同时，对甲沟炎外敷效果也很好。

• 活蚯蚓数条，洗净，用白糖撒之，渗水液，消毒，涂治各种烧烫伤效佳。

• 生地榆止血，主要是收敛力强，研末外用治火烫伤有卓效。

• 治刀斧破伤，溃烂伤口，用人参10克，三七30克，共研细末，外敷患处，消肿止痛效佳（《外科证治全生集》）。

• 地榆炒炭研末，香油调涂治疗小面积烧烫伤效果好。笔者幼年时，常常听父亲说，家有刘寄奴不怕钢刀砍破头，家有七叶一枝花不怕毒蛇咬破脚，家有牛膝白茅根不怕鼻子流出血等。20世纪六七十年代，常常见农村人割草时伤了手指出血后，用新鲜小蓟揉碎压在伤口上止血，或者用手在土墙壁上抠些黄土压在伤口上止血。1975年春节期间，笔者在家中一本中药书中查到止血药后，便去县城国药店购了地榆、刘寄奴各250克，回家后合并研成极细粉末，装瓶后给村里人免费备用。2019年春节回到老家同大伙儿在村活动广场围着闲聊时，有人就回忆说起了我当年自制刀伤药止血疗效好，一个兄长说，2个小孩玩耍不小心用锥子扎伤了额头，流血不止，哭喊不止，用了自制刀伤药后，止血快，孩子也不哭喊了。

• 局部拉伤红肿炎症，栀子研末调敷，止痛消肿效果好。

• 凡指断伤及刀斧伤，用真苏木末敷之，外包固定，效佳（《摄生方》）。

• 外伤或溃疡面伤口出血难止，用善于清肝，性黏如胶的芦荟研末，敷伤面，止血佳。

• 治破伤风，苏木研末，每服9克，酒调服之，立效（《圣济总录》）。

• 甲沟炎，指甲长入肉里发炎疼痛，去医院拔除指甲，而后长上来指甲仍然往肉内长，药物难以根治，常食葵菜可以治疗。宋代《卫生十全方》。甲癣用风油精反复涂用至愈。

• 爪甲突然倒生肉内，刺痛如锥，食葵叶即愈（《外科证治全书》）。如果足指甲首先要穿宽松鞋保持指甲不能受到挤压。建议患者每天吃葵菜，便自愈。临床常建议患者用。

• 皮肤烫伤疼痛时，麦门冬半斤煮水，待温频频淋于烫伤皮肤处，止痛效果好（《本草新编》）。

• 大面积烫伤严重时，应给内服方加入茯苓90克以上，用于祛湿，大黄用于15克以上，以排火毒，以防烫伤之毒攻击内脏。

• 这里提醒读者，最近网络上一些书上仍然有活蝎子泡香油治疗烧烫方法介绍，并夸大其词说此方神奇无比。此方法我在《新编皮肤病诊疗图谱》一书中详细介绍过。宣传者根本没有实践操作乱抄袭。活蝎子体内水分同油泡后会产生水油变腐奇臭，怎敢涂疮面？

荨麻疹

一、经方治疗思路选择

● **麻桂各半汤**与**过敏煎**合用加减，治疗各种过敏性疾病、变态性疾病、过敏性皮肤病、荨麻疹。《金匮要略·中风历节病脉证并治第五》曰：“邪气中经，则身痒而瘾疹。”尤在泾解释：“卫在表而营在里也。经不足而风入之血为风动，则身痒而瘾疹。”

● 唐容川曰：“火盛则起疙瘩，风盛则作痒。”巢元方曰：“邪气客于皮肤，复逢风寒相折，则起风瘙瘾疹。”用**麻桂各半汤**治之。

● **甘草泻心汤**治疗荨麻疹，甘草量必须20~30克，干姜6克即可，临床用再加苦参提高疗效（渗出样荨麻疹皮损者皆可用之）。

● 遇冷就反复发作的荨麻疹，说明阳气虚，舌质淡，脉沉细，皮损色泽淡红，脉沉细是主证。用**真武汤**治疗，6剂见效，12剂痊愈。除附子6克，其他药各10克。

● 黄疸病引起皮肤瘙痒性荨麻疹，应用外能解表散瘀，内能清热利湿解毒，开鬼门，洁净腑兼而有之。用**麻黄连翘赤小豆汤**主之。

● **麻黄连翘赤小豆汤**合**脱敏三草汤**（茜草20克，紫草15克，旱莲草15克），治过敏性荨麻疹效果好。《素问·阴阳应象大论》曰：“其有邪者，渍形以多汗，其在皮者，汗而发之。”由此可见，麻黄为治疗皮肤病之关键，因为慢性荨麻疹等皮肤瘙痒类疾病病机多有风邪客于腠理不散，运用麻黄发汗，可发汗泄郁热，透散邪毒。

2020年7月8日下午门诊，一位53岁高姓女干部，她介绍带来某局一位领导来看胸痹证时，回忆她说自己去年2月份，因上山活动受风邪后，引起全身泛发性荨麻疹半年多，治疗多次效果不理想，说着拿出她手机录的当时荨麻疹发病视频，并将2019年8月10日门诊给她治疗的处方照片让我看，说吃了7剂中药后再没有复发，称中医花钱少还愈病快。原处方：麻黄6克，连翘30克，赤小豆30克，桑白皮15克，白鲜皮15克，杏仁12克，旱莲草15克，茜草10克，紫草10克，路路通12克，甘草15克，大枣2枚，生姜2片，水煎服。

● 对发作定时的荨麻疹，及皮肤瘙痒者，说明该类皮肤病对气候温度，所处环境有关，用**小柴胡汤**合**脱敏三草汤**加**止痒四物汤**（地肤子、白鲜皮、蛇床子、刺蒺藜）治疗效果好。

● 治疗荨麻疹常用**麻黄连翘赤小豆汤**加蝉蜕、赤芍、丹皮、防风、荆芥，对皮肤过敏用西药无效者，往往投本方1剂即愈。何绍奇认为风邪客于皮肤腠理之间，郁遏不得出汗，若小发汗，则邪去痒止（**麻黄连翘赤小豆汤**原方的生梓白皮，以桑白皮代之。若皮肤瘙痒较重时以白鲜皮代之）。**麻黄连翘赤小豆汤**治疗皮肤瘙痒病效果好。其中连翘有行走皮肉之内外，还有清热解毒，脱敏作用。

● 荨麻疹兼有里热实证者，用**防风通圣散**，再合清热通腑药于方中治疗效果好。

● 对顽固性荨麻疹者，用**麻黄连翘赤小豆汤**加通络活血的地龙、赤芍，善于搜风的皂刺，及能止痛祛风行血通络的刺猬皮，治疗效果好。

● 泛发性荨麻疹瘙痒水肿明显，用**麻黄连翘赤小豆汤**合**麻杏石甘汤**加减治疗。

2018年5月2日上午，我在西安南二环仁医堂中医门诊上班时，来了一位68岁姓郝的男性患者，自诉在一次婚宴中吃鱼饮酒后患全身荨麻疹治疗了4个多月，至今未愈，尤其晚上瘙痒无法入睡。观颜面红斑水肿样，双小腿水肿用手压时感觉很硬。脉浮而有力。这种外感而发的水肿及泛发性荨麻疹，为实证，病位多在肺脾。

处方：麻黄6克，连翘15克，赤小豆30克，杏仁10克，大枣10克，生姜10克，桑白皮30克，石膏30克，甘草15克，生白术30克，白鲜皮30克，茯苓30克。5剂，水煎服。5月23日上午，患者介绍了一个前列腺病同来门诊时说：他服第4剂中药后肿胀及荨麻疹病全消失了。

● 瘙痒剧烈的荨麻疹，**麻杏石甘汤**合**四物汤**治疗。

热甚加金银花、连翘。张锡纯说，连翘性能托毒外出，又是发表瘾疹要药。

寒甚加黄芪、荆芥。

湿甚加苍术、黄柏、羌活、独活。

痒甚加乌蛇、蝉蜕、白鲜皮、地肤子。

过敏加苍耳子、蝉蜕。

这里特别提醒：临床时有患者有宗教信仰，提出不要开虫类药时，可用穿破石代之，如果感觉药力不足，可选加路路通、王不留行、皂刺、制草乌代替（蛇是保护动物慎用）。

● 反复发作的风疹，**黄芪桂枝五物汤**加味也可治愈。

● 凡遇风寒外袭时就复发荨麻疹（顽固性）者，多为表虚不固，应扶正固表，调和营卫，疏风散寒，用**黄芪桂枝五物汤**治疗。《诸病源候论》曰："人皮肤虚，为风邪所折，则起阴轸……邪气客于皮肤，复逢风寒相折，则起风瘙瘾轸。"

● 凡过敏性皮肤病（过敏性体质）者，均可用**白通汤**、**四逆汤**、**麻黄附子细辛汤**合方加减治疗，病情稳定后，再用中成药**附子理中丸**巩固疗效。

● 易过敏之人，临床发现，一是阳虚体质，二是肝脏代谢解毒功能弱。故可用治阳虚的**麻黄附子细辛汤**，加治肝保肝的黄芩、郁金，强心脏的生地，补肾的何首乌，抗过敏的乌梅治之。如果对某一食物过敏，说明进食的蛋白没有充分降解易过敏，蛋白质降解为氨基酸，没有氨基酸就易过敏，故复方加含有氨基酸的山楂、木瓜、薏苡仁、麦门冬、蜂蜜帮助消化治疗。

● 皮肤划痕先出现白色，后变红色，为阳虚。如一划就出现红色痕迹，说明体质偏热，交感神经兴奋。二者区别，可为临床用方指导方向。

二、时方治疗思路选择

● **过敏煎**（银柴胡、乌梅、防风、五味子、甘草）。

临床治疗加减应用：

风寒型荨麻疹加桂枝、麻黄、川芎、苍耳子、地龙。

风热型荨麻疹加金银花、连翘、菊花、蝉蜕。

血热型荨麻疹加丹皮、紫草、白茅根。

偏湿性荨麻疹加土茯苓，它有抗组胺作用。

热毒内盛加连翘、金银花、蒲公英、紫花地丁、板蓝根。

过敏性哮喘加莱菔子、白芥子、苏子、葶苈子、杏仁。

过敏性紫癜加藕节炭、血余炭、茜草根、仙鹤草。

过敏性鼻炎加白芷、石菖蒲、辛夷花、菊花、细辛、生地、苍耳子、葛根。

冷空气过敏加桂枝、白芍、生姜。本方乌梅有脱敏作用。

- **人参败毒散**治疗荨麻疹、过敏性皮炎、湿疹、皮肤瘙痒有效。
- 慢性荨麻疹，中成药**归脾丸**长期坚持服用治疗，可望治愈。
- **玉屏风散**主治虚寒型荨麻疹。另外，对脸色苍白，体质差易乏力，舌苔薄，脉细弱的荨麻疹患者，复方加大枣10枚以上效果好。一是大枣可以改变药苦味，二是大枣确有调和营卫，补气养血健脾胃，又能增加人体抗病力。大枣俗称“维C球。长寿果”。
- 人工荨麻疹，用**当归饮子汤**加荆芥穗治疗坚持治愈。

三、经验方治疗思路选择

- 顽固性荨麻疹：治疗复方中加蜈蚣，全蝎两味，治多年荨麻疹，大多20剂彻底治愈。
- 吃虾过敏之人，只要不吃虾头就行。因虾头内有毒蛋白能引起过敏。螃蟹的蟹膏不能吃，那里面有毒蛋白。
- **麻瑞亭荨麻疹经验方**：处方：荆芥6克，防风6克，杏仁9克，浮萍9克，苏叶9克，生姜6克，大枣20克，甘草6克，白芍9克，生地9克，丹皮9克。记忆口诀：荆防杏萍苏三药地皮（“三”指生姜、大枣、甘草）。
- **顽固性荨麻经验方**：处方：全蝎、蝉蜕、荆芥、茯苓、丹皮、连翘、防风各10克，路路通、穿破石各30克，炒苍术、黄柏、白鲜皮、蛇床子各12克，地肤子15克，甘草9克。服药初期加重为除风驱邪之作用。1日1剂，坚持治愈。
- **单方验方治疗荨麻疹**：

1. 路路通15~30克，单味水煎，当茶水样服用。1日1剂。坚持治愈。
2. 制大黄30克研末，每次6克，温开水加入少许黄酒冲服。以上单方，也合用配合治疗均可。
3. 荨麻疹瘙痒，白蜜不拘多少，好酒调下有效（《本草纲目》）。
4. 榆树皮适量煮鸡蛋，每日坚持食用，治疗效果理想。

- 凡过敏性皮肤病（顽固性过敏体质）者，吃药怕苦，可采用灸关元穴，坚持两三个月。因为，重灸长灸关元穴，可以恢复正气，升降收散，自然畅通，对肺肾相关疾病都可以同时治愈。《素问·皮部论》曰：“百病之始生也，必先于皮毛。”

美容

一、经方治疗思路选择

- 黄煌说，**葛根汤**是奇特方：女性服了皮肤会变得白净，有去角质增厚，美化肌肤作用，还能瘦身，有减肥作用。再加豨莶草20克，再选加乌梅、生白术，美容消斑效果好。
- **温经汤**是美容方，也是美手方。
- **麻杏石甘汤**加减治疗黄褐斑、扁平疣。
- 凡颜面色黑水肿样者，用**防风黄芪汤**治之效佳。

二、经验方治疗思路选择

- 美在自然得体。过度追求减肥美容外表，是作践自己脏腑健康的具体表现，百害无一利。
- 白芷有美白祛斑作用，可以改善微循环，促进皮肤的新陈代谢，延缓皮肤衰老。

1. 处方：白芷、珍珠粉研极细末。用蛋清调涂敷面，趁湿热熏20分钟，7天可有明显效果，消斑增白。

2. 处方：西洋参50克，白芷15克，杏仁10克，滑石粉9克，红花3克，生麻黄3克，生白术10克，蝉蜕6克。水煎后待凉入瓶存放冰箱备用。晚上洗脸后，用药水反复数次敷脸摩擦即可（外用涂搽从一两次适应后开始增加次数，皮肤过敏者减少用次或停用）。

3. 伤口瘢痕色素方：用五倍子、蜈蚣研末，蜂蜜调外用敷。可褪色素。

4. 生白术、白僵蚕、白茯苓、白芷、天花粉、白扁豆、冬瓜仁各30克。制面膜消斑、增白、除痘。其中生白术、白茯苓、白芷是传统的美容佳品。

瘢痕疙瘩

一、时方治疗思路选择

● 瘢痕疙瘩（蟹足肿），增大后疼痛而瘙痒难忍。应用活血化瘀，清热解毒，散结消瘢。

方选：《医宗金鉴》凉血**四物汤**加味。

处方：当归12克，生地12克，赤芍30克，川芎10克，红花10克，陈皮10克，黄芩l0克，丹皮15克，三棱30克，莪术30克，大黄10克（后下），桔梗l0克，甘草10克，水煎服，早晚分服。忌食辛辣生冷油腻之物。共服30剂，有望治愈。

● 无论男女老幼。凡伤口或肚脐及其他皮肤处有增生红嫩色息肉块。用验方（艾叶10克，大蒜芯杆10克，捣成为绒，再用向日葵籽捣末拌匀制成艾条状），每日灸息肉三四次。一周肉枯而落，不留瘢痕。此方源于《黄河医话》。

二、经验方治疗思路选择

● 外用方：羊蹄根、桔梗各30克。外洗溻敷1个月，可望治愈轻型瘢痕疙瘩。

● 长期服三七粉效佳。同时手术后服三七粉对防止肠粘连也好。三七粉少量内服治疗寻常疣也效果十分理想。

● **瘢痕疙瘩外用方**：手术外伤引起的瘢痕疙瘩，乌梅泡软去核，焙干研细末，加入硫黄粉1∶4比例混合，取胶布量瘢痕剪洞贴周围皮肤上，露出瘢痕，醋调药粉成软膏后敷在瘢痕疙瘩上约5毫米厚，几层纱布包盖，药干后以醋润之，3天换药1次，至愈为止。

银屑病　过敏性紫癜

一、经方治疗思路选择

● **桃核承气汤**合**桂枝茯苓丸**加生麻黄，治疗银屑病。

● 银屑病，用**四逆汤**，**附子理中汤**等回阳祛邪的药物治疗，再配外用药治愈。

● 过敏性紫癜，玫瑰糠疹，用《温病条辨》能清热解毒，凉血养阴的**化斑汤**（石膏30克，知母12克，甘草9克，粳米15克，玄参9克，犀角3克）治疗。即**白虎汤**加玄参犀角

二、时方治疗思路选择

● **白疕一号**功效：清热凉血活血。主治：银屑病血热型，急性过敏性紫癜，过敏性皮炎，多形红斑。

临床治疗加减应用：①凡脾胃虚弱者加陈皮、焦三仙、鸡内金、炒扁豆，以防凉血活

血药伤损脾胃。②风盛者加白鲜皮、刺蒺藜、防风、秦艽。③湿盛者加生薏苡仁、土茯苓、防己、茵陈、泽泻。④热盛者加黄芩、栀子、龙胆草、大黄、丹皮。血瘀盛者，加红花（赵炳南）。

过敏性紫癜，2019 年 4 月 14 日下午，门诊来了一位运城 22 岁小伙子，主诉患过敏性紫癜多日了，医院化验诊断无血小板。这是先天性少见疾病，也称血小板无力症。建议常常用**三黄泻心汤**（黄连 3 克，黄芩 6 克，生大黄 6 克）沸水泡服，1 日 1 剂。坚持 1 周，如果出现便溏，用制大黄（黄煌）。病情稳定后再建议服用中成药，**归脾丸**、**小建中颗粒**。

• **白疕二号**功效：养血润肤，除湿解毒。主治：血燥型银屑病、神经性皮炎、慢性湿疹、扁平苔藓。蜂房毒性强，研末不能超过 3 克，量大能致急性肾炎（《中药讲义》）。

临床治疗加减应用：①兼脾湿内湿者加白术、茯苓、生薏苡仁、猪苓、扁豆。②阴虚血热者加知母、黄柏、麦门冬、天门冬、槐花。痒感明显者加白鲜皮、地肤子。血虚明显者加熟地、白芍、丹参。头部及上肢皮损严重者加白芷、藁本。下肢皮损严重者加独活（赵炳南）。

• **白疕三号**功效：活血散瘀止痛。主治：静脉炎、血管炎、雷诺氏病、硬皮病、结节性疾病。牛皮癣为身心性疾病，皮肤为死肌，临床治疗加减应用：①脾胃不舒者加陈皮、焦山楂。②妇科有瘀块者加益母草。肝郁气滞者加柴胡、枳壳。阴阳不调者加熟地、当归、夜交藤、钩藤。

• **凉血五花汤**功效：清热解毒，凉血活血。主治：日光性皮炎、多形红斑、玫瑰糠疹、红鼻子等一切热在上体的红斑样皮肤病。处方：红花 9 克，鸡冠花 9 克，凌霄花 9 克，玫瑰花 9 克，野菊花 15 克。临床应用加姜黄引药上行效更捷（《张志礼皮肤病医案选萃》）。

• **凉血六花汤**功效、主治同**凉血五花汤**。处方：红花、鸡冠花、凌霄花、玫瑰花、野菊花、生槐花（《张志礼皮肤病医案选萃》）。

• **凉血五根汤**功效：解毒化斑，凉血活血。主治：过敏性紫癜、银屑病、下肢丹毒、多形红斑、下肢丹毒初起，以及热在下，病位多在下体者。处方：白茅根 30 克，瓜蒌根 15 克，茜草根 15 克，紫草根 30 克，板蓝根 15 克。临床应用加木瓜或川牛膝以提疗效（《张志礼皮肤病医案选萃》）。

• **六根煎**功效、主治同**凉血五根汤**。处方：白茅根 30 克，瓜蒌根 15 克，茜草根 15 克，紫草根 15 克，板蓝根 30 克，苦参 15 克（《张志礼皮肤病医案选萃》）。

三、经验方治疗思路选择

• **中药规律**：花走上，根走下，叶主浮，皮主外，籽入里，藤通络，虫搜剔。

• 紫草重用，善治银屑病。另外，凡治银屑病辨证方中选加乌梅肉 60 克，土茯苓服 30 克，蜂房 10 克，狼毒 3 克，疗效佳。

• 皂角嫩刺，醋熬成腻膏，外用治顽癣有效，效果非常好（《罗氏会约医镜》）。

• 顽癣外用方：露蜂房一个，仰放蜂房眼内灌满枯矾细末，火焙焦研末，醋调涂癣，效佳（《寿世保元》）。

• 破牛皮几块，烧灰油调敷有效果（《赤水玄珠》）。

• 水蛭、雄黄各 30 克，同冰片研末，调油膏外擦银屑病。

• 银屑病，吃汤药困难者，槐花 1000 克，炒黄研末，每日 2 次，温开水冲服 3 克即可。

• 蜂房 50 克，生麻黄 30 克，水煎外洗，对银屑病及瘙痒性皮肤病有效果。

● 过敏性紫癜者，生牡蛎 100 克，加水 2200 毫升左右，煎浓液，每日分 3 次饮用。儿童减量。

● 柿叶含有大量维生素 C。干柿叶配其他药，治疗血小板减少性紫癜有效（《中药学讲义》）。

● 羊蹄根（土大黄）治疗血小板减少症有显效（《中药学讲义》）。

● 久病必有根，守方病可愈。门诊来了一位姓汪的老太太咨询几十年银屑病时说，银屑病最短多长时间能治好？答：一般需要两周用药看效果。她说她常常看电视上看专家养生节目，说名医一般治任何病 3 剂中药就可以见大效，把病拿住了。笔者微笑回答：俗话说，外科不治癣，治癣就丢脸；内科不治喘，治喘就丢脸。要知道，慢性疾病也是有根的，需要坚持守方才能够治愈的，所以医界有训：病来如山倒，病好如抽丝。2014 年 7 月 9 日《中国中医药报》有篇“治病求速易受骗”的报道，值得对有病乱求医者有借鉴参考提醒。

功能性疾病治愈快，而本质性疾病治愈慢，这一点为医者及患者都要明白。所谓功能性疾病：指病位浅表，卫分，气分阶段。比如脾胃不和，肝气不疏，肝郁气滞，停饮停痰，水停心下，心下痞硬，消化不良，急性肠炎等病。可用疏调、解郁等方法来治疗。所谓本质性疾病，指病的本质阳虚，阴虚阳亢，命门火衰，或病在营分，血分，以及陈痰久郁阻于经络，癥瘕积聚，肿瘤等病症。久病邪深入于肝肾，下元久虚，慢性消耗性疾病，需要用滋补、培元等方法来治疗本质性病变。

● 银屑病瘙痒时，单味苦杏仁研末，凡士林调膏外用止痒妙。也可布包外擦止痒。

● 凡治疗银屑病复方加银屑病三对药（乌梅、半枝莲、蝉蜕），以提高疗效。

● 银屑病皮损红而加重时，说明血分有热，治疗宜凉血化瘀。临床经验：建议每日不能吃得太饱，特别是难以消化的辛辣刺激性食物，以及海产品和高热量的肉蛋之类，最好吃七八分饱。有人问为什么？答：中医治疗皮肤病特别强调忌动风之发性食物如：牛、羊、鸡、鸭、鱼肉之类。其中道理原理就是：过饱，以及难消化的高热量食物会造成脾胃积食而化热，内热一生必外达发出，会使人体卫气失固，致银屑病等皮肤病皮损诱发加重。患者只要严格忌口，对治疗大有帮助。切记切记!

皮肤干涩 皮肤瘙痒症 肌肉骨内奇痒

一、经方治疗思路选择

● 手掌皮肤滋润、嫩白者，大多月经正常，而手掌皮肤干燥，尤其是指端皮肤粗糙干裂，甚至擦手时沙沙作响者，大多有月经不调或闭经。有些虽然没开裂，但甲沟多毛刺，指甲脆裂者，也常常伴有月经异常。值得惊叹的是，张仲景在《金匮要略》中已经提及**温经汤**证有“手掌烦热”。所以经方大家黄煌说，**温经汤**是美容方，也是美手方。

● 杨某，男，69 岁，退休干部，2008 年 11 月 20 日来诊。主诉：全身皮肤瘙痒 5 个多月，多次去医院就诊，先后服用许多西药、中成药、汤药，效果不理想，胃都让药给折腾坏了，用激素只能缓解症状。每晚睡觉前皮肤准时瘙痒剧烈难忍时，常常用啤酒瓶盖抓刮来止痒。睡前非得脱去衣服，用旧报纸或柴火放在铁盆内点燃烘烤，使皮肤发热后瘙痒大减才能入睡。其他没有什么不舒服，去医院体检也未查出医生怀疑的糖尿病及肿瘤之类疾病。

观患者面容消瘦色黄，四肢及躯干皮肤有线状明显抓痕血痂，皮肤干燥欠润泽。老年性皮肤瘙痒症是常见多发病之一，但用火烤来止痒，笔者从事临床皮肤科多年还是头一回碰见。用经典**桂枝汤**加减治疗 7 剂而愈。

处方：桂枝、白芍、生姜各 9 克，炙甘草 6 克，大枣 4 枚撕开。加丹参、生地各 15 克，当归、炒白术各 12 克，刺蒺藜 20 克，枳实 10 克。每日 1 剂，水煎服。

次日上午，患者打来电话说他由于治病心切，下午忍不住一顿喝了一剂量汤药，晚上瘙痒大减，没有用火烤身子。连服 7 剂汤药病愈。大约半年后，患者告知皮肤瘙痒再没有复发。

体会：**桂枝汤**为《伤寒论》开篇第一方，有群方之冠魁美称。其调和营卫，滋阴和阳，解肌发汗为最大特点。从中西医结合认识来看，**桂枝汤**不是发汗剂，而是强壮剂。风调雨顺，则土生育万物得以繁华外露而显。脾属土，人能吃五谷杂粮而消化好，身体当然有色泽发达而敏。《千金方》曰："脾虚身痒，本无疥癣，素非方褥，洁然一身，痒不可忍，此乃脾虚所困。"

凡习中医者，无不从**桂枝汤**入门。如同古老的物理学和数学定律公式一样，不知流传了多少年，临床用了多少年，犹如推不倒的山，可永远为后人重复借鉴的千锤百炼的经典良方。组方药虽五味，其妙温而不燥，结构严谨，内涵丰富，齐心协力，像五指握拳一样平淡而有力量。临床辨证准确击之拳拳命中效果理想，实乃为经典祖方可贵之处。方中桂枝入血通阳，能兴奋唾液腺而强壮脾胃，并有较强的抗过敏、抗炎、镇静、镇痛功能。发汗而不伤正，止汗而不留邪。芍药、甘草为滋养阴血，生姜、大枣调和营卫以透表。方中再佐生地清热凉血养阴生津，炒白术补气健脾而滋润生津，当归、丹参活血补血润肤，枳实"主大风在皮肤中如麻豆苦痒，除寒热结，长肌肉，利五脏，益气轻身"，刺蒺藜祛风止痒。

另外，临床应用**桂枝汤**加减还可以治疗荨麻疹、湿疹、多形红斑、冻疮等许多皮肤病。可见，**桂枝汤**的临床拓宽妙用，值得深入研究。《医宗金鉴》评《伤寒论》："诚医之正派，启万世之法程，实医门之圣书也。"

● 大阳病后，凡见面色发红体有热，又兼皮肤瘙痒，说明小邪未解，阳气郁遏不伸所致。应宣泄稽留皮下之郁热让其发小汗祛邪即可，方用**桂枝麻黄各半汤**治疗。

二、时方经验方治疗思路选择

● 食疗验方：皮肤干燥者，鱼鳞病及皮肤粗糙者，遵"脾胃虚弱，皮肤干涩，山药为君"。可以常常用山药食疗润皮。

● 1997 年 9 月 12 日上午，门诊来了一位 54 岁周至县男性患者，自诉一个月前外出被暴雨淋后，第三天出现皮肤瘙痒难忍，中西医治疗均不见效。非得把皮肤抓破出血才稍有减轻，观身上抓痕十分明显，又说奇怪的是皮肤瘙痒钻心样发作严重时，好像皮肤下有许多虫子在乱爬行的感觉，而且隐隐约约能听见好似皮下还有虫子爬行的"哧哧"响声。笔者遵《黄帝内经》"风善行而数变。诸病有声，皆属于热"。便处方：当归饮子汤加党参、苦参、细辛、徐长卿，7 剂。次年元月 17 日，患者再次来门诊看颈椎病时，告知皮肤瘙痒病服药后再也没有发作。

● 2004 年 11 月 5 日，北京某老师打电话告诉我说，有位 60 岁左右的女患者，身上肌肉发痒 1 个多月，用药不效，咨询于我。次日患者亲自通电话详告笔者说，她背部、小腹至大腿肌肉发痒，夜间加重奇痒难忍，瘙痒上下来回窜动游走，痒时好像钻心，用力搔抓也无济于事，而皮肤表面无任何反应。

笔者也是第一次遇到这种肌肉奇痒的患者。受"脾主肌肉"之理和"诸痛痒疮，皆属于心”“治风先治血，血行风自灭”之法度指导，当时从电话中告诉患者用当归饮子汤（黄芪30克，防风15克，当归20克，川芎10克，白芍20克，生地30克，刺蒺藜30克，制何首乌15克，荆芥6克，甘草9克）加白术12克，枳壳10克，水煎服，7剂。方中**四物汤**能养血滋润肌肤，使血行通畅，同何首乌相伍又有增水行舟润肠之功，防风善搜骨肉之风，荆芥又能祛皮之邪，刺蒺藜最能止痒，再加白术和枳壳健脾行气，清代医学家黄宫绣谓二者合用为“脾脏补气第一要药”，全方共奏疏风、活血、健脾之功。

11月19日晚，患者打来电话说，她服了我电话告知的汤药，3剂止痒，7剂痊愈，并电话表示感谢说：“中药真好，能治本，花钱又少。”

2005年2月2日下午，笔者打长途电话回访，对方告知病未再犯。

体会：《素问·痿论》曰：“脾主身之肌肉。”脾有运化的功能，将水谷精微输送到全身肌肉中去，为之营养，使其丰满发达而臻至健壮。《素问·风论》曰：“风者，善行而数变……风者，百病之长也。至其变化，乃为他病也，无常方，然致有风气也。”《素问·调经论》曰：“肌肉蠕动，命曰微风。”《伤寒论》第196条曰：“其身如虫行中状者，此以久虚故也。”是说，身上发痒像虫子在皮下爬行似的感觉，这是胃气久虚，津液亏少，不能助邪外出之故，怫郁于皮肤之间，使皮下蠕蠕作痒，应采用扶正生津解肌之治则，让邪外出，宜补气宣邪，佐以搜风止痒之品。笔者虽然治好了病，但却讲不出血虚生风的一连串道理来，但以上经典之教诲是笔者多年临床治疗皮肤病取效之法宝和指南针。

● 2020年4月30日下午，经人介绍从镇安县来了一位65岁十分消瘦的汪姓男子，主诉：全身肌肉奇痒30多年了，也先后四处求医治疗几十年，去上海某医院诊断为皮肤瘙痒症。有好几次都想轻生不愿意活了，肌肉发痒一天24小时不间断，天气变化瘙痒会更加剧烈难忍。观舌苔白腻，脉搏平稳无异常，轻度畏寒。用**当归饮子汤**加枳实、炒白术各30克，及善搜骨肉之风的皂刺、制草乌各10克，细辛6克。14剂，水煎饭后每日分2次内服。7月4日下午，患者来复诊时说，服药前3剂时瘙痒更加严重，第五剂后瘙痒慢慢消失了，这次复发是由于前几天参加婚宴，饮酒多了点，瘙痒又出现了，但没有以前严重。后继守上方加葛根30克，水煎服。并告诉患者忌口大于用药治疗。

● 全身骨内有蚁行感并发痒难受，让人产生恐惧感，多次中西医及心理治疗乏效，蚁行感发痒尤以下肢及夜间更加明显。得知此类人以前嗜酒如命。综合诊断分析后，用**当归饮子汤**、**桂枝汤**、**麻黄附子细辛汤**三方合用加减：制附子15克（先煎），黄芪、赤芍、生地、枳实、刺蒺藜各30克，当归、荆芥、何首乌、防风12克，川芎、草乌、皂刺、白芥子各10克，麻黄、细辛各6克，丹参、甘草各15克。7剂，水煎服，每日2次。坚持守方治愈。肾主骨，虚则骨内作痒有蚁行感，用**桂枝汤**、**麻黄附子细辛汤**温阳散寒和营，**当归饮子汤**益气养血而祛风，加搜骨风之草乌、皂刺、细辛，再加化经络之痰的白芥子，共同打平十二经路，使气血旺盛畅通而骨风痒行之感除之。

● 2020年12月29日上午门诊，一位87岁老妇人，在儿子陪同下看全身皮肤瘙痒症，主诉：顽固性皮肤瘙痒20余年，尤以夜间严重难以入睡，先后多次去几家大医院就诊，用中西药及外用药乏效。观皮损有点状色红，脉沉缓，舌质红，手诊、目诊后。便遵“治风先治血，血行风自灭。诸痛痒疮皆属于心。火郁发之导之”之意。用**当归饮子汤**加减（生黄芪30克，防风10克，生地30克，虎杖12克，当归15克，川芎6克，白术30克，白芍30克，炒刺蒺藜30克，荆芥10克，炙甘草15克，枳实15克，连翘15克，焦山楂15克）。

水煎服，7剂。2021年1月19日上午门诊，患者的儿子来门诊看耳鸣时说，说老人家吃药3剂后皮肤就不发瘙痒了。1月27日，又发来信息说："我母亲顽固性皮肤瘙痒20余年，看遍西安，但这个方子好，3剂见效。"表示感谢中医药。

• 进入冬季，皮肤易发痒，说明寒气收涩腠理，阳气不能发出，怫郁内结不舒而发病，用**人参败毒散**发表。后用**补中益气汤**实表收功。

• 荆芥穗入血有搜风之效，同疏风热，透疹的蝉蜕为伍，加入治疗瘙痒皮肤病复方中，入血搜风效更捷。

腋臭　真菌癣　白癜风

经验方治疗思路选择

• 凡狐臭、汗臭等其他体气异味者，均可用**防风黄芪汤**治之效佳。

• 《孙真人海上方》临床验证效果好。就是夜静后，用自己的热小便频频外洗，坚持15天。书中有诗：身边狐臭不能堪，授汝良方用小便，夜静趁热频频洗，子孙后代免流传。笔者临床建议患者用之，反应都说效果理想，无费用又方便，值得推荐。

• 治疗灰指甲最理想的办法是：在外用药同时，大量补钙，缺钙了指甲生长缓慢，钙充足了，指甲质硬自会把菌抵抗住了。这是临床经验之谈！

• 头癣，金铃子烤黄研末，加适量猪油调糊外用，用白矾水洗净皮损处，每日涂1次。连用至病愈（李克绍）。

• 脚癣，旱莲草水煎外洗。也可加黄精，苦参等药外洗治疗。

• 赤白汗斑，白附子、硫黄等分为末，姜汁调稀，茄子蒂把蘸搽，每日数次(《简易方》)。

• 治疗鹅掌风，豆浆两大碗，川椒15克，透骨草15克，煎五六开，待热洗手约2个小时，连用3~4次可愈（《中医验方汇编》）。

凡治疗白癜风病，在用活血化瘀及补肝肾药治疗时，用**血府逐瘀汤**或通窍活血汤加补骨脂、刺蒺藜、乌梅等药物时，必加焦三仙以强壮脾胃运化功能来助药力，因为，白癜风病是皮下肌肉丝末端有阻滞，而脾主肌肉是医理也。

• 单方治疗白癜风、沙苑子、刺蒺藜研末，冲服6克，1个月即效。

附 录

一、李东垣用药经验录

（一）李东垣用药例

补气用参，内伤虚汗用黄芪。头痛用川芎为君。巅顶痛用藁本，肢节痛用羌活。腹痛用白芍，小腹痛用青皮。胸满胀用枳壳，调气用木香。心下痞用黄连，宿食不消用枳实，腹胀用厚朴，自觉腹中窄狭用苍术。恶寒加肉桂，恶热加黄柏，上热用黄芩，中热用黄连，下热用黄柏，三焦热用栀子。小便涩数用泽泻，膀胱有火及下焦湿热用防己、龙胆草、黄柏、知母。水样泻泄用白术、芍药、车前子。茎中痛用甘草梢。补血和血用当归，破血用苏木、桃仁。饮水多用白术、猪苓、泽泻。口渴用葛根。咳嗽用炙五味子。喘用阿胶。

（二）李东垣五脏用药例

1. 心脏用药：

温心：当归、吴茱萸、肉桂、苍术、石菖蒲。

凉心：犀角（代用品）、生地、黄连、连翘、麦门冬、朱砂。

补心：远志、天门冬、菟丝子、茯神。

泻心：黄连、苦参、贝母、前胡、郁金。

2. 肝脏用药：

温肝：木香、肉桂、半夏、肉蔻、陈皮、槟榔。

凉肝：鳖甲、黄连、龙胆草、决明子、柴胡。

补肝：木瓜、阿胶、川芎、黄芪、山茱萸、酸枣仁、五加皮。

泻肝：青皮、芍药、柴胡、前胡、桑白皮、龙胆草。

3. 脾脏用药：

温脾：香附、砂仁、干姜、官桂、木香、肉蔻、益智仁、丁香、香附。

凉脾：黄连、栀子、石膏、白芍、升麻、连翘、黄芩。

补脾：人参、黄芪、白术、茯苓、陈皮、半夏、干姜、麦芽、山药。

泻脾：巴豆、三棱、枳实、赤芍、青皮、山楂、神曲、大黄。

4. 肺脏用药：

温肺：陈皮、半夏、生姜、款冬花、白蔻仁、杏仁、苏子、川椒。

凉肺：知母、贝母、瓜蒌仁、桔梗、天门冬、黄芩、栀子、石膏。

补肺：人参、黄芪、阿胶、五味子、天门冬、沙参、山药、鹿角胶。

泻肺：麻黄、防风、桑白皮、杏仁、枳壳、葶苈子。

5. 肾脏用药：

温肾：沉香、菟丝子、肉桂、补骨脂、柏子仁、乌药、巴戟天。

凉肾：知母、黄柏、丹皮、地骨皮、玄参、生地。

补肾：熟地、枸杞子、鹿茸、龟板、五味子、肉苁蓉、牛膝、杜仲。

泻肾：泽泻、猪苓、琥珀、木通（肾有补无泻，苓泽乃泻其邪耳）。

附注：命门用药

温命门：附子、肉桂、补骨脂、小茴香、沉香、乌药、干姜。

凉命门：黄柏、栀子、知母、柴胡、滑石、芒硝（凉用知柏，盖指相火而言）。

补命门：肉苁蓉、黄芪、肉桂、沉香、补骨脂、菟丝子。

泻命门：乌药、枳壳、黄柏、栀子、大黄、芒硝。

（三）李东垣六腑用药例

1. 小肠用药：

温小肠：巴戟天、小茴香、乌药、益智仁。

凉小肠：木通、通草、黄芩、天花粉、滑石、车前子。

补小肠：牡蛎、石斛、甘草梢、续随子、大黄。

2. 胆囊用药：

温胆囊：橘皮、生姜、半夏、川芎、桂枝。

凉胆囊：黄连、黄芩、竹茹、柴胡、龙胆草。

补胆囊：当归、山茱萸、酸枣仁、五味子。

泻胆囊：青皮、柴胡、黄连、木通、芍药。

3. 大肠用药：

温大肠：人参、肉桂、干姜、半夏、木香、胡椒、吴茱萸。

凉大肠：黄芩、槐花、天花粉、炒栀子、连翘、石膏。

补大肠：五倍子、牡蛎、豆蔻、木香、诃子肉。

泻大肠：芒硝、大黄、续随子、桃仁、麻仁、枳壳、槟榔、牵牛子、葱白。

4. 胃用药：

温胃：丁香、白蔻仁、草蔻仁、干姜、厚朴、益智仁、吴茱萸。

凉胃：石膏、连翘、滑石、升麻、姜皮、天花粉、黄芩、栀子。

补胃：人参、黄芪、白术、山药、砂仁。

泻胃：大黄、巴豆、枳实、芒硝、厚朴、黑丑。

5. 膀胱用药：

温膀胱：小茴香、乌药、肉桂、沉香、吴茱萸。

凉膀胱：生地、防己、黄柏、知母、滑石、甘草梢。

补膀胱：益智仁、石菖蒲、续断。

泻膀胱：车前子、瞿麦、芒硝、滑石、泽泻、猪苓、木通。

6. 三焦用药：

温三焦：附子、补骨脂、当归、熟地、菟丝子、吴茱萸、茴香。

凉三焦：知母、龙胆草、木通、车前子、栀子、黄柏、地骨皮。

补三焦：人参、黄芪、白术、干姜、桂枝、益智仁、甘草。

泻三焦：黄柏、栀子、猪苓、泽泻、赤茯苓、大黄、槟榔。

（四）李东垣引经用药经验

太阳经，手用羌活，足用黄柏。太阴经，手用桔梗，足用白芍。阳明经，手用白芷、升麻，足用石膏。少阴经，手用独活，足用知母。少阳经，用柴胡。厥阴经，用青皮。

（五）李东垣用药心法

血虚：熟地、当归、枸杞子、山茱萸、鹿角胶。

大热：犀角（代用品）、栀子。

血瘀：桃仁、红花、苏木、丹皮。

血瘀又痛用：乳香、没药、五灵脂。

血滞：乌梅、五倍子、白及、血余炭。

血燥：柏子仁、肉苁蓉。

血寒：干姜、肉桂。

气虚不生血不摄血：参芪术草。

引血归经：当归。

失血不能引气归元：炮姜、炙甘草。

止血用黑药：荆芥炭、炒蒲黄、炒五灵脂、棕榈炭之类。

另外，摘录临床用药经验录：麻黄无葱不发汗，山栀无豉不吐不宜。大黄非枳实不通，小量可健脾胃，中量清湿热，量大泻下。芫花非醋不利。附子无干姜不热，又附子走而不守，得干姜则守而不走，干姜治风湿痹，腰肾中冷痛。附子量小温补脾肾，中量祛寒止痛，量大回阳救逆。巴豆同黄连用不烈，同大黄用反不泻。白术亦治湿痹，利腰脐间血，逐皮肉间水。白芷辛温芳香，行足阳明戊土，温中散寒而治胃脘痛。麝香昂贵，可用白芷藁本合用代替。罂粟壳止咳止泻妙而难寻，可用乌梅诃子五味子三药为伍代替。茯苓利小便，伐肾邪而暖腰膝。川芎小量有升压功效，量大反能使血压下降。黄芪小量能升压而无利尿效果，中量利尿功显著，大量降压明显而反使尿量减少。黄精补中益气为健脾之猛将。南星得防风则不麻，斑蝥以猪油炒则不毒，半夏泡透则不伤胎。红花两三克量生血，六九克量活血，十五克以上量破血。黄连三克味苦健中，六克长于燥湿理中，九克长于泻火解毒，十五克至四十克用于降糖，一百二十克以上为降糖圣药。生地熟地不要同莱菔子、白萝卜一起服用，副作用会引起头发变白加速。

二、附子应用剂量、煎法及注意事项

附子，被历代医家视为补火要药，明代张景岳将附子、人参、熟地、大黄列为“药中四维”。古称“礼义廉耻”为国之四维，言为立国安邦之要。药中四维，即治病保命要药。火神派医家祝味菊则称：附子“为百药之长”，一语道尽附子重要性。但附子大热，药性峻烈，而且有毒，应用起来不无顾忌。附子有扶正和祛邪双重功效。

仲景为善用附子第一人，《伤寒论》用附子有 20 方，37 条;《金匮要略》用附子有 11 方，16 条。

《伤寒论》的精髓除了保护胃气，存津液外，还有一个重要特点，就是处处以顾护阳气为首要。扶阳核心是扶正而非温法。

云南吴佩衡总结了阴阳辨证十六字诀，颇切实用：阴证——身重恶寒，目瞑嗜卧，声低息短，少气懒言。兼见口润不渴或喜热饮，口气不蒸手。阳证——身轻恶热，张目不眠，声音洪亮，口臭气粗。兼见烦渴喜冷饮，口气蒸手。其中“兼见口润不渴或喜热饮，口气不蒸手”与“兼见烦渴喜冷饮，口气蒸手”亦十分重要，吴氏有时即是根据“渴喜热饮”

或“口气不蒸手”之症而断为阴证，投用附子而起大症，切切不可小瞧。

四川范中林先生尤其重视舌象，凡舌质淡或淡红、暗淡，舌体胖或有齿痕，舌苔白腻、灰腻、白滑者，即舌无热象者，均为附子或四逆汤的使用指征，不失为一大特色。

（一）附子应用剂量

张仲景用附子，生者用于回阳救逆，炮者用于温经扶阳、散寒除湿。考仲景附子用量，一般用一枚，中等量二枚，最多则用三枚。按一枚20~25克计算，也不过80克左右。四川王渭川先生认为：“熟附片必用至60克方有疗效。”

火神派诸家用附子多为大剂量，祝味菊用附子少则12~15克，多则30克。吴佩衡、范中林、刘民叔、陆铸之等一般都在30克以上，尤以吴佩衡、范中林用量更是惊人，多至100克、200克、300克，最多用至450克。其附子用量，确有过人胆识，至今在云南等地仍有一定影响，据云南楚雄州中医院王慕尼先生介绍：“目前云南习用附子往往是大剂量（100~250克），且煎煮时间达四五小时。”但王慕尼本人却与此相反，行医迄今近50年，每用附子都基本上是小剂量（10~20克），冷水快速煨，临床证明有省药、省时间、高效、速效、安全之诸多好处。其理由是考仲景运用附子，最大剂量是“附子三枚”，按一枚20~25克计算，也不过80克左右；中等量二枚；一般量是一枚（《长江医话》）。

（二）常用配伍

四逆汤是以附子为主的方剂，附子与干姜、甘草配伍，其生物碱发生化学变化，毒性大大减低。此是附子的最重要配伍，又称“仲景附子配伍法”。考火神派诸家如吴佩衡、范中林等用附子时，最常见的配方就是四逆汤，吴佩衡更常加入肉桂，称为“回阳饮”。唐代孙思邈在《千金要方》中创温脾汤，将附子、大黄、人参、干姜、甘草熔于一炉，功在温补脾阳，攻下冷积，这是对张仲景大黄附子汤的发挥。现今人用于急性菌痢、慢性肾炎，疗效很好。

宋代陈自明《妇人良方大全》中参附汤，为回阳固脱的代表方剂，是抢救心力衰竭的主方。魏岘《魏氏家藏方》中的芪附汤，被后世立为益气温阳、回阳救逆的主方。近年来中药新剂型不断涌现，以附子为主的新制剂就有参附注射液（红参、附子）、参附青注射液（红参、附子、青皮）、芪附注射液（黄芪、附子）、四逆汤注射液（附子、干姜、炙甘草）等。

张景岳依“善补阳者，必于阴中求阳，则阳得阴助，而生化无穷”之旨，创右归饮、右归丸，将附子、肉桂与熟地、枸杞子、山萸肉等相伍，被推为调节阴阳的代表方剂。

明代陶节庵《伤寒六书》创立回阳救逆汤，方中既有回阳救逆的附子、干姜、肉桂，又有益气生脉的人参、五味子、炙甘草，还有麝香，增强了温通开窍作用。

王清任所创的急救回阳汤，将附子、干姜与桃仁、红花配伍，实为回阳救逆法与活血化瘀法组方的典范，为治疗心衰、挽救生命开拓了一条新路。

高手能把附子驯服得俯首听命，用它的退阴回阳之功，起死回生之力，追复散失之元阳，收到立竿见影之效。后世如祝味菊深得附子配伍之妙，他说：“附子可任我指使，要它走哪条经就走哪条经，要它归哪一脏即归哪一脏。奥秘就在于药物的配伍与监制，引经与佐使。”其常见配伍如附子加磁石，温阳加潜镇，是其最常见配伍，十有七八，既具强壮之功，又能抑制虚性兴奋；附子加枣仁，兴奋加镇静，辛通加酸收，能调节心血管系统自主神经之紊乱，治心动过速、早搏有效；附子加知母，辛热加甘寒，有温润作用，可治热性病心阳不振而兼口渴欲饮者。更奇者，他还把石膏与附子同时使用，一以清热，一以扶阳，使其各行其道。对湿温伤寒（肠伤寒）症见高热、神昏，舌黑唇黑，也用附子，但与地黄配伍。很显然，这些配伍都是仲景从未用过的，颇有创见。

现代姜春华先生亦善用附子，认为许多慢性疑难杂病，尤其是慢性炎症用常法清热解毒不效，原因在于久病体虚而湿热火毒不解。他从仲景乌梅丸、苡附败酱散诸方寒温并用得到启发，打破常规，温清并用，补泻兼施，体病同治，亦为善用附子大家。

当代何绍奇先生用附子时，多加生姜 30 克，蜂蜜 1 两，可以减低毒性。

（三）附子煎法

吴佩衡用附子必久煎 3 小时后先尝，半小时后不麻口，才与他药同煎服之。他用附子特点有三：一是用炮制附子；二是与干姜、肉桂（研末泡水冲入）配伍使用；三是久煎（大剂量煎 3 个小时以上）。

四川龚志贤："附子重在煮透，煮至入口不麻，就无毒性反应了。余用制附片 30 克以上者，必须先煮 1 小时，用量在 60 克者必须先煮 2 小时以上，以入口不麻为度。"

刘民叔："用炮附子，先煎 1 小时；用生附子，先煎 3 小时，必须煎足，否则发麻，令人不安。"在强调运用附子治痿的同时，提出绝不容有阴凝寒凉之药掺杂其间，因再以清凉为治，即可碍阳明运化之机，致生气日促，痿疾难愈矣。

大剂量用附子，必须先煎 1~3 小时或 3 小时以上，再入他药同煎，这已经成为多数医家共识。实验证明，附子经长时间煎煮后，乌头碱水解为乌头原碱，其毒性显著降低。有资料表明，附子经加热处理后，毒性仅为原来的 1 / 200。但其强心成分经煎煮后不被破坏（见吕兰熏等《常用中药药理》）。

但也有人提出异议，四川万县地区杨德全称：历代本草都认为附子有毒，内服需制后久煎，否则容易中毒。余遵前贤所言，凡用附子，必先煎 1 小时以上，"但所获效果极差"，如曾治一少阴阴盛阳衰证，急投四逆汤，症情依然如故。余苦苦冥思，《伤寒论》四逆汤方后注云："上三味，以水三升，煮取一升二合，去滓，分温再服。"仲景明示水由三升熬至一升二合，表明时间不长，并未先煎。遂以原方 2 剂，诸药同煎半小时，药后效如桴鼓。因此，使用制附子小剂量（15~20 克），不需先煎久煎，与他药同煎 30 分钟即可，经过临床应用，"未发现中毒现象，而且疗效较好。"当然大剂量使用时，仍以先煎久煎为好（《中医杂志》87 年 12 期）。

云南楚雄州中医院王慕尼先生也认为：附子煎法仲景虽未明训，但联系整个《伤寒杂病论》262 方，用今天的话说也就是配合他药同时水煎。凡是大剂量用附子者都是垂危至极的患者，在这紧急情况下，再煮四五小时又怎能救急？王氏经验是，附子的剂量以年龄分四个等级，2~5 岁用 5 克，6~9 岁用 10 克，10~15 岁（及 60 岁以上）用 15 克，16 岁以上成人用 20 克。凡用附子的方剂，附子均与其他药同时下锅，加冷水用中火煎煮 15~20 分钟后，即可服第一次，以后二、三、四次的煎服法依然同上，为了急救方便，可先服粉剂，继服汤剂加粉剂。具体步骤：将附片用细砂炒炮，研细粉备用。凡遇身凉脉绝的垂危患者，急将附片粉 5 克开水冲服，与此同时另用复方煎剂回阳固脱，益气救急，这是治疗急证的有效方法（《长江医话》"附子煎药方法谈"）。

（四）注意事项

研究已知，附子含有乌头碱、次乌头碱等 6 种生物碱。这些物质有显著的强心、利尿、兴奋迷走神经中枢及消炎镇痛作用，但其毒性甚大，其毒性主要是对神经与心脏的损害。中毒时间一般在服药30分钟后出现，长者1~2小时。开始见口唇、舌及肢体发麻，继之恶心呕吐，烦躁不安，进而昏迷，四肢及颈部肌肉痉挛，呼吸急促，肢冷脉弱，血压及体温下降，心律不齐，多发性室性早搏，严重者可突然死亡。中毒的直接原因是生用、过量及饮用附子（包括乌头）酒制剂等。

怎样避免附子中毒？有人提出：①必须用炮制过的附子，禁用生品。②严格掌握适应证，不可随意使用含有附子的单验方（特别是含有乌头的中成药）。③严防超量用药。张仲景用附子量约分三等。取附子温经散寒止痛时，用18~27克；温补脾肾阳气时，用9~18克；用于寒热夹杂、虫积寒聚时，用6~9克。④大剂量用附子，必须先水煎1~3小时或3小时以上，再入他药同煎。实验证明，附子经长时间煎煮后，乌头碱水解为乌头原碱，其毒性显著降低。

使用附子的"五禁"和药后"三问"：由潘青海先生提出，以便准确掌握附子的使用。五禁：面赤；舌红苔黄燥；谵狂心烦乱；尿短赤；脉数实。这5种临床表现为阳热实证，绝对不能用附子。但临证要与假热证区别，如面红如妆，语言重复而低微，脉浮大无根等，这些是虚阳上越证，亦称戴阳证，可以用附子引火归原。三问是：服后睡眠、小便、动静三方面的变化，如三症亢进，则附子减量或停用。即患者服用附子后，睡眠安然，尿量增多，活动自如而无躁动不安状，为正常反应。反之，则应考虑为附子的禁用病症。这"五禁"和药后"三问"确实具有指导价值。

附子中毒解救方法：①高锰酸钾或浓茶反复洗胃；②以迷走神经兴奋为主要表现者（心动过缓、传导阻滞）用阿托品；对异位心律失常（室早、室速）明显者，则应用利多卡因，如两者皆有，可同用之；③电击转复；④相应对症治疗；⑤中药解救：金银花30克，绿豆100克，生甘草60克，水煎服；或蜂蜜内服，每次120克，必要时可服至500克。

岳美中谈附子之禁忌：阴虚内热，"血少、吐衄、肠红"，均为所戒。老人"精绝"，以及暑月湿热，亦不可服。附子毒性大，不应滥用，服附子予以补火，必防涸水。若阴虚之人久服补阳之药，则虚阳益炽，其阴愈耗，精血日枯，而气无所附丽，可成不救。孕妇尤忌。又说，附子量小则兴奋，用大量则麻醉。《伤寒论》中最大量用3枚，也就是现在的30克。李时珍曰："乌附毒药，非危病不用，而补药中少加引导，其功甚捷。"

南京中医药大学黄煌教授长期研究《伤寒论》，总结出附子证临床应用关键指征：

1. 精神萎靡，嗜卧欲寐。

2. 畏寒，四肢厥冷，尤其下半身、膝以下冰冷。

3. 附子脉：脉微弱（脉形极细，按之若有若无），沉伏（重按至骨方能按到），细弱（脉细如丝，无力），或脉突然浮大而空软无力。"萎"（精神萎靡）"畏"（畏寒）三字概括之。

黄煌教授把临床附子应用范围归纳以下：

1. 病程中出现多汗、四肢冷、恶寒、沉脉、心音微弱、血压下降。

2. 呕吐、下痢伴见手足冷、腹痛、腹满、脉沉弱、舌苔白滑。

3. 关节的剧烈疼痛、局部肿胀、肌肉拘挛、运动受限、四肢逆冷。

4. 慢性疾病，或年老体弱，有下半身冷、腰酸膝软而无力、或冷痛、足背水肿、夜尿、尿频、畏寒、脉沉弱。

5. 慢性肾炎、心功能不全而伴全身功能衰弱症状，并水肿者。

● 临床遇到垂危大病，用附子量一定要大，不是垂危患者不要大量用这味药。一定要掌握好，不然会引起医疗事故，并给自己带来不必要的麻烦。

● 扶阳学派有两大法；一是主表的桂枝汤，二是主里的四逆汤。主表脉浮。主里脉沉。

● 附子走而不守，干姜守而不走。附子走四肢作用强，干姜守中焦作用强。

三、六经辨证

六经：太阳、少阳、阳明、少阴、厥阴、太阴（六经的实质就是经络脏腑）。

六经传变规律：由阳及阴，由表入里，病情逐渐加重，反之则反。万病不离“六经”。

掌握六经辨证的宗旨和规律，诊断和治疗，对治病就容易了。

三阳病一般患者体质都比较好，不容易传变到三阴上。三阴病一般体质都比较弱，慢性病比较多。

《伤寒论》创立了六经辨证。共有 113 方。

①要精思善转明通。②要明通药量比例。③药量比例是疗效的最大秘密。④要掌握煎熬和饮用方法。⑤掌握方中药物的药性和使用方法。

六经辨证具体内容：

太阳病　原文提纲：“太阳之为病，脉浮，头项强痛而恶寒。”

主证：恶寒发热，有汗或无汗，头痛身疼，项背强。

特征：脉象浮，发烧怕冷。太阳病就是典型的外感病。

临床表现：头项僵痛，出汗或不出汗，怕风或不怕风，嗓子痛或不痛，咳嗽或不咳嗽，流清鼻涕或不流，吐清痰或不吐，身上困或不困，四肢酸痛或不痛，胸满或不满，鼻子流血或不流血，大小便正常，饮食正常。

根据头脖子肩膀僵痛，细分为**桂枝汤**和**葛根汤**病，根据是否出汗，可以分为**桂枝汤**和**麻黄汤**病。脖子不痛，就是**桂枝汤**，出汗，也是**桂枝汤**，如果头和脖子肩膀僵痛，就是**葛根汤**，如果不出汗，就是**麻黄汤**。

临床只要患者脉浮，发烧怕冷，加上一些症状佐证，可以证明是纯粹的太阳病，就使用温热药去寒（用寒凉药物清热，导致疾病越治疗越严重）。

太阳病三大代表方：**麻黄汤**（治表实）、**桂枝汤**（治表虚）、**青龙汤**（表里趔解）。

少阳病　原文提纲：“少阳之为病，口苦咽干目眩也。”

主证：寒热往来，胸胁苦满，嘿嘿不欲食，心烦喜呕。

特征：脉弦细，身体指征是口苦、咽干、目眩。

临床表现：热或冷，冷热往来，或定时寒热，或定时汗或不汗，舌苔淡黄或不黄，胸胁苦满，心烦喜呕，食欲不振，小便黄或清，小便或利或不利，精神不振。

少阳病属于半表半里病，从太阳传入，是为加重，从阳明转归，是为向愈。少阳病为半寒半热，为肝胆正衰邪入而致。少阳病既不能使用吐、下法，也不能使用汗法，只能使用表里和解之法，其最重要的药物就是柴胡。单纯的少阳病是有的，长时间的少阳病也是有的，但是更多的时候，少阳病会迅速传里，和其他诸经病合病或者并病。

少阳病代表方是：**小柴胡汤**。

阳明病　原文提纲：“阳明之为病，胃家实是也。”

主证：经证，身热汗出，心烦口渴，不恶寒反恶热。腑证，腹胀而痛不大便，潮热谵语。

特征：脉象洪大急促，外感受寒而引起，脉浮发热怕冷。

临床表现：发热怕热，不怕冷，口干舌燥，口渴喜饮冷，舌苔厚黄，小便色黄不利，大便干结难下。全身壮热，大汗淋漓，口臭，食欲旺盛，腹满冲心，烦躁不已，循衣摸床，甚则谵语，狂乱。

太阳病是表病，是少阳病病情入于半表半里，半寒半热，脉弦口苦咽干目眩。阳明病是里病，是热病。热邪中胃。胃大热，热邪上蒸下闭，里外彻热，全身的津液都要被蒸涸完，体内没有新的津液来补充，故口干舌燥，口苦口渴，全身汗出壮热，便秘，癃闭。甚者高热而导致脑神经精神昏迷或狂妄错乱。阳明病不可以使用汗法，可以使用下法或者清法。

阳明病代表方是：**白虎汤**、**五苓散**、**调胃承气汤**、**大小承气汤**。

临床切忌一见患者发烧，就猛用寒凉药攻之，以免造成并症或合症。

太阴病　原文提纲："太阴之为病，腹满而吐，食不下，自利益甚，时腹自痛，若下之，必胸下结硬。"

主证：腹满吐痢，食不下，时腹自痛。

特征：脉象沉微，自觉腹满，常呕吐。

临床表现：感觉饥饿却不想吃饭，溏泄严重，常觉肚子痛，头痛头晕、四肢厥逆不温并肿胀发木，小便清长，口腔溃疡，舌苔白黑腻、有裂纹，舌头胖大，有齿痕边，口渴不欲饮。

太阴病的腹满和阳明病的腹满不一样的。太阴病的腹满是虚满，因为肾阳虚导致阳不胜水，水寒客居胃部以下严重，自觉吃点饭饮点水就留到肚子里了，用手按的话，腹肌很柔软，患者喜欢按。阳明病的腹满是实满，腹内是大热，手按是硬鼓，按就疼，拒按。

太阴病是里病里面最严重的病，他不仅阳虚，大寒，里面还有停水，停水很严重，所以他要恶心呕吐，他要把这个寒水排解出去才舒服一点。而且，因为寒和水太严重了，大便受不到任何约束了，所以就老是有便意，排泄一点没有了，刚提起身，又想拉了。其实，也是一种排解，他想把这个寒，把这个水给排解出去，可是因为阳不胜寒，阳不胜水，故老是排解不干净。纯粹太阴病是里病，治疗法则是温法。不能使用汗、吐、下、清法。

太阴病代表方是：**真武汤**。

少阴病　原文提纲："少阴之为病，脉微细，但欲寐也。"

主证：恶寒身倦，四肢厥逆。

特征：脉象微细，身体困倦想睡觉。

临床表现：发热或不发热，怕冷，咽喉部发热、发干、疼痛，但实际上不肿不红不欲饮水，咳嗽或不咳嗽，口中和，口淡，流清涎，四肢寒冷，小便清长，大便溏稀，大便频繁。少阴病是三阴里症中的表病，是肾阳不足，不能温煦全身而造成的。凡是身体寒性体质的人均容易患三阴慢性病。

少阴病代表方是：**麻黄附子细辛汤**、**四逆汤**。

厥阴病　原文提纲："厥阴之为病，消渴，气上撞心，心中疼热，饥而不欲食，食则吐蛔，下之利不止。"本条是厥阴病上热下寒的症候。

主证：厥热往复。为寒热错杂。

特征：脉象微细。消渴，气上撞心，心中疼热，饥而不欲食，食则吐，溏泄，甚至消化不动下利完谷。

临床表现：寒气时复上冲，将阳气蒸腾，自感心中疼热不止。寒热错杂，上部是热，下部是寒。咽干唇燥，腹痛腹满，头痛头重，腰痛腰重，四肢厥逆，四肢肿麻、舌赤少苔，或口舌不干不渴，舌苔青黑，小便白色，大便黑色。脉诊和症状上，必脉沉微。这正是风火郁闭于里，不能条达，而且阴气最少，阴中有阳的反应。

厥阴病是半表半里病，自胃部以下是寒，寒气太重，上部的阳气下不来，下部的寒气上不去，阴阳不能升降交通，是谓寒格。胃中有寒，吃不进，热气弥漫在胃口之上，又觉得饥饿不止。消渴，喝多少水也不解渴，因为不是真渴，是下部寒气太盛，阳虚而津液不布。饭后易吐，因为寒不受热食。厥阴病属于半表半里病，治疗法则是寒热并治，不能使用汗、吐、下、清之法。临床上无论这些症状是个别或单独出现，或几个症状都出现，只要有舌赤少苔，方用**乌梅丸**均有效。乌梅一味是以上厥阴阴病证的必用和特效之药。

厥阴病代表方是：**乌梅丸**。

柯韵伯曰："火旺则水亏，故消渴。气上撞心，心中疼热，气有余便是火也。木盛则克土，故饥不欲食。虫为风化，饥则胃中空虚，蛔闻食臭出，故吐蛔。仲景立方，皆以辛甘苦味为君，不用酸收之品，而此用者，以厥阴主风木耳。"

四、部分方剂索引

一画

一贯煎（《柳州医话》）

功效：滋阴养肝，疏肝理气。

主治：肝病、胃病、各种月经病、疝气。

记忆：麦地楝枸当沙。

联想：麦地练狗当杀。

组成：麦门冬 12 克，生地黄 30 克，川楝子 6 克，枸杞子 15 克，当归 10 克，北沙参 12 克。

用法：水煎服（生地黄川楝子用量比例 5∶1）。

附注：魏玉横创制此方，是对后世治疗肝病做了一大贡献。

二画

二陈汤（《和剂局方》）

功效：燥湿化痰，理气和中。

主治：湿痰咳嗽（治稀痰效果佳）。

记忆：半夏陈皮茯苓草，生姜乌梅加之巧。

组成：法半夏 9 克，陈皮 6 克，茯苓 15 克，炙甘草 6 克，乌梅 6 克，生姜 5 片。

用法：水煎服。

附注：《医学从众录》曰："无火者，纯是清水；有火者，中有重浊白沫为别耳。"是辨有火之痰和无火之痰的精准之深入浅出表述。

八正散（《和剂局方》）

功效：清热泻火，利水通淋。

主治：湿热下注，热结下焦，发为热淋、石淋。症见小腹急满，小便浑赤涩痛，淋漓不畅，甚或癃闭不通，咽干口燥，舌红苔黄，脉实而数。现临床常用于尿道炎、膀胱炎、急性前列腺炎、泌尿系结石、急性肾炎、急性肾盂肾炎，属于湿热实证者。

记忆：大木车滑巨扁，栀（能）甘灯（眼）。

联想：①大木车滑巨扁，只（能）干瞪（眼）。②将军等边区六一（滑石、甘草）通车子。

组成：大黄 9 克，木通 9 克，车前子 9 克，滑石 15 克，瞿麦 9 克，萹蓄 9 克，栀子 9 克，甘草 9 克，灯芯草 6 克。

用法：水煎服。

附注：临床该方加入柴胡、五味子效果更佳。

十灰散（《十药神书》）

功效：凉血，收敛止血。

主治：血热妄行之所致之呕血，吐血、衄血、咯血、牙龈出血等。

记忆：黄棕茜栀牡（拿）大小蓟荷叶（盖）茅侧。

联想：黄宗茜之母（拿）大小蓟荷叶（盖）茅侧。

组成：大黄、棕榈皮、茜草、栀子、牡丹皮、大蓟、小蓟、荷叶、白茅根、侧柏叶各等分。

用法：诸药烧灰存性，共研细末，每次内服 12 克，每日 2~3 次。

附注：唐容川云：其方妙在大黄降气即以降血。若用止血凉血治疗鼻衄时，效果不理想时，加桑白皮 15 克，以清肺火而止血。

十枣汤（《伤寒论》）

功效：攻逐水饮。

主治：悬饮症见胁下有水气，以致咳唾胸胁引痛，心下痞硬，或水肿腹胀，胁下支满，按之痛，甚则肩背引痛属于实证者。现代多用于各种胸腔积液，腹水而体壮实者，渗出性胸膜炎，肝硬化，慢性肾炎所致的胸腔积液、腹水或全身水肿。

记忆：甘芫戟枣。

联想：甘愿起早。

组成：甘遂、芫花、大戟各等分。

用法：以上三药研末。用大枣 10 枚，水煎送服。清晨空腹服用。每次内服 2~3 克。泻后饮稀饭养胃。

附注：本方大枣为君药，因大枣能使三味猛药作用缓解药力持久，药力慢慢发出，才能达到泻胸膈间水饮。另外，用本方治肝硬化腹水，适宜体质壮实的患者。如果人虚弱，用甘遂猛药剂，会造成三焦之气全脱而加速患者死亡。切记！切记！

人参败毒散（《小儿药证直诀》）（《类证活人书》）（《和剂局方》）

功效：益气解表，散风祛湿。

主治：正气不足，而外感风寒湿邪。舌苔白腻，脉浮按之无力。现多用于治疗流行性感冒效果好（原方治伤风，温疫，风湿，头目昏暗，四肢作痛，憎寒壮热，项强睛痛，或恶寒咳嗽，鼻塞声重）。

记忆：芎人壳姜草根茯，荷独羌前柴。

联想：穷人可将草根服，何独抢钱财。

组成：川芎6克，人参6克，枳壳6克，生姜3片，甘草3克，桔梗6克，茯苓6克，薄荷6克，独活6克，羌活6克，前胡6克，柴胡6克。

用法：水煎服。

附注：云南已故名老中医来春茂说：人参败毒散去了羌活，邪毒难以祛除，疗效降低。应用时，不能去羌独活。岳美中说：若用人参败毒散治疗外感时方改人参为太子参较好。

银翘败毒散（《医方集解》）功效：清热解毒。人参败毒散去了人参，加金银花、连翘。主治：热毒红肿、痈肿疼痛。为扶正祛邪之剂。也治习惯性疮疖。

人参蛤蚧散（《卫生宝鉴》）

功效：止咳平喘，补气清肺。

主治：久患咳嗽，上气喘满，咳吐脓血，胸中有烦热，身体羸瘦者。

记忆：二母苓人桑草杏蛤。

联想：二母领人上草杏阁。

组成：人参、茯苓、贝母、桑白皮、知母各60克，杏仁、炙甘草各150克，蛤蚧1对。

用法：以上研末备用内服。现临床多水煎服用。

附注：现在多用于治慢性气管炎，支气管哮喘，老年哮喘及肺气肿病。

九味羌活汤（《此事难知》）

功效：发汗除湿，兼清里热。

主治：外感风寒湿邪。症见恶寒发热，无汗头痛，肢体疼痛，口苦微渴，舌苔白滑，脉浮紧。

记忆：芩川羌风白地草，苍术细辛葱生姜。

联想：秦川强风百地草，苍术细辛葱生姜。

组成：黄芩9克，川芎10克，羌活9克，防风9克，白芷6克，生地15克，甘草6克，苍术9克，细辛6克。

用法：水煎服。

附注：外感风寒时加葱姜。素体阴虚气弱者，不宜用本方治疗。

九仙散（《医学正传》）

功效：益气养阴，敛肺止咳。

主治：肺虚久咳不愈，咳甚则气喘自汗，痰少而黏，脉虚数。

记忆：粟五梅桔人款，胶桑贝母。

联想：粟五梅借人款，交桑贝母。

组成：罂粟壳15克，五味子、人参、款冬花、桑白皮、桔梗、阿胶、乌梅各10克，贝母5克。

用法：共研末服用，每次9克。

附注：本方罂粟壳为君，可用（五倍子、诃子、乌梅）三药联合代替。《医学正传》赞本方："治一切咳嗽，久嗽乃击其惰归之药也。"

人参养荣丸（《和剂局方》）

功效：温补气血，益脾肺，养心营。

主治：体劳虚损诸证。心脾不足，气血双亏，形瘦神乏，食少便溏，产后虚弱。

记忆：①陈芍五三远人，黄地苓术肉贵。②十全去芎加姜枣陈五远。

联想：陈少五三原人，黄帝陵猪肉贵（三：甘草，大枣，生姜）。

组成：陈皮10克，白芍30克，五味子9克，炙甘草10克，大枣10克，生姜10克，炙远志9克，人参10克，黄芪10克，熟地10克，茯苓10克，炒白术10克，肉桂10克，当归10克。

用法：水煎服。

附注：扶正扶阳，临床用癌症化疗副作用效果好。

八味除烦汤（《黄煌经方使用手册》）

功效：解郁除烦。

主治：更年期综合征、焦虑症、抑郁症、强迫症、血管神经性头痛、痛经、痤疮、咽喉炎、扁桃体炎、食管炎、急慢性胃肠炎、喉源性咳嗽、急慢性支气管炎、哮喘、舌痛症、小儿厌食症、小儿过敏性紫癜，还能消除治疗口腔异样感觉之症状。

记忆：苏苓夏山翘芩厚枳壳。

联想：苏苓下山挑琴后枳壳。

组成：苏梗15克，茯苓15克，制半夏15克，山栀子15克，连翘15克，黄芩10克，厚朴15克，枳壳15克。

用法：水煎服。

附注：德国研究本方栀子有抗抑郁效应。

丁香柿蒂汤（《病因脉治》）

功效：益气温中，散寒降逆。

主治：久病体寒，胃气虚寒所致顽固性呃逆，呕吐，胸脘痞满，舌淡苔白，脉沉迟。

记忆：香姜柿人。

联想：湘江市人。

组成：丁香3克，生姜2片，柿蒂9克，人参6克。

用法：水煎服。

附注：丁香、柿蒂为治疗呃逆之专药。柿蒂研末，再以丁香、人参、生姜汤冲服，方可治呃逆有效。否则效差。此乃几代人经验相传耳。若口干加石膏、知母之类。再加白芍、甘草更助药力。

三画

小建中汤（《伤寒论》）

功效：温中补虚，和里缓急。

主治：虚劳腹痛，心悸，虚烦发热。

记忆：①小建中汤芍药多 桂枝饴糖枣草姜。②三芍桂糖。（三：姜、枣、草）。

联想：①小建中汤芍药多 桂枝饴糖枣草姜。②三勺桂糖。

组成：芍药20克，桂枝9克，饴糖30克，大枣4枚，炙甘草6克，生姜两片。

用法：水煎服。

附注：没有饴糖。可以用冰糖代替，或用生麦芽、红糖各30克代替。另外，本方有增肥作用，肥胖，舌红、苔腻者慎用。芍药能土中泻木，须与桂同用。此方就是主治太阴腹痛的。

小半夏汤（《金匮要略》）

功效：和胃化痰，降逆止呕。

主治：胃气上逆之呕吐，胸闷不渴，舌苔白，偏于寒者。

组成：半夏 12 克，生姜 10 克。

用法：水煎服。

附注：两味即可蠲（免除）饮止呕。孕妇呕吐，本方合桂枝汤 3 剂即收理想疗效。

大半夏汤（《金匮要略》）

功效：调中降逆。

主治：中焦虚寒，反胃呕吐，症见朝食暮吐，或暮食朝吐，心下痞硬，面色萎黄，食欲不振，时有腹痛，大便难解，反胃，呕吐涎沫。舌质淡红，苔薄腻或厚腻，神倦体弱者。

记忆：人半蜜。

联想：人半蜜。

组成：人参 10 克，半夏 15 克，白蜜 15 克（白蜜可治疗腹痛急迫症）。

用法：水煎服。

附注：小半夏汤和大半夏汤都是止呕剂，而大半夏汤是一种多见脾胃虚弱“朝食暮吐”的呕吐。现在临床用于食道痉挛、食管癌、胃肠神经症、幽门梗阻等，体虚弱，久病年龄大者。

小承气汤（《伤寒论》）

功效：轻下热结。痢疾初期。

主治：阳明腑实证

记忆：朴实将军。

组成：厚朴 6 克，枳实 12 克，大黄 12 克。

用法：水煎服。

附注：张元素的三化汤（小承气汤加羌活）。就是专门治疗中风二便不通之方。从现代医学研究看，它不但能排出积于肠道内的代谢废物，还可以降低颅内压，对缓解病情极为重要。“阳明病欲解时，从申至戌上。”若每天下午发生腹泻，用药数月不愈。用小承气汤治之而愈。区别：小承气汤长于治满，而下热不足。小承气汤，既除热又除满。调胃承气汤长于治下热，而满不足。

大承气汤（《伤寒论》）

功效：峻下热结。

主治：肠中实热结滞者。

记忆：黄厚枳实硝。

联想：①皇后只是笑。②小承气汤加芒硝。

组成：大黄 12 克，厚朴 15 克，枳实 9 克，芒硝 12 克。

用法：水煎服。

附注：本方是传统的急救方，几千年来，大承气汤不知救治了多少危急重症，在高热神昏、四肢厥冷的时候，在腹满腹痛、烦躁欲死的时候，在身热如焚、舌苔焦黑起刺的时候，在种种危急重险关头，大承气汤往往是名医手下的回春妙药，诸般危证，每能一下而愈。急腹症，大黄可以用到60~120克，不会有任何副作用。

小续命汤（《备急千金要方》）

功效：祛风扶正。

主治：中风垂危，身体缓急，口眼㖞斜，舌强不能言语，神情闷乱者。

记忆：小续命汤，有麻黄汤，二防附人芍姜芩芎。

联想：小续命汤，有麻黄汤，二防富人说将勤穷。

组成：甘草10克，麻黄12克，杏仁9克，肉桂10克，防己10克，防风10克，制附子10克，人参15克，芍药12克，生姜15克，黄芩10克，川芎12克。

用法：水煎服。

附注：原文“先煮麻黄三沸去沫”。本方麻黄用量要到30克久煎，目的不是为了发汗，而是为了宣发阳气。

小陷胸汤（《伤寒论》）

功效：清热化痰，宽胸散结。

主治：热痰互结，胸中痞满胀痛（特别是心下按之疼痛、心烦、口苦、失眠或咳嗽、痰黄黏腻不易咳出或便秘）。舌苔黄腻，脉浮滑或脉滑数者。

记忆：半黄瓜。

联想：半黄瓜。

组成：黄连6克，大瓜蒌30克，半夏10克（瓜蒌皮多用咳嗽痰黏，仁用于便秘）。

用法：水煎服。

附注：现在用于胆囊炎、胰腺炎、胆汁反流性胃炎、胆道蛔虫、急慢性胃炎、幽门梗阻、急性食道炎、反流性食道炎、胃肠神经症、小儿厌食症。

大陷胸汤（《伤寒论》）

功效：泻热，利水，破结。

主治：结胸证。症见1周左右不大便。少腹硬满不可近，短气烦躁。脉沉紧有力。

记忆：遂军硝。

联想：随军校。

组成：大黄21克，芒硝21克，甘遂研末1.5克。

用法：水煎大黄后溶化芒硝，乘热冲服甘遂研末。

附注：现在用于急性水肿性胰腺炎，效果好。

小柴胡汤（《伤寒论》）

功效：和解少阳，扶正祛邪。

主治：外感风寒，病邪在半表半里之少阳证。症见寒热往来，胸胁苦满，食欲不振、心烦呕恶、口苦咽干、目眩、舌苔薄白或微黄，脉弦。以及妇女产后发热，经期外感，热入血室，或疟疾，黄疸等见少阳证者（非少阳不用）。

记忆：姜甘枣人半胡芩。

联想：将干找人伴胡琴。

组成：生姜9克，炙甘草6克，大枣20克，人参10克，半夏9克，柴胡12克，黄芩9克。

用法：水煎服。

附注：规定柴胡证：①胸胁苦满，或胁下硬满，或胁下痞满。②是寒热往来。③吐不欲食，或不能食，心烦喜呕或呕吐，口苦，默默不欲饮食。古代医家有云：本方有诊断之失，而无治疗之误。少阳为三阳之枢，一旦邪犯少阳，徘徊于半表半里之间，外与阳争而为寒，内于阴争而为热，形成往来寒热。药只七味，却是寒热并用，补泻合剂的组方典范，是八法和法中最精炼之代表方。凡用本方加减治疗发热证，柴胡量均要 20 克以上效果才理想。

大柴胡汤（《伤寒论》）

功效：外解少阳，内泻热结。

主治：少阳病未解，阳明里热已盛。症见寒热往来，胸腹胀满。大便秘结，舌苔黄厚燥，脉弦有力。

记忆：大将军枳药芩夏姜胡。

联想：大将军只要勤下江湖。

组成：柴胡 24 克，黄芩 9 克，芍药 9 克，半夏 15 克，枳实 9 克，大黄（后下）6 克，大枣 4 枚，生姜 2 片。

用法：水煎服。

附注：邓铁涛说：大柴胡汤 1000 多年了，治疗急性胰腺炎疗效高，就是世界上最好最新的方子。同时，该方也是治疗身体壮实者高血压的理想方剂。

小青龙汤（《伤寒论》）

功效：解表散寒，温肺化饮。

主治：外感风寒，内停水饮。症见发热恶寒，无汗浮肿，咳喘痰白，甚者痰饮气喘不得平卧，身体重痛，口不渴，苔薄白而润滑，脉浮紧。

记忆：芍姜甘辛味麻夏桂。

联想：少将甘心为妈下跪。

组成：芍药 9 克，干姜 6 克，炙甘草 6 克，细辛 3 克，五味子 9 克，麻黄 6 克，半夏 9 克，桂枝 6 克。

用法：水煎服。

附注：本方是治疗外感风寒，内停水饮的代表方剂。治表寒里热。最擅长止咳平喘。清稀白痰是本方主要区别之特征。

大青龙汤（《伤寒论》）

功效：发汗解表，清热除烦。

主治：表实里热证。

记忆：三桂（他）麻杏石。

联想：三桂（他）妈姓石。

组成：炙甘草 3 克，大枣 2 枚，生姜 2 片，桂枝 6 克，麻黄 9 克，杏仁 9 克，石膏 24 克。

用法：水煎服。

附注：本方退高热 42℃以上，盖被出汗，并喝米汤数次，1 剂即愈。区别：小青龙治寒咳。大青龙治热咳。

大黄䗪虫丸（《金匮要略》）

功效：祛瘀生新，破血通经。

主治：干血内结，经闭不通，经血不调，腹痛腹胀，肌肤甲错，潮热羸瘦，癥瘕积聚，眼眶暗黑，现在用于治疗慢性活动性肝炎、肝硬化、高血压、脑血栓、再生障碍性贫血、慢性白血病、静脉曲张并发后遗症、子宫肌瘤、脂肪肝、肝脾肿大、乳腺增生、不孕症、前列腺增生。

记忆：螬漆杏军草地，药水蛭芩虻桃土鳖虫。

联想：曹七行军草地，要水蛭勤忙逃土鳖虫。

组成：蛴螬45克，干漆30克，杏仁120克，大黄300克，甘草90克，生地黄300克，白芍120克，水蛭60克，黄芩60克，虻虫45克，桃仁120克，土鳖虫30克。

用法：本方市场有中成药，按说明服用。

附注：本方为破血通血之剂，皮肤过敏者慎用。

大黄附子汤（《金匮要略》）

功效：温阳祛寒，通便止痛。

主治：寒积里实证。腹痛便秘，胁下偏痛，发热，手足厥冷，舌苔白腻，脉弦紧。现在用于治疗急性肠梗阻，胆绞痛，睾丸肿痛。

记忆：大黄附子细辛。

组成：大黄10克，附子30克，细辛10克。

附注：本方峻烈，多用于疼痛重症。普通疼痛不易用。是治疗肾衰竭常用方，对尿毒症阶段没有钱做透析的患者，用大黄附子汤治疗效果好。大黄量不宜大于附子量。

大定风珠（《温病条辨》）

功效：滋阴熄风，潜阳救脱。

主治：适用于热灼真阴，虚风内动。症见神倦瘛疭（chì zòng），脉气虚弱，舌绛苔少。

记忆：大风定珠鸡子黄，再合加减复脉汤，三甲并同五味子，滋阴熄风是妙方。

组成：阿胶10克，火麻仁10克，白芍15克，五味子12克，生地15克，麦门冬15克，龟板10克，鳖甲10克，炙甘草10克，牡蛎15克，鸡子黄3枚。（三甲：鳖甲、龟板、牡蛎）。

用法：水煎服。

附注：本方加减治疗手臂颤抖，书写困难，帕金森瘛疭（瘛疭：手足抽搐，或口眼㖞斜，手足痉挛）。

大建中汤（《金匮要略》）

功效：温中补虚，降逆止痛。

主治：适用于脘腹部冷痛等证。脾胃虚寒，心胸中大寒痛，呕不能食，腹中痛，上冲皮起，出现头足及上下痛不可触。现在用于慢性胃炎、胃溃疡、胃肠神经症、胃扩张、胃下垂、胆道蛔虫、肠粘连、肠梗阻等。

记忆：人椒糖姜。

联想：人交糖浆。

组成：人参6克，川椒6克，饴糖30克，干姜9克。

附注：邓铁涛说本方治疗麻痹性肠梗阻有奇效。

大羌活汤（《卫生宝鉴》）

功效：祛风湿，清里热。

主治：手指关节肿痛，屈伸不利。头痛身痛，发热恶寒，口苦干，烦满，苔黄腻，脉细数。

记忆：二活二术威防当归泻升苓。

联想：二活二术为防当归谢升灵。

组成：羌活6克，独活6克，白术15克，苍术9克，威灵仙9克，防风9克，当归10克，泽泻15克，升麻6克，茯苓15克。

用法：水煎服。

附注：本方是治疗外感寒湿邪，入里化热伤阴证的常用方。若内伤，不系外感传里者，忌用。

上中下通用痛风丸（《丹溪心法》）

功效：疏风清热，除湿化痰，活血止痛。

主治：痛风症，上中下关节疼痛、类风湿性关节炎、手指肿胀疼痛。

记忆：防己苍柏南星威，桃红芎羌芷桂龙胆曲。

组成：防己15克，炒苍术60克，炒黄柏60克，制胆南星60克，威灵仙9克，桃仁15克，红花6克，川芎9克，羌活9克，白芷15克，桂枝9克，龙胆草3克，神曲30克。

用法：共研末，水制丸，每服9克。

附注：此方尤适宜于上肢肿痛者。

大黄甘草汤（《金匮要略》）

功效：通腑泄热通便，和胃止呕。

主治：食之即呕吐，口腔溃疡。

组成：大黄12克，甘草3克。

用法：水煎服。

附注：治疗火逆呕吐特别有效，但勿久服。火逆呕吐特点：口干欲饮，饮后则吐。

干姜附子汤（《伤寒论》）

功效：回阳救急。

主治：休克之亡阳症。虚脱之阳气衰竭症。急性肠胃炎之阳气欲脱症。

组成：干姜6克，制附子15克。

用法：水煎服。

附注：本方辛热猛烈，煮后一次内服。意在急救肾阳于暴衰。不用甘草为避免甘草缓急，影响疗效，阳气稍复，用四逆汤巩固疗效。

三金方（《方剂学》上海中医学院编）

功效：利尿排石。

主治：泌尿系结石。

记忆：三金瞿冬葵苇。

组成：金钱草60克，海金沙30克，鸡内金9克，瞿麦12克，冬葵子12克，石韦12克。

用法：水煎服。

附注：本方是治疗泌尿系结石，利尿通淋的常用方。

三子养亲汤（《韩氏医通》）

功效：温化痰饮，降气消食。

主治：咳喘痰多，胸痞食少者。现在多用于顽固性咳嗽、慢性气管炎、支气管哮喘、肺心病等痰壅气逆食滞者。

记忆：苏子芥子莱菔子。

组成：紫苏子10克，白芥子6克，莱菔子10克。

用法：水煎服。

附注：临床大便秘结可加蜂蜜，寒可以加生姜治之。本方尤适宜于老年人。

三才封髓丹（《卫生宝鉴》）

功效：泻火坚阴，固精封髓。治疗阴虚火旺，相火妄动之梦遗精，失眠多梦，腰膝酸软，五心烦热，口舌干燥等。

主治：遗精早泄、糖尿病、口腔溃疡、口腔病综合征。

记忆：封髓丹，加人冬地。

组成：黄柏6克，砂仁3克，甘草3克，人参9克，天门冬6克，熟地15克。

用法：水煎服。

附注：观口疮周不红不肿，为肾中虚火，应以滋阴化湿，本方加减治疗效佳。封髓丹：黄柏、砂仁、甘草。

三仁汤（《温病条辨》）

功效：清热除湿，宣通化浊。

主治：湿温初起，或暑温挟湿，邪留气分，湿盛热微，头痛恶寒，身重疼痛，面色淡黄，胸闷不饥，午后身热，苔白不渴，脉弦细而濡者。

记忆：白蔻杏薏仁，半叶厚通滑。

联想：白叩信义人，半夜后通话。

组成：白蔻仁6克，杏仁15克，生薏苡仁20克，厚朴6克，清半夏10克，竹叶6克，通草6克，滑石18克。

用法：水煎服。

附注：现用于不明原因发热、波浪热、肠伤寒、肠胃炎、肾盂肾炎、慢性膀胱炎、肺炎。

川芎茶调散（《和剂局方》）

功效：疏散风邪，止头痛。

主治：疏散风邪，以治外感风邪所致头痛之主方。偏正头痛，巅顶作痛，恶寒发热，眩晕，鼻塞流清涕而偏于风寒，苔薄白，脉浮者。

记忆：川芎茶调散，荆辛防芷草羌薄。

联想：川芎茶调散，金星房子草墙薄

组成：川芎12克，荆芥12克，细辛3克，防风5克，白芷6克，甘草6克，羌活6克，薄荷24克。

用法：水煎服。

附注：该方为治疗外风头痛（偏头痛）之主要方剂，方中用量最重的药物是薄荷。

川芎肉桂汤（《兰室秘藏》）

功效：祛风散寒，活血止痛。

主治：风寒湿夹瘀血之腰痛。因露宿寒湿之地，腰痛不能转侧，两胁搐急作痛，等用之均效。

记忆：川芎肉桂汤腰痛，桃草归二防，独柴羌苍神。

组成：川芎 3 克，肉桂 3 克，桃仁 5 克，炙甘草 3 克，归尾 3 克，防己 1 克，防风 1 克，独活 1.5 克，柴胡 3 克，羌活 5 克，苍术 3 克，炒神曲 1.5 克。

用法：水煎服。

附注：方中川芎、肉桂并为主药，以二者命名汤，实为突出冬季寒凝和久病瘀阻之意。

木防己汤（《金匮要略》）

功效：祛风止痛，利尿消肿，解毒降血压。

主治：风湿关节痛、肋间神经痛、急性肾炎、尿道感染、高血压、水肿等。

记忆：防己石桂人。

组成：木防己 12 克，石膏 45 克，桂枝 6 克，人参 12 克。

用法：水煎服。

附注：原文：《金匮要略》第 24 条曰："膈间支饮，其人喘满，心下痞坚，面色黧黑，（指黑兼黄），其脉沉紧……"木防己发现有马兜铃酸有伤肾副作用，现临床用汉防己代替木防己。

四画

止嗽散（《医学心悟》）

功效：疏表宣肺，止咳化痰。

主治：外感咳嗽，日久不止者。

记忆：陈甘桔部菀芥前。

联想：陈甘杰不愿借钱。

组成：陈皮 9 克，甘草 3 克，桔梗 6 克，百部 6 克，紫菀 9 克，荆芥 6 克，白前 6 克。

用法：水煎服。

附注：本方是治外感咳嗽常用方，对已愈咳嗽又发咳嗽有殊效，是启门逐寇法。外感暴咳用生紫菀，肺虚久咳用蜜紫菀。

六安煎（《景岳全书》）

功效：化痰止咳，理肺散邪。

主治：风寒咳嗽，痰滞气逆，外感初期。

记忆：杏苓芥夏草橘姜。

联想：杏林街下炒橘姜。

组成：杏仁 3 克，茯苓 6 克，白芥子 2 克，半夏 9 克，甘草 3 克，橘皮 4 克，生姜 3~5 片。

用法：水煎服。

附注：体质差及老年人不用白芥子。

止园偏头痛方（《止园医话》）

功效：祛风散热，治头痛。

主治：急性偏头痛。三叉神经痛。头痛发作时一侧剧痛，太阳穴有热（热）感，伴双目抽痛，甚者痛连面齿，或午后体温升高。

记忆：花茅枯藁芷，芩翘二叶荷苦丁茶。

联想：花茅哭稿纸，芩翘二叶荷苦丁茶。

组成：菊花9克，白茅根12克，夏枯草12克，藁本6克，白芷6克，黄芩6克，连翘12克，荷叶（半边个），桑叶9克，薄荷6克，苦丁茶8克。

用法：水煎服。

附注：罗止园曰：治偏头痛极灵，屡试屡验。此方岳美中教授临床广为传播。治疗头痛严重者，偏头痛方加防风6克，金银花15克。寒厥、痰厥之头痛不宜使用本方。

五味异功散（《小儿药证直诀》）

功效：温中和气。

主治：治吐泻不食，脾胃虚冷者。

记忆：四君子汤三陈皮（三：甘草、生姜、大枣）。

组成：党参10克，白术10克，茯苓10克，甘草9克，生姜2片，大枣2枚，陈皮9克。

用法：共研细末。现多用于水煎服。

附注：本方相似四君子汤作用，调节胃肠运动，松弛肠管，又能抗肠痉挛。

五皮饮（《中藏经》）

功效：行气化湿，利水消肿。

主治：治全身水肿，及妊娠水肿，或夏天湿盛足水肿、急性肾炎水肿、经期水肿、腹水均可服用。

记忆：五皮饮用五种皮，陈苓姜桑大腹皮。

联想：五皮饮用五种皮，陈苓奖赏大腹皮。

组成：陈皮9克，茯苓皮24克，桑白皮9克，生姜皮9克，大腹皮9克。

用法：水煎服。

附注：服用本方时，忌吃凉性食物及辛辣食物。

升陷汤（《医学衷中参西录》）

功效：益气升陷，宁心安神。

主治：胸中大气下陷，气短不足以息，或呼吸则喘，或气息将停危重顷刻。寒热往来，或咽干发渴，满闷怔忡，神昏健忘，脉沉迟无力而微弱，或三五不调者。

记忆：芪母升柴梗。

联想：齐母升柴梗。

组成：黄芪20克，知母9克，升麻4克，柴胡4克，桔梗4克。

用法：水煎服。

附注：《黄帝内经》曰：“恐则气陷也。”本方加龙眼肉15克治愈。

升降散（《伤寒温疫条辨》）

功效：散风清热，升清降浊，清热解毒，逐秽祛邪，表里双解，凉血荡涤。

主治：虚温病表里三焦大热，证不可名状者，症见憎寒壮热，头痛如破，咽喉肿痛，上吐下泻，神昏不省人事，谵语，舌卷囊缩，心烦引饮。

组成：僵蚕6克，蝉蜕3克，姜黄9克，大黄12克。

用法：共研末，和匀。每次冲服10~15克。现多水煎服。

附注：现用于扁桃体炎、细菌性肺炎、高血脂、渗出性胸膜炎。消化不良加厚朴、半夏、焦三仙。热盛加黄连、黄芩。咽肿痛加蒲公英、桔梗、山豆根。面肿加金银花、连翘、紫花地丁、板蓝根、大青叶。

天王补心丹（《摄生秘剖》）

功效：滋阴养心，补心安神。

主治：治疗心肾不足，阴亏血少所致的心神不安，虚烦失眠心悸怔忡，健忘梦遗，精神倦怠，大便秘结，虚热盗汗，五心发热，口舌生疮，舌红苔少，脉细而数。

记忆：三参二仁苓远志，味二冬梗地归。

联想：三参二仁领远志，为二冬耕地归。

组成：人参 9 克，丹参 9 克，元参 9 克，炒酸枣仁 15 克，柏子仁 9 克，茯苓 9 克，远志 6 克，五味子 9 克，天门冬 9 克，麦门冬 9 克，桔梗 6 克，生地 15 克，当归 9 克。

用法：水煎服。炼蜜为丸朱砂为衣。

附注：本方滋腻药多，脾胃弱者不宜服用，或佐消化药同服。睡前用效佳。

天麻钩藤饮（《中医内杂病证治新义》胡光慈）

功效：平肝熄风，滋阴潜阳，安神定志。

主治：肝阳上亢，肝风内动证。口眼㖞斜，头痛耳鸣，眩晕眼花，半身不遂，舌红，脉弦数。

记忆：天麻钩藤，杜母苓牛芩桑夜石山。

联想：天麻钩藤，杜母领牛勤上夜石山。

组成：天麻 9 克，钩藤 15 克，杜仲 9 克，益母草 12 克，茯神 15 克，牛膝 12 克，黄芩 9 克，桑寄生 24 克，夜交藤 15 克，石决明 24 克，栀子 9 克。

用法：水煎服。

附注：本方最适宜老年人低血压低，而高血压高的高血压，老年人气虚者，可选加太子参、黄芪效果更佳。本方加穿破石、丹参 3 剂，血压就降下来了。

少腹逐瘀汤（《医林改错》）

功效：活血祛瘀，温经止痛。

主治：瘀滞寒凝，少腹积块，痛或不痛，或少腹胀满，或疼痛，或经期腰酸少腹胀等，或月经不调，或痛经不孕，或崩漏，或痛经。

记忆：少腹逐瘀汤，姜胡没当官，蒲灵芎芍香。

组成：炮姜 10 克，延胡索 15 克，没药 10 克，当归 12 克，官桂 9 克，蒲黄 12 克，五灵脂 10 克，川芎 10 克，赤芍 15 克，小茴香 9 克。

用法：水煎服。

附注：子宫肌瘤，各种癥瘕中成药少腹逐瘀丸合桂枝茯苓丸，两种中成药同服，坚持三个月治愈。少腹逐瘀汤现在临床也用于治疗血管性头痛、脑梗死、冠心病、心绞痛。

少阴附子汤（《伤寒论》）（也称：附子汤）

功效：温经散寒。

主治：少阴病，身体痛，手足寒，骨节痛，脉沉者。现在用于治疗慢性肾炎水肿，肝硬化腹水效果好。

记忆：附人苓白术芍药。

联想：富人领猪药。

组成：制附子（先煎）10 克，人参 9 克，茯苓 15 克，白术 15 克，芍药 15 克。

用法：水煎服。

附注：李克绍治疗肝硬化，迁延性肝炎，防止肝炎向肝硬化方面发展用本方效果好。

心动过速方（《中医内科学》）

功效：养心宁神，定悸。

主治：心动过速，心悸怔忡。

记忆：心动过速生脉饮，磁枣甘草淮小麦（生脉饮：人参、麦门冬、五味子）。

组成：人参9克，麦门冬15克，五味子15克，磁石30克，大枣2枚，炙甘草12克，淮小麦30克。

用法：水煎服。

附注：本方有稳定而持久的强心作用，调整提高血压。也治久咳伤肺之气阴两伤者。

玉屏风散（《丹溪心法》）

功效：益气健脾，固表止汗。

主治：表虚卫阳不固。症见自汗恶风，易受风寒面色白，舌质淡，苔薄白，脉浮缓。

记忆：芪术防。

组成：黄芪30克，白术60克，防风30克。

用法：水煎服。

附注：本方是治疗“黄芪体质”的多汗，易感冒的有效方剂。本方能补气固表，好像屏风能挡住外感风邪，不使侵袭人体一样，故名“玉屏风”之名。

乌梅丸（《伤寒论》）

功效：温脏驱蛔止痛。

主治：脏气虚寒引起肠寒胃热所致的蛔厥证。现在用于治疗慢性痢疾，慢性胃肠炎而见泄泻呕吐属上热下寒，寒热错杂，气血两虚者，可用本方加减治疗。

记忆：乌梅丸椒连柏归，辛姜人附桂。

联想：乌梅丸叫连柏归，新疆人富贵。

组成：乌梅肉12克，花椒5克，黄连6克，黄柏6克，当归6克，细辛5克，干姜6克，人（党）参9克，制附子9克，桂枝6克。

用法：水煎服。

附注：本方又是治疗腹泻的最高效方剂。大多水样稀便，每日五六次，进行性消瘦。有后重肛热，别处无发热表现。

六味地黄丸（《小儿药证直诀》）

功效：滋阴补肾。

主治：虚火上炎所致的腰膝酸软，头晕目眩，耳鸣耳聋，自汗盗汗，遗精梦泄，阳强易举，骨蒸潮热，五心烦热，消渴，舌燥喉痛，牙齿不固或虚火牙痛，足跟疼痛等症，而见舌红苔少，脉细数或尺脉虚大者，以及小儿发育不良之证。

记忆：茱丹地茯泻药。

联想：朱丹第服泻药。

组成：山茱萸12克，丹皮9克，熟地24克，茯苓9克，泽泻9克，炒山药12克。

用法：水煎服。

附注：若消化不良，脾虚便溏者，不宜使用本方。六味补肾水（真水），八味补命门火（真火）。《本草纲目》曰：“此方之妙，四通八达，随用皆宜，固不必拘于地八，山山四，丹苓泽泻三之说，以为只宜血虚阴衰之人矣。”

六味地黄丸附方

杞菊地黄丸（六味地黄丸加枸杞子、菊花）。

功效：滋阴补肾，养肝明目。

主治：肝肾不足，视力减弱，或迎风流泪，畏光，目赤肿痛。并可治肝肾阴亏之头晕足软，潮热盗汗。

来源：《医经》。

明目地黄丸（六味地黄丸加枸杞子、菊花、当归、白芍、刺蒺藜、石决明）十二味组成。

功效：滋阴养血，平肝明目。

主治：肝肾虚，阴血亏损，视物模糊，夜盲，目涩多泪。

来源：《中国医学大辞典》。

左磁丸（六味地黄丸加柴胡、磁石）。

功效：滋阴潜阳。

主治：肝肾阴虚，肝阳上亢，头昏脑胀，耳聋耳鸣。

来源：《鹤饲亭集方》。

耳聋左慈丸（六味地黄丸加磁石、肉桂）。

功效：滋阴清热，益气平肝。

主治：肾水不足，虚火上炎，头眩目晕，肾虚耳聋耳鸣。

来源：《鹤饲亭集方》。

桂附地黄丸（六味地黄丸加附子、桂枝）。

功效：滋阴益气，温补肾阳。

主治：肾阳不足，腰膝酸冷，肢体水肿，小便不利或反多，消渴，痰饮喘咳，脐部隐痛（此方主要是口渴，喝水也不解渴，就是所饮之水不向上蒸腾，都从小便排出，六味加桂附能激发肾阳，让饮水蒸腾于上）。

来源：《金匮要略》称肾气丸。崔氏八味丸。金匮肾气丸。干地黄为君药，后世医家改名桂附地黄丸。

金匮肾气丸（六味地黄丸加牛膝、桂枝、车前子）。

功效：温阳补肾，化气行水。

主治：肾虚水肿，腰膝酸软，小便不利，畏寒肢冷（此方六味加车前子，利水消肿，牛膝引药下行，消下肢水肿，是一部分水上行，一部分水下行引起下肢及脚水肿。故，下肢水肿，口不渴，此方适宜用之）。

来源：《济生方·卷四》加味肾气丸。《冯氏锦囊·卷十一》改名为金匮肾气丸。《张氏医通·卷十六》称为济生肾气丸。而方剂中常说的金匮肾气丸，就是《金匮要略》中八味肾气丸。

知柏地黄丸（六味地黄丸加知母，黄柏）。

功效：滋阴泻火。

主治：阴虚火旺，劳热骨蒸，盗汗，口干舌燥，咽喉疼痛。阴虚火旺引起的头晕耳鸣，阴虚火旺所致神经衰弱。

来源：《医方考》。

七味地黄丸（六味地黄加肉桂）。

功效：补阴以舒气。

主治：肾水不足，虚火上炎，发热作渴，口舌生疮，或牙龈溃烂，咽喉作痛，或形体憔悴，寝汗发热，无时震撼，不能安。

来源：《授生秘剖》。

七味都气丸（六味地黄丸加五味子）。

功效：滋肾纳气。

主治：阴虚气喘，肺肾两虚证。咳嗽气喘，呃逆，腰痛。肾水不固，咳嗽滑精。补肾纳气，涩精止遗。久咳而咽干气短，遗精盗汗，小便频数。专治夜间咳嗽有佳效。

来源：《医宗己任编》《医方集解》。

归芍地黄丸（六味地黄丸加当归、白芍）。

功效：滋阴养血，柔肝补肾。

主治：肝肾阴虚所致头眩眼花耳鸣，午后潮热或两胁胀痛，手足心发热，虚弱盗汗，足跟疼痛。

来源：《景岳全书》。

青皮归芍地黄丸（六味地黄丸加青皮、当归、白芍）。

功效：滋阴养血，柔肝补肾。

主治：男子乳房结肿痛。男子乳疖。男女乳房不同，男子乳头属肝，乳房属肾。以肝虚血燥，肾虚精亏。故结肿痛。

来源：岳美中经验方。

牛杜地黄丸（六味地黄丸加杜仲、牛膝、远志、巴戟天、肉苁蓉）。

功效：补肾固精，健脾调中。

主治：脾肾双虚，精关不固，梦遗，滑精，头晕耳鸣，四肢不温，脉沉迟。

岳美中加减地黄丸（六味地黄丸加枸杞子、五味子、麦门冬、甘草、胡桃肉、补骨脂）。

功效：滋阴补肾固精。

主治：颤抖症，症见手颤动不休，平举更甚，腿痿软，头昏，视物模糊，每日大便溏泻 2~3 次以上者。

记忆：六味地黄丸，加胡桃补骨（拿）麦草味枸。

联想：六味地黄丸，加胡桃补骨（拿）麦草喂狗。

来源：岳美中经验方。

补肾地黄丸（六味地黄丸加鹿茸、牛膝）。

功效：滋补肝肾，益气填精，强壮筋骨。

主治：阴阳双补，治迟弱证，即五迟：头缝不合，语迟，行迟，齿迟等肾气虚弱，骨髓枯竭者。

来源：《活幼心书》。

益智地黄丸（六味地黄丸去泽泻，加益智仁）。

功效：补肾固精缩尿。

主治：小便频数，夜尿多者。

来源：《中药百科》。

五苓散（《伤寒论》）

功效：利水渗湿，温阳化气。

主治：外有表证，内停水湿。症见头痛发热，小便不利，烦渴欲饮，水饮即吐，身重水肿，水泄，舌苔白，脉浮。

记忆：术桂泻苓苓。

联想：朱贵谢玲玲。

组成：白术 9 克，桂枝 6 克或肉桂 6 克，泽泻 15 克，猪苓 9 克，茯苓 9 克。

用法：水煎服。

附注：治心胃内部疾病用肉桂换桂枝比较好。治肌表，关节痛需要发汗用桂枝比较好。

古代水逆病的专方（患者口渴，但喝了又马上吐出来）。经典的通阳利水剂，适应于以口渴、吐水、腹泻、汗出而小便不利为特征的疾病。临床用五苓散粉剂米汤送服，治急性肠胃炎，食物中毒引起的吐水腹泻水，均立即见效。服汤剂还会吐，所以服散剂最好。泽泻量必须大于其他药量，泽泻量小没有效果。比例：二五三三，桂二泽五，术苓苓三。药理研究：具有利尿、保肝、降脂、降压、抑菌等作用。

升阳益胃汤（《内外伤辨惑论》）

功效：补脾升清，和胃降浊，泻敛阴火。健脾祛风，升阳益胃。

主治：脾胃虚弱，神疲嗜睡，不思饭食，食不知胃，肢体困重，关节酸痛。治久泻临床表现：泄泻肠鸣，腹中隐痛，倦怠易饥，皮肤灼热。泄泻时有：面热、心烦、身热现象，或面似火燎，身无定处发热感，目红等。

记忆：六君子汤芪芍柴防，二活连泻。

联想：六君子汤提烧柴房，二活连泻。

组成：人参 15 克，茯苓 15 克，炒白术 15 克，炙甘草 15 克，半夏 15 克，橘皮 6 克，黄芪 30 克，白芍 9 克，柴胡 5 克，防风 9 克，大枣 2 枚，生姜 2 片，独活 9 克，羌活 9 克，黄连 3 克，炒泽泻 15 克。

用法：水煎服（加生姜、大枣）。

附注：本方是治几十年腹泻不愈的最高效方剂。临床辨证：元气不足，谷气下流，阴火僭越，脾失健运。人体元气的功能就如同磁铁一样，可以将散落的铁杂吸住而不散落。

五积散（《和剂局方》）

功效：发表温里，顺气化痰，活血消积。

主治：外感风寒，内伤生冷，身热无汗，头身疼痛，项背拘急，胸满恶食，呕吐腹痛，以及妇女血气不和，心腹疼痛，月经不调寒湿带下，多囊卵巢综合征。现在用于治疗急慢性胃肠炎、胃溃疡、十二指肠溃疡、甲减、肥胖症。

记忆：陈姜桔枳药夏麻厚，芎苓草芷当肉苍。

联想：陈江姐只要下马后，穷领草纸当肉苍。

组成：陈皮 6 克，干姜 6 克，桔梗 6 克，枳壳 10 克，白芍药 12 克，制半夏 10 克，麻黄 6 克，厚朴 10 克，川芎 6 克，茯苓 10 克，炙甘草 3 克，白芷 10 克，当归 10 克，肉桂 6 克，苍术 10 克。

用法：水煎服。

附注：方为“气血痰食寒”五积而设。临床体质要求：多体型肥胖（女性最多，体型上下一样），面色黄暗，精神萎靡，恶寒不易出汗，皮肤多干燥粗糙，关节肌肉常有疼痛。

升麻葛根汤（《阎氏小儿方论》）

功效：清热解毒，解肌透疹。

主治：麻疹水痘初起，或发而不透，发热恶风，喷嚏咳嗽，目赤流泪，舌红苔白，脉浮数。

记忆：葛麻草药。

联想：哥妈炒药。

组成：葛根、升麻、炙甘草、芍药各等分。

用法：水煎服。

附注：本方是麻疹水痘初起，或发而不透的常用方剂。

五画

四君子汤（《和剂局方》）

功效：益气补中，健脾养胃。

主治：脾胃气虚，运化力弱。症见纳少便溏，四肢无力，面色白，或萎黄，语言低沉，舌质淡，苔白，脉缓弱或细软。

记忆：人茯术甘。

联想：人服猪肝。

组成：人参（党参）12克，茯苓12克，白术12克，炙甘草6克。

用法：水煎服。

附注：长于补气，健脾胃。中医有云：四君子护脾胃，邪风难干扰。现多用于慢性胃肠炎、溃疡病、慢性胰腺炎、慢性结肠炎。

四君子汤加减附方

六君子汤（《医学正传》）

功效：益气健脾，理气养血而柔肝。

主治：适用于气血不足，肝脾同病，症见胸闷腹胀，胁肋不舒，饮食减退。现常用于治疗：慢性肝炎、早期肝硬化等病。

记忆：四君子汤加半夏、陈皮。

组成：人参（党参）12克，茯苓12克，白术12克，炙甘草6克，清半夏12克，陈皮6克。

用法：水煎服。

附注：《医学传心录》云：脾胃倦，则怠惰嗜卧。神思短，则懒怯多眠。六君子汤治之。

归芍六君子汤（《中国医药大辞典》）

功效：益气健脾，养血柔肝。

主治：气血不足，肝脾同病，症见胸闷腹胀，胁肋不舒，纳差。

记忆：六君子汤加当归、白芍组成。

用法：水煎服。

附注：现多用于治疗慢性肝炎，早期肝硬化。

异功散（《小儿药证直诀》）

功效：益气健脾和胃。

主治：适应于脾胃气虚而见脘腹胀闷，运化不良。经验曰：加陈皮量要小，意在推动药力，量大抵消党参白术之功。本方为四君子汤加陈皮。

香砂六君子汤（《和剂局方》《古今名医方论》）

功效：健脾和胃，理气畅中，行气化痰。

主治：适用于脾气胃气虚弱，胸胁痞闷，脘腹胀满，呕吐腹泻，舌苔白腻，慢性胃炎，胃溃疡。

记忆：六君子汤加木香、砂仁。

组成：人参（党参）12 克，茯苓 12 克，白术 12 克，炙甘草 6 克，清半夏 12 克，陈皮 6 克，木香 10 克、砂仁 12 克。

用法：水煎服。

附注：本方对胃黏膜出血有明显效果。现多用于萎缩性胃炎。临床出现胃寒加丁香、藿香。

生脉散（《内外伤辨惑论》）

功效：益气生津，敛阴止汗。

主治：精神萎靡，憔悴疲惫，汗出多，气喘吁吁，头昏眼花，心悸胸闷，口干舌燥。食欲不振，心下痞硬。脉虚弱，舌质嫩红。

记忆：人麦五味子。

联想：人卖五味子。

组方：人参 10 克，麦门冬 15 克，五味子 10 克。

用法：水煎服。

附注：古代的暑天保健用方，以脉弱、多汗、气短、头晕、目眩为特征疾病。

生化汤（《医学正传》）

功效：活血化瘀，温经止痛。

主治：产后瘀血证。产后恶露不行，或行而不畅，少腹疼痛，属瘀血阻滞者。

记忆：生化汤是产后方，归桃川芎草炮姜。

组成：当归 9 克，桃仁 9 克，川芎 9 克，甘草 5 克，炮姜 5 克。

用法：水煎服。

附注：岳美中说，生化汤治疗产后恶露不尽神效，尤以初产妇用之最好。《景岳全书》生化汤加熟地、大枣。

半夏厚朴汤（《伤寒论》）

功效：行气解郁，降逆祛痰。

主治：七情郁结，咽喉物阻，吐之不出，吞服不下（梅核气）。以及胃神经官能症，食道痉挛，声带水肿，淋巴结炎，以及打呼噜病症。

记忆：苏苓厚半生。

组成：苏叶 12 克，茯苓 24 克，厚朴 30 克（后下），法半夏 24 克，生姜 12 片。

用法：水煎服。黄昏服一次，临睡前服一次。

附注：临床时加神曲 30 克，石菖蒲 30 克，葶苈子 10 克，神曲能畅通气道，葶苈子善治痰证，石菖蒲开九窍。治疗打呼噜症时本方合泽泻汤（白术 30 克，泽泻 60 克）。加炒葶苈子 10 克。

半夏白术天麻汤（《医学心悟》）

功效：化痰熄风，健脾祛湿。

主治：椎动脉型颈椎病，症状表现为眩晕、头重、耳鸣、恶心、呕吐、呃逆，个别病人猝倒，并有复视、持物落地等症状。颈部活动可诱发上述症状的发生，舌质淡白，苔厚腻或黄厚腻，脉弦数，弦滑或滑数。

记忆：半夏白术天麻汤，橘红姜枣草茯苓。

组成：法半夏 9 克，白术 10 克，天麻 9 克，橘红 10 克，生姜 10 克，大枣 10 克，生甘草 6 克，白茯苓 10 克。

用法：水煎服。

附注：本方是调整人体机能的重要方剂。尤其是对调整血压忽高忽低者有良效。不但对发作性头痛，食后思睡之低血压有效，对肠胃虚弱头痛体倦之高血压也有效。

甘麦芪仙磁石汤（《朱良春精方治验实录》）

功效：调和阴阳，缓补心脾，强肾壮阳。

主治：神经衰弱之心脾两虚证，彻夜失眠，多梦易惊，夜难入睡。

记忆：志丹羊枸芪苓磁石味麦草。

联想：志丹养狗提领磁石喂麦草。

组成：远志 6 克，丹参 12 克，淫羊藿 15 克，枸杞子 12 克，黄芪 20 克，茯苓 15 克，灵磁石 15 克，炙五味子 6 克，淮小麦 30 克，甘草 6 克。

用法：水煎服。

附注：临床应用时可以佐蝉蜕 6 克，增速入睡。

归脾丸（《济生方》）

功效：健脾益气，补血养心。

主治：消化不良。

记忆：白姜神芪远，草人枣归龙眼香。

组成：白术 12 克，生姜 3 克，茯神 12 克，黄芪 20 克，远志 6 克，炙甘草 6 克，党参 12 克，酸枣仁 15 克，当归 12 克，龙眼肉 15 克，木香 3 克。

用法：水煎服，加大枣 3 枚。

附注：健脾养心，益气补血高效方。现多用于中成药。

龙胆泻肝汤（《医宗金鉴》）

功效：清利肝胆湿热，或清泻肝胆实火。

治疗：急性胆囊炎、结膜炎、中耳炎等属于肝经实热者及双目胀痛。或急性肾盂肾炎、膀胱炎尿道炎、急性膀胱炎、外阴炎、睾丸炎等湿热下注的白带多有臭味。

记忆：黄龙子（推）木车，当地泻柴草。

组成：黄芩 12 克，龙胆草 9 克，炒栀子 12 克，木通 12 克，车前子（包）9 克，当归 9 克，生地 15 克，泽泻 9 克，柴胡 9 克，甘草 3 克。

用法：水煎服。

附注：本方现用中成药。味多苦寒，易伤脾胃，中病即止，不宜多服。

玄麦甘桔汤（《疡医大全》）

功效：润肺化痰利咽，清热生津止渴。

主治：阴虚火旺，虚火上浮，口舌生疮，咽喉肿痛，口鼻内干燥，便秘。但外感表证未除勿用，痰湿内盛者忌用。现代用于治疗咽喉干燥，口腔上腭及上唇内干燥难受。急慢性扁桃体炎、急慢性咽炎、咽脓肿。

记忆：玄麦甘桔汤。

组成：玄参 20 克，麦门冬 20 克，甘草 5 克，桔梗 15 克。

用法：水煎服。加少许冰糖。

附注：研究证明，本方有抗炎抗菌，抗病毒作用。但外感表证未除勿用，痰湿内盛者忌用。

现多用中成药玄麦甘桔颗粒冲剂。

古今录验续命汤（《金匮要略》）

功效：扶正祛邪，清热疏风。

主治：风痱。身体不能自收，口不能言，冒昧不知痛处，或拘急不得转侧。苔白质淡，脉沉细弦。

记忆：麻黄汤加人芎归姜石。

组成：麻黄 12 克，桂枝 10 克，杏仁 12 克，甘草 10 克，人参 30 克，川芎 10 克，当归 10 克，干姜 10 克，生石膏 30 克。

用法：水煎服。

附注：本方不适应脑血管意外，关节炎导致的半身不遂，应区别开来。

术附汤（《金匮要略·中风历节病脉证并治第五》《近效方》）

功效：助阳温肌，益精血，补脾肾。

主治：阳虚夹风寒之头重头晕，口苦之极，纳食不知味。舌淡苔白滑，脉沉细或浮虚。

记忆：术附草枣姜。

联想：朱父找姜。

组成：生白术 30~90 克，制附子 15 克，甘草 10 克，生姜 3 片，大枣 2 枚。

用法：水煎服。

附注：也称近效白术附子汤。李克绍说：此方最适宜肩胛喜暖怕冷性肩周炎。

加减复脉汤（《温病条辨》）

功效：滋阴养血复脉。

主治：邪热伤津，阴血损耗，或发热日久，舌红光滑少苔，口干唇燥，烦躁不安，心悸脉促之证。

记忆：阿胶麦地麻草芍。

组成：阿胶 9 克，麦门冬 15 克，生地黄 30 克，火麻仁 9 克，炙甘草 15 克，白芍 20 克。

用法：水煎服。

附注：临床症见身热面赤，口干舌燥，脉虚大，手足心热甚于手背者。

平胃散（《和剂局方》）

功效：燥湿运脾，行气和胃。

主治：寒湿积滞，阻于中焦所致的脘腹胀满，嗳气吞酸，不思饮食，恶心呕吐，大便溏泄，肢体倦怠（现代按比例加减多做汤剂服用）。

记忆：陈苍草厚加姜枣。

组成：苍术（米泔水泡）340 克，厚朴（姜汁炒）150 克，陈皮 150 克，炙甘草 90 克。

用法：以上焙干研末，每服 9 克，每日 3 次。生姜大枣煎汤送。

附注：舌苔腻是平胃散临床应用取效之特征，不可忽视。

四物汤（《和剂局方》）

功效：补血和血，活血调经。

主治：营血虚弱或血虚血滞，所致月经不调，脐腹疼痛，崩漏，血瘕积聚，而偏于阴分不足者，以及一切血虚证，面色苍白，舌苔淡薄而脉细者。

记忆：芎当药地。

联想：芎当要弟。

组成：川芎 6 克，当归 12 克，白芍 9 克，熟地 15 克。

用法：水煎服。

附注：本方是补血兼活血，是妇科调经基础方。

四逆汤（《伤寒论》）

功效：回阳救逆。

主治：少阴病，阳气虚衰，阴寒内盛所致的四肢厥冷，畏寒，尤其下半身及膝以下清冷不温。小便清长，大便稀溏，身冷汗，下利清谷，腹中冷痛，呕吐，口淡不渴，脉沉微，舌苔白滑。精神萎靡，嗜卧欲寐。

记忆：附子炒姜。

组成：炙甘草 6 克，附子 15 克，干姜 9 克。

用法：水煎服。原文把甘草放在第一位，是为了延长药效。

附注：古代霍乱病急救方，经典的回阳救逆方。剂量准确对于经方很关键。剂量不准确的经方不能叫经方。干姜用量大，附子之火就会快速释放出来。而干姜用量小，火力就会释放慢，干姜用量大于附子一倍，为了祛邪，炙甘草量大，一是解附子之毒，二是缓附姜之燥烈之性。另外，《黄帝内经》曰："少火生气，壮火食气。"若要扶正，就用少火，是温煦之火，不是燥裂之火。故，附子用量要小，如同生活中小火炖汤烤红薯一样的道理。

四逆加人参汤（《伤寒论》）

功效：回阳益气救逆。

主治：少阴病，恶寒，四肢厥冷，精神萎靡，脉微沉迟欲绝，苔干无津，阴气虚脱，危在顷刻之证。腹泻或便溏、腹胀或心下痞硬，食欲不振。四肢冰冷性低血压。

记忆：四逆汤加人参。

组成：炙甘草 12 克，附子 15 克，干姜 9 克，人参 10 克。

用法：水煎服。

附注：本方用于阴气虚脱，危在顷刻之证。临床多用于小儿或老人腹泻。

四逆散（《伤寒论》）

功效：透解郁热，调和肝脾。

主治：热厥，肝脾失调证。症见四肢厥冷，身热，胸胁满闷，口苦口干，舌红苔黄，脉弦。肝脾不和的脘腹疼痛，心下痞塞，泻痢腹痛。现在临床适用慢性胃炎、消化道溃疡、功能性肠胃病、肠易激综合征、带状疱疹、肋间神经痛、肋软骨炎、不安腿综合征。

记忆：枳芍甘柴。

联想：只烧干柴。

组成：枳实 10 克，芍药 30 克，甘草 10 克，柴胡 10 克。

用法：水煎服。

附注：本方最善治疗胸胁腹部疼痛。古老治疗四肢冷的专方，经典的理气方。此方临床应用之广，是其他方剂所不及。面色发白、精神萎靡、脉沉者本方慎用。

四生丸（《妇人良方》）

功效：凉血止血。

主治：血热妄行所致的各种咯、吐、衄等血证，口干咽燥，舌红，脉弦数有力者。

记忆：三叶地黄。

组成：生荷叶 15 克，生艾叶 15 克，生侧柏叶 30 克，生地黄 30 克。

用法：现多水煎服。

附注：本方虚寒出血者忌用。咳血者，火乘金位，肺络受伤，故血从咳嗽出也。

四神丸（《证治准绳》）

功效：温肾暖脾，涩肠止泻。

主治：温补命门以生土，暖脾固肠止泻。症见五更泄。乏力。小便清长，舌淡苔白，脉沉迟无力。

记忆：萸蔻（有）骨姜枣味。

组成：鱼口（有）股姜枣味。

组成：吴茱萸 10 克，肉豆蔻 15 克，补骨脂 15 克，生姜 2 片，大枣 2 枚，炙五味子 15 克。

用法：现多水煎服。

附注：久泻皆由命门火衰，不能专责脾胃。本方合理中汤治疗腹泻效果理想。

生化汤（《傅青主女科》）

功效：活血化瘀，温经止痛。

主治：产后恶露不行，或行而不畅，少腹疼痛，属瘀血阻滞者。

记忆：生化汤是产后方，归桃川芎草炮姜。

组成：当归 9 克，桃仁 9 克，川芎 9 克，炙甘草 6 克，炮姜 6 克。

用法：水煎服。

附注：岳美中说，生化汤用产后恶露不尽神效。尤以初产妇用之为好。黄酒或童便同煎。

生化汤（《景岳全书》）

功效：活血化瘀，温经止痛。

主治：产后瘀血证。

组成：《傅青主女科》生化汤加熟地 9 克，大枣 2 枚。

用法：水煎服。

附注：本方以当归、桃仁、川芎活血化瘀为主，使产后恶露，瘀去新生。故名生化。

玉女煎（《景岳全书》）

功效：清胃滋阴。

主治：胃火偏盛，牙龈肿痛及出血、口腔炎、舌炎、头痛、吐血、衄血，烦热口渴。

记忆：麦地石母牛。

组成：麦门冬 15 克，熟地 10 克，石膏 15 克，知母 10 克，牛膝 9 克。

用法：水煎服。

附注：元参改换熟地效更捷。雷丰曰：生地易熟地最妥当。

白虎汤（《伤寒论》）

功效：清热生津，除烦止渴。

主治：阳明经热盛，或外感温热病，气分热盛者，脉浮滑。高热大渴（体温在 39℃以上），出汗多，面赤，烦渴，口舌干燥，脉洪大。

记忆：石母草米。

组成：石膏 30~80 克，知母 18~30 克，甘草 6~10 克，粳米 30~40 克。

用法：水煎服（石膏 3 倍于知母用量）。

附注：张锡纯是第一个提出粳米可以代替山药的人。临床效果佳。皮肤黯黑者、黄肿者、满面红光者慎用。若脉洪大有力，重用白虎汤，生石膏用至三两，速见效果（山药 30 克可代粳米。粳米调和胃气，而山药又能兼固摄下焦元气，使元气素虚者，不致因服石膏、知母而作滑泻。且山药多含有蛋白之汁，最善滋阴。白虎汤得此，既祛实火，又清虚热，内伤外感，虚火同愈）。明代名医缪希雍说，石膏有透热外出的功能，故对发烧患者大量服用能很快退热。体虚弱之人可加人参。

白虎汤加减附方

白虎加人参汤（白虎汤加人参）：有显著的降糖作用，用于治疗糖尿病。李东垣用本方加人参，治疗内伤消渴病。本方治渴者，治渴不在石膏，而是人参，人参补中益气，为治津枯而渴的要药。故，凡阳明病热盛津伤，治以清热生津的白虎加人参汤治之。

白虎加桂枝汤（白虎汤加桂枝）：主治风湿热，风湿性关节炎。若效果不理想，可加川乌治疗。关节本是热的，但关节内有风寒，用寒热并用之法治这类寒热错杂病人。《吴鞠通解释》语："以白虎汤保肺清金，峻泻阳明独胜之热，使不消铄肌肉。单以桂枝一味，领邪外出，做向导之官，得热因热用之妙。"桂枝有"木得桂而枯"，即有攻伐木邪，木邪横逆。就是说桂枝树下及近身周围无法生存其他树木。

白虎加苍术汤（白虎加苍术汤）：用于治疗糖尿病。因苍术有降糖作用。知母药理研究，也有降糖作用。乌梅生津止渴，和泻肾火，和降肺火退虚热的地骨皮也有降血糖作用。《活人书》曰：白虎汤加苍术名"苍术白虎汤"。治湿温多汗足冷证。

左金丸（《丹溪心法》）

功效：清泻肝火，疏肝和胃。

主治：用于肝火犯胃，脘胁疼痛，口苦嘈杂，呕吐酸水，不喜热饮。

组成：黄连 180 克，吴茱萸 30 克。

用法：黄连与吴茱萸用量比例为 6:1。以上二味，粉碎成细粉，过筛，混匀，用水泛丸，干燥，即得。1 次 3~6 克，1 日 2 次。白汤送下。

附注：本方常用于胃炎、食道炎、胃溃疡等属肝火犯胃者。胃中泛酸，为胃中痰火而有酸味上泛的，叫泛酸。必须要服丸剂"左金丸"，长服才有效，煎剂无效。中途服用时不可停顿，每日 2~3 次，每次从 3 克开始，慢慢加到 30~60 克，重病人可增加到 120 克。只有长服可望治愈才能巩固可靠。

正容汤（《审视瑶函·卷六》）

功效：祛风化痰，舒筋活络。

主治：风痰痹阻经络，口眼㖞斜，仪容不正。

记忆：正容汤更胜牵正散，附秦南防羌夏蚕草瓜茯神木。

联想：正容汤更胜牵正散，父亲南房墙下查草刮茯神木。

组成：白附子 6 克，秦艽 10 克，胆南星 5 克，防风 10 克，羌活 10 克，法半夏 15 克，白僵蚕 10 克，甘草 6 克，木瓜 9 克，茯神木 10 克。

用法：水煎服，加生姜 3 片。

附注：茯神木——也称：茯苓木、茯神心木、茯神心、松节、黄松节。现在也用于眼睑下垂，麻痹性斜视等。

半夏干姜散（《金匮要略》）

功效：温胃散寒，降逆止呕。

主治：干呕、吐涎沫者。

组成：半夏、干姜各等分。

用法：水煎服。

附注：本方偏于治寒。为小半夏汤生姜易干姜。

半夏干姜汤（《张氏医通》卷五）

功效：温胃散寒，降逆止呕。

主治：胃寒干呕，吐涎沫者。

组成：半夏、甘草、干姜各等分。

用法：共研末，每次温开水冲服 3 克。

半夏干姜汤（《疝气证治论》）

功效：温胃散寒，降逆止呕。

主治：心胃痛难忍。

组成：半夏、桂枝、苍术、生姜各等分。

用法：水煎服。

半夏泻心汤（《伤寒论》）

功效：和胃降逆，开结除痞。

主治：寒热互结于肠胃，使胃气不和，肠胃功能失调所致的心下痞满，但满而不痛，干呕或呕吐，不思饮食，肠鸣腹泻，舌苔薄黄而腻，脉弦细数。

记忆：姜芩枣人连夏草。

联想：姜琴找人连下草。

组成：干姜 9 克，黄芩 9 克，大枣 4 枚，人参或党参 9 克，黄连 3 克，制半夏 12 克，炙甘草 6 克（刘渡舟：生姜必重 15 克，若 3 片，难奏效。加茯苓 30 克，弥补此方不足）。

用法：水煎服。

附注：上腹部满闷不适是本方证主要特征。本方乃千古奇方，止泻，抗幽门螺旋杆菌，抗胃溃疡。对胃黏膜具有保护作用，对溃疡痛性结肠黏膜也有修复作用。古人曰："百病难治，必在脾胃中去调治，调理治的就是脾胃的升降。"

甘草泻心汤（《伤寒论》）

功效：益胃泄痞。

主治：胃气虚弱，气结成痞，干呕心烦者。现在临床用治疗复发性口腔溃疡、口腔扁平苔藓、手足口病、白塞病、红斑狼疮、子宫颈炎、克罗恩病、溃疡性结肠炎、直肠溃疡、直肠炎、胃溃疡、精神病。

组成：半夏泻心汤原方重用甘草至 24 克。

用法：水煎服。

附注：本方是治疗多发复发性口腔溃疡的专方。药理研究：具有抗炎、抗病毒、解热镇痛、缓解平滑肌痉挛。

生姜泻心汤（《伤寒论》）

功效：和胃降逆，开结除痞。

主治：同半夏泻心汤。常常用于治疗消化不良引起食腐口臭缠绵。

组成：生姜 15 克，干姜 3 克，黄芩 10 克，大枣 4 枚，人参 10 克，黄连 3 克，清半夏 15 克，炙甘草 10 克。

用法：水煎服。

附注：刘渡舟：半夏泻心汤原方减干姜用量，加生姜用量。用本方必须重用生姜 15 克，若只用 3 片，难以奏效。本方加茯苓 30 克，弥补了此方之不足。

甘麦大枣汤（《金匮要略》）

功效：甘缓和中，养心润肺。

主治：妇人脏躁，喜悲欲哭者。不能自主，舌红苔少，脉细而数。

组成：甘草 9 克，小麦 18 克，大枣 5 枚。

用法：水煎服。

附注：临床本方合柴胡加龙骨牡蛎汤治疗效果理想。

甘姜苓术汤（《金匮要略》）（别名：肾著汤）

功效：祛寒利水。

主治：腰以下有冷感，重压感，酸痛感。水肿或平素好发水肿，全身倦怠感。干姜舌（舌质淡，苔白腻）。现在临床用于急性腰扭伤、腰肌劳损、腰椎间盘突出、坐骨神经痛、前列腺增生、急性肠炎、慢性肠炎、慢性结肠炎、遗尿、尿失禁。

组成：炙甘草 6 克，干姜 20 克，茯苓 20 克，生白术 50 克。

用法：水煎服。

附注：治腰痛须用生白术（治腰痛圣药）。须要 50~100 克才有效。大量白术能通便，腹部通了，腰才会舒服。而炒白术用则滞矣。生白术外洗治骨刺，白术为多脂之药，外洗治软化骨刺，如同机器生锈润油一样。

甘草附子汤（《伤寒论》）

功效：温经散寒，祛风除湿。

主治：风湿相搏，关节疼痛，近之关节剧烈疼痛功能受限者。全身汗出短气，小便不利，恶风寒或身微肿。舌淡苔白润，脉沉或浮细涩者。现在临床用于治疗风湿及类风湿性关节炎、肩周炎、坐骨神经痛、腰椎间盘突出、腰椎管狭窄等关节类疼痛病。

记忆：甘草附子加术桂。

组成：炙甘草 10 克，制黑附子 20 克，白术 10 克，桂枝 12 克。

用法：水煎服。

附注：《千金要方》风毒脚气卷，载此方名叫四物附子汤。

龙胆泻肝丸（《医宗金鉴》）

功效：清利肝胆湿热，或清泻肝胆实火。

主治：肝胆湿热所致的胁肋疼痛，口苦目赤，头晕头痛，耳聋耳肿，或肝经湿热下注导致小便淋涩作痛，阴肿阴痒，带下臭秽、稠黏，舌边红，苔黄，脉弦数有力。现在临床用于急性胆囊炎、结膜炎、中耳炎等属于肝经实热者及双目胀痛。或急性肾盂肾炎、膀胱炎、尿道炎、外阴炎、睾丸炎等湿热下注的白带多有臭味。

记忆：黄龙子（推）木车，当地泻柴草。

联想：黄龙子（推）木车，当地卸柴草。

组成：黄芩 15 克，龙胆草 10 克，栀子 10 克，木通 10 克，车前子 9 克，当归 12 克，生地 15 克，泽泻 15 克，柴胡 12 克，甘草 10 克。

用法：水煎服。

附注：本方苦寒伤胃，病愈中止服用。另外，龙胆泻肝丸和知柏地黄丸同服治疗失眠证。

过敏煎（《祝谌予》）

功效：益气固表，散风祛湿。

主治：各种过敏性疾病。

记忆：柴草梅风味。

组成：银柴胡 15 克，甘草 9 克，乌梅 15 克，防风 10 克，五味子 12 克。

用法：水煎服。

附注：临床本方与麻桂各半汤合用，治疗各种过敏性疾病，变态性疾病，主要用于过敏性皮肤病，过敏性鼻炎，过敏性哮喘病。

瓜蒌薤白白酒汤（《金匮要略》）

功效：通阳散结，行气祛痰。

主治：胸痹。胸中闷痛，甚至胸痛彻背，短气，喘息咳唾，舌苔白腻，脉沉弦或紧。

处方：瓜蒌 30 克，薤白 15 克。

用法：白酒适量，三药同煎熬服。

附注：对冠心病、心绞痛、非化脓性肋骨炎、肋间神经痛均可加减治之。薤白辛温，散结气，长于治胸痛。

瓜蒌薤白半夏汤（《金匮要略》）

功效：通阳散结，祛痰下气。

主治：胸痹。气结在胸，胸满而痛，甚或胸痛彻背，短气，喘息咳唾，气从胁下上逆抢心，舌苔白腻，脉沉弦或紧。

组成：瓜蒌 30 克，薤白 15 克，半夏 10 克。

用法：白酒适量，四药同煎服。

附注：胸痹，若短气，喘息以至于不得卧，说明寒往上攻得更厉害了。

白疕一号（《牛皮癣中医疗法》）（《张志礼皮肤病医案选萃》）

功效：清热凉血活血。

主治：银屑病血热型、急性过敏性紫癜、过敏性皮炎、多形红斑。此方寒凉，肠胃寒凉者，临床加炮姜、甘草、大枣护之。治剥脱性皮炎水牛角丝60克以上。

记忆：白茅赤鸡丹，紫地槐花。

联想：白猫吃鸡蛋，只弟槐花。

组成：白茅根15克，赤芍15克，鸡血藤30克，丹参15克，紫草根15克，生地30克，生槐花30克。

用法：水煎服。

附注：此方为北京中医医院皮肤科已故当代皮肤大家赵炳南经验方。

白疕二号（《牛皮癣中医疗法》）

功效：养血润肤，除湿解毒。

主治：血燥型银屑病、神经性皮炎、慢性湿疹、扁平苔藓。

记忆：血藤蜂房归灵仙土地山。

组成：鸡血藤15克，露蜂房10克，当归12克，威灵仙10克，土茯苓30克，生地30克，山药15克。

用法：水煎服。

附注：此方为北京中医医院皮肤科已故当代皮肤大家赵炳南经验方。

白疕二号（《朱仁康临床经验集》）

功效：清热解毒，祛风除湿。

主治：早期银屑病。

记忆：板豆苓仙忍甘车皮。

联想：板豆领先认干车皮。

组成：板蓝根15克，山豆根6克，土茯苓30克，威灵仙10克，忍冬藤9克，甘草6克，草河车15克，白鲜皮15克。

用法：水煎服。

附注：本方山豆根有毒不能超过10克，应慎用。

白疕三号（《张志礼皮肤病医案选萃》）

功效：活血散瘀止痛。

主治：气滞血瘀引起的血管炎、静脉炎、雷诺氏病、硬皮病、结节性疾病。

记忆：白疕三号香三棱，苏莪鬼白赤红桃皮。

组成：木香6克，三棱9克，苏木9克，莪术9克，鬼箭羽15克，白芍9克，赤芍9克，红花9克，桃仁9克，陈皮9克。

用法：水煎服。

附注：此方为北京中医医院皮肤科已故当代皮肤大家赵炳南经验方。

右归饮（《景岳全书》）

功效：温肾阳，补精血。

主治：肾阳不足所致的虚寒证候，症见气怯神疲，腹痛腰酸，阳痿滑精，夜多小便，肢冷舌淡，脉细。或阴盛格阳，真寒假热证。

记忆：杜附药枸草地桂山萸肉。

联想：杜府要购草地贵山鱼肉。

组成：杜仲 12 克，制黑附子 12 克，山药 12 克，枸杞子 12 克，炙甘草 6 克，熟地 18 克，肉桂 2 克，山萸肉 6 克。

用法：水煎服。

附注：本方可治慢性肾炎的腰痛、尿频、尿急。该方是温补肾阳的经典方。

右归丸（《景岳全书》）

功效：温补肾阳，补精止遗。

主治：肾阳不足，命门火衰，老年人神疲气短，畏寒肢冷，阳痿滑精，腰膝酸软。

记忆：附子二山仲地归，（吃）菟枸鹿肉。

组成：制附子 10 克，山萸肉 15 克，山药 15 克，杜仲 9 克，熟地 15 克，当归 12 克，菟丝子 10 克，枸杞子 10 克，鹿角胶 9 克，肉桂 6 克。

用法：水煎服。

附注：本方适宜于阳虚怕冷者。补命门之火。现多用于中成药。

左归饮（《景岳全书》）

功效：滋补肾阴。

主治：肾阴不足所致腰酸遗泄，咽干口干燥，盗汗等，舌面光红，脉细数。

记忆：草熟苓药枸萸。

联想：曹叔领药购鱼。

组成：熟地 30~50 克，山药 9 克，枸杞子 9 克，茯苓 9 克，山萸肉 9 克，炙甘草 3 克。

用法：水煎服。

附注：本方为真阴不足而设的纯是壮水之剂。脾胃运化差者慎用。或用时加助消化药。

左归丸（《景岳全书》）

功效：滋补肝肾。

主治：肝肾精血亏损，症见腰腿酸软、耳鸣、盗汗、口舌干燥、眩晕、遗精不禁、小便自出。

记忆：鹿板二山熟地枸牛菟。

联想：鲁板二山熟地枸牛菟。

组成：鹿角胶 9 克，龟板胶 9 克，山药 9 克，山萸肉 9 克，熟地 30 克，枸杞子 9 克，川牛膝 9 克，菟丝子 10 克。

用法：水煎服。

附注：本方在补阴的情况下，处处照顾阳。陈修园说，左归丸加肉苁蓉、川芎、细辛治疗眩晕效果好。

加减抑肝散（《浅井腹诊录》）

功效：疏肝补血，降胃升脾。

主治：失眠、头痛、眩晕、耳鸣、视神经障碍、颤抖、帕金森、癫痫、夜间咬牙、小儿多动夜啼、不明原因发热、脑肿瘤、脑出血后遗症、神经性斜颈。

记忆：抑肝散（芎归苓柴钩术）加陈夏草。

联想：穷鬼领才购猪加陈夏草。

组成：川芎 12 克，当归 15 克，茯苓 25 克，柴胡 12 克，钩藤 15 克，炒白术 20 克，陈皮 6 克，半夏 10 克，甘草 6 克。

用法：水煎服。

附注：为《保婴摄要》卷一抑肝散加半夏、陈皮。

六画

芍药甘草汤（《伤寒论》）

功效：缓急止痛。

主治：脘腹诸痛，四肢挛急。现在用于腓肠肌痉挛、坐骨神经痛、急性腰扭伤、腰肌劳损、腰椎病、胃痉挛、胆绞痛、肾绞痛、痛经、腰椎间盘突出、足跟痛、带状疱疹、顽固性呃逆、小儿腹痛、小儿睡中磨牙症、颜面肌抽搐、眼睑痉挛、阴茎异常勃起（强中）、缩阴症、阴道痉挛、习惯性便秘、胆汁淤积性肝硬化。

组成：芍药 12 克，炙甘草 12 克。

用法：水煎服。

附注：本方是复阴妙方。药少方专，酸甘化阴，补养阴血，舒挛止痛效果。原著是赤芍药。

再造丸（《伤寒六书》）

功效：助阳、益气、发汗。

主治：阳虚之人，外感风寒。本方所治之证为阳虚之人，外感风寒，阳虚不能作汗，表证不解者。症见发热恶寒，无汗，头痛项强。

记忆：再造丸有桂枝汤，芪附芎人羌辛防。

联想：再造丸有桂枝汤，欺负穷人抢新房

组成：桂枝 6 克，炒白芍 6 克，大枣 2 枚，甘草 3 克，煨生姜 3 克，黄芪 12 克，制附子 4 克，川芎 6 克，人参 6 克，羌活 6 克，细辛 4 克，防风 6 克。

用法：水煎服。

附注：也称人参再造丸。

防己黄芪汤（《金匮要略》）

功效：补气健脾，利水消肿。

主治：风水。症见身体水肿，汗出恶风，小便不利，舌淡苔白，脉浮。

记忆：防己黄芪加三白术（“三”指生姜、大枣、甘草）。

组成：粉防己 15 克，生黄芪 30 克，白术 15 克，生甘草 3 克，生姜 10 片或干姜 10 克，大枣 20 克。

用法：水煎服。

附注：传统的利水消肿代表方剂。风湿痹痛，肢体重着麻木者。现用于治疗特发性水肿、功能性水肿、急慢性肾小球肾炎、慢性风心病、肺心病。本方以气虚水肿为主。实证兼恶心，肠胃炎者不宜用。药理研究：解热镇痛、利尿、扩张血管、抗炎、升高白细胞。

防己地黄汤（《金匮要略》）

功效：滋阴凉血，祛风通络。

主治：风入心经，阴虚血热，脉浮。或血虚风胜，手足蠕动，舌红少苔，脉虚神倦，阴虚风湿化热，肌肤红斑疼痛，状如游火。

记忆：二防桂草地。

组成：防己 15 克，防风 9 克，桂枝 9 克，甘草 9 克，生地 60 克。

用法：水煎服。

附注：原文："治病如狂状，妄行，独语不休，无寒热，其脉浮。"现代用于精神病血虚血瘀见狂躁不安者，风湿及类风湿关节炎，以及肌肤红斑疼痛，状如游火。癔症、癫痫等。《方函口诀》认为属"失心风之类"，发病机制当与抑郁日久，思虑过度，心火炽盛，煎灼津液成痰，痰火扰动心神有关。

达原饮（《温疫论》）

功效：开达膜原，辟秽化浊。

主治：温疫初起或疟疾，邪伏膜原证。憎寒壮热，1 日 1 次或 3 次，发无定时胸闷呕恶，头痛烦躁，脉弦数，舌边深红，舌苔垢腻，或苔白厚如积粉。

本方是为温疫秽浊毒邪伏于膜原而设。现多用于治疗疟疾、流行性感冒、病毒性脑炎属温热疫毒伏于膜原者。吴又可明确了温病自口鼻吸收而来，绝非风寒从皮毛而入之伤寒，首立达原饮。此方无论病初、病中、病后都可以临床加减应用，也可以治疗邪伏膜原以外的发热病，治疗肠胃不清湿浊阻滞中焦之内伤病。

记忆：母厚芩芍草槟果

趣味：母后勤说炒冰果

组成：知母 3 克，厚朴 3 克，黄芩 3 克，芍药 3 克，甘草 3 克，槟榔 6 克，草果 3 克。

用法：水煎午后温服。

附注：槟榔能消能磨，除伏邪，为疏利之药，又除瘴气。厚朴破戾气所结，草果辛烈气雄，除伏邪盘踞，三药合力，直达病所，使邪气溃败，不盘踞经络脏腑，是以为达原也。热伤津液，加知母以滋阴，热伤营血，加芍药以和血，黄芩清燥之余，甘草为和中之药，后 4 种药为调和之用。温疫或流感初起，先恶寒后发热，初两三天，脉不浮沉但数，日夜发热，下午 3—5 时发热更甚，头痛身痛，苔白时为邪在膜原，舌苔黄延至舌中，乃邪渐入胃，可加大黄、羌活、葛根、柴胡、生姜、大枣为三消饮治疗。

导赤散（《小儿药证直诀》）

功效：养阴清热，利水通淋。

主治：心肾有热，或心火移于小肠。口舌生疮。

记忆：竹甘通地。

联想：竹竿通地。

组成：竹叶 6 克，甘草梢 6 克，木通 12 克，生地 25 克。

用法：水煎服。

附注：有同名方用黄芩不用甘草。

地黄饮子（《宣明论方》）

功效：滋肾阴，补肾阳，安神开窍。

主治：舌硬语言不利，行走不稳，易倒，斜行，行走似踩软物，手握无力丢物，肌肤闪电痛或麻木，脉沉细弱。风痱，偏枯。现用于脑动脉硬化，脑软化（内因是肾虚），脊髓痨，脊髓炎的手足瘫软，神经梅毒等。

记忆：巴薄味枣姜附桂，苁远冬苓萸蒲斛地。

联想：八婆为找姜富贵，从远东淋雨赴沪地。

组成：巴戟天9克，薄荷6克，五味子15克，大枣1枚，生姜5片，制附子6克，肉桂6克，肉苁蓉9克，远志6克，麦门冬6克，茯苓6克，山萸肉9克，石菖蒲6克，石斛9克，熟地12克。

用法：水煎服。或组方共研细末，每次服6~9克。

附注：此方是肾虚内夺之方。用此方不用附子肉桂时，就改用淫羊藿。

阳和汤（《外科证治全生集》）

功效：温阳补血，散寒通滞。

主治：阴疽。漫肿无头，皮色不变，不热不痛，口中不渴。治痰核、鹤膝风、脱疽、骨疽、瘰疬等属于阴寒证者。舌淡苔白，脉沉细或迟细。

记忆：甘麻芥炮鹿肉熟。

联想：干妈借炮鹿肉熟。

组成：熟地30克，肉桂3克，麻黄2克，鹿角胶9克，白芥子6克，炮姜2克，甘草3克。

用法：水煎服。

附注：本方是治疗阴毒盛之名方。是中医治疗阴证不用手术的手术刀方。

血府逐瘀汤（《医林改错》）

功效：活血祛瘀，行气止痛。

主治：瘀血停滞，血行不畅所致的胸胁刺痛，或顽固性头痛，痛如针刺而有定处，内热烦闷，顽固性低热，心悸不眠，或潮热，舌质黯红，舌边有瘀斑或舌面有瘀点，口干唇暗或两目暗黑，脉涩或弦紧者。

记忆：桃红四物汤，梗牛胡枳草。

联想：桃红四物汤，耕牛胡织草。

组成：桃仁12克，红花9克，赤芍6克，川芎5克，生地9克，当归9克，桔梗5克，牛膝9克，柴胡3克，枳壳6克，甘草3克。

用法：水煎服。

附注：本方治“胸中血府瘀血之症”。笔者临床凡遇见肝经循行路线上处结硬肿块，如大腿内侧、胸下处，均用本方加减20天左右治愈。本方孕妇及非瘀血者忌用。范文甫经验：改方中桔梗为三七，因为桔梗为舟楫之剂，载诸药而上浮，活血诸药，得桔梗恐有上涌冲激之势。

防风通圣散（《宣明论方》）

功效：解表通里，疏风清热。

主治：临床多用于皮肤瘙痒、荨麻疹、便秘、扁平疣、齿痛、肥胖、高血脂、高胆固醇血症、头痛、眼充血。

记忆：硝滑姜术芍翘草，防栀荷归荆梗芩芎麻膏黄。

联想：笑话江朱说跳槽，防止何贵紧跟芩芎骂高军。

组成：芒硝5克，滑石15克，干姜5克，白术10克，炒白芍10克，连翘15克，甘草5克，防风10克，栀子10克，薄荷10克，当归10克，荆芥10克，桔梗5克，黄芩10克，川芎10克，麻黄10克，石膏15克，大黄10克。

用法：水煎服。

附注：现多用市场中成药。

竹叶石膏汤（《伤寒论》）

功效：清热生津，益气和胃。

主治：发热性疾病的恢复期低热、急性脊髓炎、小儿夏季厌食低热、瘦弱体质的肺炎、瘦人反复发作的口腔溃疡、肿瘤放化疗后的低热口干及舌燥、多汗症。临床表现身热，多汗口渴，或咳嗽，或干呕。精神萎靡，消瘦憔悴。舌红少苔，舌面干燥，脉虚数。

记忆：竹叶石膏汤，夏门人草米。

组成：竹叶 6 克，石膏 50 克，半夏 9 克，麦门冬 20 克，人参 6 克，炙甘草 6 克，粳米 10 克。

用法：水煎服。

附注：热病后期，余热未清。叶天士曰："炉烟虽熄，灰中有火"。《名医别录》曰："虚劳客热，口干燥渴"。

当归四逆汤（《伤寒论》）

功效：养血散寒，温经通脉。

主治：厥阴伤寒，血脉凝涩，手足青紫症，四肢逆冷现用于雷诺病、血栓闭塞性脉管炎、坐骨神经痛、肩周炎、风湿性关节炎、腰腿足踝酸痛、冻疮、皲裂、肢端硬化症等，属血虚寒凝经脉者。

记忆：当辛枣木草芍桂。

联想：当心枣木草勺贵。

组成：当归 9 克，细辛 3 克，大枣 5 枚，通草 6 克，炙甘草 6 克，芍药 9 克，桂枝 9 克。

用法：水煎服。

附注：本方证的手足冷，以指尖为甚，虽夏天也阴冷异常，四肢逆冷，故名"四逆"。《黄帝内经·通评虚实论》曰："所谓逆者，手足寒也。"

当归六黄汤（《兰室秘藏》）

功效：滋阴降火，固表止汗。

主治：自汗盗汗。（此方妙在加黄芪）。

记忆：三黄二地芪归（来）。

联想：三黄二弟齐归（来）。

组成：黄连 3 克，黄芩 9 克，黄柏 6 克，生地 15 克，熟地 15 克，黄芪 15 克，当归 9 克。

用法：水煎服。

附注：若病人出现四肢发热，一见到风寒，便觉得身如热重火烧，为阴虚而阳气盛，四肢属阳，风邪也属阳。应用养阴清热的当归六黄汤加退蒸热的知母，和治外用的防风，一遇风寒炙如火。故用搜风药。半月可愈之。

当归补血汤

功效：补血生血。

主治：补气血之代表方。劳倦内伤，神倦乏力，面色萎黄，肌热口渴，全身无力，脉虚无力及各种血虚证候。

组成：当归 6 克，黄芪 30 克。

用法：水煎服（黄芪 5 倍于当归用量）。

附注：本方对牙龈反复出血服药效果好。为气不统血所致。若牙龈老是出血，用本方不效时，可用降冲脉之竹茹30~40克量助之即效（本方治血虚发热。补中益气汤治气虚发热）。

当归饮子汤（《严氏济生方》）

功效：养血润肤，祛风止痒。

主治：银屑病、慢性荨麻疹、子母斑、慢性湿疹、异位性皮炎、皮肤瘙痒症。

记忆：芪防草刺首，四物荆芥。

联想：提防草刺手，四物金戒。

组成：黄芪15克，防风6克，炙甘草9克，刺蒺藜15克，何首乌15克，川芎10克，当归10克，白芍10克，生地15克，荆芥穗10克。

用法：水煎服。

附注：冬季对体弱的老年性皮肤瘙痒症有理想疗效。

当归芍药散（《金匮要略》）

功效：养血、调经、利水、止痛。

主治：妊娠腹痛、胎位不正、慢性盆腔炎、子宫及附件炎、痛经、闭经、月经不调。

记忆：当归芍药散，芎术泻苓上。

组成：当归10克，芍药30克，川芎15克，白术12克，泽泻15克，茯苓12克。

用法：研末内服效果优于水煎服。

附注：本方是古代养胎方：适用于以腹痛、水肿、头眩心悸、口渴而小便不利为特征的疾病和女性血虚体质的调理。药理研究：促进胎盘发育，调节内分泌，松弛子宫平滑肌，抗衰老，调节激素，改善微循环，抑制血小板聚集，降血压，降血脂，抗动脉硬化，抗炎，促进电解质的排泄，调节自主神经功能等。

当归拈痛汤（《兰室秘藏》）

功效：利湿清热，通利关节。

主治：风湿相搏，外受风邪。全身肢节烦痛，或肩背沉重，或足膝生疮，或脚气肿痛，舌苔白腻微黄，脉弦数。

记忆：当归拈痛汤，葛母升茵人甘苦，二术苓防泽羌猪。

联想：当归拈痛汤，葛母呻吟人甘苦，二术勤防贼枪猪。

组成：葛根、人参、升麻、苍术、苦参各6克，白术5克，防风、知母、泽泻、黄芩、猪苓、当归各9克，羌活、茵陈、炙甘草各15克。

用法：水煎服。

附注：现多用于风湿兼湿热者的风湿关节炎、类风湿关节炎。

百合固金汤（《医方集解》）

功效：养阴清热，润肺化痰。

主治：肺肾阴亏，虚火上炎，临床症见咽喉燥痛，口干，咳嗽气喘，吐痰带血，手足心热，舌红苔少，脉细数。

记忆：二地麦草药，百元桔归母。

联想：二弟卖草药，百元皆归母。

组成：生地6克，熟地10克，麦门冬6克，甘草5克，炒白芍6克，百合6克，元参10克，桔梗6克，当归6克，贝母6克。

用法：水煎服。

附注：现多用于慢性支气管炎、肺气肿、慢性咽炎、肺结核等。

华盖散（《和剂局方》）

功效：宣肺解表，止咳平喘。

主治：外感风寒，感冒咳嗽痰多，支气管炎。

记忆：桑麻苏杏苓陈草。

联想：桑妈苏醒拎陈草。

组成：麻黄 9 克，炙桑白皮 12 克，苏子 9 克，杏仁 10 克，茯苓 15 克，陈皮 10 克，炙甘草 12 克。

用法：水煎服。

附注：临床适用于咳嗽上气，痰气不利者。

安宫牛黄丸（《温病条辨》）

功效：清热解毒，豁痰开窍。

主治：①用于温热病，热邪陷于心包，高热惊厥，神昏谵语。②脑炎、脑膜炎、中毒性脑病，脑出血昏迷急救。③败血症。④小儿惊厥，小儿病毒性脑炎。⑤高血压危象。⑥持续性高热。⑦各种昏迷（肝硬化、肝癌晚期、肺心病、肺气肿、肺癌晚期）。⑧脑梗死所致的各种健忘、痴呆、癫痫、狂躁及抑郁症。⑨中风前期预防。

附注：中成药，孕妇忌用。

延年半夏汤（《外台秘要》）

功效：疏肝温肺，散寒解郁，健脾化痰，益肾。

主治：痉挛性剧烈胃痛，及气滞痰凝所致的胃痛波及左胸和肩周处疼痛，脉弦，或弦细而紧。

记法：半榔枳梗前胡鳖，吴茱萸汤去大枣。

联想：伴郎只跟前胡鳖，吴茱萸汤去大枣。

组方：半夏 15 克，槟榔 12 克，枳实 15 克，桔梗 10 克，前胡 12 克，鳖甲 30 克，人参 6 克，生姜 2 片，吴茱萸 6 克。

用法：水煎服。

附注：现今用于久治不愈的肋间神经痛、各种胃病、神经性厌食症，以及肩周炎、肩周撕裂等疼痛病症。

七画

补阳还五汤（《医林改错》）

功效：补气活血，化瘀通络。

主治：中风后遗症之半身不遂，口眼㖞斜，言语謇涩，口角流涎，或截瘫，下半身痿废（静动脉内瘘并发症），小便频数。或遗尿不禁，舌苔白，脉缓者。

记法：桃红赤芎骑龙尾。

联想：桃红吃穷骑龙尾。

组方：桃仁 6 克，红花 6 克，赤芍 9 克，川芎 6 克，黄芪 60 克（可加至 120 克），地龙 5 克，归尾 9 克。

用法：水煎服。

附注：王清任曰：人体阳气有十成，左右各有五成，一侧偏瘫，丧失五成之阳。本方意在补五成之阳，故名：补阳还五汤。

吴茱萸汤（《伤寒论》）（《金匮要略》）

功效：温中补虚，降逆止呕。

主治：肝胃虚寒，食后呕吐，厥阴头痛，干呕涎末，手足厥冷。口淡，舌淡，苔白滑，脉迟。

记忆：姜吴人枣。

联想：将无人找。

组成：吴茱萸9克，人参9克，生姜15克，大枣5枚。

用法：水煎服。

附注：现多用于虚寒性慢性胃炎。目流冷泪之肝肾虚寒者，可用本方加当归、细辛、木贼暖肝疏风治疗。

补中益气汤（《脾胃论》）

功效：调补脾胃，升阳益气。

主治：低血压、胃下垂、子宫下垂、气虚嗜睡、四肢无力，以及白细胞减少症。

记忆：陈麻人芪术胡甘——当归。

联想：陈麻人骑猪胡干——当归。

组成：黄芪25克，党参15克，白术15克，当归10克，柴胡9克，升麻6克，陈皮9克，炙甘草9克。

用法：水煎服。

附注：本方为中气不足，气虚下陷而设。肾虚，阴虚火旺，肝阳上亢者不宜应用。方中黄芪服用后怕出现腹胀满，佐陈皮解之即可，这是李东垣组方加陈皮启后世一大发现。

补肺汤（《永类铃方》）

功效：益气补肺，止咳化痰。

主治：久咳之肺虚，气短汗出，舌淡，声音低弱，脉虚大。

记忆：熟人菀桑（下）味芪。

联想：熟人晚上（下）围棋。

组成：熟地10克，人参10克，紫菀12克，桑白皮12克，五味子10克，黄芪15克。

用法：水煎服。

附注：现多用于慢性支气管炎、肺气肿。

补肝汤（《医宗金鉴》）

功效：补肝养血。

主治：肝血不足、头晕目眩、少寐、月经量少、血不荣筋、肢麻、小腿抽筋、爪甲不华等。

记忆：补肝四物瓜枣草。

组成：当归12克，熟地15克，白芍12克，川芎6克，酸枣仁9克，木瓜9克，炙甘草6克。

用法：水煎服。

附注：现用于帕金森病。肝血虚，肢体就会出现震颤。

附子理中汤（《伤寒论》）

功效：温阳健脾。

主治：下利不止，脉微，手足不温。

记忆：理中汤加附子。

组方：人参 10 克，干姜 30 克，生白术 30 克，炙甘草 10 克，制附子 10 克。

附注：现多用于为中成药。

附子泻心汤（《伤寒论》）

功效：清化湿热，兼以温阳。

主治：心下痞，或上腹部胀痛，大便不通或里急后重，心烦乱甚昏厥，舌苔黄腻。恶寒汗出或额上冷汗，手足肢冷，脉沉微弱或血压下降等阳虚证候者。

记忆：泻心汤加附子。

组成：大黄 10 克，黄连 6 克，黄芩 10 克，制附子 10 克。

用法：水煎服。

附注：现多用于慢性胃炎、胃及十二指肠溃疡、慢性肠炎、老年伤食、上消化道出血、胆囊炎、急慢性痢疾、血小板减少性紫癜、吐血、鼻衄、复发性口腔溃疡、高血压、中风、消化不良。

良附丸（《良方集腋》）

功效：温中散寒，行气止痛。

主治：肝郁气滞，胃有寒凝所致的胃脘痛，喜温喜按，胸闷胁痛，痛经，舌苔白等症。

组方：高良姜、香附各等量。

附注：良附丸合四逆散治疗肝郁气滞的胃脘痛、腹痛，较单用良附丸效果好。

完带汤（《傅青主女科》）

功效：益气健脾，燥湿止带。

主治：脾虚湿盛，带下色白量多，如涕如唾，绵绵不尽，清稀无味，舌淡苔白，乏力，双足水肿，便溏，脉缓或弱。

记忆：完带汤方苍山人，芥前胡药甘猪皮。

联想：完带汤方苍山人，借钱胡要干猪皮。

组成：苍术 10 克，炒山药 30 克，人参 10 克，黑芥穗 3 克，酒炒车前子 9 克，柴胡 3 克，酒炒白芍药 15 克，甘草 5 克，土炒白术 30 克，陈皮 3 克。

用法：水煎服。

附注：治疗顽固性白带，配风药效果好。因风药上行能调动人脏腑的活力。方中柴胡可以升提肝木之气。此方为脾虚寒湿白带病的高效方。对湿热下注型、肾阴不足型的带下病乏效。

启脾丸（《医学入门》）

功效：健脾消食止泻。

主治：成人小儿脾积，五更泻，腹痛腹胀。

记忆：四君陈皮莲子肉，山药泽泻楂麦芽。

处方：人参 100 克，茯苓 100 克， 白术（炒）100 克，甘草 50 克，陈皮 50 克，莲子肉（炒）100 克，山药 100 克，泽泻 50 克，山楂（炒）50 克，炒麦芽 50 克。

启脾丸（《寿世保元》）

功效：和胃健脾止泻。

主治：证属脾虚湿盛者，乏力，消化不良，便溏。

记忆：人茯术，莲肉泻，山药曲陈皮。

组成：人参10克，茯苓15克，白术15克，莲子肉9克，泽泻10克，山药10克，炒神曲15克，炒陈皮6克。

用法：水煎服。

附注：现皮肤科用于治疗小儿顽固性丘疹性荨麻疹、慢性湿疹、异位性皮炎等。

身痛逐瘀汤（《医林改错》）

功效：活血祛瘀，通经止痛，祛风除湿。

主治：全身关节痛疼，痹症有血瘀者。

记忆：身痛逐瘀桃没红，香艽牛芎羌草归灵龙。

联想：身痛逐瘀桃没红，香蕉牛群抢草归灵龙。

组成：桃仁10克，没药10克，红花10克，香附6克，秦艽6克，牛膝10克，川芎12克，羌活6克，甘草10克，当归12克，五灵脂12克，地龙12克。

用法：水煎服。

附注：现用于颈椎病、肩周炎、腰椎间盘突出、三叉神经痛、关节炎、腰背各种疼痛病。

苏子降气汤（《和剂局方》）

功效：降气平喘，温化寒痰。

主治：慢性气管炎，支气管哮喘，轻度肺气肿，肺源性心脏病咳嗽气喘，呼吸困难，属于痰涎盛，肾气不足者。

记忆：苏子当官厚前胡，薄荷三半夏（肉桂也称官桂。三：姜、枣、草）。

组成：紫苏子9克，当归9克，肉桂3克，厚朴6克，前胡6克，薄荷6克，炙甘草6克，大枣1枚，生姜2片，法半夏9克。

用法：水煎服。

附注：伤寒大家刘渡舟说本方使用要点：改原方生姜为干姜9克，再加枳壳适量取其利肺下气。凡咳嗽口辣，说明肺气虚，干姜味辛，守而不走，肺主辛，以辛补辛，其力甚大，若用生姜，偏于表散，其效反不明显（药偏温燥，对肺肾两虚之喘咳，及肺热痰喘者，不宜用）。

麦门冬汤（《金匮要略》）

功效：生津益胃，降逆下气。

主治：慢性咽喉炎、百日咳、支气管炎、支气管扩张、肺炎、肺结核、肺不张、急慢性支气管炎、支气管哮喘、肌萎缩、肌营养不良、帕金森病、老年性肌肉萎缩、肺癌、恶性肿瘤中晚期等。

记忆：枣夏人卖草米。

联想：找下人卖草米。

组成：大枣4枚，制半夏5克，人参9克，麦门冬18克，甘草3克，粳米15克（或山药15克）（麦门冬制半夏用量7∶1）。

用法：水煎服。

附注：经典方证：大逆上气，咽喉不利。体质要求：消瘦而皮肤干枯，营养不良，多伴有进食困难、呼吸困难，大便干燥。体格壮实、面色红润者慎用。药理研究：镇咳、祛痰、扩张支气管、抗炎。

羌活胜湿汤（《内外伤辨惑论》）

功效：发汗、祛风、胜湿。

主治：风湿在表，头痛身重，腰背重痛，周身疼痛，难转身，恶寒微热，苔白脉浮。

记忆：羌活胜湿汤，芎蔓防风独本草。

联想：羌活胜湿汤，群满防风读本草。

组成：川芎 6 克，羌活 9 克，蔓荆子 6 克，防风 6 克，独活 9 克，藁本 6 克，炙甘草 6 克。

用法：水煎服。

附注：现用于感冒、风湿关节炎、神经性头痛、全身疼痛、风湿肌表者。

沙参麦门冬汤（《温病条辨》）

功效：清养肺阴，生津润燥。

主治：燥伤肺胃阴分，津液亏损，咽干口渴，干咳痰少而黏，或发热，舌红苔少，脉细数。

记忆：沙参麦门冬扁豆桑，玉竹草花粉。

联想：沙参麦门冬扁豆上，玉竹炒花粉。

组成：沙参 12 克，麦门冬 15 克，玉竹 10 克，桑叶 10 克，生甘草 9 克，天花粉 10 克，生扁豆 15 克。

用法：水煎服。

附注：临床应用时对久热及久咳者，加地骨皮 9 克治疗。

杏苏散（《温病条辨》）

功效：轻宣凉燥，宣肺化痰。

主治：外感凉燥，燥邪束肺，肺气不宣，口干咽燥，咳嗽痰稀，苔白脉弦。

记忆：杏苏散（有）二陈汤，枳壳梗前胡。

组成：杏仁 9 克，苏叶 6 克，法半夏 10 克，陈皮 6 克，茯苓 15 克，甘草 5 克，大枣 2 枚，生姜 2 片，枳壳 6 克，桔梗 6 克，前胡 6 克。

用法：水煎服。

附注：现多用于秋季感冒、流感、肺气肿、慢性支气管炎。

八画

苓桂术甘汤（《伤寒论》）

功效：健脾渗湿，温化痰饮。

主治：痰饮病，症见咳嗽气短，心悸眩晕，胸胁胀满，舌苔白滑，脉沉滑或沉紧，也治阳虚水肿。

记忆：苓桂术甘。

组成：茯苓 30 克，桂枝 10 克，生白术 15 克，炙甘草 9 克。

用法：水煎服。

附注：现多用于营养不良性水肿、肺气肿、慢性支气管炎、神经衰弱、心律不齐、风湿性心脏病等。

苓桂甘枣汤（《伤寒论》）

功效：通阳治水，降逆下气。

主治：心下动悸，欲作奔豚，小便不利，舌淡而润，脉沉或微沉紧。

记忆：苓桂甘枣。

组成：茯苓30克，桂枝10克，炙甘草10克，大枣30克。

用法：水煎服。

附注：体质要求：患者多瘦弱，易心悸脐跳，头晕，舌质多淡红、肿大而有齿痕，脉虚缓。

现用于眩晕、奔豚病、慢性支气管炎、慢性肾炎、关节炎、更年期综合征。

苓桂五味甘草汤（《金匮要略》）

功效：温化湿寒，通阳，和肺，利水。

主治：支气管哮喘、慢性支气管炎、肺气肿、肺心病、低血压、心脏瓣膜病、癔症、神经症。

组成：茯苓20克，桂枝10克，炙甘草10克，五味子10克。

用法：水煎服。

附注：本方为古代平喘固脱方，适用咳逆上气、心悸、头昏、多汗为特征的疾病。体质要求：消瘦，面部水肿，或眼袋明显，乏力多汗，易气短，易咳嗽气喘，头晕、心悸、眼前发黑者。多唾很多黏稠痰浊（水肿者不宜多用甘草）。

苓甘五味姜辛汤（《金匮要略》）

功效：温肺化饮，止咳平喘。

主治：肺寒留饮，咳嗽痰稀，喜唾，胸满喘逆，脉弦迟。

组成：茯苓15克，甘草3克，五味子10克，干姜10克，细辛4克。

用法：水煎服。

附注：临床称赞此方“止咳平喘堪神奇”。现用于治疗慢性支气管炎、肺气肿。对肺热、肺燥的咳喘忌用。

参苏饮（《和剂局方》）

功效：益气化痰，疏表。

主治：内伤体虚，又外感风寒之虚人感冒。本证为肺脾气虚，风寒犯肺所致。

记忆：二陈人参前，枳香苏桔葛

联想：二陈人参前，只想苏姐哥。

组成：姜半夏6克，陈皮6克，茯苓9克，甘草3克，生姜7片，党参10克，前胡6克，枳壳6克，木香5克，苏叶9克，桔梗9克，葛根9克。

用法：水煎服。

附注：原方为粗粉，每服9克。

金沸草散（《王氏博济方》）

功效：发散风寒，降气化痰。

主治：伤风咳嗽，恶寒发热，咳嗽痰多，鼻塞流涕，舌苔白腻，脉浮。

记忆：金沸草散治咳嗽，旋穗药三麻夏前胡（三：甘草、大枣、生姜）。

联想：金沸草散治咳嗽，旋穗要三麻夏前胡。

组成：旋覆花 9 克，荆芥穗 12 克，炙甘草 9 克，生姜 3 片，大枣 1 枚，麻黄 9 克，姜半夏 3 克，芍药 6 克，前胡 9 克。

用法：共研粗粉，每服 9 克，水煎去渣，温送服，不拘时，水煎服。

附注：陈修园说："重则用金沸草散，轻则用六安煎。"名中医江尔孙也重点提倡金沸草散。

金水六君煎（《景岳全书》）

功效：养阴化痰。

主治：肺肾虚寒，水泛为痰，咳嗽呕恶，喘逆痰多，舌质红，苔白滑。

记忆：二陈汤，归熟地。

组成：陈皮 6 克，半夏 6 克，茯苓 6 克，炙甘草 6 克，生姜 3 片，当归 6 克，熟地 15 克。

用法：水煎服。

附注：现临床用于慢性支气管炎、哮喘、肺气肿等。

河车大造丸（《医方集解》）

功效：滋阴降火，益精血补肺肾。

主治：虚损劳伤，肺肾双亏，咳嗽潮热，口干咽燥，消瘦遗精，老年阳痿。

记忆：二冬苓人砂牛，柏板车仲地。

联想：二冬领人杀牛，背板车种地。

组成：麦门冬、天门冬、茯苓、人参、砂仁、怀牛膝、黄柏、龟板、紫河车、杜仲、生地。

用法：现多用于中成药。别名大造丸。

附注：对体弱年长咳喘者，遵虚则补其母，为肾虚所致。尤适宜于久病咳喘不愈者。

炙甘草汤（《伤寒论》）

功效：益气补血，滋阴复脉。

主治：心律不齐、冠心病、肺结核、风湿性心脏病、甲状腺功能亢进、神经衰弱，属于气血双亏者亦也用本方治疗。

记忆：炙甘草麦地枣人枝麻姜。

联想：炙甘草麦地找人叫芝麻酱。

组成：炙甘草 15 克，麦门冬 10 克，生地 20 克，大枣 12 克，人参 6 克，阿胶 10 克，桂枝 10 克，火麻仁 10 克，生姜 6 克。

用法：水煎服。

附注：本方是治阴阳两虚，心动悸，脉结代之主方。虽以炙甘草为名，而须重用生地。此原方"伤寒脉结代，心动悸，炙甘草汤主之"（原方量：炙甘草 4 两，生姜 3 两，桂枝 3 两，人参 2 两，生地 1 斤，阿胶 2 两，麦门冬半升，火麻仁半升，大枣 30 枚）。前贤沈亮宸称赞此方是千古养阴之祖方也。

泻心汤（《金匮要略》）

功效：泻火解毒，燥湿泄热。

主治：心经阴气不足，邪火内炽，症见高热神昏，大便秘结，脉沉实有力。热毒迫血妄行所致吐血、衄血、口舌生疮、口齿肿痛、面赤目肿、痈疮肿毒。

组成：黄连 5 克，黄芩 10 克，大黄 10 克。

用法：水煎服。

附注：本方是强烈的清热泻火剂。《金匮要略》：“心气不足，吐血、衄血，泻心汤主之。”《千金方》作“心气不定”。即心火旺盛。本方体质要求：壮实、面油光，血压、血脂、血液稠度高者。本方大黄得用到 30 克才见功效。

泻白散（《小儿药证直诀》）

功效：清泻肺热，平喘止咳。

主治：肺热所致咳嗽，气喘，咯血，发热潮热，口唇干燥，舌质红，苔黄，脉细数。

记忆：骨桑草米。

组成：地骨皮 30 克，桑白皮 30 克，甘草 15 克，粳米 30 克。

用法：水煎服。

附注：现多用于治疗支气管炎，肺结核的咳嗽、潮热。

泻黄散（《小儿药证直诀》）

功效：泻脾胃伏热。

主治：口燥唇干，口疮口臭，烦渴易饥及脾热弄舌。

记忆：风子香石甘。

联想：疯子想实干。

组成：防风 10 克，栀子 10 克，藿香 6 克，石膏 30 克，甘草 9 克。

用法：水煎服。

附注：此方临床用于胃热引起的颜面发烫效果理想。

参苓白术散（《和剂局方》《古今医鉴》）

功效：健脾益气，和胃渗湿。

主治：脾虚夹湿证。饮食不化，胸脘痞闷，肠鸣泄泻，四肢乏力，形体消瘦，面色萎黄，舌淡苔白腻，脉虚缓。也适应于咳嗽多痰症。

记忆：枣陈莲子梗薏药，豆砂四君子。

联想：早晨连子跟医药，斗杀四君子。

组成：大枣 6 克，陈皮 6 克，炒莲子肉 12 克，桔梗 6 克，薏苡仁 10 克，炒山药 12 克，炒扁豆 12 克，炒砂仁 6 克，人参 10 克，茯苓 12 克，白术 12 克，炙甘草 6 克。

用法：水煎服。

附注：现多用中成药。《古今医鉴》载此方多一味陈皮，适用脾胃气虚兼有湿阻气滞证者。

固真汤（《兰室秘藏》）

功效：温补回阳。

主治：两睾丸冷，前阴痿弱，阴汗如水。小便后有余滴，尻臀并前阴冷，恶寒而喜热，膝下亦冷。

记忆：柏母泻龙胆，羌活升柴草。

联想：伯母写龙胆，抢活升柴草。

组成：黄柏 12 克，知母 12 克，泽泻 10 克，龙胆草 10 克，羌活 6 克，升麻 6 克，柴胡 6 克，炙甘草 10 克。

用法：水煎服。

附注：此方也叫正元汤。

知柏四物汤（《病因脉治》）

功效：滋阴降火，调经和血。

主治：阴虚火旺，月经量多，月经色鲜，月经先期，舌红苔黄，脉数。

组成：知母 9 克，黄柏 9 克，川芎 6 克，生地 15 克，白芍 9 克，当归 9 克。

用法：水煎服。

附注：《直指附遗》名六物汤。血寒者禁用，月经后期量少痛经者慎用。

易黄汤（《傅青主女科》）

功效：补脾利湿，清热止带。

主治：妇科带下，色黄有臭味，及妇科炎症引起的黄带。白带为寒湿，黄带为湿热。

记忆：黄山白果实车。

联想：黄山白果十车。

组成：盐炒黄柏 30，炒山药 30，白果 10 枚，炒芡实 30，酒炒车前子 30 克。

用法：水煎服。

附注：合三妙汤（黄柏、苍术、炒薏苡仁），再加龙胆草。临床用于黄带、阴道炎、宫颈炎等湿热下注引起的病症。带下病临床还可以加土茯苓、赤茯苓、蒲公英之类。分利下焦湿热赤茯苓优于白茯苓。

青蒿鳖甲汤（《温病条辨》）

功效：养阴透热。

主治：热病后期，邪热未尽，深伏阴分，阴液已伤。症见夜热早凉无汗出，舌红少苔，脉细数，以及肺痨等慢性病变化过程中出现阴虚潮热者（温病后期，舌红无苔脉沉，热郁则热自内发在阴分之身热夜甚者）。

记忆：甲母蒿地皮。

联想：家母号地皮。

组成：鳖甲 15 克，知母 6 克，青蒿 6 克，生地 12 克，丹皮 9 克。

用法：水煎服。

附注：阴虚发热，就用此方（养阴透热服之安）。如果湿热就用蒿芩清胆汤。

泽泻汤（《金匮要略》）

功效：健脾利湿。

主治：水停心下，清阳不升，浊阴上犯，头目昏眩。现用于耳源性眩晕。

组成：泽泻 30 克，炒白术 15 克。

用法：水煎服。

附注：本方新用治带下症，屡屡奏效。重于健脾，炒白术量大于泽泻量 3 倍。偏于利湿，用生白术，泽泻量要大于白术量 3 倍。

定喘汤（《摄生众妙方》）

功效：宣肺定喘，清热化痰。

主治：外感风寒，内蕴痰热，喉中有哮鸣之哮喘症。苔黄腻，脉滑数。

记忆：桑芩白果草麻花，杏仁半苏子。

组成：桑白皮10克，黄芩6克，白果10克，炙甘草10克，炙麻黄10克，炙款冬花15克，杏仁10克，法半夏15克，苏子9克。

用法：水煎服。

附注：现在临床多用于支气管哮喘、哮喘性支气管炎、急慢性支气管炎。

建瓴汤（《医学衷中参西录》）

功效：育阴潜阳，平肝熄风。

主治：肝阳上亢之眩晕，耳鸣目胀，心悸健忘，多梦失眠，脉弦硬而长。

记忆：二怀柏子仁，地芍代龙牡。

组成：怀山药15克，怀牛膝9克，柏子仁9克，生地15克，白芍12克，代赭石15克，龙骨15克，牡蛎15克。

用法：水煎服。

附注：国医大师王琦用本方为基础，加送服水蛭粉，主治脑血栓偏瘫疗效好。另外，本方对自觉头重足轻，脚底如踩棉花。糖尿病患者有人也会出现走路如踩棉花一样的感觉，也有人会产生跟腱反射减弱或消失。

实脾散（《济生方》）

功效：温阳健脾，行气利水。

主治：下半身以下肿甚，胸腹胀满，手足不温，口中不渴，大便溏薄，舌苔白腻，脉沉弦而迟者。现常用于慢性肾小球肾炎、心源性水肿、肝硬化腹水及阳虚者。

记忆：术附苓瓜果，三朴木香大腹子（三：姜、草、枣）。

组成：白术30克，制附子10克，茯苓30克，木瓜30克，草果30克，干姜30克，炙甘草15克，大枣2枚，木香30克，姜厚朴30克，大腹子30克。

用法：水煎服（大腹子为槟榔成熟的子，杀虫、消积、利水、行气）。

附注：现在多用于慢性肾炎、慢性肝炎、早期肝硬化腹水、下肢水肿，以及心力衰竭浮肿。

九画

独活寄生汤（《千金要方》）

功效：祛风湿、止痹痛、益肝肾、补气血。

主治：肝肾两虚，气血不足，风寒湿痹。

记忆：秦艽桂枝细独仲风，八珍桑寄牛白术。

联想：秦艽桂枝吸毒中风，八珍桑寄牛白猪。

组成：人参12克，茯苓12克，甘草6克，川芎6克，生地15克，当归12克，白芍9克，牛膝9克，桑寄生18克，秦艽9克，肉桂6克，细辛3克，独活9克，杜仲9克，防风9克。

用法：水煎服。

附注：本方独活用量40克以上才有佳效。原方三两，唐代一两等于14.266克。

指迷茯苓丸（《医门法律》《证治准绳》《百一选方》）

功效：行气燥湿，软坚导痰。

主治：痰停中脘，流注经络证，两臂痛不能举或抽掣，手足或左右时复转移，或双手疲软，或双手麻木，或见四肢浮肿，眩晕癫痫。脉沉细弦滑，舌苔白腻。

记忆：下苓枳硝姜。

联想：下令只销姜。

组成：姜半夏 30 克，茯苓 30 克，炒枳壳 15 克，风化朴硝 3 克。

用法：共研细末生姜汁拌为丸，生姜汤送服，每次 6 克。临床也可以水煎服。

附注：本方也叫茯苓丸，治痰茯苓丸。风湿臂痛者不宜用。

养筋汤（《辨证录》）

功效：补心肝肾，养筋。

主治：筋缩不伸，行走困难，卧床不起呻吟，筋伤疼痛，手脚酸麻，练功压腿拉伤等。

记法：麦地枣芍巴。

联想：麦地找勺把。

组成：麦门冬 15 克，熟地 15 克，炒酸枣仁 15 克，白芍 15 克，巴戟天 12 克。

用法：水煎服。

附注：原文："一剂筋少舒，四剂筋大舒，十剂疼痛酸麻之症尽除。"

养阴清肺汤（《重楼玉钥》）

功效：养阴清肺，利咽解毒。

主治：本方是治疗时疫白喉常用方。此证多由肺肾不足，肺经蕴热，损伤阴液。或遇燥气流行，疫毒感染而成。阴虚白喉，喉间起白斑点如腐，不易剥去，病变甚速，初起发热或不发热，鼻干唇燥，甚则呼吸有声，似喘非喘以及咽喉肿痛。咳声如犬吠样多见。

记法：增液汤芍丹荷贝草。

联想：增液汤要担河北草。

组成：生地 12 克，麦门冬 9 克，元参 9 克，炒白芍 5 克，牡丹皮 5 克，薄荷 3 克，贝母 5 克，甘草 3 克。

用法：水煎服。

附注：药理研究：祛痰、抗炎。注意事项：无咽痛、咽干者慎用。

侯氏黑散（《金匮要略》）

功效：清肝祛风，化痰通络。

主治：大风，四肢烦重，心中恶寒不足者。

记忆：八珍不用草地芍，桂芩桔姜蛎矾花辛防。

联想：八珍不用草地芍，桂芩姐奖励繁花新房。

组成：防风 10 克，桂枝 10 克，细辛 10 克，茯苓 10 克，当归 10 克，党参 10 克，黄芩 10 克，白术 10 克，牡蛎 10 克，桔梗 10 克，川芎 6 克，枯矾 6 克，干姜 6 克，菊花 120 克。

用法：制丸，每次 3~9 克。用酒调服，每日 1 次。

附注：禁忌一切鱼、肉、葱蒜及生冷食物。

胃关煎（《景岳全书》）

功能：温脾健中。

主治：慢性泄泻。

记忆：吴姜熟地扁山甘术。

组成：吴茱萸10克，焦干姜10克，熟地10克，炒扁豆15克，炒山药15克，炙甘草15克，炒白术20克。

用法：水煎服。

附注：见凉就拉肚子（腹泻）。专治脾肾虚寒导致的日久泄泻。高明之处用熟地可以起到从阴转阳的作用，阴得阳升而泉源不竭。

茯苓甘草汤（《伤寒论》）

功效：通阳利水，温中化饮。

主治：水饮内停，口渴而心下悸，眩晕之证。水饮性胃病专方。

记忆：茯苓甘草汤再加桂枝和生姜。

组成：茯苓15克，炙甘草10克，桂枝9克，生姜3片（生姜量要大）。

用法：水煎服。

附注：现多用于冠心病、心律不齐、胃炎、慢性肠胃神经症。患者自觉有水、浅表性胃炎、糜烂性胃炎、幽门螺旋杆菌感染、消化道溃疡，以上患者伸出舌头时，舌面上尽是水，严重者水往下流。

枳实薤白桂枝汤（《金匮要略》）

功效：通阳散结，祛痰下气。

主治：通阳不振，痰气互结之胸痹。舌苔白腻，脉沉或紧。

记忆：枳实薤白桂枝汤，瓜蒌厚朴两相加。

组成：枳实10克，薤白15克，桂枝6克，厚朴9克，瓜蒌12克。

用法：水煎服。

附注：现多用于冠心病之心绞痛，肋间神经痛，非化脓性软骨炎病。

茵陈蒿汤（《伤寒论》）

功效：清热除湿，利胆退黄。

主治：湿热退黄疸，症见全身面目全黄，其色似橘色，大便秘结，脘腹微胀，小便短赤不利，身热口渴，舌红，苔黄，或糙，脉沉或滑数。

记忆：黄陈子。

组成：大黄6~12克，茵陈10~30克，栀子10~30克。

用法：水煎服。

附注：此方是治疗阳黄黄疸病的专方。《伤寒论》曰："瘀热在里，身必发黄，茵陈蒿汤治之。" 现多用于急性病毒性肝炎、黄疸型肝炎、重症肝炎、新生儿溶血、新生儿高胆红血症、小儿胆汁黏稠症、肝损伤性黄疸、过敏性皮炎、牛皮癣、荨麻疹、蚕豆黄、急性化脓性胆囊炎、慢性胆囊炎、胆石症、血液透析伴皮肤瘙痒症、妊娠期肝内胆汁淤积症。

香连丸（《兵部手集方》）

功效：清热治痢，行气止痛。

主治：腹痛，腹胀，大肠湿热所致的里急后重，痢下黏臭或脓血。舌苔黄腻、舌质暗红。

记忆：黄连木香吴茱萸。

组成：黄连（黄连吴茱萸同炒后，去吴茱萸）、木香。

用法：制丸。每日3次，每次6克。

附注：现在用于浅表性胃炎、肠炎，痢疾。

香贝养荣汤（《医宗金鉴》）

功效：补气血，化痰核。

主治：上石疽属气血双虚者。

记忆：八珍汤，陈贝香三梗（三：甘草、大枣、生姜）。

组成：人参6克，茯苓6克，土炒白术12克，熟地6克，当归6克，川芎6克，白芍6克，陈皮6克，贝母6克，香附6克，甘草3克，大枣2枚，生姜2片，桔梗6克。

用法：水煎服。

附注：现多用于肿瘤恢复期的常用方。

枳实导滞丸（《内外伤辨惑论》）

功效：消积导滞，清利湿热。

主治：湿热积在肠内发热，治慢性结肠炎、糜烂性结肠炎，湿热阻滞肠中致发热多日，大便黏滞便池，脉沉实者。

记忆：泻心汤合泽泻汤，再加神曲枳实茯苓。

组成：黄连9克，黄芩12克，大黄10克，泽泻15克，白术15克，神曲15克，枳实15克，茯苓15克。

用法：水煎服。

附注：本方宗“通因通用”用而设。

枳实芍药散（《金匮要略》）

功效：除邪止痛。

主治：产后腹痛，烦满易怒不得卧，痈肿，胁痛，痛经，脉沉紧或弦涩。

组成：枳实30克，芍药30克。

用法：水煎服。

附注：现多用于肠痉挛、胆绞痛、支气管痉挛、习惯性便秘、痛经。药理研究：有解痉、调节平滑肌功能、抗胃溃疡、镇静、镇痛、升压、增加心脑肾的血流量作用。

保和丸（《丹溪心法》）

功效：消积健脾导滞，清热利湿和胃。

主治：食积停滞。症见脘腹胀满痛，嗳腐吞酸，恶食呕吐，或大便泄泻舌苔滑腻，脉滑。

记忆：神苓夏山莱翘陈。

趣味：神灵下山来挑陈。

组成：神曲60克，茯苓90克，清半夏90克，山楂180克，莱菔子30克，连翘30克，陈皮30克。

用法：现多用中成药。也可水煎服。

附注：临床用保和丸，有郁热可以用连翘，没有即可不用。现用于消化不良、慢性胃炎、肝炎、慢性胆囊炎。本方所治之积食停滞，为因饮食不节或暴饮暴食所致为病机。

保元汤《博爱心鉴》

功效：补气温阳。

主治：衰竭。症见颜面苍白，乏力，纳差，自汗少气，腰酸腿困，舌淡，脉细。

记忆：芪人姜草肉。

组成：黄芪18克，人参18克，炙甘草6克，生姜2片，肉桂4克。

用法：水煎服。

附注：现多用此方为扶正培本的基础方。加减治疗各种衰弱性疾病。

通窍活血汤（《医林改错》）

功效：通窍活血，活血通络。

主治：治头面上部的血瘀证头痛、久聋、红鼻子、肌肤甲错、双目暗黑、斑秃等。

记忆：通窍活血汤凭麝香，桃红芎赤葱枣姜。

组成：麝香0.3克，桃仁10克，红花10克，川芎10克，赤芍10克，老葱白两节，大枣2枚，生姜2片（现白芷代麝香）。

用法：水煎黄酒兑服。

附注：现临床也用于白癜风、荨麻疹。

通气散（《医林改错》）

功效：疏肝活血，开郁通窍，

主治：治耳聋，不闻雷声。

记忆：柴胡芎香附。

组成：柴胡15克，香附15克，川芎6克。

用法：水煎服。

附注：①治疗耳鸣加通草、石菖蒲、远志、木贼、芦根。若病人心理压力大，心烦加龙骨、牡蛎、磁石治之。②现也用于慢性肝炎、肋骨炎、头痛。

宣白承气汤（《温病条辨》）

功效：清肺平喘，泻热通便。

主治：阳明温病，大便秘结，痰涎壅滞，脉左寸实大，证属肺气不降。

记忆：膏军杏仁瓜蒌皮。

组成：生石膏30克，生大黄15克，杏仁9克，瓜蒌皮6克。

用法：水煎服。

附注：现用于治疗肺炎、支气管感染病、哮喘、肺热便秘、小儿麻疹合并肺炎。

栀子豆豉汤（《伤寒论》）

功效：清热除烦，泻火凉血。

主治：小儿痘疹，虚烦。虚烦不得眠，心中懊侬。

组成：焦栀子15克，淡豆豉15克。

用法：水煎服（先煎栀子取其味，后入豆豉取其气，以提高疗效）。

附注：过敏性哮喘用他方无效时，用栀子豆豉汤，每天1剂，坚持守方60天可治愈。张镜人用本方为主治新感，伏邪无不应手，并以“表、透”二字尽道玄机，经方至此，则出神入化。

栀子柏皮汤（《伤寒论》）

功效：清热利湿。

主治：身热发黄，小便黄赤，舌红苔黄，脉滑数。

记忆：栀子柏皮汤加炙甘草。

组成：栀子15克，黄柏10克，炙甘草5克。

用法：水煎服。

附注：古代伤寒发黄病的专方。

栀子厚朴汤（《伤寒论》）

功效：清气分热。

主治：心烦、腹满、卧起不安者。

记忆：栀子厚朴加枳实。

组成：栀子 15 克，川朴 15 克，枳实 15 克。

用法：水煎服。

附注：栀子久服能使眼圈周发黑，停药后可消退。对中药栀子服后出现皮肤过敏者，应慎用。

临床用此方合半夏厚朴汤治疗焦虑、失眠、神经症效果好。现在多用于急性食道黏膜损伤、食道炎、急慢性胃炎、慢性支气管炎、支气管哮喘、胆囊炎、胆道感染、急性肝炎、慢性肝炎急性发作、鼻出血、多汗症、麻疹。

荆芥连翘汤（《杂病源流犀烛》《万病回春》）

功效：散风理气，和血，泻火解毒。

主治：痤疮、带状疱疹、红皮性银屑病、玫瑰糠疹、红斑性皮肤病、酒渣鼻、鼻疖、丹毒、化脓性皮肤病，盆腔炎、宫颈炎糜烂、附件炎等妇科炎症。

记忆：黄连解毒汤、四物汤、四逆散的合方，防芷梗薄荆翘。

组成：荆芥 10 克，防风 10 克，桔梗 10 克，白芷 10 克，柴胡 12 克，连翘 15 克，薄荷 10 克，川芎 10 克，黄连 5 克，黄芩 10 克，黄柏 10 克，栀子 10 克，生地 10 克，当归 15 克，白芍 10 克，枳壳 10 克，甘草 15 克。

用法：水煎服。

附注：本方是日本汉方流派临床常用方，是青年人腺病体质的调理方，有散风理气和泻火解毒的功效，适应于以红、肿、热、痛为特征的头面部炎性疾病和热性体质的调理方。黄煌说：此方是青年人腺病体质的如同“散打”作用的调理方，主要适用于以红肿热痛为特征的头面部炎性疾病和热性体质的调理。也可以用于治疗痤疮、急性扁桃体炎、急慢性中耳炎等头面部“火”病，但是笔者近年来运用此方治疗几例慢性肠炎效果较显著。

春泽汤（《医钞类编》）

功效：补虚止泻，利水。

主治：阳痿早泄，腹泻。

记忆：五苓散加三人（三：大枣、生姜、甘草）。

组成：茯苓 15 克，泽泻 12 克，猪苓 15 克，白术 15 克，肉桂 9 克，炙甘草 10 克，大枣 2 枚，生姜 2 片，人参 10 克。

用法：水煎服。

附注：临床应用时此方同名方多，应区别。

神应养真丹（《三因极一病证方论》）

功效：滋补肝肾，活血祛风，养血生发。

主治：肝肾血虚有瘀，风邪外犯致风盛血燥之脱发。

记忆：四物汤加天麻菟丝羌木瓜。

组成：当归 15 克，熟地 10 克，白芍 15 克，川芎 9 克，天麻 10 克，炒菟丝子 15 克，羌活 9 克，木瓜 9 克。

用法：蜜制为丸。

附注：现多用于水煎服。

十画

益胃汤（《温病条辨》）

功效：益胃生津。

主治：阳明温病，胃阴受损之证。

记忆：玉竹生地麦冰糖——沙参。

趣味：玉竹生地卖冰糖——杀生。

组成：玉竹 15 克，麦门冬 15 克，生地 15 克，沙参 9 克，冰糖 6 克。

用法：水煎服。

附注：救胃阴主方，阴虚人都消瘦，而阴虚消瘦更明显。

射干麻黄汤（《金匮要略》）

功效：宣肺祛痰，下气止咳。

主治：痰饮郁结，气逆喘咳证，症见咳而上气，喉中有水鸡声，或胸膈满闷，或吐痰涎，苔白或腻，脉弦紧或沉紧。

记忆：射干麻黄止咳嗽，姜细辛夏五紫枣款。

组成：射干 9 克，麻黄 9 克，细辛 3 克，生姜 9 克，半夏 9 克，五味子 3 克，紫菀 6 克，大枣 3 枚，款冬花 6 克。

用法：水煎服。

附注：原文“咳而上气，喉中水鸡声（青蛙叫声），射干麻黄汤主之”。说明对喉中痰鸣的咳喘具有非凡疗效。辨证要点：外寒内饮喉中痰鸣明显者。

真人养脏汤（《和剂局方》）

功效：补虚温中，涩肠固脱。

主治：泻痢日久，脾肾虚寒，滑脱不禁，腹痛喜按喜温。

记忆：人芍香术桂，草诃当罂肉。

趣味：人说香猪贵，草可当素肉。

组成：人参 9 克，白芍 15 克，木香 6 克，白术 15 克，肉桂 5 克，炙甘草 9 克，诃子 12 克，当归 10 克，罂粟壳 6 克，肉豆蔻 15 克。

用法：水煎服。

附注：现多用于慢性结肠炎、溃疡性结肠炎。

桑菊饮（《温病条辨》）

功效：疏风清热，宣肺止咳。

主治：风温初起，咳嗽，口微渴，咽干，苔薄，脉浮数。现多用于上呼吸道感染、流感、急性支气管炎、急性扁桃体炎、急性咽炎。老人受凉感冒即清涕长流。少儿自小流涕致使双鼻孔皮肤浸蚀发红。本方加荆芥两剂清涕大减，再服两剂清涕已止。

记忆：苇荷杏甘桔翘菊桑叶

趣味：为荷杏干皆挑菊桑叶

组成：苇根 20 克，薄荷 4 克，杏仁 12 克，甘草 6 克，桔梗 6 克，连翘 12 克，菊花 6 克，桑叶 9 克。

用法：水煎服。

附注：桑菊饮为吴氏所立诸方之冠，治温病主方。

桑杏汤（《温病条辨》）

功效：轻宣燥热，养阴润肺。

主治：外感温燥。症见头痛发热，干咳无痰，口干鼻燥，舌红，苔白兼燥，脉浮数，右脉数大。

记忆：桑杏母子豉沙参梨皮

记忆：桑杏母子吃沙参梨皮。

组成：桑叶 15 克，杏仁 9 克，浙贝母 9 克，炒栀子 12 克，淡豆豉 9 克，沙参 15 克，梨皮 30 克。

用法：水煎服。

附注：现多用于感冒、急慢性支气管炎、肺气肿，也可用于小儿支气管炎后期，小儿麻疹。

桑白皮汤（《古今医统》）

功效：清肺降气，化痰止咳。

主治：肺经热甚，喘嗽痰多。

记忆：桑杏母子芩夏苏连。

组成：桑白皮 10 克，杏仁 9 克，浙贝母 10 克，栀子 9 克，黄芩 9 克，法半夏 10 克，苏子 9 克，黄连 6 克。

用法：水煎服。

附注：现多用于老年慢性气管炎、慢性肺源性心脏病急性发作期。

宽胸丸（《新医药学杂志》1973 年第 3 期）

功效：温中散寒，芳香开窍，理气止痛。

记忆：良香细胡拨冰。

联想：良乡西湖拨冰。

主治：冠心病、心绞痛（本方是冠心病，心绞痛不稳定的经典方）。

处方：荜茇 900 克（15），高良姜、降香（檀香）、延胡索各 450 克（7.5），细辛 150 克（2.5），冰片 30 克（0.5）。

用法：上药提取挥发油，制成浸膏，晒干研末装胶囊，约 0.3 克。挥发油浸膏比例 1∶1。

服法：每日 3 次内服。每次 0.3 克。

附注：此药不宜久服，久服有耗散气血。长期服用郁金代替降香（宜用于血瘀有热之人，若血瘀有寒宜用姜黄代降香）。

桂枝汤（《伤寒论》）

功效：解肌发表，调和营卫。

主治：外感风寒感冒。风寒在表，发热恶风汗出，脉浮缓，鼻鸣，干呕。

记忆：桂枝芍药枣草姜。

组成：桂枝 9 克，白芍 9 克，炙甘草 5 克，生姜 9 克，大枣 4 枚，水煎服（此方不可少生姜）。

用法：水煎服。

附注：桂枝汤是治外感的第一方，是调和营卫之祖方，同时也是强大心脏之首方。本方为辛温解表调和营卫，滋阴和阳之剂。本方这些药都与消化功能有一定关系，本方健脾胃有独特之功。从中西医结合来认识问题，桂枝汤不是发汗剂，而是祛邪不伤人的强壮剂。是古代的强壮方和疲劳恢复方。

桂枝汤加减附方

桂枝加大黄汤：即桂枝汤加大黄。治阴大实痛者，便秘腹痛。

桂枝加附子汤：即桂枝汤方加附子。治发汗后，汗多，而四肢挛急，祛寒身痛，小便难，脉软弱等阳虚证。

桂枝新加汤：即桂枝汤重芍药生姜加人参。治桂枝汤证，误用发汗剂，汗多表解，而身痛，脉沉迟有气阴不足证者。

桂枝人参汤：即桂枝甘草汤合理中汤。是治疗感冒服药不对证后的保健康复良方。

桂枝加桂汤：即桂枝汤重用桂枝。治桂枝汤证，有少腹气上冲胸脘欲吐者之奔豚症。

桂枝加葛根汤：即桂枝汤加葛根。此方无麻黄，原书加有麻黄是误传加的，应注意。《伤寒论》14条曰："太阳病，项背强几几。反汗出恶风者，桂枝加葛根汤主之。"而《伤寒论》31条葛根汤有麻黄。曰："太阳病，项背强几几，无汗恶风，葛根汤主之。"

桂枝加芍药汤：即桂枝汤加倍芍药。治太阳病误攻，而腹满时痛者，为太阴脾经受伤。

桂枝茯苓丸（《金匮要略》）

功效：活血化瘀，缓消癥块。

主治：瘀血留结胞宫。妊娠胎动不安，漏下不止，血色紫黑晦暗，腹痛拒按。

记忆：桂枝茯苓丸，赤芍桃丹皮。

组成：桂枝、茯苓、芍药、桃仁、丹皮各等分。

用法：现用中成药。也可水煎服。

附注：本方原是为了消除妇科肿块的方剂，后世医家扩大了它的应用范围，广泛用于内科外科及妇科皮肤科。

桂枝加龙骨牡蛎汤（《金匮要略》）

功效：平补阴阳，潜镇固摄。

主治：治虚劳阴阳两虚，夜梦遗精，少腹弦急，阴头寒，目眩发落，脉象极虚芤迟，或芤动微紧，也治下焦虚寒，少腹拘急。脐下动悸之遗尿证。

记忆：桂枝汤加龙骨牡蛎。

组成：桂枝、芍药、生姜、龙骨、牡蛎各9克，甘草6克，大枣12枚。

用法：水煎服。

附注：现多用于遗尿、多汗症；阳痿、遗精、阴冷、男子不育、女性梦交、心动过速、精神分裂症、癫痫、癔症、脱发、神经衰弱。

桂枝甘草龙骨牡蛎汤（《伤寒论》）

功效：潜阳镇惊，补心安神。

主治：心阳不足之烦躁、心悸、失眠、心胸憋闷、四肢怕冷、气短自汗、面色苍白、舌淡白、脉迟无力。

记忆：桂枝甘草加龙骨牡蛎。

组成：桂枝15克，甘草12克，龙骨30克，牡蛎30克。

用法：水煎服。

附注：现多用于心动过速、心动过缓、过早搏动、烦躁心悸等心功能病。

桂枝芍药知母汤（《金匮要略》）

功效：除风湿，利水止痛。

主治：诸肢节疼痛，身体尪羸脚肿如脱，头眩气短，温温欲吐者。

记忆：桂枝芍药知母汤，术附防风草姜麻。

组成：桂枝12克，芍药15克，知母20克，白术25克，附子20克，防风20克，甘草15克，生姜25克，麻黄10克。

用法：水煎服。凡方中有麻黄及制附子者，都应饭后半小时左右内服。

附注：姜春华教授称赞本方是治疗风湿，类风湿性关节炎有卓效。何绍奇老师补充说，附子用量不足亦不效。

柴葛解肌汤（《伤寒六书》）

功效：解肌清热。

主治：感冒风寒，郁而化热。身热增盛，恶寒渐轻。无汗头痛，目疼鼻干，心烦不眠，眼眶痛，舌苔薄黄，脉浮微洪者。本方证病在肌表，为太阳、阳明、少阳三阳合病。

记忆：芩柴芍梗三葛羌膏芷。

趣味：钦差说跟三哥抢稿纸。

组成：黄芩6克，柴胡6克，芍药6克，桔梗3克，甘草3克，大枣2枚，生姜3片，葛根9克，羌活3克，石膏5克，白芷3克。

用法：水煎服。

附注：便秘、腹痛者不宜用。

柴胡桂枝汤（《伤寒论》）

功效：和解少阳，解肌发表。

主治：太阳、少阳合病，发热微恶寒，骨节烦痛微呕吐，心下胀闷者。

记忆：小柴胡汤合桂枝汤。

组成：柴胡6克，桂枝6克，白芍10克，黄芩6克，法半夏6克，党参15克，炙甘草5克，生姜3片，大枣3枚。

用法：水煎服。

附注：此方又称：柴胡桂枝各半汤。

柴胡桂枝干姜汤（《伤寒论》）

功效：和解散寒，生津敛阴。

主治：神经衰弱、神经症、过敏性肠炎、慢性胆囊炎、月经不调、更年期综合征。

记忆：柴胡桂枝干姜汤，草芩牡蛎瓜蒌根。

组成：柴胡12克，桂枝10克，干姜6克，炙甘草6克，黄芩10克，牡蛎15克，瓜蒌根12克。

用法：水煎服。

附注：别名《金匮要略》卷上称为此方：柴胡桂姜汤。

柴胡加龙骨牡蛎汤（《伤寒论》）

功效：和解少阳，镇惊安神。

主治：伤寒往来寒热，胸胁苦满，烦躁惊狂不安，时有谵语，身重难以转侧，

记忆：柴龙牡，姜枣铅夏茯芩大桂人。

趣味：柴龙母，将找天下富勤大贵人。

组成：柴胡12克，龙骨（代用品）12克，牡蛎12克，生姜2片，大枣15克，铅丹15克，半夏12克，茯苓12克，黄芩6克，制大黄6克，桂枝6克，党参12克（铅丹有毒多不用，以代赭石、灵磁石代用）。

用法：水煎服。

附注：现用于癫痫、神经症、梅尼埃病，以及高血压等见有胸满烦惊为主症者。

桃核承气汤（《伤寒论》）

功效：逐瘀泻热。

主治：下焦蓄血证。少腹急结，小便自利，神志如狂，烦躁胡言乱语，甚者夜发热，痛经，闭经，脉沉而涩。

记忆：军硝甘桃桂。

趣味：军校甘桃贵。

组成：大黄3克，芒硝6克，炙甘草9克，桃仁10克，桂枝6克。

用法：水煎服。

附注：现用于急性盆腔炎、胎盘滞留、肠梗阻、子宫内膜移位症、附件炎、急性脑出血、瘀热下焦者。皮肤科用于加减治银屑病、玫瑰糠疹。

消风散（《外科正宗》）

功效：清热凉血，祛风除湿。

主治：风疹、湿疹瘙痒渗液，舌苔黄，脉浮数有力。

记忆：胡煅草当地知木衣，防蒡苦荆苍。

组成：胡麻仁12克，煅石膏30克，甘草6克，当归9克，生地15克，知母10克，木通10克，蝉蜕9克，防风9克，牛蒡子12克，苦参10克，荆芥10克，苍术10克。

用法：水煎服。

附注：本方是有名的治疗皮肤病方剂。多用于荨麻疹、泛发性湿疹、全身皮肤瘙痒症。

胶艾汤（《金匮要略》）

功效：养血止血，调经安胎。

主治：月经过多、少腹疼痛、胎动不安、产后余淋不定、崩漏等。

记忆：四物艾阿草。

组成：川芎9克，当归9克，白芍12克，生地15克，艾叶6克，阿胶6克，甘草5克。

用法：水煎服。

附注：本方也称胶艾四物汤。

益经汤（《傅青主女科》）

功效：滋阴凉血，疏肝解郁。

主治：绝经年龄期间，由于心肝脾之气郁，经水先断，闭经。

记忆：四物去芎牡丹皮，杜柴山枣人沙术。

趣味：四物去穷牡丹皮，独裁山枣人杀猪。

组成：熟地30克，当归15克，白芍9克，牡丹皮6克，杜仲3克，柴胡5克，山药15克，生枣仁9克，人参6克，沙参9克，白术30克。

用法：水煎服。

附注：现临床用于卵巢早衰。对多囊卵巢综合征闭经，加水蛭15克，连服5天。

真武汤（《伤寒论》）又名：玄武汤

功效：温阳利水。

主治：肾阳衰微，水气内停所致水肿，症见小便不利，肢体水肿，四肢沉重疼痛，恶寒腹痛。

大便溏泻，舌淡而润，苔白，脉沉细者。外感表证，由于辛温发汗过多，致使阳气大虚，寒水内动，水气凌心，而见心悸头眩，身体振振欲倒地，苔白滑，口不渴，脉沉细者。腰以下肿，阳虚气寒，小便不利用此方。

记忆：温阳利水真武汤，苓术芍药附生姜。

组成：茯苓12克，白术15克，白芍12克，制附子15克，生姜9克。

用法：水煎服。

附注：本方治脾又治肾。制附子用量大时（75克，先煎2小时，口尝不麻时，再投入其他药）。理中汤用干姜，真武汤用生姜。

桔梗汤（《伤寒论》）

功效：宣肺祛痰利咽。

主治：急慢性咽炎、急性扁桃体炎、喉炎、失音、支气管炎。

记忆：桔梗生甘草。

组成：桔梗10克，生甘草20克。

用法：水煎服。

附注：古代治疗咽喉病专用方。

资生丸（资生健脾丸，原著名为保胎资生丸）（《先醒斋医学广笔记》）

功效：益气健脾，和胃渗湿，消食理气。

主治：妊娠三月，阳明脉衰，胎元不固。也治脾胃虚弱、食少便溏、脘腹作胀、恶心呕吐、消瘦乏力等症。

记忆：参苓白术散去大枣，实泻楂藿黄豆芽。

趣味：参苓白术散去大枣，实卸杂货黄豆芽。

组成：人参、白术、白茯苓、炙甘草、广陈皮、怀山药、薏苡仁、桔梗、炒扁豆、炒莲肉、炒芡实、泽泻、蒸山楂肉、藿香叶、川黄连、白豆蔻仁、炒麦芽。

用法：炼蜜丸。用白汤或清米汤、橘皮汤。炒砂仁汤嚼化下。忌桃、李、雀、蛤、生冷。

附注：此方改为散剂，治疗溃疡性结肠炎。现多用于中成药。

调胃承气汤（《伤寒论》）

功效：缓下热结。

主治：阳明病恶热。口渴便秘，腹满拒按，苔黄，脉滑数者。对肠积热所致的发斑，口齿咽痛及疮疡病也可治疗。

记忆：大黄草芒硝。

组成：大黄12克，甘草9克，芒硝12克。

用法：水煎服。

附注：临床加犀角（代用品）、黄连，治疗面部燎热证。

凉膈散（《和剂局方》）

功效：解毒泻火通便。

主治：上中二焦热邪炽盛者。症见面赤唇焦，面热头昏，烦燥口渴，颜面发热，胸膈烦躁，口舌生疮，谵语狂妄，咽痛吐衄，睡卧不安，便秘，尿黄，苔黄，脉滑数。

记忆：黄芩栀子连翘草，蜜竹朴硝荷将军。

组成：黄芩12克，栀子10克，炙甘草9克，连翘15克，蜂蜜10克，竹叶10克，朴硝6克，薄荷9克，大黄10克。

用法：水煎服（此方贵妙在散剂，现多用于汤剂）。

附注：原著剂量（大黄、朴硝、炙甘草各600克，栀子、薄荷、黄芩各300克，连翘250克，竹叶7片）共研末，蜂蜜水冲服，每次6克。现临床常用于咽炎、扁桃体炎、口腔炎、胆道感染、急性黄疸型肝炎，以及男女少儿脏腑积热。

凉血五花汤（《张志礼皮肤病医案选萃》）

功效：清热解毒，凉血活血。

主治：日光性皮炎、红斑狼疮初期、红鼻子、玫瑰糠疹、多形红斑，及一切上半身红斑性皮肤病。

记忆：野玫凌红鸡。

组成：野菊花15克，玫瑰花9克，凌霄花9克，红花9克，鸡冠花9克。

用法：水煎服。

附注：临床治疗热在上的上半身红斑性皮肤病时，加引药上行的姜黄。

凉血六花煎（《张志礼皮肤病医案选萃》）

功效：清热解毒，凉血活血。

主治：日光性皮炎、红斑狼疮初期、红鼻子、玫瑰糠疹、多形红斑，及一切热在上的上半身红斑性皮肤病。

记忆：凉血五花汤加生槐花。

组成：野菊花15克，玫瑰花9克，凌霄花9克，红花9克，鸡冠花9克，生槐花15克。

用法：水煎服。

附注：临床治疗热在上的上半身红斑性皮肤病时，加引药上行的姜黄。

凉血五根汤（《张志礼皮肤病医案选萃》）

功效：解毒化斑，凉血活血。

主治：多形红斑、结节性红斑、过敏性紫癜、下肢丹毒初起、银屑病初起色红者，及一切热在下的下半身红斑性皮肤病。

记忆：紫茜白瓜板。

组成：紫草根30克，茜草根15克，白茅根30克，瓜蒌根15克，板蓝根15克。

用法：水煎服。

附注：临床治疗热在下的下半身红斑性皮肤病时，加引药下行的木瓜。

凉血六根汤（《张志礼皮肤病医案选萃》）

功效：解毒化斑，凉血活血。

主治：多形红斑、结节性红斑、过敏性紫癜、下肢丹毒初起、银屑病初起色红者，及一切热在下的下半身红斑性皮肤病。

记忆：凉血五根汤加苦参。

组成：紫草根、白茅根各 30 克，茜草根、瓜蒌根、板蓝根、苦参各 15 克。

用法：水煎服。

附注：临床治疗热在下的下半身红斑性皮肤病时，加引药下行的木瓜或川牛膝。对胃凉及胃炎患者应加焦山楂、甘草、大枣护脾胃。

逍遥散（《和剂局方》）

功效：疏肝解郁，和营健脾。

主治：肝郁脾虚所致的胁胀痛，及乳房胀痛、头痛目眩、口燥、咽干、疲乏食少，或寒热往来、月经不调等。

记忆：江河柴草，药归白苓。

趣味：江河柴草，要归白苓。

组成：柴胡 10 克，芍药 15 克，白术 12 克，茯苓 10 克，当归 12 克，薄荷 5 克，甘草 6 克，煨姜 5 克。

用法：水煎服。

附注：《医贯》曰："以一方治木郁，而诸郁皆因而愈，一方者何？逍遥散是也，方中惟柴胡，薄荷最妙。"丹溪曰："人身诸病，多生于郁。"故中风后遗症，首选逍遥散加味治郁为要。

逍遥散附方：丹栀逍遥散，又称加味逍遥丸（《内科摘要》），即逍遥散加丹皮、栀子。

功效：疏肝解郁，泻火调经。适应证：头痛目涩，潮热颧红，自汗盗汗，口干或月经过多，崩漏，少腹作痛，小便涩痛。

黑逍遥散（《医略六书·妇指要》），即本方去生姜、薄荷，加生地而组成。

功效：养血和营。适用于上方证而阴血虚甚者。

十一画

麻黄汤（《伤寒论》）

功效：发汗解表，宣肺平喘。

主治：外感风寒表实证。恶寒发热，头痛身热，骨节疼痛，无汗而喘，舌苔薄白，脉浮紧者。

记忆：甘麻杏桂。

联想：干妈姓桂。

组成：麻黄 9 克，桂枝 6 克，杏仁 9 克，炙甘草 3 克。

用法：水煎服。

附注：本方是古代伤寒病主方，经典的辛温解表方。香薷是夏天之麻黄，有发汗作用，对空调引起感冒可以用。麻黄、桂枝比例为 3∶2。

麻黄附子细辛汤（《伤寒论》）

功效：助阳解表。

主治：适应于心肾阳虚之人，外感风寒之邪，是标本同治之剂。临床上以恶寒甚，发热轻，脉沉为辨证要点。脉沉迟，沉细，沉弱是机体抵抗低下之反映。

组成：麻黄 4 克，附子 10 克，细辛 4 克。

用法：水煎服。

附注：古代温热性止痛兴奋剂，经典的温经散寒方，以精神萎靡恶寒无汗，身体疼痛、脉沉为特征。

麻黄杏仁薏苡甘草汤（《金匮要略》）

功效：发汗解表，除湿舒筋。

主治：外感风湿，一身尽痛，午后热甚。

记忆：麻杏苡甘。

组成：麻黄 9 克，杏仁 6 克，薏苡仁 18 克，炙甘草 6 克。

用法：水煎服。

附注：辨证要点：周身关节痛，身重或肿者。

麻杏石甘汤（《伤寒论》）

功效：平凉宣泄，清肺平喘。

主治：外感风邪，风热犯肺之证。症见口干，无汗或有汗，咳嗽气喘，口渴或鼻煽，舌苔薄白或黄，脉滑数。

记忆：麻杏石甘。

联想：麻杏石甘。

组成：麻黄 9 克，杏仁 9 克，石膏 24 克，炙甘草 6 克。

用法：水煎服。

附注：现代用于防流行性感冒。气暴喘为主症的古代清热平喘方，适用于以汗出而喘、口渴烦躁，身无大热，为本方应用特征。

麻子仁丸（《伤寒论》）

功效：润肠通便。

主治：肠胃燥热，脘腹胀满，腹中疼痛，大便秘结，小便频数，痔疮，习惯性便秘等肠热。

记忆：小承气汤杏芍火麻仁（小承气：厚朴、大黄、枳实）。

组成：厚朴、大黄、杏仁、火麻仁各 125 克，白芍 90 克，枳实 60 克。

用法：制蜜丸。

附注：也称脾约丸、脾约麻仁丸、麻滋脾仁丸。服中成药麻仁丸时，杏仁煮水服用效佳，肺与大肠相表里，肺气不降，则大便不通。

麻黄连翘赤小豆汤（《伤寒论》）

功效：解表发汗，清热利湿。

主治：清湿内郁，表证未解而发黄者。

记忆：麻黄连翘赤小豆，三杏桑白皮。

组成：麻黄 9 克，连翘 9 克，赤小豆 30 克，杏仁 9 克，炙甘草 3 克，生姜 12 克，大枣 7 枚，桑白皮 9 克。

用法：水煎服。

附注：用于湿热内郁，表证未解而发黄者。原方中生梓白皮不易采用，今用干梓叶或桑白皮代之。

麻黄附子甘草汤（《伤寒论》）

功效：助阳解表。

主治：适应于阳虚之体，感受风寒，发热怕冷，脉沉者。

组成：麻黄 6 克，炮附子 9 克，炙甘草 6 克。

用法：水煎服。

附注：现在临床用于加减治疗急性肾炎性水肿、遗尿病。

黄芪建中汤（《金匮要略》）

功效：温中补虚，缓急止痛，和里缓急。

主治：中焦虚寒腹痛，兼表虚自汗者，以及小建中汤证而气虚较甚者。

记忆：小建中汤加黄芪。

组成：桂枝 15 克，芍药 18 克，生姜 9 克，黄芪 30 克，饴糖 30 克，炙甘草 6 克，大枣 6 枚。

用法：水煎服。

附注：本方是增强益气建中之力，阳生阴长，诸虚不足之证自除。

黄芪桂枝五物汤（《金匮要略》）

功效：益气温经，和营通痹。

主治：血痹证，肌肤麻木不仁，脉微而涩及妇女产后感冒、中风后遗症及筋脉麻。

记忆：黄芪桂枝五物汤，白芍大枣重生姜。

组成：黄芪 15 克，桂枝 10 克，芍药 10 克，生姜 15 克，大枣 12 克。

用法：水煎服。

附注：药理研究：具有抗炎、镇痛、扩张血管、增加血管流量、活血化瘀、增加免疫、促进细胞代谢。本方是治疗老年人心血管疾病的常用方，是适合很少体力劳动之老年人。

黄连解毒汤（《外台秘要》）

功效：泻火解毒。

主治：一切实热火毒，三焦热盛之证。大热烦躁，口燥咽干、错语、不眠；或热病吐血、衄血；或热甚发斑，身热下痢，湿热黄疸；外科痈疽疔毒，小便赤黄，舌红苔黄，脉数有力。

记忆：黄连解毒汤，三黄栀子（帮）。

组成：黄连、黄芩、黄柏各 12 克，栀子 9 克。

用法：水煎服。

附注：现常用于败血症、脓毒血症、痢疾、肺炎、泌尿系感染、流行性脑脊髓膜炎、乙型脑炎以及感染性炎症等属热毒为患者。

黄连阿胶汤（《伤寒论》）又名：朱雀汤

功效：清热除烦。

主治：心中烦，不得眠。

记忆：黄连阿胶汤，芩芍鸡子黄。

组成：黄连 6 克，阿胶 10 克，黄芩 10 克，芍药 10 克，鸡子黄 2 枚。

用法：水煎服（注意：两枚鸡子黄是药煎好以后，加入药中搅拌均匀内服）。

附注：药理研究：具有镇静、杀菌、止血、止痛、扩张末梢血管、促进造血。临床多见于慢性消耗性疾病，神经衰弱、内分泌紊乱等。

黄连汤（《伤寒论》）

功效：平调寒热，和胃降逆。

主治：伤寒证，胸中有热，胃中有寒，寒热相夹，所致腹痛，欲呕吐，或脉弦滑而数，舌苔白兼黄腻。

记忆：桂人夏三连。

趣味：贵人下三连。

组成：桂枝 6 克，人参 6 克，清半夏 10 克，甘草 9 克，大枣 10 克，干姜 9 克，黄连 6 克。

用法：水煎服。

附注：现代多用于慢性胃炎、急性胃肠炎、溃疡病、慢性腹泻、胆囊炎。

黄土汤（《金匮要略》）

功效：温阳健脾，养血止血。

主治：阳虚便血。先便后下血不止最宜。或衄血吐血，月经崩漏不止，血色暗淡，四肢不温，面色萎黄，舌淡苔白，脉沉细无力者。

记忆：黄土术附芩胶草地。

趣味：黄土嘱咐勤浇草地。

组成：黄芩 10 克，灶心土 30 克，白术 12 克，制附子 10 克，阿胶 10 克，甘草 9 克，生地 15 克。

附注：凡因脾阳不足所致的各种出血本方均可治疗。陈修园在《金匮浅注》中说："愚每用黄土汤以赤石脂一斤代黄土如神。"

黄龙汤（《伤寒六书》）

功效：扶正攻下。

主治：里热实证虚弱者，腹痛拒按，大便干结，倦怠无力。舌焦黑或黑苔。脉虚。

记忆：黄厚枳实硝，三梗人当归。

组成：大黄 12 克，厚朴 15 克，枳实 9 克，芒硝 12 克，生姜 10 克，大枣 10 克，甘草 10 克，桔梗 15 克，人参 6 克，当归 12 克。

用法：水煎服。

附注：本方为虚人而有里热实证者而设。实邪正实者不宜使用。

黄芩汤（《伤寒论》）

功效：清热止痢，缓急止痛。

主治：身热、口苦、腹痛、下利，或痢疾腹痛、发热、舌红、黄苔，脉弦数等证。

记忆：黄芩芍药枣甘草。

组成：黄芩 15 克，白芍 15 克，炙甘草 10 克，大枣 20 克。

用法：水煎服。

附注：现在用于治疗急性肠炎、溃疡性结肠炎、克罗恩病、直肠炎、痢疾、肛裂、痔疮、子宫内膜炎、盆腔炎、附件炎、月经过多、痛经、胎动不安、先兆流产。

理中汤（《伤寒论》）

功效：温中祛寒，益气健脾。

主治：脾胃虚寒证。本方主要用于脾胃虚寒所致的吐、泻、腹痛，泄泻清稀，呕吐食少。腹痛绕脐。

记忆：脾阳虚寒湿内胜，人姜草术理中汤。

组成：人参、干姜、炙甘草、白术各9克。

用法：水煎服。

附注：①本方是治疗里虚寒证的消化道疾病的主要方剂。里指：脾胃即消化吸收功能。是古代治疗霍乱胸痹等病常用方。②理冲汤（张锡纯）处方：黄芪9克，党参6克，白术6克，山药15克，天花粉12克，知母12克，三棱9克，莪术9克，鸡内金9克。方中重用三棱、莪术、鸡内金用以化瘀消瘀通冲脉之功，用补药鼓舞化瘀通冲脉动。

旋覆代赭汤（《伤寒论》）

功效：降逆化痰，益气和胃。

主治：中虚痰浊内阻，胃失和降，心下痞硬，嗳气呃逆不除，恶心呕吐，口吐涎沫，苔白滑，脉弦滑无力，亦治反胃，便秘属于胃浊不降者。

记忆：三夏代花人。

组成：旋覆花9克（包布），代赭石30克，人参9克，半夏12克，炙甘草6克，生姜15克，大枣4枚（本方必重用生姜15克以上才能取佳效，因温胃止呕）。

用法：水煎服。

附注：现在用于治疗肠胃神经症、慢性胃炎、胃下垂、胃扩张、胃及十二指肠溃疡、嗳气、呕吐、呃逆、幽门不全性梗阻、神经性反胃、膈肌痉挛症。

清骨散（《证治准绳》）

功效：清虚热，退骨蒸，养阴清火。

主治：骨蒸劳热，或低热日久不退，消瘦口红颧赤，手足心热，心烦口渴，舌红苔少，脉细数。

记忆：二胡秦甲骨母艽草。

联想：二胡请家姑母叫操。

组成：银柴胡9克，胡黄连9克，青蒿12克，鳖甲15克，地骨皮12克，知母9克，秦艽6克，甘草6克。

用法：水煎服。

附注：本方是清虚热，退骨蒸的代表方。

清瘟败毒饮（《疫疹一得》）

功效：清热解毒，凉血救阴。

主治：一切大热火盛之证，症见突然高烧、头痛、昏狂、大渴大饮等。

记忆：石母草元梗地芍，芩子犀丹竹二连。

联想：石母草原耕地少，停止西单竹二连。

组成：生石膏60克，知母9克，甘草6克，元参15克，桔梗9克，生地15克，赤芍9克，黄芩9克，栀子9克，犀角9克，丹皮9克，竹叶9克，黄连6克，连翘9克。

用法：水煎服。

附注：热势越高，石膏量越大，石膏与麻黄比例为5 ： 1，热势再高可用到10 ： 1。余师愚曰“重用石膏，先平甚者，而诸经之火，自无不安矣。”正所谓：“擒贼擒王。”

清营汤（《温病条辨》）

功效：清营解毒，透热养阴。

主治：舌绛红，无苔，热入营分。退热一剂见效。

记忆：石母草元梗地芍，芩子犀丹竹二连。

联想：石母草原耕地少，停止西单竹二连。

组成：生石膏60克，知母9克，甘草6克，元参15克，桔梗9克，生地15克，赤芍9克，黄芩9克，栀子9克，犀角9克，丹皮9克，竹叶9克，黄连6克，连翘9克。

用法：水煎服。

附注：犀角（代用品）研磨细浆后，同汤药合在一起内服。犀角、玳瑁为国家禁用品。可用水牛角代替，但用量是犀角的8~10倍。李时珍说玳瑁可代犀角，同有清热解毒之功。

清燥救肺汤（《 医门法律》《方剂学》）

功效：清燥润肺，解热，祛痰，止咳。

主治：温燥伤肺。症见头痛身热，干咳无痰。咳吐涎沫，气逆而喘，鼻咽干燥，心烦口渴，舌干无苔，脉细数者。现代多用于秋季感冒、急性支气管炎、支气管扩张、肺气肿及肺结核。

记忆：阿麻草人，枇麦桑杏膏。

联想：阿妈老人，批卖桑杏膏（甘草也称老人）。

组成：阿胶3克，胡麻仁（炒熟黑芝麻）3克，甘草3克，人参2克，蜜炙枇杷叶3克，麦门冬4克，桑叶9克，杏仁2克，煅石膏8克。

用法：水煎服，便溏者不宜服用。

附注：本方治疗燥热伤肺为要方。以干咳无痰，气逆而喘，舌干无苔为辨证要点。范文甫经验：方中阿胶滋腻太过，有碍于肺气宣达，去阿胶易鳖甲为宜。

清胃散（《兰室秘藏》）

功效：清胃热，凉血。

主治：胃中实火上炎，以治胃火牙痛为主，牙缝出血、牙龈肿痛、口舌生疮等。

记忆：地连升归石牡丹。

组成：当归6克，生地6克，黄连6克，升麻9克，牡丹皮9克。

用法：水煎服（口渴饮冷加石膏30克，以清热生津）。

附注：现治疗头痛、满面发热、神经性牙痛、三叉神经痛。

莲子清心饮《和剂局方》

功效：清心热，益气阴，交心肾。

主治：心火旺盛，五心烦热作呕，气阴虚，坐卧睡眠不安，脉滑，口舌干燥，痰绕心包经，失眠抑郁、消渴、四肢倦怠、遗精、小便淋浊、妇女崩漏带下，以及阳浮于外之证。

记忆：人苓草莲子，芪车麦骨芩。

联想：人拎草帘子，骑车卖古琴。

组成：人参15克，白茯苓15克，炙甘草10克，莲子肉15克，炙黄芪15克，车前子10克，麦门冬10克，地骨皮10克，黄芩10克。

用法：水煎服饭前。

附注：本方为泻火之剂。同四逆散合用治失眠效佳。

犀角地黄汤（《千金要方》）

功效：清热解毒，凉血散瘀。

主治：温热病，邪热入于血分，迫血妄行，以致吐血、衄血、咳血、便血，以及神昏谵语，皮肤红斑，舌绛起刺，脉细数。

记忆：犀地药牡。

组成：犀角（代用品）3克，生地黄30克，赤芍15克，牡丹皮15克。

用法：水煎服。

附注：本方治疗鼻出血加竹茹、枇杷叶治之见效快。水牛角8倍以上或生地配连翘可代替犀角作用。《伤寒活人书》论此方应用时说："无犀角，以升麻代之，临床用之效果好。"

犀黄丸（《外科全生集》）

功效：活血行瘀，解毒消痈。

主治：乳岩、横痃、瘰疬痰核、流注、肺痈、肠痈。

组成：犀黄（代用品）1克，麝香5克，乳香30克，没药30克。

用法：水煎服。

附注：本品为中成药，现在临床多用于治疗癌症。

排脓散（《金匮要略》）

功效：清热解毒，消肿排脓。

主治：慢性支气管炎、支气管哮喘、肺气肿、肺脓疡、胃痛、腹痛、消化不良、习惯性便秘。

记忆：实药梗。

组方：枳实9克，芍药9克，桔梗6克。

用法：研末。用米汤或酸奶调冲服，或当茶饮。每日3次，1次6克。

附注：药理研究：有平喘、稀释痰液、解痉、止痛。注意事项：贫血、食欲不振者慎用。

银翘散（《温病条辨》）

功效：辛凉透表，清热解毒。

主治：风热感冒初起，症见咽干肿痛、扁桃体发炎、咳嗽或干咳无痰，或痰黄稠不易咳出、口舌干燥、怕风、发热汗少、流行性感冒、急性化脓性扁桃体炎、咽喉炎、痤疮、荨麻疹。

记忆：银翘散，梗薄穗，牛豉竹叶草根。

组成：金银花12克，连翘12克，桔梗9克，薄荷3克，荆芥穗6克，牛蒡子9克，豆豉9克，竹叶9克，甘草5克，芦根15克。

用法：水煎服。

附注：治疗流行性感冒、急性化脓性扁桃体炎、咽喉炎。

控涎丹（《外科全生集》）又名：子龙丹

功效：祛痰逐饮。

主治：水饮停在胸膈，胸胁隐痛，呛咳。或痰涎壅盛，喉中如有水气声者。

组成：甘遂、大戟、白芥子各等分。

用法：炼蜜丸。制丸似黄豆大小，从2粒开始服用，每日服2次，开水送下，大便似稀非稀为度，若大便硬，可增加药量内服。

附注：本方仍有十枣汤逐水的功效，药店有中成药可购用。治囊肿专方，治骨疽，舌下囊肿，膝关节囊肿，胸腔积液。临床疗效理想，均能治愈，价钱少疗效可靠。

猪苓散（《伤寒论》《金匮要略》）

功效：利水清热养阴。

主治：水热互结，小便不利。

记忆：泻苓苓滑胶。

组成：泽泻15克，猪苓15克，茯苓15克，滑石15克，阿胶10克。

用法：水煎服。

附注：现用于治疗膀胱炎、尿道炎、盆腔炎、淋病、肾结核、急慢性肾盂肾炎、乳糜尿、急慢性肾小球肾炎、紫癜性肾炎、肾积水、肾结石、膀胱结石、前列腺增生。

健脾丸（《证治准绳》）

功效：补脾益胃，理气消滞。

主治：脾胃虚弱，食积内停。

记忆：四君焦三仙（和）陈香连砂山药蔻。

联想：四君焦三仙（和）陈香连杀山药寇。

组成：人参、茯苓、土炒白术、炙甘草、山楂、炒神曲、炒麦芽、陈皮、木香、酒炒黄连、砂仁、山药、肉豆蔻（煨）。

用法：制蜜丸。

附注：此方补大于消。现市场多用于中成药。

十二画

痛泻要方（《景岳全书》）

功效：泻肝补脾，缓痛止泻。

主治：肝旺脾虚所致的肠鸣腹痛，大便泄泻，泻必腹痛。

记忆：陈药术防。

组成：陈皮6克，炒白芍药9克，土炒白术12克，防风9克。

用法：水煎服。

附注：本方治疗特点是表现腹泻前兼有痉挛性腹痛腹泻，痛一阵，泻一阵，脉弦。水泻者，加炒升麻以升脾止泻。现代多治疗慢性结肠炎。如腹痛久泻不止者加升麻。

越鞠丸（《丹溪心法》）

功效：行气解郁。

主治：气、血、痰、火、湿、食郁结证。

记忆：神附栀苍芎。

联想：神父指苍穹。

组成：神曲、香附、栀子、苍术、川芎各等分。

用法：水泛为丸，每服6~9克，每日分2次内服。汤剂各药均以6克计。或水煎服。

附注：本方为六郁而设，是行气解郁的基本方剂。越鞠丸所治诸郁之症，为实证，虚证不宜用。六郁：气、血、痰、火、湿、食。《本草纲目》曰：“香附得川芎苍术则总解诸郁。”

椒目瓜蒌汤（《医醇剩义》）

功效：有悬饮者，水流肋下，肝气拂逆，肺失清肃，咳而引痛。

主治：胸腔积液。

记忆：姜苏苓葶刺橘椒桑夏蒌。

联想：江苏玲停刺锯掉上下楼

组成：生姜3片，苏子6克，茯苓15克，葶苈子12克，刺蒺藜9克，橘红12克，椒目10克，桑白皮12克，半夏12克，瓜蒌12克。

用法：水煎服。

附注：此方效果虽好，但要在专业医师指导下服用。

葛根汤（《伤寒论》）

功效：发汗解肌，透疹升阳。

主治：太阳病，项背强，无汗恶风，小便反少，气上冲胸，口噤不语，及颈椎病、肩周炎。

记忆：桂枝汤加葛根麻黄。

组成：葛根12克，麻黄9克，桂枝6克，芍药9克，炙甘草6克，大枣4枚，生姜2片。

用法：水煎服。

附注：急性病，慢性病本方均可用之。

葛根芩连汤（《伤寒论》）

功效：解表清热。

主治：外感表证未解，热邪入里。症见头痛，身热而下利，胸脘烦热。口干渴，小便短黄大便秽臭，肛门灼热，或喘而汗出，舌红、苔黄，脉数者。

记忆：葛根芩连草。

组成：葛根30克，黄芩15克，黄连10克，炙甘草9克。

用法：水煎服。

附注：用于实热证急性肠胃炎，急性痢疾。葛根解表，芩连清里肺肠热。药少三证俱解。

葶苈大枣泻肺汤（《金匮要略》）

功效：泻肺逐饮祛痰利尿。

主治：痰盛而致喘息不得卧或兼水肿。

组成：葶苈子9克，大枣6枚。

用法：水煎服。

附注：现用于肺炎、渗出性胸膜炎、肺气肿、打呼噜。葶苈子用量在10克以内，用30克以上，有速效强心苷作用，大量会中毒，出现呼吸困难、四肢发冷、心率减慢等症状。故，临床慎之。

温经汤（《金匮要略》）

功效：温经散寒，养血祛瘀。

主治：冲任虚寒，瘀血阻滞之月经不调，或前或后，经来量多，淋漓不断或经闭潮热，手心烦热，唇口干燥，小腹冷痛，或久不受孕。

记忆：吴茱丹芍阿芎归，姜草桂枝夏麦人。

组成：吴茱萸9克，丹皮6克，芍药12克，阿胶12克，川芎9克，当归8克，生姜8克，甘草6克，桂枝6克，半夏12克，麦门冬9克，人（党）参6克。

用法：水煎服。

附注：现用于治疗功能性子宫出血、月经不调、痛经、原发性不孕、继发性不孕、慢性盆腔炎的赤白带者。

温胆汤（《三因极一病证方论》）

功效：清胆化痰，和胃止呕。

主治：痰热上扰，胆胃不和，虚烦不眠，眩晕心悸，痰多呕吐，胸闷口苦，舌苔腻者。

记忆：二陈汤加竹茹、枳实。

组成：半夏12克，陈皮10克，茯苓12克，甘草3克，生姜6克，大枣两枚，竹茹6克，枳实12克。

用法：水煎服。

附注：现用于创伤后应激障碍、恐惧症、心律失常、性功能障碍、产后抑郁症、更年期综合征、失眠、小脑萎缩、幻听、白大衣高血压及恐惧害怕引起的高血压病、冠心病、心绞痛、心脏神经症、肥胖症、癫痫、偏头痛、帕金森病、抽动症、梅尼埃病、口臭、舌痛、小儿单纯性肥胖、小儿厌食症、小儿癫痫。

温脾汤（《千金要方》）

功效：温补脾阳，泻下寒积。

主治：寒积腹痛。便秘腹痛，脐下绞痛，绕脐不止，手足不温（脾阳不足，寒积中阻所致）。

记忆：人参四逆归硝黄。

组成：人参6克，制附子6克，甘草6克，干姜9克，当归9克，芒硝6克，大黄15克。

用法：水煎服。

附注：现用于慢性痢疾、溃疡性结肠炎、肝硬化腹水、蛔虫病。

越婢汤（《金匮要略》）

功效：疏风解表，宣肺利水。

主治：风水。症见腰以上肿，面目水肿，伴有恶风微热，口渴者。

记忆：越婢汤治腰上肿，三（碗）麻石。

组成：麻黄9克，石膏8克，生姜9克，大枣4枚，甘草3克。

用法：水煎服。

附注：用于急慢性肾炎。腰以上肿，发汗则愈（麻黄附子甘草汤）腰以下肿利小便（五苓散）。

越婢加半夏汤（《金匮要略》）

功效：宣肺泄热，止咳平喘。

主治：肺胀，咳嗽上气，胸满气喘，目如脱状，脉浮大者。

记忆：越婢汤加半夏（三碗麻石加半夏）。

组成：麻黄18克（先煎，去泡沫后再投入他药），石膏45克，甘草6克，生姜9克，半夏15克，大枣5枚。

用法：水煎服。

附注：现临床用于支气管哮喘，支气管扩张，肺心病等，主要依据咳逆喘急，目突如脱者。再审属内热外邪，内饮者，效佳。治以解外化饮，清热降逆，临床常加杏仁。辨证要点：咳逆上气，两目发胀或头痛者。

萆薢渗湿汤（《疡科心得集》）

功效：除湿利水，清热。

主治：顽固性湿疹，下肢丹毒。湿热下注之臁疮。

记忆：萆苓通滑泻柏米皮。

组成：萆薢 15 克，赤茯苓 30 克，通草 10 克， 滑石 10 克，泽泻 15 克，黄柏 9 克，薏苡仁 30 克，牡丹皮 12 克。

用法：水煎服。

附注：现临床加减用于治疗顽固性湿疹。

十三画

暖肝煎《景岳全书》

功效：温补肝肾，行气逐寒。

主治：肝肾阴寒，少腹冷痛。疝气，阴囊坠胀。现多用于治疗精索静脉曲张，鞘膜积液。

记忆：二香苓枸肉，生姜归乌药。

组成：小茴香 6 克，沉香（或木香）6 克，茯苓 15 克，枸杞子 9 克，肉桂 6 克，生姜 2 片，当归 10 克，乌药 9 克。

用法：水煎服。

附注：女性阴部冷如扇风，用本方治之，肝经绕于此处。

腹泻高效验方（经验方）

功效：芳香化湿，醒脾理气，止泻。

主治：慢性腹泻。

记忆：陈苓薏扁佩二香肉。

组成：陈皮 10 克，茯苓 30 克，炒薏苡仁克 30 克，炒扁豆 30 克，佩兰 15 克，木香 10 克，藿香 10 克，肉豆蔻 10 克。

用法：水煎服。

附注：《景岳全书》曰："泄泻之本，无不由于脾胃。"《医宗必读》曰："无湿不成泻。"

解急蜀椒汤（《普济方》《外台秘要》）

功效：解结逐寒。

主治：寒疝气，心痛如刺，绕脐腹中尽痛，自汗出，困急欲死者。

记忆：川椒三夏附粳米（三：姜、枣、草）。

组成：蜀椒（炒出汗）6 克，炙甘草 6 克，干姜 12 克，大枣 5 枚，清半夏 10 克，制附子 15 克，粳米 30 克。

用法：水煎服。

附注：治疗期间忌猪羊肉，海产品。粳米可用山药代替。附子、半夏应在医师指导下用。

十四画

酸枣仁汤（《金匮要略》）

功效：养血安神，清热除烦。

主治：虚烦失眠证。

记忆：芎枣苓知草。

组成：川芎 10 克，酸枣仁 30 克，茯苓 10 克，知母 10 克，甘草 5 克。

用法：水煎服。

附注：李时珍说，酸枣仁甘而润，熟用于胆虚不得眠，烦渴虚汗之证。生用于胆热好眠。皆足厥阴少阳药也。

缩泉丸（《妇人良方》）

功效：温肾祛寒，缩尿止遗。

主治：肾虚尿频，老人小儿遗尿。

记忆：乌药益智。

组成：乌药 10 克，山药 15 克，益智仁 25 克。

用法：水煎服。

附注：本方加一味小茴香 20~30 克。治尿频效果更好。“七窍以脾为本”，本方加健脾补肾药治疗多涕清涕效果好。

十五画及以上

增液汤（《温病条辨》）

功效：养阴、生津、润肠。

组成：玄参 30 克，麦门冬 24 克，生地 30 克。

用法：水煎服。

附注：增水行舟而润肠通便。现用本方加减治疗糖尿病、尿崩症、甲亢，有减少尿蛋白作用。

增液承气汤（《温病条辨》）

功效：滋阴增液，通便泄热。

主治：阳明温病，热结阴亏，燥屎不行，下之不通者。

记忆：将军生地麦元硝。

组成：大黄 10 克，生地 30 克，麦门冬 15 克，玄参 10 克，芒硝 6 克。

用法：水煎服。

附注：本方主要用于热结阴亏之便秘证。玄参别名元参。

镇阴煎（《景岳全书》）

功效：滋阴降火利咽。

主治：顽固性慢性咽炎，口腔溃疡。

记忆：牛肉附泻甘草地。

联想：牛肉腹泻甘草地。

组成：牛膝 6 克，肉桂 3 克，制附子 6 克，泽泻 6 克，炙甘草 3 克，熟地 60 克。

用法：水煎服（张氏在此方中用熟地 60 克）。

附注：景岳认为，咽喉肿痛都是因为肾阴虚，致肾中阳气无所守，就出现咽喉肿痛。

镇肝熄风汤（《医学衷中参西录》）

功效：镇肝熄风。

主治：肝风内动的抽风、眩晕、抽动症、震颤、高血压、四肢振摆。

记忆：元赭龙牡药楝草，牛龟天芽茵。

联想：袁哲龙牡要练操，牛龟舔牙龈

组成：元参 15 克，代赭石 30 克，生龙骨 30 克，生牡蛎 30 克，白芍药 15 克，川楝子 9 克，甘草 6 克，怀牛膝 30 克，生龟板 15 克，天门冬 15 克，生麦芽 9 克，茵陈 9 克。

用法：水煎服。

附注：本方为治疗类中风的常用方剂，以头眩晕，面色如醉，脉弦长有力为辨证要点。方中代赭石降胃平肝镇安冲气，牛膝引血气下行，可减脉之充血也。

藿香正气丸（《和剂局方》）

功效：解表化湿，理气和中。

主治：外感风寒，内伤湿滞，恶寒发热，头痛咳嗽，胸膈痞闷，呕吐泄泻，舌苔白腻等证。

记忆：藿香正气有二陈，苏叶桔术厚芷皮。（土炒白术、半夏曲）。

组成：藿香、半夏曲、陈皮、茯苓、炙甘草、苏叶、桔梗、土炒白术、姜制厚朴、白芷、大腹皮。

用法：研末，大枣生姜水送服。

附注：现多用于中成药。

薯蓣丸（《金匮要略》）

功效：调理脾胃，益气和营。

主治：虚劳挟风邪，气血双亏，脾肺不足之虚劳，胃脘痛、痹证、闭经、月经不调。

记忆：八珍汤合桂枝汤，加山药阿胶大神曲，杏柴防梗白蔹冬。

组成：人参 10 克，茯苓 10 克，白术 10 克，炙甘草 6 克，川芎 10 克，当归 10 克，白芍 10 克，熟地 10 克，桂枝 10 克，大枣 30 克，干姜 10 克，山药 30 克，阿胶 10 克，神曲 10 克，大豆黄卷 10 克，杏仁 10 克，柴胡 10 克，防风 10 克，桔梗 10 克，白蔹 10 克，麦门冬 15 克。

用法：作用慢，可制成丸。现药店有中成药。

附注：本方是古代强壮，补虚方，供慢性疾病调理体质。适应于消瘦，乏力，贫血为主的慢性病。现用于恶性肿瘤手术放疗后，贫血、血小板减少症、白血病、慢性肠胃炎、结核病、肺结核、肺癌、硅肺、肺气肿、肌肉萎缩、高龄老人营养不良、老年性痴呆。

药理研究：薯蓣丸提高免疫力、强壮、补血、健胃、祛痰、镇咳。

跋　医室铭

医不在耀，以德是名。药贵精专，效捷为灵。几家医馆，坐诊为业，启门疗疾苦，闭门录医案。闲时谈论习仲景，往来访医友，喜阅中医经典文史哲，需无闲杂扰耳目，用岐黄之道救人，用习养生之术指导患者防未病，须悉读岐黄圣贤书，重仲景，修东垣，览各家，阅时方，通外感温热之真谛，汲取现代医术之精华，努力使医术方求精，心存济世淡名利，即使病重难医，也尽吾术之所能。偷闲实录临床心得微言小编成书。医室虽小，何陋之有？

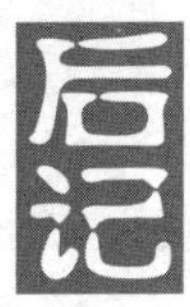

杂谈中医治学及临床应用

中医入门易，升堂入室难。要善学勤悟，熟读经典，寻思妙理，留意钻研，努力浏览群书，不断总结。要明白“悟破是金，说破是纸”前贤经验之诲言。故，《史记·扁鹊仓公列传》曰：“能使良医得早从事，则疾可已，身可活也。人之所病，病疾多，而医之所病，病道少。”指明了为医者不勤奋读书求学，或不善于择优读医书，难成为良医的缘故，只有努力学习，才能医自己门诊临床时“道少”之苦。

中医治学，是一项艰苦的工作，只有厚积才能薄发，要言之有理，施方有据，要一丝不苟，实事求是，不能像文学作品一样加入半点夸张东西以吸引读者眼球。为中医者必须明白，中医治病主要是研究疾病本质的证候，而不言西医之病理，这是中医经典方证的核心，因为，中医临床实践是在活生生的人身上直接提炼出来的方药。比如，实践证明，给老鼠吃巴豆，它并没有腹泻，而人食后，会短时内出现腹痛暴泻而下。

提倡拜师访友，但中医自学更重要。韩愈《师说》曰：“古之学者必有师。”《礼记》曰：“独学而无友，则孤陋寡闻。”《易·兑卦》曰：“君子以朋友讲习。”以上都是前贤言拜师访友为求学的捷径之路。但“大匠能与人规矩，不能与人以巧” 。故，学习知识技术，要靠自己主观努力才是上策，才是正途。

无论什么学问专著，要看他的生命力长短，不要只看短期效果，如同种草种树，草肯定长势极速，但短期后草就会变萎而淘汰，一茬又一茬，而树仍然是树，所以，这个世界上只有大树、古树，却没有古草、大草。古典文学，经典医学之所以称为经典，其内涵可想而知。如同一块黄土，风吹雨打它就会粉碎，而一枚钻石就会愈打磨愈光亮夺人，似种子一般能繁衍拓展。另外，学中医最忌片面地只读药性，死背成方，只知道该方能治此种病，而不知道此种病为什么要对证用该方。医理缺乏，就会在临床上对号套方，也偶尔会出现某种大病能有起到起死回生惊人之效，而对某种小病就会有服药后反而疾病加重的尴尬窘境。所以，要想获得源源不断的临床理想疗效，上上之策就是百遍千遍地熟读经典，熟读经方和高效方剂，以及价廉效佳的单方验方。既做到要心中有成方，更要胸中有定法。学习中医经典，首先要有指北针一样稳固的思想和态度，不要见风就摇。须知：根植于经典辨证的思路功夫愈深，扎在临床上的后劲越大。临床只顾辨病思路，而忽略了辨证的思路，难成良医，也无法用好经方。

有现成的惠民经方高效方可靠的继承梯子不上，又何苦去瞎爬组高费用的大杂烩处方呢？临床时应用经方只要抓住主症，经方会越用越灵，越用越神奇。实践越多，思维自然越丰富。学习中医：最主要的是处方方剂，最难的也是处方方剂。而处方剂量准确应用的控制能力是关键，是衡量一个中医师成熟的重要标志。

药对症一张方，药不对症用车装。《礼记·曲礼》有“医无三世，不服其药”。而经方高效方，乃至极效的验方单方，都是经过几代，几十代，上百代圣贤反反复复在临床上千锤百炼，取证用之皆效不衰之萃取总结，是把人体同天地相互感应观看作一个整体，其各个脏腑及皮毛肢节与人体关系看作是牵一发而动全身的自然科学的医学。不是短时间就自我否定自我更新的科技医学。如同物理学中的永恒公式定律一样，是永远推不到的山。是长期直接在人类身上临床实践探索技术及艺术的合成。是治疗疾病的科学医学，不是单纯的经验医学。只要能准确掌握察机识病的法门，做到临床应用时“法在心中，方在笔下”才能成为直击疾病的“狙击手”。只要辨证分析准确，处方用药剂量准确效果自然满意。剂量不准确的经方不能称为经方，也无法揭开经方疗效之秘。中医整体的功能观，科学是不能解释它们之间力量联结为一个整体的，看起来无形，但实际存在。

以方套病，必将误人。而经方虽少，法全备，法者即适症的治方，只要心中有数，可随证变化加减，或合方，可自会取用不尽。柯韵伯曰：“仲景《伤寒杂病论》为百症立法，非只为伤寒言也。其中以六方为主，诸方从而加减之。凡汗剂皆本桂枝；吐剂皆本栀豉；攻剂皆本承气；和剂皆本柴胡；寒剂皆本泻心；温剂皆本四逆也。”

另外，随着社会发展，人们越来越对中药之苦味难以接受，所以要学习经方用药之思路。凡经方用药者，处方大多必有草姜枣。一是为了改变药苦易于内服。二是防止病人服药恶心吐药。三是补中增加营养。这是经方的长处。

但人无完人，只要你天天临床，就有可能出错。所以，为医者对待自己就应该照镜子，对待别人就应该打开窗户虚心学人之长。同行之间，不要有高高在上的心理，要抱着“谦受益，满招损”的思想。须知：百步之内有芳草，十里之外俗不同，更不要说山外有山了！

对于中医入门，国医大师熊继柏说，临床读方是最讨巧、最捷径、最实用的法门。若要成“家”者，一要努力达到方以理成，学如积薪；二要有能力准确地表述自己的学术思想才行。写医文，要从实际出发，不要为了显摆自己文才有意绕圈为文而浪费读者时间。

中医方剂处方成千上万。然，首先要掌握疾病对证用方。只有这样才能像吃葡萄一样抓葡萄梗把子，晾晒衣服一样提领子，学习拼音一样先认识声母和韵母。这样，临床见症才能明白病情立法施方，而心中不会茫然也！如果不熟悉正统的中医理论，就如同无根之木，无水之源，就无法知晓中医本来就是个体化差异的特色治疗。正如一位学者研究当年蒲辅周治愈流行性疾病成功经验所讲，中医的最高境界是用智慧看病的，医者智力各异，病人体质不同，所以，难以做到百人死方定量的规范。中医是一门艺术，不是硬性套死方，相同的疾病，因各人的体质不同就会有不同的病因而用方，这就是中医的魅力。以站在高山上的胸怀览中医，那你就有“仙人”般气质的善心和包容心，以蹲在狭谷里的心胸窥中医，你就是荀子说的井蛙式的“不学问，无正义，以富利为隆，是俗人者也”。

有人说，专病专方是成熟的，一病多方是不成熟的。经过多年基层临床实践，认为此说法是偏激的，不公正的，因为，专病专方和一病多方都是在经过实践认识反复提炼出来的，同样是可贵可取的，其功夫是在百病辨证辨病之本上，所以，才有同病异治，异病同治，才有历代名医辈出。专病专方并非万能的，也有治疗乏效不灵验之时，临床应该把专病专方同辨证治疗结合起来，只有心中存有一病多方，临证时才能有处方思路的对证选配，才能以法统药愈病，才能心中有数，有计划地分步走，不然，用方无效后便会出现无技可使的困境。

心中有方，遇病不慌。心中不烂熟记住上百个汤头方剂、灵验高效方单方，临证时见病胡乱开大杂烩处方，必然会浪费资源，并给病家增加经济和脾胃代谢能力负担，自己的这种从疾病上赚钱的浊富行医路就会越走越窄。和而不同，有容乃大，为中医者一定要涉猎西医解剖、病理、生理学等医学知识，但临床时不能生搬硬套给患者开方，要用无形的中医医理，在方药上下功夫研究给人治病，同时，还应努力博览多才，知晓心理，察言观色，才能为人解除痛苦。同时，临床看实际情况要常常给患者推荐一些简单实用的自我治病经验单方。医家费伯雄曰：“欲救人而学医则可，欲谋利而学医则不可。”故，学中医首先是热爱和信仰，找个稳定的工作，养家糊口是可以的。如果学医只是为了过度追求门诊效益，有意机械加药开集装箱式大杂烩方子，或者怀着治好一个患者，等于丢掉一个顾客的治病想法，即使你职称再高，名气再大，也只能算个人格滑坡的穷中医，不如改行做生意算了，求财之心人皆有之，但为了求财并不能障道，要合情合理更合法。如果把治病放在第一位，效益放在第二位，即使你职称很低，能让患者花费少而能愈病，那也可以称为平和快乐真善美的富中医。要想成为一个以看病为主的富中医，应努力按照大医孙思邈开的书单，有计划地认认真真去研究学习，要有耐得住清贫守志，要有寂寞乐贫的思想和心态才行。也不要被社会上的浮夸风冲昏了头脑，想急于成名成家把心思全用在遇见名人权威，就硬扑靠上去合影发朋友圈，或争着当什么与自己专业毫不相干的，无价值虚头衔等等的投机取巧上来显摆自己；要把自己起点看低，日累月累临床经验的支点，就能于微小中自然成就了你，激活了你。要像水一样善润万物而不争，形体最柔而性最刚，故，水可以排山倒海，可以以柔克刚，可以水滴石穿。

研习中医者，不要追求什么派来束缚自己，力求做一个勤于临床的经典派，善于学习的思考派，博学活用的实效派，是青年中医临床见效快，成才的最佳选择。无论什么派，什么方，能短时间内花费少能救死扶伤之方，就是好方。读古书，不要陷入纸上谈兵作无价值的考证，抓其临床实用实质，不要画地为牢被其所束缚。

青年中医，要想有入理之言，出神之技，不想门诊坐冷板凳，既要研究灵素，又要涉猎易理，还要掌握经方专病专方高效方，汤方对证是螺旋波浪式进步的主要捷径。若一头扎进研究一些抽象的、变易的、玄虚的东西耗费大量精力去探索，又以文绉绉、酸溜溜的烦琐解释来装饰自己的门面中医书，也不要读那些看起来是中医语言，但已偷梁换柱地硬楔进去很多西医概念，重复无味来弱化中医思维理论，经不起临床验证，纸上空谈的“中医书”，这样，就会与临床越走越远。比如，《伤寒论》曰：“太阳病，发热，汗出，恶风，脉浮缓者，名为中风。”某中医药大学一位教授在网课堂讲此条汗出时，便硬性楔入西医思维讲：“是因为毛细血管痉挛而毛孔开造成的汗出。”这就曲解中医理论，其不知，如果毛细血管痉挛时，说明血管内缺氧，血难养肤，皮肤会发白色的。正确的中医病机是：卫阳被风邪所劫伤，卫不固营，又因风性开泄，使营阴汗出难以内守，卫强荣弱，鬼门肤表松弛，于是就营阴外泄而汗出，荣阴内弱，脉必浮或浮弱，这就是太阳中风。直白地说就是太阳病时，正邪交争，机体为解除疾病，就是要出汗的，出汗前，血管会扩张，汗水才会从皮孔排出，脉也会浮，随体液之波动，体表温度也会升高，人体内就会感到发冷。要精读实用性很强的中医思想及成果，能影响百年以后的大师级别的中医专著，不要读那些“改头换面，抄剿陈言”之书。

现在流行的“方证对应”一词源于日本汉方学家吉益东洞研究《伤寒杂病论》

后，误认为：“夫仲景之为方也有法，方证对应也，不论因也。”其实，他理解的就是实质上西医的“对症治疗”。虽然说它不是中医理论，只是一个方法论，有人贬他重实用，重方剂，忽视中医理论的对证用方，不讲病因的经验医术，但临床分析掌握精准，愈病快，也是一项硬功夫，不是简单的只知方药经验的俗医。然而，门外汉常常用西医化了的“对号入座”形式的思维，用“医者意也”来不假思索地把日本现代只重视中药提取，分离天然成分的“废医存药”理解为所谓的“方证对应”，同《伤寒杂病论》的“方证对应”混缠一轴。殊不知，《伤寒杂病论》一书不是简单的“方证对应”经验之术，而是重视六经病机理论思想，是中医方机对应辨证的典范，全书审证，辨病，辨机，立法准确，抓住病贼之王，指导对证处方用药治病。《伤寒杂病论》有更高的共性，更严谨科学病机，虽论伤寒，而涵经脉脏腑，阴阳交会之理，凡病皆然，内科、外科、女科、儿科，皆当认真读之。这正是经方临床效果理想的治疗手段。

现实生活中，往往有人读了几本科普性中医书，或参加了什么中医养生之类短期培训班，如同看见了海洋中的冰山一角，还未知冰山轮廓概貌，更不知道冰山下根基有多大有多深，就为了拔高自己，对别人指手画脚，号称自己是上工，是治疗未病的大师，一开口便举起中医经典名言说，下医治病，中医治人，上医治国。开口闭口诩上工，五行生克连环套，不研医方求效验，阴阳虚实满口语，套方之后药无效，才知医病莫小瞧。其实，一个连病都治不好的人，还怎么去治人，去治国呢？还是静静地学习临床两三年后，再发表个人看法不迟。另有一些初学中医者，常常过分沉醉于寻找什么秘方偏方之中，总想走捷径挖出来个什么灵丹妙药来一鸣惊人，秘方偏方乃至验方虽说有其临床价值，但不居于临床主要地位，应扎扎实实学习中医基本理论、基本知识、基本技巧，这才是上策！